Monographien aus dem Gesamtgebiete der Psychiatrie

Psychiatry Series

Band 8

Herausgegeben von

H. Hippius, München · W. Janzarik, Mainz
M. Müller, Rüfenacht/Bern

Klaus Diebold

Die erblichen myoklonisch-epileptisch-dementiellen Kernsyndrome

Progressive Myoklonusepilepsien - Dyssynergia cerebellaris myoclonica - myoklonische Varianten der drei nachinfantilen Formen der amaurotischen Idiotie

Mit 31 Abbildungen

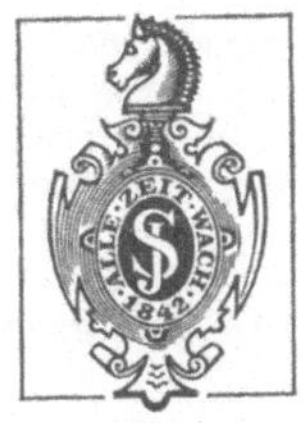

Springer-Verlag Berlin · Heidelberg · New York 1973

Privat-Dozent Dr. Klaus Diebold, Oberarzt der
Psychiatrischen Universitäts-Klinik Heidelberg
(Direktor: Professor Dr. W. von Baeyer)

ISBN-13: 978-3-642-80729-9   e-ISBN-13: 978-3-642-80728-2
DOI: 10.1007/ 978-3-642-80728-2

Inhaltsverzeichnis

1. Begriffsbestimmung, Klassifikation und Pathophysiologie der Myoklonien

Einige Vorbemerkungen zur Geschichte des Myokloniebegriffes. Als eine besondere Form unwillkürlicher Bewegungen beschrieb FRIEDREICH 1881 bei einem 50jährigen Mann blitzartige Zuckungen der gesamten quergestreiften Körpermuskulatur; er gab dem Krankheitsbild die Bezeichnung „Paramyoklonus multiplex". Bald danach schlug LOEWENFELD (1883) vor, diese Hyperkineseform in „Myoklonus" umzubenennen. SEELIGMÜLLER schließlich prägte 1886 — in Analogie zur Myotonie — den Begriff der „Myoklonie". In lateinischer Version lautete demgemäß die Diagnose bei seinem Falle, einem 23jährigen, seit dem 5. Lebensjahr mit unwillkürlichen Muskelzuckungen behafteten Manne, „Myoclonia congenita". Dagegen meldete SCHULTZE (1886) Bedenken an: Der Begriff „Myoclonia" verleihe sprachlautlich „dem Krampf gewissermaßen einen mehr tonischen, gezogenen Charakter, analog der Myotonie". In Erwiderung darauf empfahl SEELIGMÜLLER (1887), bei der französischen Terminologie eine Anleihe zu machen und diese Hyperkineseform mit dem Titel „Tic" — z. B. „multipler" oder „generalisierter Tic" — zu belegen. Mit UNVERRICHTS (1891) Erstbeschreibung des Krankheitsbildes der progressiven Myoklonusepilepsie unter dem, wie man heute feststellen muß, unzutreffenden Titel einer „familiären Myoklonie" hatte sich der Begriff der „Myoklonie" jedoch endgültig durchgesetzt.

Seither versteht man unter „Myoklonie" oder „Myoklonien" blitzartige (wie bei elektrischer Reizung) oder rasch ablaufende Zuckungen einzelner Muskelteile, Muskeln oder Muskelgruppen, die von der Willkürmotorik nicht geleistet werden können.

Jede systematische Beschreibung der Myoklonien erfolgt seit Einführung elektrophysiologischer Untersuchungsmethoden in drei Schritten: 1. *Erfassung der klinischen (zeitlichen und räumlichen) Merkmale; 2. Erfassung der elektrophysiologischen (elektroencephalo- und elektromyographischen) Merkmale und ihre Beziehungssetzung zum klinischen Merkmalsfeld; 3. Erfassung der ätiologischen Merkmale und ihre Beziehungssetzung zu den klinischen und elektrophysiologischen Merkmalsfeldern.*

Die besonderen Schwierigkeiten einer befriedigenden Klassifikation der Myoklonien ergeben sich aus den wechselnden Beziehungen der drei Merkmalsfelder, insbesondere der beiden ersteren zu dem letzteren. M. a. W.: *Klinisch und elektrophysiologisch verschiedene myoklonische Syndrome können gleiche Ursachen (z. B. lokalisierte, episodische Myoklonien ohne sichere EEG-Äquivalente oder generalisierte, ständige Myoklonien mit EEG-Äquivalenten in verschiedenen Krankheitsstadien einer progressiven Myoklonusepilepsie) oder aber klinisch und elektrophysiologisch gleiche oder zumindest sehr ähnliche myoklonische Syndrome können verschiedene Ursachen haben (z. B. degenerative Veränderungen oder Mucopolysaccharidspeicherung des ZNS bei progressiven Myoklonusepilepsien).*

Im folgenden sollen einige der bisher gemachten Vorschläge zur Klassifikation der Myoklonien besprochen werden. Die Arbeiten von KREBS (1924, 1952), GASTAUT u.

REMOND (1952), GASTAUT (1968) und WEINGARTEN (1957) erscheinen dazu besonders geeignet, da sie in der Literatur häufig angeführt werden.

KREBS unterteilt in einer ersten Fassung seiner Klassifikation (1924): in 1. myoklonische Syndrome mit regellosen, asynchronen, asynergischen Myoklonien (z. B. bei: Paramyoklonus multiplex Friedreich; Myoklonie-Epilepsie Unverricht); 2. myoklonische Syndrome mit rhythmischen, synchronen, jedoch asynergischen Myoklonien (z. B. bei chronischer Encephalitis); 3. myoklonische Syndrome mit synchronen, synergischen Myoklonien großer Muskelgruppen mit sakkadierten Bewegungen (z. B. bei Chorea electrica Bergeron-Hennoch).

In einer erweiterten zweiten Fassung seiner Klassifikation gliedert KREBS (1952) in: Myoklonien; Klonien; Myoklonien mit Epilepsie; rhythmische Klonien. Merkmale der Myoklonien: Asynchronie, Asynergie, Arrhythmizität. Vorkommen bei: Paramyoklonus multiplex Friedreich; parcellärem Paramyoklonus (Myoklonus multiplex fibrillaris Kny; Chorea fibrillaris Morvan; Myokymie Schultze); symptomatischen Myoklonien infolge Hirnintoxikationen. Merkmale der Klonien: Synergie, Rhythmizität oder Arrhythmizität. Vorkommen bei: Chorea electrica Bergeron-Hennoch. Myoklonien und Epilepsie: Vorkommen bei: myoklonischer Epilepsie; progressiver Myoklonusepilepsie Unverrricht-Lundborg (bei letzterer meist Kombination mit Klonien); Dyssynergia cerebellaris myoclonica R. Hunt; Jackson-Epilepsie; Epilepsia partialis continua Kojewnikow. Rhythmische Klonien: Vorkommen bei: chronischer epidemischer Encephalitis; Gaumensegel-, Rachen- und Kehlkopf- (eventuell kombiniert mit Skelet-) Klonien. — Nach Auffassung des Autors sind Myoklonien und Klonien ausnahmslos Zeichen einer aktiven Epilepsie, selbst bei fehlenden EEG-Veränderungen. Im letzteren Falle sei ein im Hirnstamm gelegener Herd anzunehmen.

Zusammenfassend stellen wir fest: KREBS gründet seine beiden Klassifikationsvorschläge im wesentlichen auf die klinischen Merkmalspaare „Synergie — Asynergie", und „Rhythmizität — Arrhythmizität". Eine begriffliche Erweiterung stellen die „Klonien" (synergische Myoklonien) der zweiten Fassung dar. Gegen diese Klassifikationsvorschläge ist einzuwenden: Ihre klinische Merkmalsdifferenzierung ist für eine genauere Beschreibung myoklonischer Syndrome unzureichend; elektrophysiologische Merkmale werden auch in der zweiten Fassung nicht berücksichtigt; die Beziehungsetzung zu ätiologisch unklaren Krankheitsbildern der älteren Literatur (Myoclonus multiplex fibrillaris Kny usw.) ist unzweckmäßig und mißverständlich.

Demgegenüber bieten die Klassifikationsvorschläge von GASTAUT u. REMOND (1952) sowie GASTAUT (1968) erhebliche Vorteile. Dem ersten Vorschlag liegt die Auswertung des EEG-Gesamtmaterials der Nervenklinik des Hospitals Salpêtrière Paris und des EEG-Zentrallabors Marseille aus einem 5jährigen Zeitraum zugrunde (= 74 200 Fälle). Darunter fanden sich 371 Fälle (= 0,5%) mit EEG-Entladungs-Mustern, wie sie für Myoklonien typisch sind. Bei 314 dieser Fälle wurde aufgrund des EEG-Befundes die Diagnose einer generalisierten Epilepsie mit zeitweise auftretenden Myoklonien gestellt. Bemerkenswerterweise hatten nur 30 dieser Fälle eine gleichlautende klinische Diagnose. Etwa gleich selten waren die klinisch und elektroencephalographisch diagnostizierten Fälle von progressiver Myoklonusepilepsie, Dyssynergia cerebellaris myoclonica R. Hunt und Leukencephalitis subacuta: Auf die beiden erstgenannten Krankheitsgruppen entfielen 7 bzw. 3 Fälle (= 0,0094 bzw. 0,004%). Je ein Fall mit progressiver Myoklonusepilepsie und Dyssynergia cerebellaris myoclonica R. Hunt zeigte im EEG keine für Myoklonien typischen Entladungsmuster. GASTAUT unterscheidet zwei Hauptgruppen: 1. einseitige und 2. beidseitige Myoklonien. Vorkommen von einseitigen Myoklonien nur bei Epilepsia partialis continua Kojewnikow. Den beidseitigen Myoklonien werden drei verschiedene EEG-Entladungsmuster oder -typen zugeordnet: Typ A: Polyspikes; Typ B: atypische, langsame Spike-Waves; Typ C: Gruppen langsamer, hochgespannter Wellen. Die EEG-Entladungen aller drei Typen stellen sich beidseitig, symmetrisch, synchron und (meist) in den zentralen Hirnabschnitten betont dar. Die EMG-Entladungen verhalten sich dazu entweder streng synchron — am meisten bei Typ A —, oder aber asynchron (zeitlich nachfolgend oder vorangehend). Gelegentlich werden auch Myoklonien mit nur corticalen oder nur muskulären Entladungen beobachtet.

Klinisch entsprechen dem EEG-Entladungstyp A meist kurzdauernde, heftige, beidseitige, symmetrische, synchrone Myoklonien an Kopf und Armen, seltener auch an den Beinen. Als Faktoren, die das Auftreten der Myoklonien beeinflussen, gelten: a) Lebensalter (jugendliches und frühes Erwachsenenalter bevorzugt betroffen); b) Schlaf- und Wachrhythmus (Auslösung oder Steigerung beim Einschlafen oder Erwachen); c) hormonales Geschehen (Auslösung oder Verstärkung während der Menses); d) Alkoholgenuß (Auslösung und Verstärkung); e) Emotionen (Auslösung und Verstärkung); f) Sinnesreize (Auslösung und Verstärkung). Messungen der Reaktionszeit ergaben keine Bewußtseinsbeeinträchtigung durch die hirnelektrischen Begleitvorgänge der Myoklonien. Die Myoklonien des EEG-Entladungstyps B sind klinisch meist weniger heftig als die des Typs A, gelegentlich auch rhythmisch. Sie treten vorzugsweise während der ersten Lebensjahre auf (z. B. bei BNS-Krämpfen). Die Myoklonien des EEG-Entladungstyps C sind langsamer als die der beiden anderen Typen; ihre klinische Abgrenzung von anderen Hyperkinesen ist daher mitunter schwierig. Vorkommen der Myoklonien des EEG-Entladungstyps A u. a. bei: myoklonischem Petit mal; progressiver Myoklonusepilepsie; Dyssynergia cerebellaris myoclonica R. Hunt; Veränderungen mesodiencephaler Strukturen (z. B. nach geschlossenem Schädel-Hirntrauma); postencephalitischen Zuständen; anoxämischen Hirnschäden. Bei gesunden Personen lassen sich gleichartige Myoklonien durch Injektion von Cardiazol oder Pikrotoxin auslösen. Vorkommen der Myoklonien des EEG-Entladungstyps B u. a. bei: entzündlichen Encephalopathien (während der ersten 5 Lebensjahre); infantiler und juveniler amaurotischer Idiotie. Stets liegt dieser Myoklonieform ein erheblicher Hirnschaden zugrunde. Vorkommen der Myoklonien des EEG-Entladungstyps C u. a. bei: Leukencephalitis; Einschlußkörperchenencephalitis.

GASTAUT hat 1968 einen zweiten Vorschlag zur Klassifikation der Myoklonien gemacht, der von dem oben dargestellten ersten stark abweicht. Es können hier nur die Grundlinien dieses zweiten Vorschlages wiedergegeben werden. Myoklonien (Kontraktionen einzelner Muskeln) faßt der Autor mit den Fibrillationen (Kontraktionen einzelner Muskelfasern) und Fascikulationen (Kontraktionen einzelner Muskelbündel) zu den *Myokinesen* zusammen. Die Schwierigkeiten einer klinischen Abgrenzung dieser verschiedenen Formen von Myokinesen werden hervorgehoben. Die von KREBS (1952) stammende Unterteilung in „Myoklonien" und „Klonien" lehnt GASTAUT ab. Er begründet seine Auffassung mit dem Hinweis, daß es myoklonische Syndrome mit ausschließlich einer Form von Myoklonien (entweder nur *ohne* oder nur *mit* Bewegungen) nicht gebe, überdies ein Unterschied zwischen „Myoklonien, die in einem Muskel auftreten, der zu klein ist, um ein großes Segment zu bewegen, und jenen, die in einem Muskel auftreten, der groß genug ist, um ein kleines Segment zu bewegen", im EMG nicht feststellbar sei (S. 4, übers. vom Verfasser). Die Einteilung seines zweiten Vorschlages lautet wie folgt:

A. *Myoklonische Syndrome, B. Neurologische Krankheitsbilder mit gelegentlich oder ausnahmsweise auftretenden Myoklonien. Myoklonische Syndrome (A): I. Syndrome mit spontanen Myoklonien, II. Syndrome mit provozierten (oder provozierbaren) Myoklonien.*

Syndrome mit spontanen Myoklonien (I): 1. Syndrome mit zeitweise aussetzenden spontanen Myoklonien, 2. Syndrome mit ständigen spontanen, rhythmischen Myoklonien. Syndrome mit zeitweise aussetzenden spontanen Myoklonien (1): a) Syndrome mit zeitweise aussetzenden spontanen, beidseitigen Myoklonien, b) Syndrome mit zeitweise aussetzenden spontanen, einseitigen Myoklonien. Syndrome mit ständigen, rhythmischen Myoklonien (2): a) Syndrome mit ständigen spontanen, rhythmischen beidseitigen Myoklonien, b) Syndrome mit ständigen spontanen, rhythmischen, einseitigen Myoklonien. Syndrome mit zeitweise aussetzenden spontanen, beidseitigen Myoklonien (1, a): α) Syndrome mit heftigen beidseitigen, synchronen Myoklonien bzw. „secousses myocloniques" (u. a. bei: generalisierter Epilepsie mit myoklonischem Petit mal; infantiler myoklonischer Encephalopathie mit Hypsarhythmie), β) Syndrome mit parcellären und segmentalen beidseitigen, asynchronen Myoklonien bzw. sporadischen Myoklonien (u. a. bei: Laforakörperchenkrankheit; spätinfantiler und juveniler amaurotischer Idiotie; Unverricht-Lundborg-Syndrom bei unspezifischen degenerativen Veränderungen des ZNS). Syndrome mit zeitweise aussetzenden spontanen, einseitigen Myoklonien (1, b) (bei: Epilepsia partialis continua Kojewnikow; spinalen myoklonischen Syndromen). Syndrome mit ständigen spontanen, rhythmischen, beidseitigen Myoklonien (2, a): α) Syndrome mit parcellären oder segmentalen, rhythmischen, beidseitigen Myoklonien von hoher Frequenz (Hirnnervenmyorhythmien), β) Syndrome mit heftigen, rhythmischen, beidseitigen Myoklonien von langsamer Frequenz (u. a. bei: Jakob-Creutzfeldtscher oder Jones-Nervinscher Krankheit; cerebralen Lipoidosen im Endstadium; sonstigen degenerativen, infektiösen und vasculären Encephalopathien). Syndrome mit spontanen, rhythmischen, einseitigen Myoklonien (2, b): α) Syndrome mit parcellären oder segmentalen, rhythmischen, einseitigen Myoklonien von hoher Frequenz (u. a. bei: homolateraler Zahnkern- oder kontralateraler Olivenläsion), β) Syndrome mit heftigen, rhythmischen, einseitigen Myoklonien von langsamer Frequenz (u. a. bei: subakuter sklerosierender Leukencephalitis im Krankheitsbeginn; nekrotisierender herpetischer Encephalitis; vasculären Encephalopathien).

Syndrome mit provozierten (oder provozierbaren) Myoklonien (II): 1. Syndrome mit heftigen beidseitigen, durch Licht oder Geräusche provozierte (oder provozierbare) Myoklonien (photosensible generalisierte Epilepsien), 2. Syndrome mit parcellären oder segmentalen, durch Muskelaktivität provozierte (oder provozierbare) Myoklonien bzw. „Aktionsmyoklonien" (u. a. bei: Dyssynergia cerebellaris myoclonica R. Hunt; hepatolenticulärer Degeneration Westphal-Strümpell; anoxämischer Encephalopathien).

Neurologische Krankheitsbilder mit gelegentlich oder ausnahmsweise auftretenden Myoklonien (B): 1. Entzündliche Encephalopathien (u. a.: parasitäre oder parainfektiöse Encephalitiden), 2. diffuse Hirnsklerosen und -atrophien der verschiedenen Lebensalter (u. a.: infantile Leukodystrophie Krabbe; subakute Degeneration der grauen Substanz Alpers; cerebrale Sklerose Schilder; Leukodystrophie Pelizaeus-Merzbacher; senile oder arteriosklerotische Demenz; Morbus Pick; Morbus Alzheimer), 3. cerebrale Systemdegenerationen (u. a. Chorea Huntington; Morbus Hallervorden-Spatz; Athetose double; Morbus Fahr; cerebellare, spinocerebellare und striocerebellare Degenerationen), 4. Muskelkrankheiten (u. a. Morbus McArdle-Schmied-Pearson).

Zu Gastauts und Remonds bzw. Gastauts Klassifikationsvorschlägen ist zu bemerken: Der erste Vorschlag (1952) stellt die elektrophysiologischen Merkmale der Myoklonien ganz in den Vordergrund; zur klinischen Beschreibung ist er nur begrenzt geeignet. Demgegenüber enthält der zweite Vorschlag (1968) alle zur systematischen Beschreibung erforderlichen klinischen, elektrophysiologischen und ätiologischen Merkmalsdifferenzierungen. (Auf die Wiedergabe der elektrophysiologischen Merkmale wurde verzichtet, da sie mit denen des ersten Vorschlages identisch sind.) In einigen Punkten sind jedoch Einwände zu erheben. So ist die Hauptunterteilung in Syndrome mit *spontanen* und solche mit *provozierten* (oder *provozierbaren*) Myoklonien, zumindest für die Krankheitsgruppen der progressiven Myoklonusepilepsien, der spätinfantilen und juvenilen amaurotischen Idiotie (AI, a, β) und der Dyssynergia cerebellaris myoclonica R. Hunt (AII, 2), problematisch. Es erscheint nämlich aufgrund der Ergebnisse der vorliegenden Untersuchung sehr fraglich, ob es Fälle mit ausschließlich spontanen oder ausschließlich provozierten (oder provozierbaren) Myoklonien im *gesamten Krankheitsverlauf* hier überhaupt gibt. Typischerweise *überwiegen* zwar die spontanen Myoklonien in der Gruppe der progressiven Myoklonusepilepsien, umgekehrt die provozierten (oder provozierbaren) Myoklonien in der Gruppe der Dyssynergia cerebellaris myoclonica R. Hunt; nicht selten ist es aber offenbar mehr eine Frage des Krankheitsstadiums als der Gruppenzugehörigkeit, ob die eine oder andere Form der Myoklonien überwiegt (vgl. Originalfall 5 von R. Hunt, 1921).

Es ist ferner einzuwenden, daß die Kennzeichnung der Myoklonien der progressiven Myoklonusepilepsien sowie der spätinfantilen und juvenilen amaurotischen Idiotie als „zeitweise aussetzend" („intermittentes") keine Information über die Intervallgrößen enthält (Monate, Wochen, Tage, Stunden, Minuten?). Solche unterschiedlichen Intervalle aber kommen tatsächlich vor. Und die in den Endstadien der progressiven Myoklonusepilepsien meist nur stundenweise, z. B. nach einem Grand mal-Anfall, im Wachzustand aussetzenden Myoklonien sind mit größerer Berechtigung als „ständige" („permanentes") zu kennzeichnen.

Die räumlichen und zeitlichen Merkmalsdifferenzierungen des älteren Klassifikationsvorschlages von Weingarten (1957) (elementar-komplex; einseitig-beidseitig; symmetrisch-asymmetrisch; synchron-asynchron; rhythmisch-arrhythmisch) ermöglichen eine brauchbare klinische Beschreibung der Myoklonien. Aber auch hier vermißt man eine die Intervallgrößen berücksichtigende Begriffsbildung.

In Anlehnung an eigene frühere, gemeinsam mit H. Häfner u. F. Vogel (1967) durchgeführte Untersuchungen schlagen wir folgende ergänzende Begriffsfassungen vor: In Intervallen von Monaten oder Wochen auftretende Myoklonien = *episodische* Myoklonien; in Intervallen von Tagen auftretende Myoklonien = *wechselnde* Myoklonien; in Intervallen von Stunden, Minuten und kürzeren Zeitabständen auftretende Myoklonien = *ständige* Myoklonien. Darüber hinaus erscheint uns eine über die räumliche Ausprägung der Myoklonien grob informierende Begriffsbildung zweckmäßig: In einem oder mehreren Bereichen der quergestreiften Muskulatur auftretende Myoklonien = *lokalisierte* Myoklonien; in der gesamten quergestreiften Muskulatur auftretende, evtl. in bestimmten Bereichen betonte Myoklonien = *generalisierte* Myoklonien.

Nach Besprechung der Begriffsbestimmung und Klassifikation der Myoklonien wenden wir uns deren Pathophysiologie zu. Es können hier jedoch nur einige pathophysiologische Grundfragen erörtert werden; bezüglich ausführlicher Darstellungen sei auf Castaigne et al. (1968), Dawson (1946), Denny-Brown (1968), Halliday (1967, 1968), Hassler (1953, 1968), Schaefer u. Wieser (1964), Schenck (1965, 1969 a, 1969 b) und Weingarten (1957) verwiesen.

In der älteren Literatur herrschte die Auffassung der spinalen Entstehung der Myoklonien vor (u. a. Bresler, 1896; Friedreich, 1881; Unverricht, 1891). Hauptargument zugunsten dieser Auffassung war die fehlende Bewußtseinsbeeinträchtigung der Myoklonien. Diese Erfahrungen standen im Gegensatz zu jenen beim Anfallsgeschehen des typischen Grand mal, dem man eine corticale Entstehung zusprach.

Einen ersten wesentlichen experimentellen Beitrag zur Klärung der Zusammenhänge zwischen Myoklonien und Grand mal-Epilepsie hat Muskens (1924) geleistet. Er beobachtete an bromvergifteten Katzen durch Sinnesreize auslösbare und spontane Myoklonien, die nach allmählicher Steigerung in einen tonisch-klonischen Krampfanfall übergingen. Wurde die Großhirnrinde einer Seite abgetragen, so kamen die Myoklonien der Körpergegenseite nur erschwert zustande. Die Abtragung der Großhirnrinde auch der anderen Seite hatte eine gleichartige, die Myoklonien abschwächende, jedoch nicht unterdrückende Wirkung. Allein die einseitige Zerstörung der Substantia reticularis in Höhe der Brücke und des oberen verlängerten Markes war imstande, die Myoklonien derselben Körperseite zu unterdrücken. Dieser Befund schien die Substantia reticularis als Schrittmacher der Myoklonien auszuweisen.

Andere Untersucher konnten diese Ergebnisse weitgehend bestätigen. So fanden LOMBROSO u. MERLIS (1953) sowie LORENTZ DE HAAS (1953) in Versuchen an Katzen und Affen, denen unterhalb der Krampfschwelle gelegene Dosen von Metrazol verabreicht wurden, eine verminderte (photische und akustische) Reizansprechbarkeit nach Abtragung bestimmter Großhirnareale (z. B. des motorischen Arm- oder Beinfeldes). Bei Erhöhung der Metrazoldosis nahm die Reizansprechbarkeit jedoch erneut zu.

Die Untersuchungen von GASTAUT (1950) und VAN BOGAERT et al. (1950) haben gezeigt, daß auch beim gesunden Menschen nach Injektion von Metrazol durch Lichtreize Myoklonien ausgelöst werden können („Photo-Metrazol-Reaktion"), die weder klinisch noch elektroencephalographisch von den bei Kranken mit myoklonischer Epilepsie spontan auftretenden Myoklonien zu unterscheiden sind.

Ließen die vorstehend berichteten Befunde die Bedeutung der Großhirnrindenfunktion bei der Entstehung der Myoklonien erkennen, so machten Metrazol-Versuche von HUNTER u. INGVAR (1955) an Katzen die Annahme zweier verschiedener Reaktionsabläufe wahrscheinlich: eines corticalen mit kurzer Latenz und niedriger Reizschwelle sowie eines subcorticalen Reaktionsablaufes mit längerer Latenz und hoher Reizschwelle.

HALLIDAY (1967, 1968) gelang es schließlich, in elektrophysiologischen Studien beim Menschen zwei vergleichbare Reaktionsabläufe der Myoklonien nachzuweisen, nämlich einen *„pyramidalen"* und einen *„extrapyramidalen"* Myoklonie-Typ. Der pyramidale Myoklonie-Typ ist klinisch durch eine blitzartige oder doch rasch ablaufende Muskelzuckung, elektrophysiologisch durch vier verschiedene EEG-Entladungsformen (focale Spikes im Zentralbereich; diffuse Spikes; beiderseitige Polyspike-Wave-Komplexe; fast sinusoidale Nachentladungen im Zentralbereich) und eine kurze, hypersynchrone EMG-Entladung gekennzeichnet. Der extrapyramidale Myoklonie-Typ, klinisch eine vergleichsweise langsamere Muskelzuckung, bietet nur bei der subakuten sklerosierenden Leukencephalitis EEG-Entladungen (in Form pseudorhythmischer langsamer Wellengruppen), im EMG jedoch immer eine ausgedehnte Entladung mit einem Amplitudenanstieg und -abfall (Crescendo- und Decrescendo-Charakter der EMG-Entladungen). Pyramidale und extrapyramidale Myoklonien können in seltenen Fällen aber auch unter dem Bilde eines typischen 3/sec-Spike-Wave-EEG-Entladungsmusters auftreten.

Es ist deutlich, daß die Beschreibungen eines Teiles der EEG-Entladungen (Polyspike-Wave-Komplexe) des pyramidalen und die des extrapyramidalen Myoklonie-Typs von HALLIDAY mit denen der EEG-Entladungstypen A und C von GASTAUT u. REMOND (1952) übereinstimmen.

Bei Kranken mit progressiven Myoklonusepilepsien kommen beide Myoklonie-Typen vor (bei Überwiegen des pyramidalen Typs). Der Einfluß der Substantia reticularis ist hier an der Auslösung oder Verstärkung der Myoklonien durch Sinnesreize (arousal reaction), durch Emotionen, beim Einschlafen und/oder Erwachen sowie am Verschwinden der Myoklonien im tiefen Schlaf erkennbar.

Den *pyramidalen* und *extrapyramidalen* sind als weitere Form *spinale* Myoklonien an die Seite zu stellen. Diese von den älteren Autoren angenommene Entstehung *der* Myoklonien konnte erst in neuerer Zeit für bestimmte myoklonische Syndrome bewiesen werden. Es sind die von HALLIDAY (1967, 1968) als „segmental" bezeichneten, von übergeordneten Zentren weitgehend unabhängigen Myoklonien (CASTAIGNE et al.,

1968), die bei einer Reihe von Fällen mit Rückenmarkstumoren (GARCIN et al., 1968; PENFIELD u. JASPERS, 1954; SIKES, 1959), Querschnittslähmung bei Wirbelfraktur (LHERMITTE, 1919), Virusencephalomyelitis (CAMPBELL u. GARLAND, 1947) beobachtet wurden. Ein weiterer Fall ohne sichere ätiologische Zuordnung wurde von SCHENCK (1969) mitgeteilt. Klinisch handelt es sich dabei meist um lokalisierte, beidseitige, symmetrische, synchrone, rhythmische, teilweise auch schmerzhafte Myoklonien von unterschiedlicher Frequenz (65—85/min, SCHENCK, 1969 b; 20—140/min, CAMPBELL u. GARLAND). Der EEG-Befund ist bei diesen Fällen normal.

Die experimentellen und klinischen Untersuchungsergebnisse zusammenfassend, stellen wir fest, daß es einen einheitlichen pathophysiologischen Mechanismus *der* Myoklonien offenbar nicht gibt. Myoklonien sind vielmehr der Ausdruck einer „Regulationsstörung eines motorischen Kontrollsystems, sei es des Cortex, des Subcortex oder gar des peripheren motorischen Neurons" (GASTAUT, 1968, S. 2; übers. vom Verf.). Auffassungen älterer Autoren über die „multiloculäre" Entstehung der Myoklonien (u. a. STERTZ) finden so eine späte Bestätigung.

Unbeschadet dieser neuen Erkenntnisse wird man bei zahlreichen myoklonischen Syndromen den subcorticalen Strukturen auch weiterhin die Bedeutung von Schrittmachern der Myoklonien beimessen dürfen. Es gilt dies insbesondere für jene Fälle myoklonischer Syndrome, bei denen morphologische Veränderungen im Bereich der Neuronenverbindungen zwischen Nucleus ruber, Olive und Zahnkern, des sogenannten Guillain-Mollaretschen Dreiecks, nachweisbar sind.

Viele Befunde sprechen dafür, daß das funktionelle Zusammenspiel pyramidaler, extrapyramidaler und cerebellarer Neuronensysteme nach dem kybernetischen Prinzip ineinander vermaschter Rückmeldekreise erfolgt (HASSLER, 1953). Einen in diesem Zusammenhang wichtigen *ersten Rückmeldekreis* scheint die Neuronenverbindung des Guillain-Mollaretschen Dreiecks darzustellen (HASSLER, 1953; WEINGARTEN, 1957; HOFF, 1950). Als ein *zweiter Rückmeldekreis* gilt die Neuronenverbindung zwischen Nucleus ruber, dorsomedialem Thalamuskern, Nucleus caudatus, Putamen, Globus pallidus, Nucleus ruber, Olive, Zahnkern, Nucleus ruber. Ein *dritter Rückmeldekreis* umfaßt die Neuronenverbindungen zwischen Area 4 und 6 der Großhirnrinde, Hirnschenkeln, Brücke, Brückenkernen, Kleinhirnrinde, Zahnkern, Nucleus ruber, ventralem Thalamuskern, Area 4 und 6 der Großhirnrinde. Als *„Modulator"* im Nebenschluß der drei Rückmeldekreise könnte die Substantia reticularis angesprochen werden, die insbesondere mit der zentralen Haubenbahn und der Olive in enger faseranatomischer Verbindung steht (vgl. WEISSCHEDEL, 1938).

Zahlreiche Autoren (u. a. VAN BOGAERT, 1949; LOUIS-BAR u. VAN BOGAERT, 1947; GUILLAIN u. MOLLARET, 1935; HASSLER, 1953; KOCH, 1966; LAFORA, 1955; NOETZEL, 1957; WEINGARTEN, 1957) vertreten die Auffassung, daß morphologische und funktionelle Schädigungen insbesondere der Neuronenverbindungen des Guillain-Mollaretschen Dreiecks (Rückmeldekreis 1) motorische Funktionsstörungen bedingten, deren Ausdruck Myoklonien seien. So findet sich häufig eine hypertrophische Degeneration der unteren Oliven bei Hirnnervenmyorhythmien (SCHENCK, 1965). Die Zahnkern-Bindearmatrophie wird mit den typischerweise vorwiegend durch Willkürbewegungen auslösbaren (und weniger spontanen) Myoklonien der Dyssynergia cerebellaris myoclonica R. Hunt in Zusammenhang gebracht. Die häufig zu beobachtenden Veränderungen des Nucleus ruber, der Oliven und deren Neuronenverbindungen werden für die typischerweise vorwiegend spontanen Myoklonien der progressiven Myoklonusepilepsien verantwortlich gemacht. Veränderungen der Oliven, des Kleinhirns und deren Neuronenverbindungen sollen myoklonische Syndrome (ohne Grand mal-Epilepsie) hervorrufen können.

Es fehlt jedoch nicht an Gegenbeispielen, welche die Geltung dieser pathophysiologischen Vorstellungen einschränken. So haben BOSTROEM u. SPATZ (1928) einen Fall von Zahnkern-Bindearmatrophie beschrieben, der das klinische Bild einer Athetose aufwies. Im Tierversuch ist die Durchtrennung der Bindearme (BÜRGI, 1945; FERRIER u. TURNER, 1894; LITTMANN, 1927; ROTHMANN, 1914; WALKER u. BOTTERELL, 1937) stets von gleichseitiger cerebellarer Ataxie, bei höheren Säugern auch von Intentionstremor, nicht jedoch von Myoklonien gefolgt. Im übrigen sind Myoklonien bei olivoponto-cerebellaren Atrophien keineswegs die Regel, sondern eher die Ausnahme (vgl. ROSENHAGEN, 1943).

Pathophysiologisch aufschlußreiche Beobachtungen aus neuester Zeit stammen von HASSLER (1968). Dem Autor gelang es, bei Fällen mit verschiedenartigen myoklonischen Syndromen (z. B. nach Hirnanoxämie oder -ischämie) durch stereotaktisch-operative Unterbrechung der Neuronenverbindungen zwischen Zahnkern und Thalamus oder Zerstörung deren thalamischer Umschaltstelle (des posteriobasalen Teiles des ventrolateralen Thalamuskernes) eine klinische Besserung oder Heilung zu erzielen. Dieser Therapieeffekt steht im Widerspruch zur Theorie der Entstehung der Myoklonien durch morphologische Veränderungen im Bereich der oben geschilderten drei Rückmeldekreise. Offenbar können Myoklonien durch solche Veränderungen nicht nur *hervorgerufen*, sondern auch *unterdrückt* werden. Die pathophysiologische Deutung dieses Befundes ist schwierig. HASSLER denkt an eine Unterbrechung des Impulsstromes zur motorischen Großhirnrinde bei den pyramidalen bzw. an eine verminderte Tonisierung durch die Pyramidenbahnen bei den extrapyramidalen Myoklonien.

Im übrigen könnte man spekulativ die symmetrischen, synergischen, synchronen, rhythmischen Myoklonien — analog zum Tremor — als eine durch morphologische oder funktionelle Desintegration freigesetzte „motorische Urform" (JUNG, 1941) deuten. Eine solche Deutung erscheint jedoch fragwürdig angesichts der asymmetrischen, asynergischen, asynchronen, arrhythmischen Myoklonien.

2. Erbliche und exogene dementielle und/oder epileptische und/oder myoklonische Syndrome

Myoklonien, Epilepsien und Demenz sind, einzeln und in verschiedener Kombination, *Leitsymptome* einer Reihe neuropsychiatrischer Krankheitsbilder. An der Ätiologie solcher Krankheitsbilder sind in wechselndem Maße Erb- und Umweltfaktoren (im weitesten Sinne) beteiligt. Wir wollen diese Zusammenhänge an einigen Beispielen 1. myoklonischer, 2. myoklonisch-epileptischer, 3. myoklonisch-epileptisch-dementieller Syndrome erläutern.

2.1. Myoklonische Syndrome

Myoklonien, namentlich im Bereich von Gesicht, Hals und rumpfnahen Gliedabschnitten, kennzeichnen das wahrscheinlich unregelmäßig autosomal-dominant erbliche Krankheitsbild der „essentiellen Myoklonie" (BECKER u. WIESER, 1964). Der elektroencephalographische und sonstige neuropsychiatrische Befund ist hier unauffällig. Die durchschnittliche Lebenserwartung erscheint nicht verkürzt.

Eine wahrscheinlich ebenfalls autosomal-dominant erbliche Form von Myoklonien im Kinnbereich hat YDE (1950) in einer Sippe beobachtet. Die 28jährige Probandin litt überdies seit ihrem 15. Lebensjahr an einer Grand mal-Epilepsie.

Diesen sehr seltenen erblichen Formen von Myoklonien stehen die ungleich häufigeren exogenen Formen gegenüber. Als Ursachen kommen hier in erster Linie — zumindest nach der Häufigkeit ihrer Beschreibung — entzündliche Hirnprozesse in Betracht. Bei anderen Fällen exogener Myoklonien lassen sich traumatische, vasculäre, hypoxämische, toxische und tumoröse Hirnprozesse nachweisen (vgl. DIEBOLD, 1968 a). Ob Erbfaktoren dabei eine Rolle spielen, wurde bislang nicht untersucht.

2.2. Myoklonisch-epileptische Syndrome

Episodische, meist symmetrische, synchrone, synergische Myoklonien, vorzugsweise im Bereich der Arme und des Schultergürtels, und Grand mal-Epilepsie bietet das Krankheitsbild der myoklonischen Epilepsie (MUSKENS, 1926; LENNOX, 1945) bzw. die Kombination von Impulsiv-Petit mal- und Grand mal-Epilepsie (JANZ, 1955). Erbfaktoren scheinen hier in der Mehrzahl der Fälle von wesentlicher Bedeutung zu sein (JANZ, 1955, 1970). Systematische klinisch-genetische Untersuchungen sind jedoch erst vor kurzem von TSUBOI u. CHRISTIAN (Institut für Anthropologie und Humangenetik sowie Nervenklinik der Universität Heidelberg) aufgenommen worden. Andere Autoren, u. a. BAMBERGER u. MATTHES (1959), GIBBS u. GIBBS (1950), LENNOX (1960) führen das Krankheitsbild bei einem Teil ihrer Fälle auf entzündliche, traumatische u. ä. Encephalopathien zurück.

Bei der Epilepsia partialis continua Kojewnikow hingegen, einem weiteren myoklonisch-epileptischen Syndrom mit ständigen, streng umschriebenen Myoklonien einer

Körperseite und Grand mal-Anfällen, scheinen Erbfaktoren unwesentlich zu sein. Ursachen dieses Krankheitsbildes sind entzündliche, traumatische u. a. Hirnprozesse mit besonderer Lokalisation.

Ähnliches gilt von den Fällen exogener Myoklonien, zu denen sich im weiteren Krankheitsverlauf eine Grand mal-Epilepsie hinzugesellt (vgl. DIEBOLD, 1968 a). Systematische klinisch-genetische Untersuchungen stehen jedoch auch hier noch aus.

2.3. Myoklonisch-epileptisch-dementielle Syndrome

Die Symptomenkombination von Myoklonien, Epilepsien und Demenz findet sich vor allem bei den progressiven Myoklonusepilepsien, der Dyssynergia cerebellaris myoclonica und den myoklonischen Varianten der drei nachinfantilen Formen der amaurotischen Idiotie. Die Ausprägung dieser drei Leitsymptome variiert, wie später anhand der histologisch gesicherten und klinisch wahrscheinlichen Literatur- und eigenen Fälle gezeigt werden soll, von Krankheitsgruppe zu Krankheitsgruppe und von Krankheitsform zu Krankheitsform. Die zumindest qualitative Gleichartigkeit dieser drei Leitsymptome und die für die Mehrzahl der Krankheitsformen oder engeren Krankheitsgruppen wahrscheinliche, einfach recessive oder dominante Vererbung rechtfertigen die Zusammenfassung unter dem Begriff der *„erblichen myoklonisch-epileptisch-dementiellen Syndrome"*.

Die Symptomenkombination von Myoklonien, Epilepsien und Demenz kann aber auch bei anderen erblichen neuropsychiatrischen Krankheitsbildern vorkommen, z. B. bei den Leukodystrophien der Typen Krabbe und Pelizaeus Merzbacher, der Hallervorden-Spatzschen Krankheit, den spongiösen präsenilen Encephalopathien Jakob-Creutzfeldt, der hepatolenticulären Degeneration Westphal-Strümpell-Wilson, der Chorea Huntington. In der Regel zeigen diese Krankheitsbilder jedoch eine andere Leitsymptomenkombination.

Den verschiedenen relativen Häufigkeiten der Symptomenkombination von Myoklonien, Epilepsien und Demenz entsprechend, lassen sich die erblichen Krankheitsbilder der ersten Gruppe als *„myoklonisch-epileptisch-dementielle Kernsyndrom"*, die der zweiten Gruppe als *„myoklonisch-epileptisch-dementielle Randsyndrome"* kennzeichnen.

Den vielen histologisch gesicherten Fällen erblicher myoklonisch-epileptisch-dementieller (Kern-)Syndrome stehen nur wenige solche Fälle exogener myoklonisch-epileptisch-dementieller Syndrome gegenüber. Hierher gehören die Geschwisterbeobachtungen von MORSE II (1950), deren Vorgeschichte und pathomorphologische Befunde nach Ansicht von NOETZEL (1957) für einen cerebralen Geburtsschaden sprechen. Encephalitische Veränderungen fanden sich bei den klinisch als progressive Myoklonusepilepsien imponierenden Fällen von PROCHNOW et al. (Fall 2, 1940) sowie PARHON u. MARINESCO-BALOIU (1936). Der letztere Fall bot außerdem Glykogenablagerungen (?) in der Stützsubstanz und den Nervenzellen.

3. Geschichte

Progressive Myoklonusepilepsien (PME)

Synonyma: Familiäre Myoklonie (Unverricht); (familiäre) Myoklonusepilepsie; (familiäre) progressive Myoklonusepilepsie (Unverricht-Lundborg); Unverrichtsche oder Unverricht-Lundborgsche Krankheit; Unverrichtsches oder Unverricht-Lundborgsches Syndrom; myoklonisches Syndrom des Typs Unverricht-Lundborg; Laforasche Krankheit: Laforakörperchen- oder Myoklonuskörperkrankheit; fälschlicherweise auch: myoklonische Epilepsie. Fremdsprachige Übersetzungen dieser Bezeichnungen.

Zusammenfassende Darstellungen: UNVERRICHT (1891), LUNDBORG (1903, 1913), GORN (1914), FRIGERIO (1923), GRUHLE (1924), KEHRER (1928), HODSKINS u. YAKOVLEV (1930), STERTZ (1936), SANTHA (1939), VAN BOGAERT (1949), HASSLER (1953), HARRIMAN u. MILLAR (1955), NOETZEL (1957), WEINGARTEN (1957), NOVELETTO (1958), NAMBA et al. (1961), SEITELBERGER et al. (1964), VOGEL et al. (1965), BECKER (1966), KOCH (1966), DIEBOLD et al. (1967), HALLIDAY (1967), VAN BOGAERT (1968).

Dyssynergia cerebellaris myoclonica (DCM)

Synonyma: Dyssynergia cerebellaris myoclonica Ramsay-Hunt; (Ramsay-)Huntsche myoklonische cerebellare Dyssynergie; (Ramsay-)Huntsche Krankheit; (Ramsay-)Huntsches Syndrom; myoklonisches Syndrom des Typs (Ramsay-)Hunt; fälschlicherweise auch: cerebellare Form der progressiven Myoklonusepilepsie; (progressive) Myoklonusepilepsie des Typs (Ramsay-)Hunt. Fremdsprachige Übersetzungen dieser Bezeichnungen.

Zusammenfassende Darstellungen: Im engeren Sinne: R. HUNT (1921), LOUIS-BAR u. VAN BOGAERT (1947), FORCE (1955), CHRISTOPHE u. GRUNER (1956), WEINGARTEN (1957), MENOZZI (1961), BECKER (1966), HALLIDAY (1967), DE BARSY et al. (1968), DIEBOLD (1968), ROGER et al. (1968).

Im weiteren Sinne: HALLERVORDEN (1936), WEITZ (1940), FRANCESCHETTI u. KLEIN (1948), ULE (1957), ERBSLÖH (1963), PRATT (1967).

Myoklonische Varianten der drei nachinfantilen Formen der amaurotischen Idiotie (MVI)

Synonyma: Myoklonische Variante der familiären amaurotischen Idiotie; (progressive) Myoklonusepilepsie der Lipoidosegruppe; (progressive) Myoklonusepilepsie oder Unverricht-Lundborgsches Syndrom bei cerebralen oder neuronalen Lipoidosen. Fremdsprachige Übersetzungen dieser Bezeichnungen.

Zusammenfassende Darstellungen: Im engeren Sinne: WATSON u. DENNY-BROWN (1953), HARRIMAN u. MILLAR (1955), WEINGARTEN (1957), FINE et al. (1960), NAMBA et al. (1961), VAN BOGAERT (1962), KLINKEN-RASMUSSEN u. VAN DYGGVE (1965), SEITELBERGER et al. (1966), HALLIDAY (1967), VAN BOGAERT (1968), DIEBOLD (1968).

Im weiteren Sinne: SJÖGREN (1931), BECKER (1953), HANHART (1954), SCHETTLER (1955), DIEZEL (1957), FRIEDRICH (1957), BAMATTER et al. (1961), RAYNER (1962), KNUDSON u. KAPLAN (1962), WIEGANDT (1966), BICKEL u. CLEVE (1967), FUHRMANN (1967), KLEIN (1967), PRATT (1967), SCHETTLER u. KAHLKE (1967).

UNVERRICHT beschrieb 1891 bei 5 Geschwistern (4 Schwestern, 1 Bruder) ein Krankheitsbild, welches er als *„familiäre Myoklonie"* bezeichnete. (Zur Geschichte des Myokloniebegriffes siehe Kapitel 1.) Diese 5 kranken hatten 6 gesunde Geschwister. Die Eltern waren nicht blutsverwandt und gesund; die Mutter hatte 5 Fehlgeburten. Das älteste kranke Geschwister war zum Zeitpunkt der Untersuchung 22, das jüngste 10 Jahre alt. Die Krankheit hatte bei ihnen im Alter von 7 (Fall 2 und 3), 9 (Fall 1) und 12 Jahren (Fall 4) mit nächtlichen Grand mal-Anfällen (aus dem Schlaf heraus) begonnen. Diese nächtlichen Grand mal-Anfälle wiederholten sich in unregelmäßigen Abständen von Wochen bis Tagen; häufig zeigten sie eine ausgeprägte tonische Phase. 2 bis 3 Jahre nach Krankheitsbeginn stellten sich bei allen 5 Geschwistern Myoklonien ein, meist zunächst der Gliedmaßen (bei Willkürbewegungen). Im weiteren Krankheitsverlauf breiteten sich die Myoklonien auf Rumpf und Gesicht aus. Die äußeren Augenmuskeln blieben verschont. Die Myoklonien waren arrhythmisch, vorwiegend asynchron und asynergisch; sie waren wechselweise schwach und stark ausgeprägt („gute" und „ schlechte" Tage), im Schlaf verschwanden sie meist vollständig. Willkürbewegungen und seelische Erregung lösten bei den 4 älteren Geschwistern jederzeit Myoklonien aus. Dem entsprach eine Bewegungsbehinderung mit häufigen Stürzen (ohne Bewußtseinsstörung) und sogar zeitweiliger Bettlägerigkeit. Schreib- und Sprachstörungen kamen hinzu. Die körperliche und sonstige neurologische Untersuchung erbrachte keine nennenswerten Besonderheiten. Psychisch fiel lediglich bei der zweitältesten kranken Schwester (Fall 1) eine Neigung zu depressiven Verstimmungen auf. Vorwegnehmend sei bemerkt, daß zwei der kranken Geschwister (Fall 1 und 3) im Jahre 1900 von LUNDBORG nachuntersucht wurden. Die damals 28- und 21jährigen Schwestern boten klinische Bilder, welche die Progredienz des Leidens erkennen ließen. Die älteste Schwester war dauernd bettlägerig, konnte nur den Kopf und die Arme noch etwas bewegen. Es bestand eine allgemeine Muskelrigidität, insbesondere der Beine. Bemerkenswerterweise traten bei ihr nur noch wenige, schwache Myoklonien auf. Dem Gesichtsausdruck entnahm LUNDBORG „recht bedeutenden Stumpfsinn". Die jüngere Schwester konnte nur mit Unterstützung stehen und einige Schritte gehen; sie saß meist im Lehnstuhl. Bei ihr waren heftige Myoklonien der gesamten Körpermuskulatur zu beobachten. Die Intelligenz erschien kaum beeinträchtigt, Gedächtnisstörungen bestanden nicht.

Bereits 4 Jahre später teilte UNVERRICHT (1895) eine weitere Geschwisterschaft mit demselben Krankheitsbild mit. 3 Brüder, zum Zeitpunkt der Untersuchung 32, 20 und 17 Jahre alt, waren im Alter zwischen 13 und 15 Jahren von einer Grand mal-Epilepsie und Myoklonien befallen worden. Die nicht blutsverwandten Eltern und 2 Geschwister waren gesund. Der Krankheitsverlauf zeigte eine sehr langsame Progredienz. Selbst der älteste (32jährige) Bruder war zeitweise durch die Myoklonien kaum bewegungsbehindert; seine Intelligenz wird als „mäßig" beurteilt. Auffallend waren bei den beiden älteren Brüdern starke Zwerchfellmyoklonien mit Ausstoßen von Schnalzlauten. Histologische Befunde liegen von keinem der Geschwisterfälle UNVERRICHTS vor.

Trotz der eindrucksvollen klinischen Beschreibung UNVERRICHTS wurde die Selbständigkeit der „familiären Myoklonie" zunächst noch von verschiedener Seite bezweifelt. So vertrat MOEBIUS die Ansicht, daß zwischen diesem Krankheitsbild und der Chorea Huntington kein „grundsätzlicher Unterschied" bestehe. Böttiger (1896) und Schultze (1898) schlossen sich dieser Auffassung an.

Demgegenüber bedeutete es einen geschichtlich weiterführenden Schritt, als Clark u. Prout (1902) vorschlugen, das nach ihrer Meinung selbständige Krankheitsbild, seiner Symptomatik entsprechend, als *„Myoklonusepilepsie"* zu benennen. Die Autoren beobachteten als erste 3 Fälle von Myoklonusepilepsie in drei *aufeinanderfolgenden* Generationen. Der Proband, der mit 2 Jahren „Zahnkrämpfe" hatte, war mit 17 Jahren an Myoklonien der Arme und Schultern erkrankt. Bereits mehrere Monate danach hatten die Myoklonien die gesamte Körpermuskulatur (einschließlich des Zwerchfells) erfaßt. Mit 20 Jahren traten eine Grand mal-Epilepsie sowie eine beidseitige Ptosis auf. Es entwickelte sich eine mäßige Demenz. Der Proband verstarb im Alter von 22 Jahren. Makroskopisch zeigte das Hirn eine leichte Atrophie. Die mikroskopische Untersuchung der Zentralregion der Großhirnrinde ergab degenerative Veränderungen der Pyramidenzellen der dritten Schicht (unvollständiger Befund). — Ein älterer Bruder des Probanden war mit 18 Jahren an Appendicitis verstorben. Bei der ebenfalls an Myoklonusepilepsie leidenden Mutter des Probanden nahm die Krankheit einen sehr rasch progredienten Verlauf. Mit 19 Jahren setzten Myoklonien, mit 20 Jahren Grand mal-Anfälle sowie eine beidseitige Ptosis ein. Ab dem 20. Lebensjahr war die Kranke dauernd bettlägerig; sie verstarb mit 22 Jahren. (Keine Autopsie. Keine Angaben über den psychischen Befund.) Die Mutter des Probanden hatte einen gesunden Bruder mit 5 ebenfalls gesunden Kindern. Schließlich war der Vater der Mutter des Probanden betroffen: Bei ihm begann die Krankheit im Alter von 25 Jahren mit sehr heftigen Myoklonien. Zunehmende „körperliche und geistige Schwäche" kennzeichneten den weiteren Krankheitsverlauf. In seinem letzten Lebensjahr war er bettlägerig; er verstarb mit 46 Jahren. (Keine Autopsie, keine Angaben über Ptosis.) Verwandtenehen scheinen in den Elterngenerationen nicht geschlossen worden zu sein. Dominanter Erbgang ist daher wahrscheinlich. Die bei dem Probanden und seiner Mutter festgestellte beidseitige Ptosis läßt überdies eine Sonderform der Myoklonusepilepsie vermuten. Diese Sippe wurde von Clark 1926 nochmals beschrieben. Hier bezieht der Autor die Symptomatik des Krankheitsbildes hypothetisch auf morphologische Veränderungen der Großhirnrinde und des Mittelhirns. Außerdem nimmt er eine „sehr intensive Degeneration der Sippe" an (übers. vom Verf.).

Lundborg (1902, 1903, 1904, 1912, 1913) verdanken wir die ersten systematischen klinischen und genetischen Untersuchungen über das Krankheitsbild der Myoklonusepilepsie. In einer 2232 Mitglieder umfassenden, einem Ahnenpaar des frühen 18. Jahrhunderts entstammenden, südschwedischen Bauernsippe fand er u. a. 17 (18) Kranke mit Myoklonusepilepsie. Sie verteilen sich auf 2 Geschwisterschaften mit 3 Kranken, 4 Geschwisterschaften mit 2 Kranken, 3 (4) Geschwisterschaften mit je 1 Kranken. 2 Kranke hatten geheiratet. 2 von 10 Kindern des ersten Kranken waren im frühesten Kindesalter gestorben, die anderen 8 Kinder „hatten die Altersreife erreicht"; sie waren alle gesund geblieben. Der zweite Kranke hatte 2 über zehnjährige, gesunde Kinder. Mit einer Ausnahme (Familie 4), wo ein Kranker aus einer unehelichen, nicht nachweisbar blutsverwandten Verbindung hervorgegangen war, waren alle anderen 9 Elternpaare miteinander blutsverwandt ($5 \times$ Vettern und Basen 1. Grades). Diesen 9 Ehen entstammten 74 Kinder; 20 von ihnen waren vor Erreichen des Erkrankungsalters gestorben, 17 waren krank geworden. Bei gleicher Erkrankungswahrscheinlichkeit der früh verstorbenen Kinder hätte man demnach eine Gesamtzahl von 23 Kranken erwarten müssen. Dies entspricht einer unkorrigierten Aufspaltungsziffer von 0,31. Die Nachprüfung an dem gesamten damals bekannten

Material ergab 37 Kranke unter 113 Geschwistern (aus 19 Geschwisterschaften), die das 10. Lebensjahr überschritten hatten. Daraus errechnet sich eine unkorrigierte Aufspaltungsziffer von 0,327 bzw. eine nach der Weinbergschen Methode korrigierte Aufspaltungsziffer von 0,251 (58/231). Einfach recessiver Erbgang erschien damit für das Krankheitsbild der Myoklonusepilepsie gesichert. Unter den Fällen LUNDBORGs zeigte sich das weibliche Geschlecht (12 w) zweimal so häufig wie das männliche (6 m) betroffen. — Zur Klinik dieser Fälle ist auszuführen: 5 noch lebende Fälle waren zum Zeitpunkt der Untersuchung 12, 13, 35 und 2× 44 Jahre alt. Die restlichen 12 (13) Fälle waren im Alter zwischen 16 und 72, $^2/_3$ von ihnen zwischen 20 und 50 Jahren verstorben. Von keinem liegt ein histologischer Befund vor. Bei 4 Fällen (2, 3, 9, 15) mit zureichenden Angaben hatte die Krankheit im Alter von 9—10 Jahren mit Grand mal-Anfällen eingesetzt. LUNDBORG unterscheidet 3 Krankheitsstadien: *Stadium I: Epileptisch-tetaniformes Stadium*. Dauer: „Kürzere Zeit oder einige Jahre." Klinische Merkmale: Nächtliche Grand mal-Anfälle (aus dem Schlaf heraus). Zunehmende Anfallshäufigkeit, Übergang in „tetaniforme" Anfälle mit schmerzhaften, klonischen und klonisch-tonischen Zuckungen bei erhaltenem Bewußtsein. Psychischer Entwicklungsstillstand oder -rückgang. Neigung zu depressiven Verstimmungen. — *Stadium II: Myoklonisch-epileptisches Stadium*. Dauer: „Viele Jahre, sogar Jahrzehnte." Klinische Merkmale: Am Tage Myoklonien, meist zuerst der Arme; allmähliche Ausbreitung auf die Beine, den Rumpf, den Hals, das Gesicht, das Zwerchfell, den Kehlkopf, den Rachen, die äußeren Augenmuskeln. Gleichzeitige Abschwächung der nächtlichen „tetaniformen" Anfälle. Cyclischer Wechsel von „guten" und „schlechten" Tagen mit schwachen oder heftigen Myoklonien. Auslösung von Myoklonien durch Sinnesreize („sensoklonische Reaktion") oder Emotionen („psychoklonische Reaktion"). Meist Aussetzen der Myoklonien im Schlaf. Häufig Steigerung der Patellarsehnenreflexe. Zunehmende allgemeine Muskelrigidität. Hyperhidrose und Hypersalivation, insbesondere an „schlechten" Tagen. Psychische Veränderungen: Häufig depressivmorose Verstimmungen, Suicidneigung, vermehrte Reizbarkeit. — *Stadium III: Terminalstadium*. Eintritt nach „einigen Jahren, im allgemeinen erst nach Jahrzehnten". Klinische Merkmale: Weitere Zunahme der Myoklonien. Häufigkeitsabnahme oder Aussetzen der Grand mal-Anfälle. Allgemeine Muskelrigidität. Psychische Veränderungen: Häufig Somnolenz, insbesondere zu Zeiten heftiger Myoklonien. Nur selten schwere Demenz. Starke Reizbarkeit. Kachexie. Tod meist an interkurrenten Infekten.

Der Autor schlägt vor, das Krankheitsbild nach seinem ungünstigen Verlauf als „progressive" Myoklonusepilepsie zu benennen. Als eine vergleichsweise gutartige Variante stellt er die *„intermittente"* Myoklonusepilepsie (Typ Rabot) gegenüber. Die weitere Geschichte der erblichen myoklonisch-epileptisch-dementiellen Kernsyndrome soll, in Vorwegnahme späterer Ergebnisse, am Beispiel histologisch gesicherter Literaturfälle 4 verschiedener Krankheitsgruppen aufgezeigt werden:

1. PME mit intracerebraler Speicherung von Mucopolysacchariden als pathomorphologischem Hauptbefund,

2. PME mit degenerativen Veränderungen cerebellarer und/oder *extrapyramidaler* Neuronensysteme als pathomorphologischem Hauptbefund,

3. DCM mit degenerativen Veränderungen *cerebellarer* Neuronensysteme als pathomorphologischem Hauptbefund,

4. myoklonische Varianten der drei nachinfantilen Formen der amaurotischen Idiotie.

3.1. Progressive Myoklonusepilepsien (PME) mit intracerebraler Speicherung von Mucopolysacchariden

LAFORA (1911) sowie LAFORA u. GLUECK (1911) berichteten als erste über „Amyloidkörperchen" bei einem Kranken mit PME. Diese „Amyloidkörperchen" — Ausdruck einer hypothetischen Stoffwechselstörung — fanden sich in der gesamten grauen Substanz des Zentralnervensystems (einschließlich des Rückenmarks); die zweite, dritte und vierte Pyramidenzellschicht, namentlich der Sehrinde, die Nervenzellen der Vierhügel, des Thalamus, der Medulla oblongata sowie der Hinterhörner des Rückenmarks waren am stärksten betroffen. Die Betzschen Pyramidenzellen und die Vorderhornzellen des Rückenmarks hingegen zeigten keine nennenswerten Veränderungen. Die Krankheit hatte im Alter von 15 Jahren mit einem einstündigen Anfall von Bewußtlosigkeit — ohne Krampfen — begonnen. Mit 16 Jahren wiederholte sich ein solcher Anfall, und es traten Myoklonien auf. Die Myoklonien befielen zuerst das Gesicht; sie breiteten sich schrittweise auf die Augenmuskeln und Lippen, die Hände und die sonstige Körpermuskulatur aus. Demenz kam hinzu. Mit 17 Jahren bot der Kranke folgenden neuropsychiatrischen Befund: Allgemeine Muskelhypertonie; ständige, generalisierte Myoklonien mit kleineren Bewegungen; Hyperreflexie; Pyramidenzeichen (Babinski, Oppenheim); angedeutet positiver Romberg; normaler Augenhintergrund (trotz Klagen über Sehstörungen); Parästhesien der linken Körper- und linken Zungenseite; Demenz, unvollständige Orientierung, Gedächtnisstörungen, gesteigerte Erregbarkeit, Verbigeration, Echolalie. Fast täglich stellten sich „epileptomyoklonische" Anfälle ein. Die allgemeine Muskelhypertonie wich später einer Hypotonie. Der Kranke bekam Schluckstörungen, magerte rasch ab und starb mit 17 Jahren im Status myoclonicus. Von seinen 15 Brüdern waren 4 an „Marasmus" verstorben. Sein alkoholsüchtiger Vater und ein Vetter mütterlicherseits litten an „Epilepsie", die Mutter war „nervös".

LAFORA hat in späteren Jahren (1923, 1924 a, 1924 b) den Anspruch der Erstbeschreibung der „Corpora amylacea" bei PME mehrfach bekräftigt. In diesen Arbeiten bezeichnet er den Befall der strio-rubro-cerebellaren und thalamo-rubro-cerebellaren Neuronensysteme mit „Corpora amylacea" als das pathophysiologische Substrat der Myoklonien.

Seither sind zahlreiche Fälle von PME des Typs Lafora beobachtet worden. Sie alle trugen zu unserem heutigen Kenntnisstand über dieses Krankheitsbild bei.

OSTERTAG (1925) bestritt die Identität von Corpora amylacea und den intracellulären Substanzablagerungen bei PME des Typs Lafora. Er schlug daher vor, diese Substanzablagerungen (Albuminoide mit fraglicher Beimischung von Kohlehydraten) als „Myoklonuskörperchen" zu benennen. Sein Fall, ein im Alter von 20 Jahren nach 5- bis 6jähriger Krankheitsdauer verstorbener Mann mit „erblichen Belastungen", zeigte solche Myoklonuskörperchen in den Ganglienzellen und ihren Fortsätzen. Zahnkern, Nucleus niger und Thalamus waren stark, die Betzschen Pyramidenzellen auffallend gering betroffen.

Eine klinische Besonderheit boten die Geschwisterfälle von BUDULS u. VILDE (1938). Es handelte sich um 2 Brüder, die nach 5- bzw. 2jährigem Krankheitsverlauf im Alter von 20 bzw. 18 Jahren verstarben. Die pathomorphologische Hirnuntersuchung des letzteren ergab Substanzablagerungen in Form der typischen Myoklonuskörperchen. Bei diesem Kranken waren im 2jährigen Krankheitsverlauf zwar Grand mal-Anfälle und Demenz, jedoch (noch?) keine Myoklonien aufgetreten. Der ältere

Bruder hingegen hatte in einem längeren Krankheitsverlauf das Vollbild einer PME entwickelt. Die Kranken entstammten einer Vetter-Base-Ehe (1. Grades). Beide Eltern waren psychisch auffällig (trunksüchtig bzw. fraglich psychotisch).

Im Gegensatz zu den Voruntersuchern behauptete HOLZER (1948) eine ausschließlich extracelluläre Entstehung und Lage der „Lafora-Körperchen“. Er fand kleine Körperchen im freien Gewebe, große Körperchen in der Nähe von Ganglienzellen. Die letzteren dachte er sich durch Aneinanderlagerung der ersteren entstanden; beide deutete er als Niederschläge einer abnormen, in die Waben- und Wabenrisse der gliösen Grundsubstanz ausgeschiedenen Gewebsflüssigkeit. Grand mal-Anfälle, Myoklonien, Demenz sowie Erregungs- und Verwirrtheitszustände kennzeichneten den 6- bis 8jährigen Krankheitsverlauf seines Falles, einer beim Tode 24jährigen Frau. Ihr Vater war Alkoholiker, die Mutter schwachsinnig.

Einen wichtigen Beitrag zur Geschichte der PME des Typs Lafora haben HARRIMAN u. MILLAR (1955) geleistet. Sie konnten bei dem Probanden ihrer Sippe A außer den typischen Myoklonus- oder Lafora-Körperchen des Zentralnervensystems histochemisch gleichartige Substanzen (saure Mucopolysaccharide) in Herzmuskel und Leberzellen nachweisen. Der Proband war nach 10jährigem Krankheitsverlauf im Alter von 24 Jahren verstorben. Ein jüngerer (22jähriger) Bruder hatte dasselbe Leiden. In der Diskussion der Literaturfälle schlagen die Autoren vor, die PME in 1. eine Gruppe mit Lafora-Körperchen, 2. eine Gruppe mit cerebralen Lipoidosen, 3. eine Gruppe mit cerebralen Degenerationen zu unterteilen.

Die Mehrzahl der nachfolgenden Untersucher hat die von HARRIMAN u. MILLAR erhobenen Befunde bestätigt und teilweise ergänzt.

Die naheliegende Annahme einer allgemeinen Stoffwechselstörung schien durch die Beobachtungen von MILLAR u. NEILL (1959) gestützt. Sie fanden bei 3 klinisch wahrscheinlichen PME-Kranken der von HARRIMAN u. MILLAR (1955) beschriebenen Sippe B, ihren 9 gesunden Geschwistern und den gesunden Eltern (2mal) erheblich erniedrigte Serum-Mucoproteinwerte. 1 (von 15) epileptischer Kontrollfall zeigte einen ähnlichen Befund; hier ergab die Nachprüfung eine mit Myoklonien kombinierte Grand mal-Epilepsie.

Eine aufschlußreiche klinische und genetische Studie an Literatur- und eigenen Fällen von PME des Typs Lafora verdanken wir HEYCOP TEN HAM u. DE JAGER (1963). Sie kamen u. a. zu folgenden Ergebnissen: Krankheitsbeginn zwischen 10—17 Jahren; Krankheitsdauer von 2—10, durchschnittlich 6 Jahren; gleich häufiges Betroffensein beider Geschlechter; präklinisches Krankheitsstadium mit EEG-Veränderungen, schwere EEG-Veränderungen bereits in anfänglichen klinischen Krankheitsstadien; häufige Blutsverwandtschaft der Eltern; Vorkommen der Kranken nur in Geschwisterschaften; stärkster Laforakörperchenbefall in Nucleus niger, Zahnkern, Großhirnrinde, Thalamus; histochemisch gleichartige oder ungenügend identifizierte Substanzen in Herzmuskel und Leberzellen; Grand mal-Epilepsie, Myoklonien und Demenz (häufig mit Psychosen) als Hauptsymptome; cerebellare, pyramidale und extrapyramidale Nebensymptome. Die Untersuchung des Serums auf Mucoproteine (durch NEILL) erbrachte bei 2 Geschwisterfällen beim ersten Mal normale, beim zweiten Mal stark erniedrigte Werte. Die kranken Geschwister, deren Eltern blutsverwandt (Vetter und Base 1. Grades) waren, hatten 3 klinisch gesunde Geschwister. Unter diesen hatte 1 Bruder ein abnormes EEG (beidseitige Spike-Waves bei Photostimulation). Sein ältester Sohn war mit 4 Jahren an Fieberkrämpfen verstorben. Hier fanden sich bei der pathomorphologischen Hirnuntersuchung Speicherstoffe in Ganglien des Trigeminus und der Substantia reticularis (EDGAR, 1963). Sein zweitältester (3jähriger) Sohn litt an einer diagnostisch unklaren Form von Epilepsie; seine jüngste Tochter war unauffällig.

Seitelberger et al. haben 1964 alle bis dahin veröffentlichten Fälle von PME des Typs Lafora einer vorwiegend pathomorphologischen Analyse unterzogen. Sie trennen typische Myoklonuskörperchen in großen Nervenzellen (mit stark basophiler Kern- und blasser, radiärer Randzone) von atypischen Myoklonuskörperchen (mit homogener Substanzspeicherung) ab. Die histophysikalischen und -chemischen Eigenschaften der Myoklonuskörperchen sprechen nach Auffassung der Autoren für eine (erblich bedingte) Polysaccharidstoffwechselstörung mit „fehlgeleiteter Glucoseverarbeitung" und „dem Ergebnis einer pathologischen Synthese von Mucopolysacchariden" (S. 343). Der bevorzugte Befall bestimmter Organe (Hirn, Herz, Leber) sowie bestimmter Neuronensysteme innerhalb des Hirns (Zahnkern, Nucleus niger, Pallidum, Thalamus) werden mit deren großem Glucosebedarf in Zusammenhang gebracht. Elektronenmikroskopisch ließen sich in den Myoklonuskörperchen fadenförmige, etwa 100 Å dicke Strukturen in lockerer Vernetzung oder büschelförmigen Zusammenballungen nachweisen. Die Autoren schlagen vor, die PME des Typs Lafora nach ihrem pathomorphologischen Leitmerkmal als „Myoklonuskörperkrankheit" zu bezeichnen. Der Krankheitsbeginn wird mit 6—13 Jahren, die Krankheitsdauer mit 10—15 Jahren angegeben. Die sonstigen Formen von PME gruppieren die Autoren — ähnlich wie Harriman und Millar — in 1. PME bei extrapyramidal-cerebellaren Systematrophien, 2. PME bei spätinfantiler und juveniler amaurotischer Idiotie. Als klinische Merkmale führen sie an: Später Krankheitsbeginn (selten vor 20 Jahren) und langer Verlauf (oft über mehrere Jahrzehnte) bei den ersteren, früher Krankheitsbeginn und kürzerer Verlauf (Tod meist im ersten Lebensjahrzehnt) bei den letzteren. All diesen verschiedenartigen Hirnprozessen sei, so betonen die Autoren, das „cerebrale Läsionsmuster" gemein.

Die Forschungen des Zeitraums 1964—1970 erbrachten vor allem weitere histochemische, biochemische und elektronenmikroskopische Befunde.

Schwarz u. Yanoff (1965) klassifizieren die PME des Typs Lafora als „einen Typ von glykoproteinsaurer Mucopolysaccharid-Dystrophie". Schnabel u. Seitelberger (1968) erklären diese Form der PME für eine von den bisher bekannten Glykogenosen und Mucopolysaccharidosen verschiedene, selbständige, erbliche Krankheit. Tatsächlich erfuhr die Annahme einer Mucopolysaccharidose durch die Beobachtung von Rallo et al. (1968) eine wichtige Stütze: Sie fanden nämlich im Urin eines Kranken „abnorme Mucopolysaccharide" (Heparitinsulfat). Demgegenüber halten u. a. Tourtelotte (1967) und Yokoi et al. (1967) an der Annahme einer Glykogenose fest.

Vogel et al. berichteten 1965 über 2 histologisch gesicherte Geschwisterfälle von PME des Typs Lafora mit ungewöhnlich langem Krankheitsverlauf. Es handelte sich um 2 Brüder, bei denen im Alter von 20 bzw. 17 Jahren erstmalig cerebrale Anfälle aufgetreten waren. Diese cerebralen Anfälle, meist vom Grand mal-Typ, wiederholten sich in unregelmäßigen Zeitabständen, und jahrelang setzten sie ganz aus. Der weitere Krankheitsverlauf war durch wechselnde, zuletzt ständige, generalisierte Myoklonien, leichte bis mittelschwere bzw. schwere Demenz, Dämmerzustände sowie leichtere pyramidale, extrapyramidale und cerebellare Symptome gekennzeichnet. Nach rund 43- bzw. 28jähriger Verlaufsdauer verstarben die Kranken im Alter von 63,6 bzw. 45,4 Jahren. Die pathomorphologische Untersuchung (Jakob, 1969; Kraus-Ruppert et al.; Peiffer, 1968) ergab eine Substanzspeicherung vorzugsweise in den Nervenzellfortsätzen sowie homogene, PAS-positive Substanzanhäufungen im Neuropil. Die an die

Fälle Lundborgs erinnernde, lange Krankheitsdauer veranlaßte Vogel et al. (1965),
diese PME-Form als „Typ Lundborg" zu bezeichnen. Die genetischen Befunde
(Sippe 13) sprachen für recessiven Erbgang.

Einen wahrscheinlich gleichfalls hierher gehörigen Fall beschrieben Dastur et al.
(1965, 1966) und Seitelberger (1965). Bei einem Hindu waren mit 33 Jahren Grand
mal-Anfälle, mit 39 Jahren Wesensänderung, mit 40 Jahren Demenz aufgetreten. Mit
41 Jahren bot er Myoklonien des Gesichts und der Glieder, die beim Sprechen und
Lagewechsel verstärkt wurden, sowie Demenz, Apathie und Desorientiertheit. Nach
9½jähriger Verlaufsdauer kam der Kranke im Alter von 42 Jahren zu Tode. In bi-
optisch entnommenem Hirnmaterial fanden sich zahlreiche kugelige, glykoprotein-
haltige Nervenzelleinschlüsse ohne deutliche Kern- und Schalenzone (= „atypische
Myoklonuskörperchen" nach Seitelberger et al., 1964). Die Autoren rechnen diesen
Fall dem „Erwachsenentyp" bzw. einer „adulten Form der Myoklonuskörperkrankheit" zu. Die Familienbefunde (gesunde, nicht blutsverwandte Eltern, gesunde Geschwister, gesunde Kinder) lassen an recessiven Erbgang denken.

Schließlich sind die Beobachtungen von Klein et al. (1969) zu erwähnen. Hier
waren je 2 Geschwister (von 9 bzw. 6) an PME erkrankt. Beide Geschwisterschaften
entstammten Ehen von Vettern und Basen (2. Grades) einer Sippe. Recessiver Erbgang
ist daher wahrscheinlich. Die Probandin wies außer einer PME eine tapetoretinale
Degeneration auf. 3 ihrer Geschwister waren ausschließlich mit tapetoretinaler Degeneration behaftet. Die Autoren lassen die Frage offen, ob es sich dabei um verschiedene
Phänotypen desselben Genotyps oder aber verschiedener Genotypen handelte. Die
PME begann bei den 4 Kranken im Alter von 17, 13 und 2×14 Jahren mit Myoklonien und/oder Grand mal-Anfällen. 3 Kranke waren zum Zeitpunkt der Untersuchung 33, 35 und 27 Jahre alt. Im Urin zweier Kranken wurde eine „abnorme Ausscheidung von Mucopolysacchariden (Heparitinsulfat)" festgestellt (briefliche Mitteilung von Rallo, 1969). Die pathomorphologische Untersuchung der mit 37 Jahren
verstorbenen Probandin zeigte ungeformte Anhäufungen neutraler Mucopolysaccharide in Ganglien- und Gliazellen, insbesondere des Putamens und Ammonshornes, sowie Myoklonuskörperchen im Neuropil der weißen Substanz. Die Kupfferschen Sternzellen enthielten saure, die Parenchymzellen der Leber neutrale Mucopolysaccharide.
PAS-positive Substanzen ließen sich in Herzmuskelfasern, in den Wänden kleiner
Milzgefäße, den Nierentubuli und der Skeletmuskulatur nachweisen. Die Autoren
nehmen an, daß es sich um eine genetisch selbständige Variante von PME handeln
könnte, für die sie die Bezeichnung „acorpusculäre Form" vorschlagen.

3.2. Progressive Myoklonusepilepsien (PME) mit degenerativen Veränderungen cerebellarer und/oder extrapyramidaler Neuronensysteme

Gans berichtete 1926 über einen Fall mit PME bei ausgeprägter Olivendegenera-
tion. Bei der Kranken waren seit Jugendalter episodische Myoklonien und seltene
Grand mal-Anfälle aufgetreten; mit 70 Jahren verstarb sie.

Einen pathomorphologisch vergleichbaren Fall von PME beschrieb Ammermann
(1940). Die Hauptoliven zeigten eine hochgradige Fasergliose. Daneben fanden sich

geringe Ausfälle der Purkinje- und der Pyramidenzellen der dritten Schicht. Bei dem Kranken hatten Myoklonien im Alter von 9 Jahren eingesetzt. Bald danach traten Grand mal-Anfälle auf. Die Myoklonien erfaßten allmählich die gesamte Körpermuskulatur (einschließlich der Zunge, des Rachens, des Zwerchfells und der äußeren Augenmuskeln). In den vier letzten Lebensjahren nahm die Häufigkeit der Grand mal-Anfälle zu, und es entwickelte sich ein extrapyramidales Syndrom mit Rigidität der Beine, Amimie, Speichelfluß und Salbengesicht. Unter dem psychischen Befund werden Demenz mit Reaktionsverlangsamung, politischer Größenwahn und primitive Hypochondrismen vermerkt. Der Kranke kam mit 30 Jahren zu Tode. Einige der nächsten Blutsverwandten seiner Mutter boten neuropsychiatrische Auffälligkeiten: der Vater und ein Bruder waren Alkoholiker. Ein anderer Bruder war kriminell; eine Schwester verstarb mit 46 Jahren an einem Nervenleiden („Körperlähmung").

Ungleich häufiger sind jedoch „unspezifische" degenerative Veränderungen des Zentralnervensystems bei PME beschrieben worden.

Hierher gehört aus der älteren Literatur die Beobachtung von VERGA u. GONZALES (1899) sowie ROSSI u. GONZALES (1900). Die mikroskopische Untersuchung ergab degenerative Veränderungen der Groß- und Kleinhirnrinde, des Rückenmarks und der peripheren Nerven. Bei dem Probanden waren mit 7 Jahren erstmalig „epileptische" Anfälle aufgetreten. Mit 22 Jahren kamen Myoklonien und eine Wesensänderung hinzu. Mit 49 Jahren bestanden generalisierte Myoklonien mit Sprach- und Gangstörungen, eine „geringe Intelligenz", Auffassungsstörungen, Reizbarkeit und optische Halluzinationen. Im Alter von 65 Jahren verstarb der Kranke. Seine drei Geschwister und die Mutter litten an „Epilepsie". Der Vater soll mit einer Demenz verstorben sein.

Einen weiteren Fall hat FABER (1901) mitgeteilt. Mit Ausnahme der Purkinje- und Vorderhornzellen zeigten alle Nervenzellen des Hirns und Rückenmarkes leichte degenerative Veränderungen. Die Probandin war im Alter von 17 Jahren mit wechselnden Zuständen von Stupor bzw. Apathie und Euphorie erkrankt. Myoklonien und cerebrale Anfälle (ohne und mit Krämpfen) gesellten sich hinzu. Während der letzten 7 Lebensjahre wurden die cerebralen Anfälle häufiger, die Demenz schritt fort, und es traten Halluzinationen auf. Nach 12jähriger Verlaufsdauer verstarb die Kranke im Alter von 29 Jahren.

Degenerative Veränderungen der Groß- und Kleinhirnrinde sowie der Medulla oblongata sahen SANTENOISE u. LAIGNEL-LAVASTINE (1910) bei einem nach 35jähriger Verlaufsdauer im Alter von 38 Jahren verstorbenen Falle. Die klinische Symptomatik dieses Kranken war zuvor von GARNIER u. SANTENOISE (1898) beschrieben worden. Seine beiden Geschwister und die nicht blutsverwandten Eltern waren gesund. Eine Schwester des Vaters litt an „Epilepsie"; sie verstarb in einer psychiatrischen Anstalt.

Vermutlich wurden mit der um die Jahrhundertwende üblichen histologischen Untersuchungstechnik nicht alle feineren pathomorphologischen Veränderungen erfaßt. Die Befunde sind daher zur Bestimmung des „cerebralen Läsionsmusters" (SEITELBERGER et al., 1964) dieser Fälle von PME nur begrenzt geeignet.

Aus der neueren Literatur greifen wir die Beobachtung von YOKOI et al. (1965) heraus. Die Untersucher fanden bei dem von SEKINO et al. (1958) klinisch dargestellten Fall 1 u. a.: zentrale Chromatolyse und Ausfälle der Zellen der Kleinhirnrinde und des Zahnkerns, leichte Zellausfälle der Brückenkerne, der Medulla oblongata, der Oliven; Nervenfaserdegeneration der Gollschen Stränge; eosinophile Körperchen in den medialen Teilen der Medulla oblongata. Mit 18 Jahren waren bei dem Kranken Grand mal-Anfälle, mit 21 Jahren Myoklonien der Glieder, Gedächtnisstörungen,

Reizbarkeit, Verlangsamung, zuletzt Nystagmus und Dysarthrie aufgetreten. Er verstarb im Alter von 27 Jahren. Sein ältester Bruder war nach mehrjähriger Verlaufsdauer ebenfalls an einer PME zu Tode gekommen. 2 weitere Geschwister waren gesund. Die gesunden Eltern sowie die Großeltern väterlicherseits hatten Blutsverwandten-Ehen geschlossen (Vettern und Basen 1. Grades).

DE BARSY et al. (1968) teilten 2 Geschwisterfälle (3,4) von PME mit. Von der jüngeren Schwester liegt ein pathomorphologischer Befund des ZNS vor. Hier wurden degenerative Veränderungen der Gollschen Kerne und Stränge, der bulbären und oberen Oliven, der Brückenkerne, des Nucleus ruber, des Zahnkerns, des Nucleus emboliformis, des Pallidums und des äußeren Gliedes des Corpus Luysi festgestellt. Bei beiden Geschwistern begann die Krankheit im Alter von 16 bzw. 14 Jahren mit Myoklonien der Hände. Grand mal-Anfälle kamen mit 17—19 bzw. 16 Jahren hinzu. Der ältere Bruder litt an depressiven Verstimmungszuständen. Er verstarb nach 11jähriger Verlaufsdauer im Alter von 27 Jahren. Bei der jüngeren Schwester zeigte sich eine cerebellare Ataxie (auch bei schwachen Myoklonien). Sie blieb bis zum Tode mit 23 Jahren psychisch unauffällig. Die beiden Kranken hatten 2 gesunde Geschwister. Die Eltern waren blutsverwandt (Vetter und Base 2. Grades).

NAMBA et al. (1961), die ähnlich wie HARRIMAN u. MILLAR (1955) und HEYCOP TEN HAM u. DE JAGER (1963) eine „Laforakörperchen-Gruppe", eine „Lipoidose-Gruppe" und eine „Degenerations-Gruppe" der PME abtrennen, haben eine Reihe von Fällen jeder Gruppe symptomstatistisch untersucht. Zur dritten Gruppe rechnen sie die Beobachtungen von VAN BOGAERT (1949), CATALANO (1926), DIMITRI (1932), DIMITRI u. ARANOVICH (1947), GRINKER et al. (1938), R. HUNT (1921), SEITZ (1955), TACHIBANA (1930), VOLLAND (1911). Als klinische Merkmale dieser pathomorphologisch und genetisch uneinheitlichen Fallgruppe heben sie hervor: Auftreten der ersten Grand mal-Anfälle meist vor dem 13. Lebensjahr (6 von 11 Fällen); Auftreten der ersten Myoklonien meist zwischen 9 und 15 Jahren (9 von 14 Fällen); Verlaufsdauer: meist über 7 Jahre (9 von 14 Fällen); Sterbealter: meist über 27 Jahre (8 von 14 Fällen).

3.3. Dyssynergia cerebellaris myoclonica (DCM) mit degenerativen Veränderungen cerebellarer Neuronensysteme

R. HUNT beschrieb 1921 u. a. fraglich eineiige Zwillingsbrüder mit einem Krankheitsbild, dem er den Namen Dyssynergia cerebellaris myoclonica gab. Bei einem der Zwillingsbrüder (Fall 5) waren bereits in der Kindheit Gangunsicherheit und ein cerebellarer Tremor aufgefallen. Mit 21 Jahren stellten sich Grand mal-Anfälle und — einige Monate später — Myoklonien der Glieder ein. Mit 26 Jahren kamen cerebellare Sprachstörungen und manuelle Ungeschicklichkeit, mit 29 Jahren Intentionstremor hinzu. Mit 33 Jahren war der Kranke gehunfähig. Während der letzten Lebensjahre bot er folgenden neuropsychiatrischen Befund: Wechselnde bis ständige, generalisierte Myoklonien mit Bewegungen des Kopfes, der Glieder, des Rumpfes (muß am Stuhl fixiert werden); zeitweise im Schlaf anhaltende schwache Myoklonien; Verstärkung der Myoklonien durch geringste Anstrengungen oder Sprechen; skandierende, explosive Sprache; Intentionstremor, Dysmetrie, Dysdiadochokinese, Hypotonie, Asthenie der Arme; extreme Ataxie, sehr starker Intentionstremor der Beine; Astasie, Abasie; Armsehnenhypo-, Patellarsehnenareflexie; (Tiefen-, Berührungs-, Temperatur-, Schmerz-)Sensibilitätsstörungen der Unterschenkel und Füße sowie — in leichterer Form — der Hände; angedeutete Hohlfüße, keine Skoliose; Gedächtnisstörungen, Denkverlangsamung, vermehrte Reizbarkeit. Im Alter von 36 Jahren verstarb der Kranke. Die pathomorphologische Untersuchung ergab eine Degeneration des Zahnkerns und der oberen Bindearme sowie der Hinter- und Kleinhirnseitenstränge. Sein Zwillingsbruder (Fall 6) erkrankte im Alter von 19 Jahren mit Ataxie und Intentionstremor der Hände und Arme, Kopfwackeltremor und cerebellaren Gangstörungen. Mit 24 Jahren traten Myoklonien, mit 26 Jahren „statisch-epileptische" Anfälle mit plötzlichem Sturz und augenblicksweiser Bewußtseinstrübung auf. Der bei dem Kranken im Alter von 29 Jahren erhobene neuropsychiatrische Befund vermerkt: Seitlicher Kopfwackeltremor; langsame, skandierende, explosive Sprache; Intentionstremor, Adiadochokinese der Arme; leichter Intentionstremor und Dysmetrie der Beine; Hypotonie der Arme und Beine; einzelne Myoklonien des Gesichts, des Nackens, der Arme, des Rumpfes und der Beine, insbesondere beim Sprechen; Sehnenareflexie; leichte Skoliose, keine Fußdeformität; Gedächtnisstörungen. — Die kranken Zwillingsbrüder hatten 4 Geschwister: 1 Bruder war mit 2 Jahren an Pneumonie verstorben; 2 Brüder und 1 Schwester lebten und waren gesund. Keine Blutsverwandtschaft der Eltern. Zur Frage der nosologischen Stellung der DCM führt der Autor aus, daß 1. die Annahme eines zufälligen Zusammentreffens einer Dyssynergia cerebellaris progressiva (vgl. R. HUNT, 1914) mit einer PME, 2. die Annahme einer selbständigen Krankheit mit engen klinischen Beziehungen zu den beiden anderen Krankheitsbildern möglich sei. Für wahrscheinlicher hält er offenbar die letztere Möglichkeit, und er stellt die „primäre Zahnkernatrophie" den sonstigen cerebellaren Systemdegenerationen an die Seite. Der „appendiculäre" Charakter dieser neo-cerebellaren Funktionsstörung (Asynergie der Glieder- und Sprachmuskeln) wird hervorgehoben.

Seither ist eine Reihe gleichartiger Fälle veröffentlicht worden.

LOUIS-BAR u. VAN BOGAERT (1947) berichteten über einen Parallelfall (4, Ever . . . H.) zu R. HUNTs Zwillingsbeobachtungen. Es handelte sich um eine Frau, bei der die Krankheit im Alter von 8 Jahren mit Intentionstremor der Hände und des Kopfes, Myoklonien und Kyphoskoliose begonnen hatte. Später machte sich eine cerebellare Sprachstörung bemerkbar, und der rhythmische Kopftremor nahm zu. Zwischen dem 18. und 26. Lebensjahr zeigten die asynchronen, arrhythmischen, asynergischen Myoklonien (Krebsscher Typ I) ihren stärksten Ausprägungsgrad. Danach war ein allmählicher Rückgang der Myoklonien zu beobachten. Mit 27 Jahren traten Myoklonien nur noch im Bereich von Schultergürtel, Nacken, Thorax und Abdomen — am Morgen, nach dem Schlaf, nach dem Essen, vor den Menses verstärkt — auf. Es bestanden Intentionstremor und Dysmetrie der Glieder sowie Asynergie des Rumpfes. An allen vier Gliedern waren leichte Sensibilitätsstörungen (Lage- und Temperatursinn) nachweisbar. Die Kranke konnte weder stehen noch gehen. Während der letzten 5 Lebensjahre entwickelte sich eine Hypertonie der Rücken- und Beinmuskulatur in Streckstellung. Der Babinskische Reflex war beiderseits auslösbar. Es bestand eine leichte Debilität, jedoch keine Demenz. Die Kranke blieb bis zuletzt frei von epileptischen Anfällen; nach 24jähriger Verlaufsdauer kam sie im Alter von 32 Jahren zu Tode. Atypische Friedreichsche Strangdegeneration und Degeneration von Zahnkern und oberen Bindearmen kennzeichneten den pathomorphologischen Befund. — Nach Auffassung der Autoren stellt die Degeneration der cerebellofugalen Neuronen von Zahnkern und oberen Bindearmen eine selbständige Krankheitsform dar, die sich mit anderen degenerativen spino-ponto-cerebellaren Krankheitsformen (z. B. Friedreichscher Ataxie) verbinden könne. Leitsymptom der DCM, so betonen die Autoren, sei die *cerebellare Dyssynergie.* Das Auftreten und Anhalten der Myoklonien erweise sich als weitgehend abhängig von der Zahl der funktionstüchtigen Neuronen des Zahnkerns, des Nucleus ruber und der Kleinhirnrinde. Schließlich zeigen sie am Beispiel zweier eigenen klinisch wahrscheinlichen Fälle (Familie Im., Fall 1 und 2), daß bei Friedreichscher Ataxie, wenn überhaupt, Myoklonien vorwiegend des Krebsschen Typs III beobachtet werden.

Einen ungewöhnlichen Geschwisterfall von DCM teilten CHRISTIAENS et al. (1962) und GAUDIER et al. (1964) mit. Ein Junge war im Alter von 2 Monaten mit Myoklonien der Glieder erkrankt. Diese Myoklonien konnten durch Pyridoxingaben jeweils innerhalb von wenigen Tagen zum Verschwinden gebracht werden. Ab dem 3. Lebensjahr ließ die therapeutische Ansprechbarkeit jedoch nach. Mit 3 Jahren bot der Kranke während eines fieberhaften Infektes eine extreme Hypotonie, die für die Dauer von 3 Tagen jede Willkürbewegung unmöglich machte. Im Anschluß daran fielen Stand- und Gangunsicherheit auf. Außerdem bestand eine leichte Hypotonie. Psychisch war im Alter von 31 Monaten ein Entwicklungsrückstand von 9 Monaten (Entwicklungsquotient: 70) festzustellen. Mit 4$^{1}/_{2}$ Jahren verstarb der Kranke. Pathomorphologisch fanden sich eine Degeneration des Zahnkerns und der oberen Bindearme sowie anoxämische Krampfschäden der Großhirnrinde und des Thalamus. Der Kranke hatte 4 Geschwister. Bei der ältesten Schwester hatte die Krankheit im Alter von 2 Monaten ebenfalls mit Myoklonien begonnen. Im Unterschied zum Probanden war der psychomotorische Entwicklungsrückstand bzw. die Demenz hier recht erheblich. Die Kranke kam mit 11 Monaten zu Tode. (Keine Autopsie.) Die drei anderen Geschwister und die Eltern waren klinisch gesund. (Keine Angaben über Blutsverwandtschaft der Eltern.) Tryptophanstoffwechselbelastungsproben wurden bei dem Probanden, den beiden älteren Geschwistern und den Eltern vorgenommen; sie ergaben bei dem Probanden und einem 5jährigen Bruder eine deutlich erhöhte Xanthurensäureharnausscheidung. Unter Pyridoxingaben zeigten die Myoklonien und die Xanthurensäureharnausscheidung eine gleichlaufende Abnahme. Nach Meinung der Autoren läßt dieser Befund auf eine durch Pyridoxinmangel bedingte Hirneiweißstoffwechselstörung schließen.

DE BARSY et al. (1968, Fall 1) hatten Gelegenheit, die Probandin der von DELAUNOIS (1957) klinisch beschriebenen Sippe mit DCM pathomorphologisch zu untersuchen. Sie stellten unterschiedlich stark ausgeprägte degenerative Veränderungen (Zellschwund, Gliose, Entmarkung) in Zahnkern, oberen Bindearmen, Dachkern, Nucleus emboliformis, reticulären Brückenkernen, unteren Oliven, Nucleus ruber, Substantia nigra, Pallidum, Corpus Luysi, Gollschen und Burdachschen Kernen und Strängen, Vorderseitensträngen (Pyramidenbahnen ausgenommen), Vorderhornzellen, Clarkeschen Säulen fest. In dieser Sippe waren 4 Personen in 3 aufeinanderfolgenden Generationen betroffen. Da die Eltern der Kranken anscheinend nicht miteinander blutsverwandt waren, ist dominanter Erbgang anzunehmen. Im Alter von 14 Jahren waren bei der Probandin erstmalig Myoklonien („Zittern", Stürze) aufgetreten. Bald danach stellten sich cerebellare Ataxie und Sprachstörungen ein. Mit 31 Jahren bot die Probandin folgenden neuropsychiatrischen Befund: Kinetisches und statisches cerebellares Syndrom; arrhythmische, asynchrone Myoklonien ohne und mit Bewegungen; Verstärkung der Myoklonien durch Willkürbewegungen, Abschwächung in Ruhe, Aussetzen im Schlaf; „gute" und „schlechte" Tage; depressive Verstimmungsneigung, keine Demenz. Im späteren Verlauf wurde die Kranke bettlägerig. Sie blieb frei von epileptischen Anfällen. Mit 39 Jahren verstarb sie. — Ihre Mutter wies ein cerebellares Syndrom, Myoklonien und eine „Epilepsie" auf; sie verstarb mit 42 Jahren. Ein

22

Bruder der Mutter war unter der Diagnose einer „Chorea" klinisch behandelt worden. Der neuropsychiatrische Befund erwähnt Myoklonien, Gangataxie, sehr seltene Grand mal-Anfälle und eine Wesensänderung mit vermehrter Reizbarkeit; Tod mit 40 Jahren. Die Mutter der Mutter der Probandin litt an Tremor, Myoklonien, Grand mal-Anfällen und psychischen Störungen; ihr Sterbealter ist nicht bekannt. Nach Ansicht der Autoren ist die DCM pathomorphologisch durch eine Degeneration der Neuronenverbindungen zwischen Zahnkern und Nucleus ruber bei häufigem Mitbefall des Rückenmarkes, des Pallidums und des Corpus Luysi, klinisch durch starken Intentionstremor, häufig oppositionelle Myoklonien des Krebsschen Typs I oder III sowie fehlende Demenz als selbständige cerebellare Krankheitsform charakterisiert. Myoklonisch-astatische und/oder Grand mal-Anfälle seien als „fakultative" Symptome zu werten.

Schließlich sind Fälle bekannt geworden, die bei dem pathomorphologischen Befund einer cerebellaren Systemdegeneration ein DCM-ähnliches Krankheitsbild aufwiesen. HÄNEL u. BIELSCHOWSKY (1915) berichteten über einen einschlägigen Geschwisterfall: Bei dem Probanden waren mit 1½ Jahren ein Krampfanfall, mit 13 Jahren cerebellare Sprachstörungen, mit 15 Jahren Schreib-, Schluckstörungen und ein Schulleistungsrückgang bemerkt worden. Der bei dem Kranken im Alter von 19 Jahren erhobene neuropsychiatrische Befund lautet: Langsame, nicht modulierte Sprache; zittrige ataktische Handschrift; Sehnenhyporeflexie; Intelligenzminderung, etwas vergröbertes, pueriles Wesen; im Wachzustand episodische Myoklonien des Nackens, der Schulter, des Rumpfes und Zwerchfells, der Oberarme und -schenkel mit zeitweiliger Bettlägerigkeit; vor dem Einschlafen regelmäßig auftretende Myoklonien von ¼ bis mehreren Stunden Dauer. Mit 27 Jahren verübte der Kranke Suicid. Pathomorphologisch konnte eine Degeneration der Purkinje- und Molekularzellen (bei bevorzugtem Befall des Neocerebellums) und der Oliven gesichert werden. Der Proband hatte 2 Geschwister. Die ältere Schwester war schon als Kind durch ihre langsame Sprache und Motorik auffällig. Mit 4 Jahren bildete sich bei ihr eine Kyphoskoliose, und mit 21 Jahren setzten Myoklonien des Gesichts, Halses und Nackens ein. Die Kranke neigte zu depressiven Verstimmungszuständen. — Die 3 Geschwister entstammten einer jüdischen Sippe. Der Vater war an einem Hirntumor verstorben. 3 Schwestern des Vaters hatten Kyphoskoliose; eine von ihnen endete durch Suicid. Der Sohn eines klinisch gesunden Bruders des Vaters war „geisteskrank"; er verstarb nach 20jährigem Aufenthalt in einer psychiatrischen Anstalt. 3 Kinder eines weiteren klinisch gesunden Bruders des Vaters waren ebenfalls auffällig: 1 Sohn litt an hartnäckiger „Neuralgie" und beging Suicid; 2 Töchter hatten eine Kyphoskoliose und Migräne. 1 Bruder der Mutter des Vaters war trunksüchtig. Die Häufung ähnlicher Anomalien (Kyphoskoliose, Suicide usw.) in 3 Generationen der väterlichen Sippe läßt an (unregelmäßig) dominanten Erbgang denken.

MYLE u. VAN BOGAERT beschrieben 1949 einen Fall mit dem klinischen Bild einer „Heredoataxie mit Demenz, Myoklonusepilepsie und Arachnodaktylie". Nach dem 17. Lebensjahr entwickelte die Probandin Stand- und Gangataxie, cerebellare Dysarthrie, Hypotonie, Intentionstremor, leichte Pyramidenzeichen, episodische, generalisierte, fast synchrone, vorwiegend asymmetrische Myoklonien insbesondere der Beine und des Schultergürtels (mit Steigerung vor den seltenen Grand mal-Anfällen) und Demenz bei Oligophrenie. Außerdem wies sie eine Arachnodaktylie auf. Mit 31 Jahren kam die Kranke zu Tode. Pathomorphologisch fanden sich degenerative Veränderungen der Kleinhirnrinde und Oliven, der Hinter- und Seitenstränge und — weniger — des Zahnkerns. Von den 9 Geschwistern der Probandin waren 8 gesund.

Das jüngste Geschwister war, blind und quadriplegisch, wenige Tage nach der Geburt verstorben. Der Vater und seine 3 Geschwister waren klinisch gesund. Die Mutter des Vaters litt ab dem 50. Lebensjahr an einer langsam fortschreitenden neurologischen Krankheit mit Paraplegie und Erblindung. Die Eltern der beiden kranken Geschwister waren offenbar nicht miteinander blutsverwandt. Auch hier ist (unregelmäßig) dominanter Erbgang in Betracht zu ziehen.

3. 4. Myoklonische Varianten der drei nachinfantilen Formen der amaurotischen Idiotie (MVI)

3.4.1. Spätinfantile MVI

LIEBERS (1927) wies als erster auf die klinische und pathomorphologische Ähnlichkeit von spätinfantiler amaurotischer Idiotie und PME des Typs Lafora hin. Seine Beobachtung betraf einen Jungen, der im Alter von $3^1/_2$ Jahren an „Krämpfen" sowie Unruhe- und Erregungszuständen erkrankte. Mit 4 Jahren bereits war er schwer dement, sprach kaum mehr ein Wort und reagierte nur schwach auf Schmerzreize. Er konnte mit Unterstützung etwas stehen, jedoch nicht gehen. Die Muskulatur war hyperton. Es traten ständige Myoklonien an Armen, Beinen und Lippen auf. „Augen o. B." Mit 7 Jahren stellten sich Schluckstörungen ein und mit $7^1/_2$ Jahren kam der Kranke zu Tode. Makroskopisch fiel ein Status spongiosus des Großhirns auf. Mikroskopisch war die für amaurotische Idiotie typische ubiquitäre, ballonförmige Blähung der Ganglienzellen nachweisbar. Das Kleinhirn zeigte eine hochgradige Atrophie vom cerebellofugalen und -petalen Typ. Im atrophischen Zahnkern und einigen Stammganglien fanden sich lecithinoid-lipoide Myoklonuskörperchen. — Der Kranke hatte 4 Geschwister. 1 Bruder war vermutlich an demselben Leiden („myoklonische Epilepsie") in einer psychiatrischen Anstalt verstorben. 2 andere Brüder hatten Tuberkulose und kamen daran zu Tode. 1 weiterer Bruder war mit „Kretinismus und Krämpfen" im Alter von 3 Jahren verstorben. Die Mutter hatte „öfters Krämpfe". (Keine Angaben über Blutsverwandtschaft der Eltern.)

Die spätinfantile amaurotische Idiotie und die PME des Typs Lafora hat auch HADDENBROCK (1950) unter vorwiegend pathomorphologischen Gesichtspunkten miteinander verglichen. Sein Fall wurde von DIEZEL (1957) nachuntersucht; er ist auch im eigenen Material enthalten (siehe Stammbaum und neuropsychiatrische Befunde der Sippe 28). Die Krankheit hatte bei dem Jungen im Alter von 3—4 Jahren mit Grand mal-Anfällen und episodischen Myoklonien begonnen. Mit 6 Jahren häuften sich die Grand mal-Anfälle. Der neuropsychiatrische Befund vermerkt: Schwere Demenz mit Sprachabbau; leichte Muskelhypertonie; träge Lichtreaktion der Pupillen; Astasie, Abasie; Ataxie; linksseitig auslösbarer Babinski; generalisierte Myoklonien mit Bewegungen, an den Gliedern und im Gesicht betont; athetoide Bewegungen der Arme. Der Kranke verstarb mit 6,7 Jahren. Der pathomorphologische Befund war durch allgemeine Hirn-, insbesondere Kleinhirnatrophie, diffuse Sklerose des Großhirnmarks und gesamten Kleinhirns, Degeneration des Zahnkern-Hilus, der Bindearme, des Nucleus ruber sowie durch myelinoid-prälipoide, intra- und extracelluläre Myoklonuskörperchen des Zahnkerns, des Nucleus niger und Thalamus gekennzeichnet. Der Autor erwägt die Möglichkeit einer sekundären, nämlich krampfbedingten

Entstehung der Myoklonuskörperchen bei spätinfantiler amaurotischer Idiotie und PME des Typs Lafora.

Elektroencephalo- und elektromyographische Studien an Fällen nachinfantiler amaurotischer Idiotie (mit und ohne Myoklonien) haben Cobb u. Pampiglione (1951) und Carels (1961) vorgelegt.

Seitelberger (1962) und Seitelberger et al. (1966) haben versucht, aufgrund pathomorphologischer, histochemischer und klinischer Befunde die „myoklonische Variante" als Sonderform der amaurotischen Idiotie abzugrenzen. Außer ihren 8 eigenen rechnen die Autoren die spätinfantilen Fälle von Haddenbrock (1950), Hassin (1926), Klinken-Rasmussen u. van Dyggve (1965), Liebers (1927), Marinesco (1925), de Vries u. Amir (1964) dazu. Bei ihnen allen waren neben den typischen Veränderungen einer cerebralen, bemerkenswerterweise *gangliosidfreien* Lipoidose, Myoklonuskörperchen vom „Proteintyp" nachweisbar. Als klinische Merkmale werden genannt: Krankheitsbeginn im 2. Lebensjahr; Grand mal-Anfälle; cerebellare Gangstörungen; pyramidale, extrapyramidale und bulbäre Symptome; Opticusatrophie und — seltener — Pigmentdegeneration der Retina; rasch fortschreitende, schwere Demenz; 1- bis 6jähriger Krankheitsverlauf; Tod im Marasmus. Nach Darstellung der Autoren wiesen auch die kongenitalen Fälle von Norman u. Wood (1941) sowie Brown et al. (1954), die (spät-)infantilen Fälle von Marchand (1956) und der adulte Fall von Roizin et al. (1961) eine gangliosidfreie cerebrale Lipoidose auf; sie werden daher, trotz der pathomorphologischen und klinischen Verschiedenheiten, ebenfalls als der „myoklonischen Variante" der amaurotischen Idiotie zugehörig betrachtet.

Elektronenmikroskopische Untersuchungen an spätinfantilen Fällen der „myoklonischen Variante" der amaurotischen Idiotie führten u. a. Sluga und Gootz durch. Dabei stellten sie fest, daß die lipoiden Substanzablagerungen aus membranös-cytoplasmatischen Körperchen, die unterschiedlich großen osmiophilen Substanzablagerungen aus fragmentierten Membranen gebildet sind. Histochemisch erwies sich das Speichermaterial als ein Lipoidgemisch mit einer schwer löslichen Glykolipoid-Proteinverbindung, einem freien *Gangliosid* und Sphingomyelin. Die membranös-cytoplasmatischen Körperchen werden als Gangliosidträger angesprochen. Daneben fanden sich in basalen Kernen schollig-amorphe Substanzablagerungen, histochemisch überwiegend aus Eiweiß, zu geringen Teilen aus Lipoid und Kohlenhydraten bestehend (Myoklonuskörperchen vom Proteintyp).

Gegen die nosologische Aufstellung der „myoklonischen Variante" der amaurotischen Idiotie von Seitelberger (1962) und Seitelberger et al. (1966) haben Diebold et al. (1968) Einwände erhoben. Sie legten dar, daß die Kennzeichnung der betreffenden Fälle nach einem klinischen Merkmal, nämlich den Myoklonien, mißverständlich und daher unzweckmäßig sei. Denn einerseits werden Myoklonien bei den Fällen 4 und 5 von Seitelberger et al. (1966) sowie den Fällen von de Vries u. Amir (1964) und Roizin et al. (1961) vermißt oder zumindest nicht erwähnt, andererseits werden bei einer Reihe von Fällen Myoklonien angetroffen, die nach Seitelberger et al. (1966) nicht der „myoklonischen Variante" der amaurotischen Idiotie zugehören. Die Autoren schlugen daher, analog zur „Myoklonuskörperkrankheit vom Polysaccharidtyp" (Seitelberger et al., 1964), die Bezeichnung „Myoklonuskörpervariante der amaurotischen Idiotie vom Proteintyp" vor.

Diebold et al. (1968) gingen unter formalgenetischen Gesichtspunkten der Frage nach, ob den Fällen *mit* Myoklonien der drei nachinfantilen Formen der amaurotischen Idiotie eine Sonderstellung einzuräumen sei. Sie unterzogen die histologisch gesicherten Literatur- und eigenen Fälle einer klinischen und genetischen Analyse. Es fand sich eine hohe Geschwisterkonkordanz bezüglich des Merkmals Myoklonien. Dieser Befund sprach für Heterogenie bzw. für die Annahme selbständiger *myoklonischer* und *nichtmyoklonischer* Biotypen. Ein möglicher Trugschluß infolge scheinbar hoher Konkordanz konnte jedoch nicht ausgeschlossen werden. Es ist nämlich denkbar, daß die Autoren dem verhältnismäßig „harmlosen" Symptom der Myoklonien bei einer so schweren Krankheit wie der amaurotischen Idiotie unterschiedliche Beachtung schenken, und daß sie es daher bei Geschwisterfällen entweder *durchweg* oder *überhaupt nicht beschreiben.* — Die symptomstatistische Analyse des Materials der so definierten myoklonischen Variante der spätinfantilen amaurotischen Idiotie ergab ein psychisch-epileptisch-myoklonisch-cerebellar-pyramidal-ophthalmologisches Leitsyndrom sowie ein extrapyramidales Anhangsyndrom. *(Leitsyndrom: relative Symptomhäufigkeiten von 100—51%; Anhangsyndrom: relative Symptomhäufigkeiten von 50—1%.)* Die Myoklonien waren episodisch, wechselnd oder ständig, lokalisiert, vor allem im Gesicht und an den Gliedern, oder generalisiert mit lokaler Betonung. Unter den ersten Krankheitssymptomen überwogen die epileptischen Anfälle (meist vom Grand mal-Typ). Bei der Mehrzahl der Fälle lagen der Krankheitsbeginn zwischen 1—3½ Jahren, das Intervall vom Krankheitsbeginn bis zum Auftreten der Myoklonien zwischen ½—2½ Jahren, die Verlaufsdauer zwischen 2—5 und das Sterbealter zwischen 5—8 Jahren.

3.4.2. Juvenile MVI

WATSON u. DENNY-BROWN (1953, 1955) beschrieben 2 Geschwisterfälle (1 und 2) von juveniler amaurotischer Idiotie unter der Diagnose einer Myoklonusepilepsie. Die Krankheit hatte bei den beiden Brüdern im Alter von 8—9 Jahren mit psychischen Störungen begonnen. Im weiteren Krankheitsverlauf entwickelte sich mittelschwere bzw. schwere Demenz; der jüngere Bruder litt außerdem unter optischen Halluzinationen. Beide hatten Grand mal-Anfälle und Myoklonien. Letztere traten bei dem älteren Bruder erstmalig vor dem 16. Lebensjahr „bei Bewegung oder plötzlichen Reizen", bei dem jüngeren Bruder mit 9⅓ Jahren wechselnd, generalisiert mit lokaler Betonung (Hände, Füße, Gesicht) auf. Im späten Krankheitsverlauf stellte sich bei beiden eine rigide Quadriplegie ein. Die Kranken verstarben im Alter von 18 bzw. 15 Jahren. Von dem älteren Bruder (Fall 1) liegt ein pathomorphologischer Hirnbefund vor; er zeigte eine „neuronale Lipoidose". — Die beiden Kranken hatten einen gesunden Bruder. Der Zwillingsbruder des älteren Kranken war bei der Geburt zu Tode gekommen. Die Eltern und Großeltern waren nicht blutsverwandt und gesund.

Einen Parallelfall zu WATSONs und DENNY-BROWNs Beobachtungen hat WEINGARTEN (1957) mitgeteilt. Die Autorin hebt hervor, daß eine Differentialdiagnose zwischen den verschiedenen Formen der PME mit klinischen Untersuchungsmethoden nicht möglich sei. Bei der Probandin waren im Alter von 9½ Jahren Grand mal-Anfälle, danach psychische Störungen, mit 10—11 Jahren Myoklonien der Glieder, mit 14—15 Jahren fortschreitende Demenz aufgetreten. Zuletzt bot sie ein „komplettes amyostatisches Syndrom mit mäßigen cerebellaren und pyramidalen Zeichen". Erst in diesem späten Krankheitsstadium wurden Opticusatrophie und Pigmentdegeneration der Retina festgestellt. Im Alter von 16 Jahren verstarb die Kranke. Pathomorphologisch fand sich die typische intracelluläre Lipoidspeicherung der amaurotischen Idiotie. — Ein Bruder der Kranken hatte vermutlich dasselbe Leiden. Er war mit 10 Jahren an Epilepsie erkrankt. Später stellten sich Myoklonien ein, und mit 15 Jahren kam der Kranke im Status epilepticus zu Tode. „In der Aszendenz angeblich keine Nerven- oder Geisteskrankheiten."

RADERMECKER (1952) berichtete u. a. über EEG-Befunde bei einer Geschwisterschaft mit juveniler amaurotischer Idiotie. Bei dem ältesten, mit 16 Jahren verstorbenen Bruder, der auch an Myoklonien litt, war die Diagnose histologisch gesichert worden. Die beiden zum Zeitpunkt der Untersuchung noch lebenden jüngeren Schwestern verhielten sich, bei sonst typischer Symptomatik, hinsichtlich der Myoklonien diskordant. Nur bei der jüngsten Schwester wurden morgendliche, gelegentlich auch sonst bei gestischen Bewegungen einschießende Myoklonien beobachtet. (Keine weiteren genetisch verwertbaren Angaben.)

DIEBOLD et al. (1968) nahmen an den histologisch gesicherten Literatur- und eigenen Fällen auch der juvenilen MVI eine symptomstatistische Analyse vor. Dabei stellten sie ein psychisch-epileptisch-myoklonisch-cerebellar-pyramidales Leitsyndrom sowie ein ophthalmologisch-extrapyramidales Anhangsyndrom fest. Die Myoklonien waren hier meist lokalisiert, namentlich im Gesicht und an den distalen Gliedabschnitten. Ähnlich wie bei der spätinfantilen amaurotischen Idiotie überwogen unter den ersten Krankheitssymptomen die epileptischen Anfälle (meist vom Grand mal-Typ). Bei der Mehrzahl der Fälle lagen der Krankheitsbeginn zwischen 8—10 Jahren, das Intervall vom Krankheitsbeginn bis zum Auftreten der Myoklonien zwischen 1 bis 2 Jahren, die Verlaufsdauer zwischen 5—9 Jahren, das Sterbealter zwischen 15 bis 18 Jahren.

Zu überraschenden Ergebnissen gelangten ZEMAN u. DONAHUE (1968) bei der elektronenmikroskopischen Untersuchung eines Falles von juveniler amaurotischer Idiotie. Der Kranke, der neben der typischen Symptomatik auch Myoklonien zeigte, war nach 8jähriger Verlaufsdauer im Alter von 24 Jahren verstorben. (Keine genetisch verwertbaren Angaben.) Die Autoren fanden folgende Neuronentypen: 1. Perikarya mit lokaler Anhäufung von Melaningranula, 2. Perikarya mit einem Gemisch von Melanin-Lipofuscingranula, 3. Perikarya mit optisch dichtem Material ohne Melanin, 4. Perikarya des Typs 1, jedoch mit kristalloiden Einschlüssen. Eine eindeutige Lipoidstoffwechselstörung ging aus diesen elektronenmikroskopischen Befunden nicht hervor, obgleich das lichtmikroskopische Bild die typische intraneuronale Lipoidspeicherung erkennen ließ.

3.4.3. Adulte MVI

VAN BOGAERT (1952) hat als erster die klinische Ähnlichkeit einzelner Fälle auch der adulten amaurotischen Idiotie mit PME hervorgehoben. In der von ihm mehrfach beschriebenen Sippe (VAN BOGAERT u. BORREMANS, 1937; VAN BOGAERT, 1952; später: VAN BOGAERT u. KLEIN, 1955) waren in einer Reihe von 12 Geschwistern 4 (2 Brüder, 2 Schwestern) im Alter von 15, 38, 41 und 35 Jahren an psychischen Störungen und Epilepsie, bzw. psychischen und cerebellaren Störungen, bzw. cerebellaren Störungen, bzw. cerebellaren Störungen und Myoklonien erkrankt. Alle litten an epileptischen Anfällen (vermutlich vom Grand mal-Typ). 2 Geschwister zeigten im Gesicht und/oder an den Gliedern lokalisierte Myoklonien, 1 Bruder bot ständige, generalisierte, im Gesicht und an den Armen betonte Myoklonien. Von einer Schwester sind „Zwangsbewegungen", jedoch keine Myoklonien belegt. „Zwangsbewegungen" und/oder athetoid-torsionsdystonische Bewegungen traten auch bei den 3 anderen Geschwistern auf. Bei den beiden Brüdern wurden Psychosen, bei den beiden Schwestern wurde

Demenz festgestellt. Die beiden Brüder blieben frei von Augenhintergrundsveränderungen. Sehstörungen wurden bei den beiden (ophthalmologisch nicht untersuchten) Schwestern nicht bemerkt. Die 4 kranken Geschwister kamen im Alter von 62, 2× 49 und 60 Jahren zu Tode. Neuropathologische Befunde liegen von den beiden Brüdern vor. Beide wiesen eine intracelluläre Lipoidspeicherung des Thalamus, Corpus Luysi und Zahnkerns auf. — Die Eltern der Kranken waren gesund und nicht miteinander blutsverwandt. 3 Kranke hatten geheiratet; ihre insgesamt 15 Kinder und 19 Enkelkinder waren alle gesund.

Über einen gleichfalls hierher gehörigen Fall berichteten PALLIS et al. (1967). Bei einem Mann waren mit 49 Jahren manuelle Ungeschicklichkeit und Gangstörungen, einige Monate später Myoklonien bei Willkürbewegungen (sogenannte Intentionsmyoklonien), mit 51 Jahren Grand mal-Anfälle und Gehunfähigkeit infolge heftiger Intentionsmyoklonien, mit 53 Jahren Dysarthrie, mit 54 Jahren Demenz aufgetreten. Zuletzt waren Myoklonien auch durch taktile und akustische Reize auslösbar. Im Alter von 55 Jahren verstarb der Kranke. Das histologische Bild zeigte eine intensive Lipofuscinose der Nerven- und Gliazellen, insbesondere der Zellen mit hoher Aktivität der sauren Phosphate. Nach Angaben der Autoren enthält Lipofuscin zu 50% Lipoid, zu 30% Protein und zu 10% hydrolyseresistente Substanzen. — Der Kranke hatte keine Geschwister. Seine Eltern waren nicht blutsverwandt; die Mutter war trunksüchtig. Eine Schwester der Mutter war im Alter von 50 Jahren in einer psychiatrischen Anstalt verstorben; Informationen über die Art ihrer Krankheit ließen sich nicht gewinnen.

Schließlich sollen noch kurz die Ergebnisse einer symptomstatistischen Analyse der histologisch gesicherten Literaturfälle der adulten MVI erwähnt werden. DIEBOLD et al. (1968) fanden hier ein cerebellar-psychisch-myoklonisch-extrapyramidal-pyramidales Leitsyndrom sowie ein epileptisch-ophthalmologisches Anhangsyndrom. Die Myoklonien waren meist lokalisiert, namentlich im Gesicht und am Hals. Unter den ersten Krankheitssymptomen überwogen die cerebellaren Störungen. Bei der Mehrzahl der Fälle lagen der Krankheitsbeginn zwischen 15—35 Jahren, das Intervall vom Krankheitsbeginn bis zum Auftreten der Myoklonien bei einigen Jahren, die Verlaufsdauer zwischen 10—30 Jahren, das Sterbealter zwischen 30—55 Jahren.

Im vorstehenden wurden Grundlinien der Geschichte der erblichen myoklonisch-epileptisch-dementiellen Kernsyndrome am Beispiel histologisch gesicherter Literaturfälle aufgezeigt. Den histologisch gesicherten steht eine ungleich größere Zahl von (mehreren hundert) klinisch wahrscheinlichen Literaturfällen gegenüber. Die an diese Beobachtungen anschließende Diskussion geht im wesentlichen um zwei Probleme: 1. die nosologische Stellung der verschiedenen PME-Formen und — eng damit zusammenhängend — 2. die nosologische Stellung der DCM.

Ad 1: PINTUS (1937) hat nach LUNDBORG (1912, 1913) das gesamte damalige Literaturmaterial von PME-Fällen einer Erbgangsanalyse unterzogen. Die nach der Weinbergschen Methode korrigierte Aufspaltungsziffer (0,261) unter den Geschwistern der Kranken bestätigte die Annahme einfacher Recessivität.

HARTUNG hatte jedoch bereits 1920 — ohne Besprechung des Erbganges — die PME-Erkrankung einer Mutter und vierer Kinder beschrieben. Dominanter Erbgang ist hier wahrscheinlich. Seither sind mehrere Sippen mit dominant erblicher PME bekannt geworden.

VOGEL et al. (1965) und DIEBOLD et al. (1967) haben u. a. 2 Sippen mit insgesamt 15 PME-Fällen in je 3 Generationen beobachtet. Von einem Kranken (der Sippe 16) lag ein neuropathologischer Befund vor (vgl. eigene Sippe 5). Nach ihrem klinischen

Erstbeschreiber benannten die Autoren diese dominant erbliche PME-Form als „Typ Hartung". Die symptomstatistische Analyse der Fälle beider Sippen ergab: Krankheitsbeginn zwischen 7 und 46, im Mittel mit 20 Jahren; langsame bis sehr langsame Progredienz des myoklonisch-epileptisch-dementiellen Syndroms; seltene zusätzliche neurologische (vor allem pyramidale) Symptome; vorwiegend leichtere EEG-Veränderungen; Verlaufsdauer: 13—40, meist 20—30 Jahre; Sterbealter: 23—70, im Mittel 45 Jahre. — Darüber hinaus haben die Autoren gegenüber dem oben erwähnten, recessiv erblichen „Typ Lundborg" einen weiteren, gleichfalls recessiv erblichen „Typ Unverricht" der PME abzugrenzen versucht. Der Aufstellung dieses Typs lag die klinische und genetische Untersuchung von 17 Fällen aus 11 Sippen zugrunde; von diesen waren 3 Fälle aus 3 Sippen neuropathologisch als PME des Typs Lafora gesichert worden; 1 Fall einer Sippe (1) bot eine Kleinhirnatrophie und fragliche Myoklonuskörperchen. Die neuropathologische Bearbeitung des letzteren Falles sowie des später verstorbenen Geschwisterfalles durch SEITELBERGER bzw. PEIFFER war z. Z. der Abfassung dieser Schrift noch nicht abgeschlossen (briefliche Mitteilungen). Die Mehrzahl der restlichen 12 Fälle aus 7 Sippen weicht in ihrem Krankheitsverlauf so sehr von dem der „Frühform" der PME des Typs Lafora ab, daß der aus dem Gesamtmaterial abgeleiteten Charakterisierung mit hoher Wahrscheinlichkeit keine bestimmte PME-Form, sondern eine recessiv erbliche Gruppe von PME-Fällen mit teils kürzerem, teils längerem Krankheitsverlauf entspricht. Diese klinische Charakterisierung beinhaltet: Krankheitsbeginn zwischen 6 und 19, im Mittel mit 10 Jahren; rasche bis sehr rasche (und mittlere) Progredienz des myoklonisch-epileptisch-dementiellen Syndroms; mäßig häufige zusätzliche pyramidale, extrapyramidale und cerebellare Symptome; vorwiegend schwerere EEG-Veränderungen; Verlaufsdauer: 1—20, im Mittel 10 Jahre; Sterbealter: 15—30, im Mittel 20 Jahre.

Ad 2: Hier stehen zwei verschiedene nosologische Grundauffassungen einander gegenüber: Während u. a. DE LISI (1935), NOVELETTO (1958), ROGE u. FARFOR (1938), SEITZ (1955), WOHLFART u. HÖÖK (1951) die DCM als eine *„cerebellare Form"* der PME bezeichnen, erblicken DE BARSY et al. (1968), BECKER (1966), CHRISTOPHE u. GRUNER (1956), DIEBOLD (1968), FORCE (1955), GASTAUT (1968), GERARD u. GARDE (1947), LOUIS-BAR u. VAN BOGAERT (1947), MENOZZI (1961), ROGER et al. (1968), WEINGARTEN (1957) in der DCM eine *selbständige Krankheitsform.* Die erstgenannten Autoren weisen insbesondere auf die untersuchungstechnischen Schwierigkeiten einer Abgrenzung echter cerebellarer von pseudocerebellaren bzw. myoklonischen Bewegungsstörungen hin. WOHLFART u. HÖÖK deuten den Intentionstremor der DCM als „Aktionsmyoklonus". Unter den letztgenannten Autoren hat BECKER von klinisch-genetischer Seite eine recessiv erbliche Form von zwei dominant erblichen Formen (eine „bösartige" Form mit Grand mal-Epilepsie und verhältnismäßig kurzem Verlauf sowie eine „gutartige" Form ohne Grand mal-Epilepsie und mit verhältnismäßig langem Verlauf) der DCM abgetrennt.

In Fortführung der Untersuchungen von BECKER hat DIEBOLD (1968) folgende Einteilung der mit Myoklonien einhergehenden, erblichen Ataxien vorgeschlagen: A. Gruppe der recessiv erblichen Ataxien: 1 a) DCM mit passager auftretenden Grand mal-Anfällen, 1 b) DCM mit kontinuierlich auftretenden Grand mal-Anfällen; 2. DCM mit Grand mal-Epilepsie und zusätzlichem spinocerebellarem, Friedreich-ähnlichem Syndrom; 3. Friedreichsche Ataxie mit Myoklonien; 4. olivo-pontocerebellare Atrophie mit Myoklonien. B. Gruppe der dominant erblichen Ataxien: 1. DCM ohne Grand mal-Epilepsie; 2. DCM mit Grand mal-Epilepsie; 3. DCM ohne Grand mal-Epilepsie, mit zusätzlichem spinocerebellarem, Friedreich-ähnlichem Syndrom; 4. DCM mit Grand mal-Epilepsie und zusätzlichem spinocerebellarem, Friedreich-ähnlichem Syndrom; 5. P. Mariesche Ataxie mit Myoklonien; 6. späte systematische Kleinhirnrindenatrophie (Marie-Foix-Alajouanine) mit Myoklonien. C. Solitärfälle ohne sichere genetische Zuordnung.

Demgegenüber gruppieren ROGER et al. (1968) unter klinischen Gesichtspunkten in: 1. DCM mit Aktionsmyoklonien, mit cerebellarem Syndrom, ohne Epilepsie und ohne EEG-Veränderungen; 2. DCM mit Aktionsmyoklonien, mit cerebellarem oder spinocerebellarem Syndrom, mit sporadischen Spontanmyoklonien, ohne Epilepsie, aber mit spontanen oder durch Flickerlicht provozierbaren EEG-Veränderungen; 3. DCM mit Aktionsmyoklonien, mit cerebellarem oder spinocerebellarem Syndrom, mit oder ohne sporadische Spontanmyoklonien, aber mit generalisierter Epilepsie (massive Myoklonien; myoklonisch-astatische Anfälle; Grand mal; Petit mal) sowie mit spontanen und insbesondere durch Flickerlicht provozierbaren EEG-Veränderungen.

4. Fragestellung, Material und Untersuchungsgang

Aus Kapitel 3 mag deutlich geworden sein, daß die Nosologie der erblichen myoklonisch-epileptisch-dementiellen Kernsyndrome erst in ihren Anfängen steht. Im folgenden soll eine systematische Bearbeitung dieses Problemgebietes versucht werden.

Die Fragestellung lautet: Lassen sich aus der Vielzahl der Krankheitsbilder der erblichen myoklonisch-epileptisch-dementiellen Kernsyndrome *selbständige Krankheitsformen* oder zumindest *engere Krankheitsgruppen* abgrenzen? Welche pathomorphologischen, genetischen und klinischen Merkmale zeigen diese Krankheitsformen oder engeren Krankheitsgruppen? Welche ihrer Merkmale erlauben eine differentialdiagnostische Unterscheidung? Und: Welche besonderen eugenischen Schlußfolgerungen ergeben sich aus der Annahme dieser Krankheitsformen oder engeren Krankheitsgruppen?

Untersuchungen i. S. der Fragestellung setzen ein größeres Material voraus. In Anbetracht der Seltenheit der Krankheitsbilder war jedoch von vornherein klar, daß ein einzelner Untersucher ein solches Material niemals würde gewinnen können. Es mußte daher das Literaturmaterial — mit annähernder Vollständigkeit für den Zeitraum 1900—1970 — herangezogen werden; und dieses wurde um eigenes Material vermehrt.

Das eigene Material gewannen wir durch eine Umfrage an allen größeren psychiatrischen, neurologischen und pädiatrischen Krankenanstalten der Bundesrepublik Deutschland und einigen Krankenanstalten der Schweiz und Österreichs [1]. Eine Reihe von Fällen erblicher Ataxie (mit anamnestischen Hinweisen auf Myoklonien) und amaurotischer Idiotie konnte aus dem Genetikregister des Humangenetischen Institutes der Universität München hinzugewonnen werden [2].

Die noch lebenden Fälle suchten wir in den Krankenanstalten oder zuhause auf und nahmen bei ihnen eine neuropsychiatrische und elektroencephalographische Untersuchung vor [3]. In gleicher Weise untersuchten wir alle erreichbaren Blutsverwandten. Anhand dieser Befunde und der Angaben wurde ein meist 3 Generationen umfassender Stammbaum der Sippe angefertigt. Bei schon verstorbenen Fällen bemühten wir uns um die Erfassung möglichst

---

[1] Für die Überlassung von klinischen und sonstigen Befundunterlagen sowie die Erlaubnis zur Untersuchung der Kranken und ihrer Sippen bin ich den Direktoren und leitenden Ärzten all jener Krankenanstalten zu Dank verpflichtet, die in der Kasuistik eingangs erwähnt werden.

[2] Herrn Prof. Dr. W. Lenz, Direktor des Humangenetischen Institutes der Universität Münster, und Herrn Priv.-Doz. Dr. Tünte, Oberassistent des Institutes, danke ich für ihre Hilfsbereitschaft.

[3] Diese Untersuchungsreisen wurden mit Unterstützung durch die Deutsche Forschungsgemeinschaft ausgeführt. Herrn Prof. Dr. F. Vogel, Direktor des Institutes für Anthropologie und Humangenetik der Universität Heidelberg, sage ich für die Förderung der Untersuchungen sowie die Bereitstellung des als EEG-Labor eingerichteten VW-Busses, Frl. E. Schalt, medizinisch-technische Assistentin des Institutes, und Herrn E. Georgi, Kraftfahrer des Institutes, für ihre unermüdliche Einsatzbereitschaft meinen besonderen Dank.

vieler Blutsverwandter. Einen Überblick über das so gewonnene eigene Ausgangsmaterial [4] gibt Tabelle 1.

Zur unmittelbaren Veranschaulichung des Krankheitsverlaufes wurden in der Kasuistik die wesentlichen Informationen *unverändert* übernommen.

Mehrere Fälle oder Sippen wurden bereits an anderer Stelle veröffentlicht. So sind die Fälle der eigenen Sippen 1, 2, 3, 4, 5, 7, 9, 17, 28 und 29 identisch mit den Fällen 1 und 4 von SEITELBERGER et al. (1964), den Fällen der Sippen 5, 11, 16 und 9 von VOGEL et al. (1965)

Tabelle 1

Diagnosen	Zahl der Sippen		Zahl der Fälle	
	insges.	mit persönl. Untersuchung	insges.	mit persönl. Untersuchung
Progressive Myoklonusepilepsien, histol. gesicherte u. klin. wahrsch. Fälle	17	15	30	16
Dyssynergia cerebellaris myoclonica, klinisch wahrscheinliche Fälle	9	8	22	17
Progressive Myoklonusepilepsien? Dyssynergia cerebellaris myoclonica? klinisch wahrscheinliche Fälle	2	2	3	3
Myoklonische und nichtmyoklonische Varianten der 3 nachinfantilen Formen der amaurotischen Idiotie, histol. gesicherte Fälle	10	8	13	5
Material i. e. S. Gesamt	38	33	68	41
Myoklonische und nichtmyoklonische Varianten der 3 nachinfantilen Formen der amaurotischen Idiotie, klinisch wahrscheinliche Fälle	7	7	11	8
Wahrscheinlich erbliche (myoklonisch-) epileptisch-dementielle Syndrome	9	7	15	11
Wahrscheinlich exogene myoklonisch-(epileptisch-)dementielle Syndrome	5	2	5	3
P. Mariesche Ataxie	15	10	46	10
Friedreichsche Ataxie	18	6	18	6
Myoklonische Epilepsie	3	0	3	2
Leukodystrophien	4	4	5	1
Hereditärer Tremor	2	1	10	4
Hepatolenticuläre Degeneration	1	0	1	1
Unklare hyperkinetische Syndrome	4	2	4	3
Material i. w. S. Gesamt	68	39	118	49
Material i. e. S. Gesamt	38	33	68	41
Ausgangsmaterial	106	72	186	90

[4] Den Direktoren und ärztlichen Leitern all jener Krankenanstalten, die freundlicherweise Befundunterlagen von Fällen zur Verfügung stellten, die in der Kasuistik nicht enthalten sind, sei hier gleichfalls gedankt. — 3 Sippen des Ausgangsmaterials mit klinisch wahrscheinlicher, autosomal recessiv erblicher PME und autosomal dominant erblicher DCM sollen an anderer Stelle gemeinsam mit KASTNER u. H. PENIN sowie G. KOPTAGEL u. H. KÜNKEL veröffentlicht werden.

bzw. Diebold et al. (1967), dem Fall von Scharfetter u. Schmoigl (1968), dem Fall von Kruse (1968), dem Fall von Haddenbrock (1950) und dem Fall 8 von Diezel (1957). Bei den Fällen von Seitelberger et al., Scharfetter und Schmoigl, Kruse, Haddenbrock und Diezel erschien die Einbeziehung in das eigene Material sinnvoll, um der Frage eventueller Heterozygotenbefunde nachzugehen. Auch konnten die Darstellungen von Seitelberger et al., Scharfetter und Schmoigl anhand der originalen Krankengeschichten ergänzt und um einen klinisch wahrscheinlichen Geschwisterfall des Falles 4 von Seitelberger et al. erweitert werden. Bei den Fällen von Vogel et al. bzw. Diebold et al. war entscheidend, daß eine ausführliche kasuistische Darstellung bisher noch nicht gegeben worden war. Außerdem lagen von 4 Kranken der Sippen 9 und 16 aufschlußreiche Informationen über den weiteren Krankheitsverlauf vor. Diezel schließlich macht zu seinem Fall keine, Kruse zu seinem Fall nur sehr wenige klinische Angaben.

Der *Informationswert* der Fälle wird durch Art und Umfang der Befunde bestimmt. Höchsten Informationswert besitzen die *histologisch gesicherten* Fälle mit gut dokumentierten genetischen und klinischen Befunden, geringeren Informationswert die *klinisch wahrscheinlichen* Geschwister- und/oder Sippenfälle, geringen Informationswert die *klinisch wahrscheinlichen* Einzelfälle. Bei den letzteren fehlen Informationen über die intrafamiliäre Variabilität des Krankheitsbildes, und oft genug kann anhand der mitgeteilten genetischen und klinischen Befunde auch Exogenie nicht sicher ausgeschlossen werden. (Blutsverwandtschaft der Eltern stützt die Annahme einer Erbbedingtheit.)

Die Untersuchung beschränkt sich bei den drei nachinfantilen MVI auf die histologisch gesicherten (Geschwister- und Einzel-)Fälle, bei den progressiven Myoklonusepilepsien und der Dyssynergia cerebellaris myoclonica erstreckt sie sich auch auf die klinisch wahrscheinlichen Geschwister- und/oder Sippenfälle sowie die Einzelfälle mit Blutsverwandtschaft der Eltern.

Das aus dem Literatur- und eigenen Material bestehende *Gesamtmaterial* wurde nach *pathomorphologischen* und/oder *genetischen* und *klinischen Gesichtspunkten* gruppiert und einer systematischen Datenauswertung unterworfen (Abschnitte 5.1.1. / 5.1.2. / 5.1.3. / 5.2.1. / 5.2.2. / 6.1. / 6.2. / 6.3. / 7.1.1. / 7.1.2. / 7.1.3. / 7.2.1. / 7.2.2. / 7.2.3.). Die Daten der histologisch gesicherten Fälle von PME, DCM und MVI wurden sodann miteinander (Abschnitte 5.1.4. / 6.4. / 7.1.4. / 7.2.4.), die der klinisch wahrscheinlichen mit denen der histologisch gesicherten Fälle von PME und DCM verglichen (Abschnitt 5.2.3.). Schließlich wurden anhand der Daten der histologisch gesicherten und teilweise auch der klinisch wahrscheinlichen Fälle aller Krankheitshauptgruppen differentialdiagnostische und eugenische Kriterien erarbeitet (Kapitel 8/9).

5. Progressive Myoklonusepilepsien (PME) und Dyssynergia cerebellaris myoclonica (DCM)

5. 1. Pathomorphologische, genetische und klinische Datenauswertung sowie Datenvergleich der histologisch gesicherten Fälle

5.1.1. Pathomorphologie

5.1.1.1 Progressive Myoklonusepilepsien (PME) mit intracerebraler Speicherung von Mucopolysacchariden

5.1.1.1.1. Früh- oder Hauptform der PME des Typs Lafora

Der vorschlagsweise so bezeichneten Form der PME zuzurechnen sind die Beobachtungen von (Aufzählung in chronologischer Folge ihrer Veröffentlichungsjahre bzw. nach ihrer Identität oder Familienzugehörigkeit) LAFORA u. GLUECK (1911), LAFORA (1911); JACQUIN u. MARCHAND (1913); WESTPHAL (1919); BELLAVITIS (1923); OSTERTAG (1925); SCHOU (1925); WAKUI (1925); KRAKORA (1929); TACHIBANA (1930); MARCHAND (1934, 1935) BUDULS u. VILDE (1938); DE CARO (1940); DAVISON u. KESCHNER (1940); ROIZIN u. FERRARO (1942); HIRAI u. KUYAMA (1942); DELAY et al. (1947); LITVAK et al. (1949), DE AJURIGUERRA et al. (1954), SIGWALD et al. (1954); URECHIA et al. (1948); HOLZER (1948); SOLE-SAGARRA (1952); HARRIMAN u. MILLAR (1955); IMAI et al. (1956); D'ANGELO u. MARTINOTTI (1959); NAMBA et al. (1961 a, 1961 b, 1966), NAMBA (1964, 1966, 1967 a, 1967 b, 1968); AIZENSHTEIN (1961); SWANSON et al. (1962); VAN HEYCOP TEN HAM u. DE JAGER (1963); EDGAR (1963); SEITELBERGER et al. (1964, Fälle 1—5), VOGEL et al. (1965, Sippe 7), DIEBOLD et al. (1967) SCHNABEL u. SEITELBERGER (1968), eigene Sippen 1 u. 2; SEITELBERGER (1965), SLUGA u. STOCKINGER (1967); SCHWARZ u. YANOFF (1965); ROGER et al. (1965); ALLEGRANZA et al. (1965, 1966); LOPEZ AYDILLO et al. (1965); PEARCE et al. (1965), JANEWAY et al. (1967), ODOR et al. (1967), DECLERCK (1967), VAN HOOF u. HAGEMAN-BAL (1967); VOGEL et al. (1965, Sippen 5 u. 11), DIEBOLD et al. (1967), eigene Sippen 3 u. 4; RIEHL et al. (1967); ROGER et al. (1967); YOKOI et al. (1967, 1968), RALLO et al. (1968); COLLINS et al. (1968); COLLOMB et al. (1968); TOGA et al. (1968); BAROLIN u. PATEISKY (1969); HASHI et al. (1969); BERGENER u. GERHARD (1969).

Von 45 Fällen liegen autoptische, von 12 Fällen bioptische, elektronen- und/oder lichtmikroskopische ZNS-Befunde vor. Demnach sind 57 der insgesamt 68 Fälle als histologisch gesichert, 11 gleichartig kranke Geschwisterfälle als klinisch wahrscheinlich zu betrachten.

Die neuropathologischen Veränderungen dieser PME-Form sind sehr typisch. Selten (2 Fälle) findet sich makroskopisch eine auffällige Hirnatrophie, nicht ganz so selten (5 Fälle) lichtmikroskopisch eine diffuse oder mehr lokalisierte Gliose, namentlich der Randschichten. Hervorstechendes Merkmal sind die im gesamten ZNS vorkommenden *Laforakörperchen*. In der Regel von Laforakörperchen stark befallen sind Substantia nigra (35 Fälle), Zahnkern (31 Fälle), Großhirnrinde (23 Fälle), namentlich deren Zentralbereich, und Thalamus (22 Fälle). Demgegenüber zeigen Pallidum (8 Fälle), Kleinhirnrinde (7 Fälle), Nucleus ruber, Medulla oblongata, Vorderhorn-, Hinterhornzellen und sensible Bahnen (je 4 Fälle), Striatum, Hirnstamm und Substantia reticularis, untere Olive (je 3 Fälle), Hypophyse, Kleinhirnkerne (je 2 Fälle), Ammonshorn, Corpus Luysi, reticuläre Haubenkerne, Hirnnervenkerne, Plexus chorioideus (je 1 Fall) nur selten einen stärkeren Befall.

Intracelluläre (meist intraneuronale, selten intragliale) Lage der Laforakörperchen wird bei 19 von 28 Fällen (mit zureichenden Angaben) beschrieben. Die anderen 9 Fälle wiesen neben zahlreichen intracellulären auch extracelluläre Laforakörperchen auf. Ausschließlich extracelluläre Laforakörperchen — in den Waben und Wabenrissen der gliösen Grundsubstanz — fand HOLZER (1942). ALLEGRANZA et al. (1965), D'ANGELO u. MARTINOTTI (1959) sowie NAMBA (1966) sahen vereinzelte Laforakörperchen in der weißen Hirnsubstanz.

Eine Beziehung zwischen extracellulärer und/oder intracellulärer Lage der Laforakörperchen und a) Sterbealter und b) Krankheitsdauer der Fälle scheint nicht zu bestehen. In beiden Gruppen betragen die Mittelwerte, bei ähnlicher Streuung, rund 20 bzw. 6 Jahre.

Einzeln oder zu vielen (bis 10—20) liegen die Laforakörperchen vorzugsweise im Perikaryon der Nervenzellen. Die Mehrzahl der großen Laforakörperchen bietet lichtmikroskopisch eine homogene, stark basophile Kern- und eine radiäre, blasse Schalenzone („typische Myoklonuskörperchen" nach SEITELBERGER et al., 1964). Die kleinen Laforakörperchen lassen häufig eine solche Schichtendifferenzierung vermissen („atypische Myoklonuskörperchen" nach SEITELBERGER et al., 1964).

Weitere Aufschlüsse hat die elektronenmikroskopische Untersuchung der Laforakörperchen erbracht. Einschlägige Befunde sind bislang jedoch erst von 11 Fällen mitgeteilt worden. Bei 7 dieser Fälle stellten sich fadenförmige Strukturen unterschiedlicher Dicke (50—100 Å) dar, die teilweise in Windungen oder Spiralen angeordnet erschienen. Bei einem Fall enthielten sie amorphes Material (SEITELBERGER et al., 1964). NAMBA (1966) beschrieb einen lamellären Aufbau der Laforakörperchen. Kleine Laforakörperchen, meist in Ausläufern der Dendriten gelegen, sollen nur aus solchen Lamellen, große Laforakörperchen hingegen aus Lamellen und darin eingeschlossenen Zellorganellen (Mitochondrien, endoplasmatisches Reticulum, Ribosomen, Golgi-Apparat) bestehen.

Den Befund einer Laforakörperchenmembran (PEARCE et al., 1965) konnten VAN HOOF u. HAGEMAN-BAL (1967) nicht bestätigen. Weitgehend übereinstimmend identifizieren die Autoren die Strukturen der Laforakörperchen als (saure) Mucopolysaccharide oder pathologische Polysaccharide. Die Beziehungen dieser Strukturen zu den Zellorganellen werden jedoch verschieden beurteilt. So nehmen COLLINS et al. (1968) und ROGER et al. (1967) einen Zusammenhang mit den Ribosomen oder dem endoplasmatischen Reticulum an, SLUGA u. STOCKINGER (1967) hingegen stellen ihn in Frage.

Autoptische oder bioptische, lichtmikroskopische und teilweise auch elektronenmikroskopische Befunde sonstiger Organe (außer dem ZNS) liegen bislang von 31 Fällen vor. Es zeigten die Parenchym- und/oder Kupfferschen Sternzellen der Leber in 25 von 28 (untersuchten) Fällen, der Herzmuskel in 19 von 21 Fällen, quergestreifte Muskeln in 4 von 6 Fällen, die Nieren in 2 von 3 Fällen, die Milz, die Nebennieren, die Aorta und Spinalnerven in je 2 von je 2 Fällen, das Rectum in einem von 2 Fällen, die Retina in einem von einem Fall, die Haut und Olfaktoriusschleimhaut in keinem von je einem Fall eine Einlagerung basophiler, PAS-positiver Substanzen bzw. (saurer) Mucopolysaccharide.

Bei 8 Fällen ließ sich ein Gemisch von sauren Mucopolysacchariden und Glykoproteinen nachweisen. Die Speicherprodukte hatten in der Leber bei 4 Fällen, im Herzmuskel bei 2 Fällen, in den Nieren bei 1 Fall die Form von Laforakörperchen.

Die Mehrzahl der Autoren neigt aufgrund dieser Befunde zur Annahme einer *generalisierten Mucopolysaccharidose.* Diese Annahme erfährt eine bedeutende Stütze durch neuere biochemische Befunde (s. Abschnitt 5.1.2.1.1.). In die gleiche Richtung weist das Ergebnis einer chemischen Analyse von grauer Hirnsubstanz (des Parietalbereiches) eines Kranken: Der Gehalt an sauren Mucopolysacchariden war hier um das 1,5- bis 3fache gesteigert (HASHI et al., 1969).

5.1.1.1.2. Spätform der PME des Typs Lafora

Bisher sind erst 3 einschlägige Beobachtungen bekannt geworden. Es handelt sich dabei um 2 Geschwisterfälle (VOGEL et al., 1965; DIEBOLD et al., 1967; PEIFFER, 1968; JAKOB, 1969; KRAUS-RUPPERT et al.) und einen Einzelfall (DASTUR et al., 1965, 1966; SEITELBERGER, 1965).

PEIFFER sah bei einem der kranken Brüder, der im Alter von 63 Jahren verstarb, eine im Vergleich zur Früh- oder Hauptform der PME des Typs Lafora stärkere Einlagerung saurer und neutraler Mucopolysaccharide in den *Nervenzellfortsätzen.* (Eine Arbeit von KRAUS-RUPPERT et al. mit ausführlicher Befundschilderung des Falles war zur Zeit der Abfassung dieser Schrift noch nicht erschienen.) Über den mit 45 Jahren verstorbenen, anderen kranken Bruder berichtete JAKOB. Hier fiel makroskopisch eine allgemeine Hirnatrophie auf. Mikroskopisch fanden sich — außer leichten Allgemeinveränderungen mit Nekrosen, Nervenzellausfällen und Gliose umschriebener Hirnbereiche — typische Laforakörperchen im Grau des ZNS, am meisten in Substantia nigra, Thalamus, Pulvinar, Hypothalamus, Großhirnrinde, Nucleus amygdalae und den Kleinhirnkernen. Corpus Luysi, Nucleus ruber, Brückenkerne und Betzsche Pyramidenzellen waren hingegen völlig frei geblieben. Die Laforakörperchen lagen teils intraneuronal, und zwar vorwiegend außerhalb des Perikaryons, teils im Neuropil der Kleinhirnrinde, des Kleinhirn- und Großhirnmarks usw. Daneben stellten sich ausschließlich PAS-positive, homogene Substanzablagerungen im Neuropil, insbesondere der grauen Teile des ZNS, dar. Histochemisch wurden die Kernzonen der Laforakörperchen als saure Mucopolysaccharide, die homogenen Substanzablagerungen im Neuropil als Polysaccharidverbindungen ohne saure Gruppen identifiziert. Die auffallend geringe Zahl von Laforakörperchen sowie die homogenen Substanzablagerungen im Neuropil stehen nach Auffassung des Autors mit der langen Krankheitsdauer in Zusammenhang. (Keine Angaben über sonstige Organbefunde.)

Der (im Alter von 42 Jahren verstorbene) Fall von DASTUR et al. und SEITELBERGER ist mit den beiden Geschwisterfällen nur begrenzt vergleichbar, da hier nur ein Hirnbiopsiebefund vorliegt. Es fanden sich — außer degenerativen Veränderungen — im Plasma vieler Nervenzellen kugelige, eosinophile Einschlußkörperchen, teilweise mit angedeuteter Kern- und Schalenzone. Die Speichersubstanzen bestanden aus einem Gemisch von Polysacchariden und Proteinen bzw. aus Glykoproteinen. Die Autoren deuten die Eiweißbildung als eine „zellreaktive" Abwehrleistung bei protrahiertem Krankheitsverlauf im Erwachsenenalter.

5.1.1.1.3. „Acorpusculäre" Form der PME

Der Aufstellung dieser fraglich selbständige Krankheitsform liegt die Beobachtung eines (mit 37 Jahren verstorbenen) Falles von KLEIN et al. (1968) zugrunde. Hier zeigten die Nerven- und Gliazellen eine diffuse Anhäufung neutraler Mucopolysaccharide, namentlich im Bereich des Putamens und des Ammonshorns. Typische Laforakörperchen wurden nur im Neuropil der weißen Teile des ZNS angetroffen. Die Kupfferschen Sternzellen enthielten saure, die Parenchymzellen der Leber neutrale Mucopolysaccharide. Außerdem konnten PAS-positive Substanzen in Herzmuskelfasern, in den Wänden kleiner Milzgefäße, den Nierentubuli und der Skeletmuskulatur nachgewiesen werden.

5.1.1.1.4. „Laforakörperchen" bei sonstigen neuropsychiatrischen Krankheiten

MORGENTHALERs (1952) als PME angesprochener Fall 1 wies neben einer extrapyramidal-spinocerebellaren Systemdegeneration „Laforakörperchen" in „Zahnkernnähe" auf. KREBS u. PLANTEY (1955) stellten bei einem Fall mit DCM-ähnlichem Krankheitsbild eine Kleinhirnrindenatrophie und „intracelluläre Amyloideinschlüsse nach Art der Laforakörperchen" (übers. vom Verf.) fest. DAM u. MOLLER (1968) fanden bei ihrem als „Laforasche Krankheit" diagnostizierten Fall 6 mit DCM-ähnlichem Krankheitsbild eine Degeneration der temporalen Großhirnrinde, des Wurms und der basalen Hemisphärenteile des Kleinhirns, des Zahnkerns und der Oliven sowie extracelluläre „Laforakörperchen" im Putamen und in den Oliven.

Bei einem Fall von Athetose sah BIELSCHOWSKY (1912) einen Status marmoratus des Putamens und „Amyloidkörper" in Ganglienzellen des Pallidums. VANDERHAEGEN et al. (1967) erwähnen vorwiegend extracelluläre, PAS-positive Körperchen mit Kern- und radiärer Schalenzone im äußeren Pallidumglied bei einem Fall von Pallidumatrophie. Schließlich beschrieben WEIMANN (1922) und JAKOB (1969) Laforakörperchen-ähnliche Bildungen bei je einem Fall von epidemischer bzw. atypischer Encephalitis.

5.1.1.2. Progressive Myoklonusepilepsien (PME) mit degenerativen Veränderungen cerebellarer und/oder extrapyramidaler Neuronensysteme

5.1.1.2.1. PME-Fälle mit charakteristischen pathomorphologischen Befunden sowie zureichenden genetischen und klinischen Angaben

a) PME-Fälle mit degenerativen Veränderungen einzelner extrapyramidaler und cerebellarer Neuronensysteme als pathomorphologischem Hauptbefund. CATALANO (1936) sah bei einem (mit 35 Jahren verstorbenen) Fall degenerative Veränderungen der Purkinjezellen, des Zahnkerns, des Nucleus ruber, des Caudatums, außerdem in der Großhirnrinde sehr zahlreiche, extracelluläre Amyloidkörperchen [5]. AMMERMANN

---

[5] NOETZEL (1957) rechnet den Fall zu den PME des Typs Lafora. Diese Annahme ist jedoch unzutreffend, worauf schon SEITELBERGER et al. (1964) hingewiesen haben.

(1940) fand bei dem zuvor von Heinze (1937, Fall 2) und Prochnow et al. (1940, Fall 3) klinisch beschriebenen (mit 30 Jahren verstorbenen) Fall eine hochgradige Fasergliose der Hauptoliven sowie geringe Ausfälle der Purkinje- und Pyramidenzellen der 3. Schicht. Van Doninck hatte 1927 über einen Fall klinisch berichtet, der im Alter von 33 Jahren zu Tode kam. Hier stellte van Bogaert (1949) eine Pigmentdegeneration und Gliose der Oliven sowie eine Atrophie und Sklerose der Substantia nigra und des Centrum medianum des Corpus Luysi fest; Kleinhirnrinde und Zahnkern hingegen waren nur geringgradig degenerativ verändert. Ein (mit 26 Jahren verstorbener) Fall, den Jostmann (1949, Fall 7) untersuchte, zeigte Nervenzellaufblähungen und -verfettungen mit Verdrängung des Kerns in den Haupt- und Nebenoliven, um den Aquaeduct, im Corpus Luysi und Zahnkern.

b) PME-Fälle mit degenerativen Veränderungen mehrerer extrapyramidaler und cerebellarer Neuronensysteme als pathomorphologischem Hauptbefund. Yokoi et al. (1965) hatten Gelegenheit, den von Sekino et al. (1958, Fall 1) klinisch beobachteten (im Alter von 27 Jahren verstorbenen) Fall neuropathologisch zu untersuchen. Das mikroskopische Bild ließ Ausfälle und zentrale Chromatolyse der Nervenzellen der Kleinhirnrinde, des Zahnkerns, der Brückenkerne, der Medulla oblongata und — in leichterem Grade — der unteren Oliven erkennen; außerdem bestand eine Nervenfaserdegeneration der Gollschen Stränge. Vergleichsweise noch stärkere degenerative Veränderungen wies der (mit 44 Jahren verstorbene) Fall von Franck u. Reznik (1967) auf, dessen klinische Symptomatik 18 Jahre zuvor Cordier et al. (1949, Fall IV) mitgeteilt hatten. Es stellten sich erhebliche Nervenzellausfälle mit astrocytärer und fibrillärer Gliose der Kleinhirnrinde, des Zahnkerns, der unteren Oliven, des Nucleus ruber, des Pallidums, der äußeren Thalamuskerne und — weniger — der motorischen Großhirnrinde dar. De Barsy et al. (1968) beschrieben den neuropathologischen Befund eines (im Alter von 23 Jahren verstorbenen) Geschwisterfalles (Fall 4) mit einer der „DCM nahestehenden" Form von PME. Hier hatten die degenerativen Veränderungen die Gollschen Kerne, die unteren und oberen Oliven, die Brückenkerne, den Nucleus ruber, den Zahnkern, den Nucleus emboliformis und das Corpus Luysi erfaßt. Haltia et al. (1969) verdanken wir die Mitteilung von 3 histologisch gesicherten Fällen. Die Fälle 1 und 2 zeigten — weitgehend übereinstimmend — degenerative Veränderungen der Großhirnrinde, des Caudatums, des Putamens, des Pallidums, der medialen Thalamus-, der Brücken- und Hirnnervenkerne, der Purkinje- und Molekularzellen, der Vorder- und Hinterhörner, der Hinterstränge, der Clarkeschen Säule, der Spinalganglien und — weniger — der Substantia nigra, der unteren Oliven und unteren Bindearme. Bei Fall 3 waren die Großhirnrinde, der Nucleus ruber und die Purkinjezellen stärker betroffen als bei den beiden anderen Fällen; ein neuropathologischer Befund des Rückenmarks und der peripheren Nerven liegt hier nicht vor. Alle drei Fälle waren im Alter von 25 Jahren zu Tode gekommen.

Ebenfalls in diese Gruppe gehören die als DCM bzw. als „familiäre Myoklonusepilepsie des Typs R. Hunt" diagnostizierten Beobachtungen von Dimitri u. Aranovich (1947), Curcio u. Pedace (1961) sowie Lo Cascio et al. (1967). Bei dem (mit 43 Jahren verstorbenen) Fall von Dimitri und Aranovich waren atrophische Veränderungen in der Großhirnrinde, den zentralen Kernen, den Purkinjezellen, Kleinhirnkernen (besonders Zahnkern), den unteren Oliven und spinocerebellaren Bahnen nachweisbar. Curcio und Pedace heben bei ihrem (mit 34 Jahren zu Tode gekommenen) Fall eine primäre Atrophie der Substantia nigra sowie des Oliven-Zahnkern-Systems hervor. Lo Cascio et al., die einen (im Alter von 13 Jahren verstorbenen) Geschwisterfall neuropathologisch untersuchten, stellten degenerative Veränderungen des Zahnkerns und seines Hilus, der Purkinjezellen, der Hinterhörner und — weniger — des Nucleus ruber, des Thalamus und der Substantia nigra fest.

Im Unterschied zu den oben angeführten Einzel- und Geschwisterfällen finden sich in der Sippe 16 von VOGEL et al. (1965) und DIEBOLD et al. (1967) bzw. in der eigenen Sippe 5 sechs Fälle von PME in drei aufeinanderfolgenden Generationen. Von einem (mit 34 Jahren verstorbenen) Fall liegt ein neuropathologischer Befund vor; er ist durch degenerative Veränderungen des Ammonshorns, — weniger — der Großhirn- und Kleinhirnrinde, des Pallidums, der zentralen Kerne und der Vordersäulen des Rückenmarks gekennzeichnet.

5.1.1.2.2. PME-Fälle mit charakteristischen pathomorphologischen Befunden, jedoch ohne zureichende klinische und/oder genetische Angaben

a) PME-Fälle ohne zureichende genetische Angaben. GANS (1926) beschrieb bei seinem (mit 70 Jahren verstorbenen) Fall 1 eine Degeneration der Oliven. (Keine weiteren Befundeinzelheiten.) Erhebliche degenerative Veränderungen der unteren Oliven boten die Fälle von DIMITRI (1933) und VOM BAUER (1960) bzw. der Fall der eigenen Sippe 6. Daneben fanden sich schlecht gefärbte Purkinjezellen und eine Gliose der Körnerschicht der Kleinhirnrinde beim ersteren (Tod mit 18 Jahren), leichte Ganglienzellausfälle der Groß- und Kleinhirnrinde und des Thalamus beim letzteren (Tod mit 23 Jahren). Ausgedehntere degenerative Veränderungen beobachteten ROSSI u. GONZALES (1900) bei ihrem (mit 65 Jahren verstorbenen) Fall; diese erstreckten sich auf die Groß- und Kleinhirnrinde, „die subcorticale Substanz", das Rückenmark und die peripheren Nerven. NOETZEL (1957) berichtete über einen (mit 17 Jahren zu Tode gekommenen) Fall, bei dem degenerative Veränderungen der motorischen Großhirnrinde, des Großhirnmarks, des Zahnkerns, der Medulla oblongata und des Halsmarks bestanden. YOKOI et al. (1965) vermerken im neuropathologischen Befund ihres Geschwisterfalles I erhebliche Ausfälle und Chromatolyse der Purkinjezellen, des Zahnkerns, der Brücken- und Mittelhirnkerne, der Medulla oblongata und der unteren Oliven.

b) PME-Fälle ohne zureichende genetische und klinische Angaben. AMMERMANN (1940) erwähnt einen nicht veröffentlichten Fall von REISCH und SPATZ. Dieser wies eine erhebliche Gliose und Ganglienzellausfälle der Oliven sowie — weniger — des Zahnkerns auf (Tod im „mittleren Lebensalter"). PRECECHTEL (1927) fand bei der neuropathologischen Untersuchung des (mit 28 Jahren verstorbenen) klinischen Falles 2 von GANS (1926) eine Hypoplasie der unteren Oliven, der Hauptoliven, des Flocculus und des Zahnkerns. Epileptische Anfälle waren hier nicht aufgetreten. Frei von epileptischen Anfällen blieb auch der von CRITCHLEY (1962) mitgeteilte Fall (Tod mit 75 Jahren). Bei ihm ließen sich degenerative Veränderungen des Zahnkerns, des Nucleus ruber, des Thalamus, des subfrontalen Marklagers, der spinocerebellaren, spinothalamischen und rubrospinalen Bahnen sowie — weniger — der Pyramiden- und Hinterstrangbahnen nachweisen.

5.1.1.2.3. PME-Fälle ohne zureichende genetische und/oder pathomorphologische Angaben

a) PME-Fälle ohne zureichende pathomorphologische Angaben. Hirnbiopsiematerial der Probandin von GRINKER et al. (1938) zeigte degenerative Ganglienzellveränderungen. FABER (1901) beschreibt bei seinem (mit 29 Jahren verstorbenen) Fall degenerative Veränderungen der „Nervenzellen des Gehirns" (keine Einzelheiten), der Gollschen Stränge, — weniger — der Vorderhorn- und Purkinjezellen. Eine pathomorphologische Klassifikation der beiden Fälle ist aufgrund dieser Befunde nicht möglich.

b) PME-Fälle ohne zureichende genetische und pathomorphologische Angaben. VOLLAND (1911) sah bei 3 von 4 pathomorphologisch untersuchten Fällen degenerative Veränderungen der Großhirnrinde und der Vorderhornzellen des Rückenmarks. Von allen 4 Fällen fehlt ein Kleinhirn-, von Fall 4 überdies ein Rückenmarksbefund. „Kernkörperchen" außerhalb des Zellkerns, vereinzelt auch außerhalb der Zellen, lassen an Laforakörperchen denken (vgl. NOETZEL, 1957). Bei FRIGERIOs (1922) Fall stellten sich degenerative Ganglienzellveränderungen in Groß- und Kleinhirnrinde sowie basophil-metachromatische Substanzablagerungen in den Ganglienzellen des Rückenmarks dar [6]. Die neuropathologische Untersuchung der 4 Fälle MORGENTHALERs (1952) ergab unterschiedlich schwere degenerative Veränderungen der Kleinhirnrinde, des Zahnkerns, der Bindearme, des Nucleus ruber, der Hirnstammkerne, der Hinterstrangkerne, der Oliven, der Nebenoliven, der zentralen Haubenbahn, der Vorderhorn- und Hinterhornzellen, der Hinterstränge und der Spinalganglien. Fall 1 bot überdies „Laforakörperchen" in „Zahnkernnähe".

5.1.1.2.4. PME-Fälle (?) mit uncharakteristischen pathomorphologischen Befunden

Hierher gehören die Fälle von MOTT (1907), SANTENOISE u. LAIGNEL-LAVASTINE (1910) — klinische Beschreibung von GARNIER u. SANTENOISE (1898) —, PARHON u. STEFANESCU (1930) und TACHIBANA (1930). Diese ließen im histologischen Bild Gliazellwucherungen und Pigmentdegeneration einzelner Ganglienzellen der Großhirnrinde, bzw. leichte Chromatolyse weniger Betzscher Pyramidenzellen und angedeutete Gliose, bzw. Pseudokalk, bzw. degenerative Veränderungen der Großhirnrinde, namentlich der 1. Schicht der Cajalzellen, erkennen. Sie waren im Alter von 27, 38, 27 und 41 Jahren zu Tode gekommen.

5.1.1.2.5. Eine PME-Sonderform

VAN BOGAERT (1929) sicherte bei 2 (im Alter von 15 und 18 Jahren verstorbenen) Kranken einer Sippe mit „Myoklonusepilepsie mit Choreoathetose" einen Status marmoratus des Striatums und eine cerebrooliväre Degeneration.

5.1.1.3. Dyssynergia cerebellaris myoclonica (DCM) mit degenerativen Veränderungen cerebellarer Neuronensysteme

5.1.1.3.1. DCM-Fälle mit Zahnkern-Bindearmatrophie (Typ R. Hunt)

a) DCM-Fälle mit typischen pathomorphologischen und klinischen Befunden sowie zureichenden genetischen Angaben. R. HUNT (1921) gründete seine nosologische Auffassung über die Sonderstellung der „Dyssynergia cerebellaris myoclonica" im wesentlichen auf den neuropathologischen Befund einer primären Atrophie des efferenten *Zahnkern-Bindearmsystems* (in Verbindung mit einer typischen Friedreichschen Strangatrophie des Rückenmarks) bei seinem Fall 5 (Tod mit 36 Jahren). Große Ähnlichkeit

---

[6] Eine Zugehörigkeit dieses Falles zu den PME des Typs Lafora ist sehr unwahrscheinlich; vgl. SEITELBERGER et al. (1964).

mit der Originalbeobachtung R. Hunts besitzt der (im Alter von 32 Jahren verstorbene) Fall von Louis-Bar u. van Bogaert (1947). Hier fand sich eine Degeneration des Zahnkerns und der oberen Bindearme, der Hinterstränge, der Clarkeschen Säule, der Gollschen und Burdachschen Kerne, der Vestibulariskerne und oberen Oliven. Vergleichsweise ausgedehntere degenerative Veränderungen zeigte der von Christophe u. Gruner (1956) — klinische Vorbeschreiber: Christophe u. Remond (1951) — neuropathologisch untersuchte Fall (Tod mit 48 Jahren). Außer dem Zahnkern, den oberen Bindearmen und Teilen des Rückenmarks waren der Nucleus ruber, das Pallidum sowie dentato- und rubro-thalamische Fasern atrophiert. De Barsy et al. (1968) stellten bei ihrem (im Alter von 17 Jahren verstorbenen) Fall 2 unterschiedlich ausgeprägte Atrophie, Gliose und Entmarkung des Zahnkerns und seines Hilus, der oberen Bindearme und Wernickeschen Schleife, der Purkinje- und Körnerzellen, der unteren Oliven, der Brückenkerne und Pyramidenbahnen fest. Die Gollschen und Burdachschen Kerne waren intakt; ein Rückenmarksbefund fehlt.

Degeneration des Zahnkerns, der oberen Bindearme und der Purkinjezellen sowie anoxämische Krampfschäden (?) der Großhirnrinde und des Thalamus erwähnen Gaudier et al. (1964) bei einem (mit 4 Jahren verstorbenen) Geschwisterfall, dessen klinische Symptomatik Christiaens et al. (1962) beschrieben.

De Barsy et al. (1968) teilten den neuropathologischen Befund eines (im Alter von 39 Jahren verstorbenen) Falles — 1 — der klinisch von Delaunois (1956) beobachteten Sippe mit. Der degenerative Prozeß erstreckte sich hier auf Zahnkern, obere Bindearme, Dachkern, Nucleus emboliformis, Nucleus ruber, Substantia nigra, Pallidum, Corpus Luysi, untere Oliven, Hinterstrangkerne, Hinterstränge, Clarkesche Säule, Vorderseitenstränge (ohne Pyramidenbahnen) und Vorderhörner.

b) Ein DCM-Geschwisterfall mit typischem pathomorphologischem Befund, jedoch ohne zureichende genetische und klinische Angaben. Grinker (1937) führt einen (mit ? Jahren verstorbenen) Geschwisterfall an, bei dem Ford eine Atrophie des Zahnkerns und der oberen Bindearme sicherstellte.

5.1.1.3.2. DCM- und DCM-ähnliche Fälle mit degenerativen Veränderungen sonstiger cerebellarer Neuronensysteme

a) DCM- und DCM-ähnliche Fälle mit pathomorphologischen und klinischen Befunden sowie zureichenden genetischen Angaben. Dam u. Moller (1968) berichteten über 2 (mit 6 und 15 Jahren zu Tode gekommene) Geschwisterfälle — 1 u. 2 —, die als PME angesprochen wurden. Der eine Fall bot schwere degenerative Veränderungen der Molekular-, Körner- und Purkinjezellen, des Zahnkerns, des Kleinhirnmarks und — weniger — der Oliven. Bei dem anderen Fall bestanden gleich schwere degenerative Veränderungen aller Schichten der Kleinhirnrinde, des Zahnkerns, — weniger — des Thalamus, des Nucleus ruber, der Hirnstammkerne, der Großhirnrinde, der Pyramidenbahnen und Clarkeschen Säule.

Ebenfalls unter der Diagnose einer PME (ohne Laforakörperchen) veröffentlichten Matthews et al. (1969) einen (mit 17 Jahren verstorbenen) Geschwisterfall, der einen nahezu vollständigen Schwund der Purkinjezellen mit astrocytärer Wucherung sowie geringe Ganglienzellausfälle der Körnerschicht, des Zahn- und Dachkerns aufwies.

Der neuropathologische Befund des (mit 27 Jahren durch Suicid zu Tode gekommenen) Probanden von Hänel u. Bielschowsky (1915) vermerkt eine Degeneration der Purkinje- und Molekularzellen, namentlich der neocerebellaren Rindengebiete, sowie der unteren Oliven.

Bei MYLES u. VAN BOGAERTs (1949) Fall bestanden schwere degenerative Veränderungen der Oliven und Kleinhirnrinde sowie der Hinter- und Seitenstränge.

b) DCM- und DCM-ähnliche Fälle mit pathomorphologischen und klinischen Befunden, jedoch ohne zureichende genetische Angaben. Dazu gehören die Beobachtungen von VAN BOGAERT (1932), NOICA et al. (1936) und VERHAART (1954); genetische Angaben werden bei ihnen vermißt. Die (mit 58, 35 und 50 Jahren verstorbenen) Fälle zeigten eine Atrophie der Kleinhirnrinde, — weniger — des Zahnkerns und der Oliven, bzw. eine olivo-ponto-cerebellare Atrophie mit Beteiligung der Hinterstränge und — weniger — des Zahnkerns, bzw. eine olivo-cerebellare Atrophie sowie eine Entmarkung und Gliose des Zahnkerns.

5.1.1.4. Schwer klassifizierbare Fälle bzw. fragliche Sonderformen

Hier werden verschiedenartige Fälle zusammengefaßt, deren zwanglose Zuordnung zu einer der vorstehend besprochenen Gruppen nicht möglich ist.

So veröffentlichten MALAMUD u. COHEN (1958) unter der Diagnose einer „ungewöhnlichen Form von cerebellarer Ataxie" einen (im Alter von 6 Jahren verstorbenen) Fall mit cerebellar-olivärer und dentato-rubraler Degeneration.

Degenerative Veränderungen des Zahnkerns, des Nucleus ruber, der unteren Oliven und — weniger — der Klein- und Großhirnrinde fanden ROGER et al. (1968) bei einem (im Alter von 40 Jahren verstorbenen) Geschwisterfall von DCM mit Epilepsie und psychischen Störungen. (Kein Rückenmarksbefund.)

KREBS u. PLANTEY (1955) berichteten über einen (mit 71 Jahren durch Suicid zu Tode gekommenen) Fall, der außer einer Kleinhirnrindenatrophie leichtere degenerative Veränderungen des Pallidums sowie „Laforakörperchen" in den Ganglienzellen der Mittelhirnhaube erkennen ließ.

Als „Laforasche Krankheit" diagnostizierten DAM u. MOLLER (1968) ihren (mit 19 Jahren verstorbenen) Fall 6; bei ihm wurden eine Degeneration der temporalen Großhirnrinde, des Wurms und der basalen Hemisphärenteile des Kleinhirns, des Zahnkerns und der Oliven sowie extracelluläre „Laforakörperchen" im Putamen und in den Oliven festgestellt.

Schließlich beschrieb VAN BOGAERT (1947) bei dem (im Alter von 55 Jahren verstorbenen) Probanden der Sippe „Verw." die Kombination von „Hallervorden-Spatzscher Krankheit, Kleinhirnrindenatrophie, Zahnkernatrophie und Neurofibromatose".

5.1.2. Genetik

5.1.2.1. Progressive Myoklonusepilepsien (PME) mit intracerebraler Speicherung von Mucopolysacchariden

5.1.2.1.1. Früh- oder Hauptform der PME des Typs Lafora

Autoren der einschlägigen Fälle: s. Abschn. 5.1.1.1.1. Die Gesamtzahl der Fälle beträgt 68 (bzw. 72 einschließlich der wahrscheinlich im Krankheitsbeginn stehenden 4 jüngeren Geschwisterfälle mit gleichartigen EEG-Veränderungen). Diese entstammen 52 Familien. Beide Geschlechter sind gleich häufig betroffen: 34 männliche, 33 weibliche Individuen; bei einem Fall ist das Geschlecht nicht angegeben (COLLOMB et al., 1968). 39 Einzelfällen stehen 29 Geschwisterfälle aus 13 Familien gegenüber.

18 Einzelfälle haben gesunde Geschwister; 1 Einzelfall hat keine Geschwister. Bei 20 Einzelfällen fehlen Angaben über Geschwister. In 6 Familien haben die Kranken auch gesunde Geschwister; in 6 Familien haben die Kranken keine weiteren Geschwister. Von einer Familie liegen Angaben über weitere Geschwister nicht vor. Unter insgesamt 117 Geschwistern aus (18+6+6) 30 Familien finden sich (18+15+12) 45 Kranke. Alterskorrigierte Aufspaltungsziffern können wegen meist fehlender Angaben zu Geburtenfolge und Lebensalter der Probandengeschwister nicht errechnet werden.

In 14 von 24 (= 58%) Familien (mit zureichenden Angaben) sind die Eltern miteinander blutsverwandt: 7× Vettern und Basen 1. Grades; 3× Vettern und Basen 2. Grades; 4× entferntere Verwandte. Nimmt man an, alle Eltern der restlichen 28 Familien (mit unzureichenden Angaben) wären nicht miteinander blutsverwandt, so würde die Blutsverwandtschaftshäufigkeit immer noch 14/52 = 27% betragen. Die Fruchtbarkeit der Kranken ist infolge des frühen Manifestationsalters sehr stark gemindert. Nur die Kranke von DAVISON u. KESCHNER (1940) hatte um das 17. Lebensjahr eine von zwei Graviditäten ausgetragen; das 6jährige Kind war gesund.

Unter den fraglichen klinischen Heterozygotenbefunden stehen leichtere neuropsychiatrische und/oder elektroencephalographische Normabweichungen im Vordergrund. Bei 23 von insgesamt 43 (= 53%) Familien (mit zureichenden Angaben) werden solche Anomalien von einem oder mehreren Verwandtschaftsgraden erwähnt. Darunter finden sich im einzelnen: Bei 11 von 82 Eltern (= 13%) Alkoholismus (4×, 1× mit Epilepsie), angeborener Schwachsinn (2×), atypische Psychose und epileptische EEG-Veränderungen (1×), fragliche Psychose (1×), depressive Phasen (1×), angeborener Nystagmus (1×), steilere Abläufe im EEG (1×); bei 2 weiteren Eltern „erbliche Belastungen"; bei 3 von 73 Geschwistern (=4%) — die 4 jüngeren Geschwisterfälle im Krankheitsbeginn ausgenommen — klinisch manifeste Epilepsie (1×), Spike-Waves bei Photostimulation (1×), epileptoides Wesen (1×); bei 14 einer unbekannten Zahl von Geschwistern der Eltern Epilepsien bzw. Epilepsieverdacht (7×, 4× mit Tod nach der Geburt, in der Kindheit oder Jugend, 2× mit Tod in psychiatrischen Anstalten, 1× mit „Nervosität" und Demenz), Alkoholabusus (2×), depressive Phasen (2×), angeborener Schwachsinn (1×), fragliche cerebrale Lähmung (1×), „andere neurologische Abweichungen" (1×); bei 28 einer unbekannten Zahl sonstiger Blutsverwandter Epilepsien (19×, 6× mit Tod nach der Geburt, im Säuglingsalter, in der Kindheit oder Jugend, 1× mit registrierten EEG-Veränderungen, 1× mit Mikrocephalie und Schwachsinn), Epilepsien und/oder Myoklonien und/oder psychische Störungen (6×), Alkoholismus (2×), Schizophrenie (1×).

Als möglicher oder wahrscheinlicher biochemischer Homo- und Heterozygotenbefund wird ein veränderter Gehalt an Mucopolysacchariden im Blut und Harn angesehen. NEILL fand bei den Geschwisterfällen von HEYCOP TEN HAM u. DE JAGER (1963) bei zweimaliger Untersuchung zunächst einen normalen, dann einen stark erniedrigten Serummucoproteinspiegel. (Normabweichungen der Serummucoproteine haben MILLAR u. NEILL, 1959, erstmalig bei 3 klinisch wahrscheinlichen Fällen der Sippe B von HARRIMAN u. MILLAR, 1955, ihren 9 gesunden Geschwistern und den Eltern festgestellt.) JANEWAY et al. (1967) bestimmten bei ihrem Fall 1 die Mucopolysaccharid-Harnausscheidung; diese erwies sich bei einer Untersuchung als erhöht, bei mehreren nachfolgenden Untersuchungen jedoch als normal. Eine erhöhte Mucopolysaccharid-Harnausscheidung (Heparitinsulfat) beschrieben auch RALLO et al. (1968) bei ihrem Kranken (27 mg pro 24 Std.-Harnmenge) sowie dessen Vater (22 mg) und Bruder (16 mg); der Wert der Mutter lag mit 5,8 mg im Normbereich.

Zur geographischen und rassischen Herkunft der Fälle: 46 Fälle wurden in Europa, 13 Fälle in Amerika, 9 Fälle in Asien (Japan) beobachtet; 53 von ihnen entstammen der europiden, 9 der mongoliden und 6 der negriden Großrasse.

5.1.2.1.2. Spätform der PME des Typs Lafora

Autoren der einschlägigen Fälle: s. Abschnitt 5.1.1.1.2. Die Gesamtzahl der Fälle ist mit 3 sehr klein. Dabei handelt es sich um 2 Geschwisterfälle und einen Einzelfall aus 2 Familien. Vermutlich sind zufällig alle 3 Kranke männlichen Geschlechts. In der einen Familie hatten die Kranken 2 jüngere Geschwister, die im Alter von 1 und 5 Jahren an epileptischen Anfällen verstarben. Der Kranke der anderen Familie hatte 5 ältere, gesunde Schwestern. Die alterskorrigierte Aufspaltungsziffer beträgt nach der Probandenmethode 0,16, nach der Geschwistermethode 0,28. Die Fruchtbarkeit der Kranken erscheint bei höherem Manifestationsalter nicht beeinträchtigt. Einer der beiden Geschwisterfälle hatte einen gesunden Sohn, der im Alter von 22 Jahren bei einem Verkehrsunfall zu Tode kam. Alle 4 Kinder des Einzelfalles waren gesund; sie standen im Alter von 13—18 Jahren. Blutsverwandtschaft der Eltern lag in keiner der beiden Familien vor.

Fragliche klinische Heterozygotenbefunde sind in der Sippe von VOGEL et al. (1965) die Epilepsien der bereits genannten jüngeren Geschwister sowie einer (mit 28 Jahren im Grand mal-Anfall erstickten) Tante väterlicherseits und einer (mit 17 Jahren im Grand mal-Anfall ertrunkenen) Base mütterlicherseits. Ein weiterer Blutsverwandter (von 4 untersuchten) bot im EEG einzelne steilere Wellen (?). Deutschland und Indien sind die Herkunftsländer der Familien.

5.1.2.1.3. „Acorpusculäre" Form der PME

KLEIN et al. (1968) beschrieben eine genetisch hochinteressante Sippe. Hier sind 4 Fälle (4 weiblichen, 1 männlichen Geschlechts) aus 2 Familien von PME betroffen. Die Probandin der einen Familie zeigte außer einer PME eine atypische tapetoretinale Degeneration. 4 ihrer insgesamt 7 Geschwister litten *nur* an tapetoretinaler Degeneration — ihr neuropsychiatrischer Befund war unauffällig —, 1 Geschwister *nur* an PME. Die Autoren lassen die Frage offen, ob es sich dabei um verschiedene Phänotypen desselben Genotyps oder aber um verschiedene Genotypen handelt. Die Probanden- und die Geschwistermethode ergeben für PME eine alterskorrigierte Aufspaltungsziffer von 0,16. Die Eltern der Merkmalsträger sind alle miteinander blutsverwandt (Vettern und Basen 2. Grades); sie haben ein gemeinsames Urgroßelternpaar. Die Fruchtbarkeit der PME-Kranken ist infolge des ziemlich frühen Manifestationsalters offenbar erheblich gemindert. Nur die bereits erwähnte Probandin der einen Familie hatte ein (uneheliches) Kind.

Als klinische Heterozygotenbefunde verdächtige Anomalien sind in der Aszendenz der Inzuchtlinien dieser Sippe nicht aufgetreten. Die Deutung der isolierten Retinopathien als Heterozygotenbefunde hat daher auch wenig Wahrscheinlichkeit. Eigenartigerweise finden sich außerhalb der Inzuchtlinien der Sippe neuropsychiatrische Anomalien, die mit klinischen Heterozygotenbefunden gut vereinbar wären. So hatte der Großvater mütterlicherseits der beiden PME-kranken Geschwister der einen Familie „Epilepsie" (Tod mit 49 Jahren), und ein Vetter und eine Base (mit Generationsverschiebung) der beiden PME-kranken Geschwister der anderen Familie hatten „Epilepsie und Myoklonien" (Tod mit 67 Jahren) bzw. „epileptiforme Anfälle" und zuletzt eine Hemiplegie (Tod mit 48 Jahren).

Als wahrscheinlicher biochemischer Homozygotenbefund konnte bei den 35- und 27jährigen Geschwisterfällen der einen Familie eine erhöhte Mucopolysaccharid-Harnausscheidung (Heparitinsulfat) nachgewiesen werden (briefliche Mitteilung von RALLO, 1969). Die Sippe ist in der walliserischen Schweiz ansässig.

5.1.2.1.4. „Laforakörperchen" bei sonstigen neuropsychiatrischen Krankheiten

Autoren der einschlägigen Fälle: s. Abschnitt 5.1.1.1.4. Soweit es sich um PME- oder DCM-ähnliche Fälle handelt, wird deren Genetik weiter unten besprochen.

5.1.2.2. Progressive Myoklonusepilepsien (PME) mit degenerativen Veränderungen cerebellarer und/oder extrapyramidaler Neuronensysteme

5.1.2.2.1. PME-Fälle mit charakteristischen pathomorphologischen Befunden sowie zureichenden genetischen und klinischen Angaben

Autoren der einschlägigen Fälle: s. Abschnitt 5.1.1.2.1. Die Gesamtzahl der Fälle (ohne gleichartige Krankheiten in der Aszendenz) beträgt 17. 9 von ihnen sind Einzel-, 8 von ihnen Geschwisterfälle (aus 4 Familien). Sie entstammen insgesamt 13 Familien. Das Verhältnis der Geschlechter ist mit 9 weiblichen und 8 männlichen Individuen ausgeglichen.

Bei 2 Einzelfällen fehlen Angaben über Geschwister. 1 Einzelfall hat keine Geschwister. 14 Kranke haben insgesamt 34 gesunde Geschwister. Alterskorrigierte Aufspaltungsziffern lassen sich wegen meist fehlender Angaben zu Geburtenfolge und Lebensalter der Probandengeschwister nicht errechnen.

Infolge des meist frühen Manifestationsalters ist die Fruchtbarkeit stark herabgesetzt; keiner der Kranken hat Kinder. Angaben über Blutsverwandtschaft der Eltern liegen von 8 Elternpaaren vor. 4 = 50% von ihnen sind miteinander blutsverwandt: 3× Vettern und Basen 1. Grades (AMMERMANN; JOSTMANN; YOKOI et al.), 1× Vettern und Basen 2. Grades (DE BARSY et al., Fälle 3 u. 4). Nimmt man an, die restlichen 5 Elternpaare (ohne Angaben) wären alle nicht miteinander blutsverwandt, so läge die Blutsverwandtschaftshäufigkeit unter den Eltern der Kranken immer noch bei 4/13 = 31%.

Drei von 26 Eltern zeigen neuropsychiatrische Auffälligkeiten: Alkoholismus (1× — CURCIO u. PEDACE), Facialisparese und einseitige Taubheit (1× — LO CASCIO et al.), cerebrale Hämorrhagie (1× — FRANCK u. REZNIK). Demgegenüber werden vergleichbare Anomalien bei keinem der 34 klinisch gesunden Geschwister erwähnt. Unter einer unbekannten Zahl sonstiger Blutsverwandter finden sich insgesamt 6 mit: Alkoholismus (2×), unklarer Epilepsie (1×), unklarem Nervenleiden bzw. „Körperlähmung" (1×), psychischen Störungen im Alter (1×), Kriminalität (1×). — Biochemische Homozygoten- oder Heterozygotenbefunde sind bislang nicht bekannt geworden. — Geographische und rassische Herkunft stimmen hier überein: Europa und europide Großrasse: 15 Fälle; Asien (Japan) und mongolide Großrasse: 2 Fälle.

In einer Sippe von VOGEL et al. (1965) und DIEBOLD et al. (1967) bzw. der eigenen Sippe 5 sind insgesamt 6 Personen (3 männlichen, 3 weiblichen Geschlechts) in drei aufeinanderfolgenden Generationen betroffen. Es handelt sich dabei um zwei verhältnismäßig leicht kranke Geschwister, deren 3 schwerer kranke Kinder und 1 Enkelkind. Die Fruchtbarkeit der Kranken ist bei frühem Manifestationsalter deutlich gemindert. Nur eines der 3 Kinder hatte ein (uneheliches) Kind (= Enkelkind), das seinerseits Mutter eines (unehelichen) Kindes wurde. Demnach entfallen 6 Kranke auf 7 (8) Mitglieder der merkmalstragenden Linien der Sippe. Die Eltern der Kranken waren in keinem Falle miteinander blutsverwandt. Offenbar liegt dominante Heterozygotenmanifestation vor. Die Sippe stammt aus Deutschland (Westfalen).

5.1.2.2.2. PME-Fälle mit charakteristischen pathomorphologischen Befunden, jedoch ohne zureichende klinische und/oder genetische Angaben

a) PME-Fälle ohne zureichende genetische Angaben. GANS (1926, Fall 1) und DIMITRI (1933) machen zu ihren Fällen keine genetischen Angaben. Bei VOM BAUERs (1960) bzw. dem Fall der eigenen Sippe 6 ist lediglich die Abstammung von einem jüdischen Vater bekannt. Ein zur Zeit der eigenen Untersuchungen 18jähriger Sohn der Kranken war debil. 3 Geschwister des von VERGA u. GONZALES (1899) beschriebenen Falles litten an „epileptischen Anfällen", eines von ihnen außerdem an periodisch auftretender „Agitation" (?). Die Mutter soll gleichfalls eine „Epilepsie" gehabt haben, und der Vater war angeblich vor seinem Tode dement geworden. Ähnlich schwer beurteilbar ist die genetische Situation in der von NOETZEL (1957) beobachteten Sippe. Hier waren 2 jüngere Geschwister des Falles an „leichten Anfällen und Zittern", der Großvater und eine Großtante mütterlicherseits an „Epilepsie" erkrankt (Heterozygotie eines unvollständig recessiven oder dominanten Allels?). Ein älterer Bruder des Falles I von YOKOI et al. (1965) war mit 27 Jahren an demselben Leiden verstorben. Die Mutter zeigte eine Atrophie des linken Bulbus und eine Pigmentdegeneration der rechten Retina.

b) PME-Fälle ohne zureichende genetische und klinische Angaben. Klinische und genetische Angaben werden bei dem Fall von REISCH u. SPATZ vermißt. Die Mutter des von GANS u. PRECECHTEL (1926, Fall 2) mitgeteilten Falles soll während der Schwangerschaft Myoklonien gehabt haben; 7 ihrer Geschwister starben in früher Kindheit. Ein Kind des Falles von CRITCHLEY (1962) bot einen „leichten psychischen Defekt und neurologische Störungen"; der Autor nimmt eine „atypische Friedreichsche Ataxie" an.

5.1.2.2.3. PME-Fälle ohne zureichende genetische und/oder pathomorphologische Angaben

a) PME-Fälle ohne zureichende pathomorphologische Angaben. GRINKER et al. (1938) berichteten über eine Sippe mit 4 Fällen in 3 aufeinanderfolgenden Generationen. Blutsverwandtschaft der Eltern der Kranken lag offenbar nicht vor. Ein Geschwister des Falles von FABER (1901) hatte dieselbe Krankheit; ein anderes Geschwister litt in der Kindheit an „epileptischen Anfällen". Die Eltern waren gesund (keine Angaben über Blutsverwandtschaft).

b) PME-Fälle ohne zureichende genetische und pathomorphologische Angaben. VOLLAND (1911) macht zu seinen 4 Fällen folgende genetische Angaben: Eine ältere Schwester des Falles 1 hatte Zahnkrämpfe; die Eltern waren gesund. Die Eltern des Falles 2 hatten Blutsverwandtenehe geschlossen; der Vater war Alkoholiker, eine „Tante" war „geisteskrank". Fall 3 hatte 7 gesunde Geschwister; der Vater wird als „arbeitsunfähig" bezeichnet. Der Vater des Falles 4 war „nervenleidend", die Mutter war „nervös"; eine Schwester der Mutter starb „früh an ähnlichen Krämpfen". Bei dem Fall von Frigerio (1922) fehlen genetische Angaben. Morgenthaler (1952) vermerkt lediglich „erbliche Belastungen" seiner 4 Fälle.

5.1.2.2.4. PME-Fälle (?) mit uncharakteristischen pathomorphologischen Befunden

In der von Mott (1907) beschriebenen Familie hatten 4 (von 9) Geschwister sicher dasselbe Leiden. Von den 5 anderen Geschwistern war eines mit 25 Jahren an „Auszehrung und Rückenmarkserkrankung", eines mit einem Jahr an Krämpfen, eines in der Kindheit an ? verstorben. Die Eltern litt(en) an „Rheuma", ein Bruder des Vaters an „Rheuma und Epilepsie". Von Garniers u. Santenoises (1898) und Santenoises u. Laignel-Lavastines (1910) Fall ist bekannt, daß eine Schwester des Vaters mit „Epilepsie" in einer psychiatrischen Anstalt verstarb. Zwei andere Geschwister waren gesund. Bei Parhons u. Stefanescus (1930) Fall werden genetische Angaben vermißt. Tachibana (1930) weist auf „Epilepsie" und „Psychosen" in der Aszendenz seines Falles hin.

5.1.2.2.5. Eine PME-Sonderform

Van Bogaert (1929) beobachtete 6 Fälle von „Myoklonusepilepsie mit Choreoathetose" in mehreren Generationen einer Sippe. Die Eltern der Kranken waren nicht miteinander blutsverwandt.

5.1.2.3. Dyssynergia cerebellaris myoclonica (DCM) mit degenerativen Veränderungen cerebellarer Neuronensysteme

5.1.2.3.1. DCM-Fälle mit Zahnkern-Bindearmatrophie (Typ R. Hunt)

a) DCM-Fälle mit typischen pathomorphologischen und klinischen Befunden sowie zureichenden genetischen Angaben. Hierher gehören die insgesamt 5 Fälle von R. Hunt (1921, Fälle 5 und 6), Louis-Bar u. van Bogaert (1947), Christophe u. Remond (1951) bzw. Christophe u. Gruner (1956) sowie de Barsy et al. (1968, Fall 2). R. Hunts fraglich eineiigen Zwillingen (männlichen Geschlechts) stehen 3 Einzelfälle (2 männlichen, 1 weiblichen Geschlechts) gegenüber; sie entstammen 4 Familien. Von 2 Familien liegen Angaben über die Zahl und Geburtenfolge der Geschwister vor. Betrachtet man R. Hunts Fälle 5 und 6 als zweieiige Zwillinge, so errechnet sich nach der Geschwistermethode eine alterskorrigierte Aufspaltungsziffer von 0,25. Die Fruchtbarkeit der Kranken ist infolge des frühen Manifestationsalters stark gemindert; kein Kranker hatte Kinder. Die Eltern der Fälle R. Hunts — und nur hier finden sich Angaben — waren nicht miteinander blutsverwandt.

1 Elter (von 8 = 12%) der Kranken kam im Alter von 47 Jahren an einem Grand mal-Anfall zu Tode (Louis-Bar u. van Bogaert). Sonstige neuropsychiatrische Anomalien wurden unter den 7 anderen Eltern nicht beobachtet. In der weiteren Blutsverwandtschaft zeigte ein Vetter des Falles 2 von de Barsy et al. eine „infantile Encephalopathie mit Hemichoreoathetose und Epilepsie". Biochemische Homo- und Heterozygotenbefunde sind nicht bekannt. Alle 5 Fälle sind (geographisch) europäischer bzw. (rassisch) europider Herkunft.

Die Beobachtungen von Christiaens et al. (1962) und Gaudier et al. (1964) betrafen 2 Geschwister aus einer Reihe von 5. Diese erkrankten im Säuglingsalter und

verstarben nach kurzem Verlauf. Die Eltern waren gesund; Angaben über Blutsverwandtschaft fehlen. Tryptophan-Stoffwechselbelastungsproben ergaben bei dem Probanden und einem 5jährigen Bruder eine eindeutig erhöhte Xanthurensäure-Harnausscheidung, die durch Pyridoxingaben vermindert werden konnte. Da die Xanthurensäure-Harnausscheidung bei den heterozygoten Eltern im Normbereich lag, hat
die Deutung als biochemischer Homozygotenbefund einige Wahrscheinlichkeit. Dies
um so mehr, als das EEG dieses Bruders zahlreiche generalisierte langsame Wellen
enthielt. Die Familie stammt aus Frankreich.

Im Unterschied zu den oben besprochenen Fällen sind in der Sippe von DELAUNOIS
(1956) und DE BARSY et al. (1968) 4 Personen (3 weiblichen, 1 männlichen Geschlechts)
in 3 aufeinanderfolgenden Generationen betroffen. Es sind dies die Probandin, deren
Mutter sowie ein Onkel und die Großmutter mütterlicherseits. Der kranke Onkel
hatte einen 19jährigen (noch?) gesunden Sohn. 3 Kranke hatten Kinder; die Fruchtbarkeit scheint demnach nicht stark beeinträchtigt. Die Eltern der Kranken waren
nicht miteinander blutsverwandt. Dominante Heterozygotenmanifestation ist daher
sehr wahrscheinlich. Die Sippe ist in Belgien oder Frankreich ansässig.

*b) Ein DCM-Geschwisterfall mit typischem pathologischem Befund, jedoch ohne
zureichende genetische und klinische Angaben.* Bei den Geschwisterfällen von GRINKER
(1937) und FORD fehlen genetische Angaben.

5.1.2.3.2. DCM- und DCM-ähnliche Fälle mit degenerativen Veränderungen
sonstiger cerebellarer Neuronensysteme

*a) DCM- und DCM-ähnliche Fälle mit pathomorphologischen und klinischen Be-
funden sowie zureichenden genetischen Angaben.* In der von DAM u. MOLLER (1968)
berichteten Familie waren 2 — von 4 — Geschwister (Fälle 1 und 2) krank. Sie verstarben nach kürzerem Krankheitsverlauf in frühjugendlichem Alter. Die Eltern
waren anscheinend gesund; keine Angaben über Blutsverwandtschaft. Ein Großonkel
mütterlicherseits litt an „Epilepsie". Biochemische Homo- oder Heterozygotenbefunde
liegen nicht vor. Die Familie stammt aus Dänemark.

MATTHEWS et al. (1969) beschrieben 2 Geschwisterfälle; ein jüngeres Geschwister
bot EEG-Anomalien bei Flickerlichtstimulation. Die anderen 5 Geschwister und die
nicht blutsverwandten Eltern waren gesund. Epilepsien kamen in der Aszendenz nicht
vor. Biochemische Homo- oder Heterozygotenbefunde sind nicht bekannt. Die Familie
ist englischer Herkunft.

Schwerer zu beurteilen ist die genetische Situation in der von HÄNEL u. BIEL-
SCHOWSKY (1915) beobachteten Sippe. Der mit 27 Jahren durch Selbstmord zu Tode
gekommene Proband hatte eine gleichartig kranke, ältere Schwester, die überdies eine
Kyphoskoliose aufwies. Daneben gab es einen jüngeren gesunden Bruder. Der Vater,
der über häufige Kopfschmerzen klagte, verstarb in unbekanntem Alter an einem
Hirntumor. Seine 3 Schwestern hatten Kyphoskoliose; eine von ihnen war „absonder-
lich" und endete durch Suicid. Seine 2 Brüder waren gesund. Einer von ihnen hatte
einen „geisteskranken" Sohn, der nach 20jährigem Aufenthalt in einer psychiatrischen
Anstalt verstarb. Der andere Bruder hatte 3 Kinder: 2 Töchter waren mit Kyphoskoliose und Migräne, 1 Sohn mit hartnäckigen Neuralgien behaftet; letzterer beging
Selbstmord. Die Mutter des Vaters war gesund; ihr Bruder war Trinker. Vermutlich
zufällig finden sich auch in der Linie der Mutter des Probanden 2 Fälle mit neuropsychiatrischen Normabweichungen: Eine Großtante mütterlicherseits litt an Torti-

collis spasticus; ein Bruder von ihr verübte Suicid. Eindeutig aber häufen sich ähnliche Anomalien in der väterlichen Linie des Probanden. 10 von 15 Mitgliedern dieser Linie der Sippe sind durch psychische Anomalien und/oder Kyphoskoliose auffällig. Dabei erscheint bemerkenswert, daß von Kyphoskoliose nur weibliche Individuen betroffen waren. Da in keinem Falle Blutsverwandtschaft der Eltern der Kranken vorlag, ist autosomal dominante Heterozygotenmanifestation wahrscheinlich. Diese ist offenbar unregelmäßig, da 4 Genträger (3× männlichen, 1× wahrscheinlich weiblichen Geschlechts) klinisch gesund blieben. Keiner der Kranken hatte Kinder. Die jüdische Sippe war in Deutschland ansässig.

Unregelmäßige (autosomal) dominante Heterozygotenmanifestation ist auch in der Sippe der Probandin MYLES u. VAN BOGAERTs (1949) zu vermuten. Das jüngste (von 9) Geschwister der Probandin kam quadriplegisch und blind zur Welt; es verstarb nach wenigen Tagen. Der Vater und dessen 3 Geschwister waren klinisch gesund. Die Großmutter väterlicherseits jedoch litt ab den 50er Jahren an einer langsam progredienten neurologischen Krankheit mit Paraplegie und Erblindung.

b) DCM- und DCM-ähnliche Fälle mit pathomorphologischen und klinischen Befunden, jedoch ohne zureichende genetische Angaben. Die Fallbeschreibungen von VAN BOGAERT (1932), NOICA et al. (1936) und VERHAART (1954) enthalten keine genetischen Angaben.

5.1.2.4. Schwer klassifizierbare Fälle bzw. fragliche Sonderformen

In MALAMUDS u. COHENS (1958) Sippe sind außer dem Probanden und seinem Vetter — die Mütter waren Geschwister — in 2 parallelen früheren Generationen — auch hier waren die Mütter Geschwister — 1 von 4 Brüdern und keine der 4 Schwestern bzw. 5 von 5 Brüdern und keine der 4 Schwestern (= insgesamt 6 von 9 Brüdern und keine der 8 Schwestern) Merkmalsträger. Der Proband hatte außerdem 2 gesunde Halbschwestern von seiten der Mutter. 2 gesunde Brüder der zuerst erwähnten Geschwisterschaft hatten je einen gesunden Sohn und eine gesunde Tochter. In keinem Falle waren die Eltern der Kranken miteinander blutsverwandt. X-chromosomal-recessiver Erbgang ist hier anzunehmen. Keiner der Kranken hatte Kinder; offenbar ist die Fruchtbarkeit stark gemindert. Biochemische Befunde sind weder von den hemizygoten Merkmalsträgern, noch von den klinisch gesunden, heterozygoten Konduktorinnen bekannt. Die Sippe lebt in den USA (Kalifornien).

Die von ROGER et al. (1968) erwähnten 2 Kranken hatten vermutlich 6 gesunde Geschwister. Die blutsverwandten Eltern waren gesund. Als klinische Heterozygotenbefunde verdächtige Anomalien werden auch nicht von entfernteren Blutsverwandten berichtet. Die Kranken scheinen keine Kinder gehabt zu haben. Diese Familie ist französischer Herkunft.

Nur wenige genetische Hinweise enthält die (Einzel-)Fallschilderung von KREBS u. PLANTEY (1955). Demnach sind in der Aszendenz gleichartige Krankheiten nicht aufgetreten. Vermutlich lag Homozygotenmanifestation vor. Der Kranke scheint, trotz sehr spätem Manifestationsalter, kinderlos gewesen zu sein. Er stammte aus Frankreich.

DAM u. MOLLER (1968) vermerken bei ihrem (Einzel-)Fall 6 lediglich eine fehlende familiäre Disposition zu neuropsychiatrischen Krankheiten. Infolge des frühen Manifestationsalters und des kurzen Verlaufs gelangte der Kranke nicht zur Fortpflanzung; er war Däne.

In der Sippe „Verw…" von VAN BOGAERT (1947) waren insgesamt 8 Personen (7 weiblichen, 1 männlichen Geschlechts) in 3 aufeinanderfolgenden Generationen betroffen. 3 von ihnen zeigten nur eine Neurofibromatose, 5 zusätzlich ein cerebellarmyoklonisches Syndrom. Es waren dies 3 Schwestern, die beiden Töchter einer dieser Schwestern sowie 2 Töchter und 1 Sohn der einen kranken Tochter. Die andere kranke Tochter hatte 4 gesunde Söhne. Unter insgesamt 14 Mitgliedern der Sippe finden sich 8 Merkmalsträger. In keinem Falle waren die Eltern der Kranken miteinander blutsverwandt. Demnach ist dominante Heterozygotenmanifestation sehr wahrscheinlich. VAN BOGAERTs Annahme einer geschlechtsbegrenzten Wirkung des krankhaften Gens ist jedoch nicht zwingend (s. Abschnitt 5.1.4).

5.1.3. Klinik

5.1.3.1. Progressive Myoklonusepilepsien (PME) mit intracerebraler Speicherung von Mucopolysacchariden

5.1.3.1.1. Früh- oder Hauptform der PME des Typs Lafora

Autoren der einschlägigen Fälle: s. Abschnitt 5.1.1.1.1.

Krankheitsbeginn

Erkrankungsalter: Bezugszahl 50; 6—20 Jahre, bei mehr als $^2/_3$ der Fälle 12 bis 17 Jahre, Mittelwert 13,9 Jahre.

Erste Krankheitssymptome: Bezugszahl 56; Epilepsien (26×); Epilepsien und psychische Veränderungen (8×); Epilepsien und Myoklonien (5×); Epilepsien, Myoklonien und psychische Veränderungen (2×); Myoklonien (6×); Myoklonien und psychische Veränderungen (4×); psychische Veränderungen (5×).

Zusammenfassend: Bei 41 von 56 Fällen = 73% sind epileptische Anfälle, ohne oder zusammen mit psychischen Veränderungen und/oder Myoklonien, die ersten Krankheitssymptome.

Krankheitsverlauf
Epilepsien

Anfallstypen (einschließlich abortiver und atypischer Anfälle sowie epileptischer Äquivalente): Bezugszahl 49 (darunter 6 noch lebende Fälle mit über 5jährigem Krankheitsverlauf).

1 Anfallstyp (23×); 2 Anfallstypen (19×); 3 Anfallstypen (2×); 4 Anfallstypen (3×); 5 Anfallstypen (2×). *Zusammenfassend:* Alle 49 Fälle = 100% zeigen im Krankheitsverlauf epileptische Anfälle mindestens einen Typs, 26 von 49 Fällen = 54% epileptische Anfälle zweier oder mehrerer Typen.

Im einzelnen entfallen auf die genannten Gruppen:

1 Anfallstyp: 16× typisches Grand mal, 2× mit optischer Aura, 1× mit motorischer oder sensorischer Aura; 7× „Epilepsie".

2 Anfallstypen: 18× typisches Grand mal, 5× zus. mit epileptischen Äquivalenten, 3× zus. mit generalisierten tonischen Krämpfen, 3× zus. mit Zuständen von Bewußtlosigkeit ohne Krampfen, 2× zus. mit Absencen, 2× zus. mit Dämmerzuständen, 1× zus. mit atypischen generalisierten Anfällen, 1× zus. mit Petit mal, 1× zus. mit „anderen" Anfällen; 1× generalisierte tonische Krämpfe, zus. mit epileptischen Äquivalenten.

3 Anfallstypen: 2× typisches Grand mal, 1× zus. mit epileptischen Äquivalenten und Absencen, 1× zus. mit Zuständen von Bewußtlosigkeit (ohne Krampfen) und atypischen generalisierten Anfällen.

4 Anfallstypen: 3× typisches Grand mal und Absencen, 2× zus. mit epileptischen Äquivalenten und Dämmerzuständen, 1× zus. mit epileptischen Äquivalenten und fraglichen generalisierten tonischen Krämpfen.

5 Anfallstypen: 2× typisches Grand mal und absenceartige Anfälle, 1× zus. mit generalisierten tonischen Krämpfen, epileptischen Äquivalenten und „Petit mal", 1× zus. mit atypischen generalisierten Anfällen, epileptischen Äquivalenten und Dämmerzuständen.

Häufigkeit der epileptischen Anfälle: Bezugszahl 44 (darunter 4 noch lebende Fälle mit über 5jährigem Krankheitsverlauf); abnehmende Anfallsintervalle (31×); zunehmende Anfallsintervalle (2×); etwa gleichbleibende Anfallsintervalle (11×).

Zusammenfassend: Bei 31 von 44 Fällen = 70⁰/o nimmt im Krankheitsverlauf die Häufigkeit der epileptischen Anfälle zu bzw. nehmen die Anfallsintervalle ab.

Im einzelnen entfallen auf die genannten Gruppen:

Abnehmende Anfallsintervalle: 12× von Monaten zu Tagen; 7× von Monaten zu Wochen; 6× von Wochen zu Tagen; 2× von Jahren zu Tagen; 1× von Jahren zu Monaten; 3× „zunehmend häufiger".

Zunehmende Anfallsintervalle: 1× von Wochen zu Monaten; 1× von Tagen zu Wochen.

Etwa gleichbleibende Anfallsintervalle: 5× von Wochen; 3× von Tagen; 2× von Monaten; 1× von Jahren.

Myoklonien

Sitz der Myoklonien während der ersten Verlaufshälfte: Bezugszahl 40 (darunter 4 noch lebende Fälle mit über 5jährigem Krankheitsverlauf); Gesicht und/oder Arme (14×); Arme, Beine (8×); Arme, Beine, Gesicht (4×); Beine, Sprachmuskeln (1×); „verschiedene Körperteile" (4×); Lippen, Zunge, Schlund, Augenlider (2×); fragliche generalisierte Myoklonien (6×); keine Myoklonien (1×).

Zusammenfassend: Bei 39 von 40 Fällen = 97⁰/o treten Myoklonien während der ersten Verlaufshälfte auf; diese sind bei 33 von 39 Fällen = 85⁰/o insbesondere an Armen, Beinen und im Gesicht lokalisiert. Ein Geschwisterfall von BUDULS u. VILDE (1938) blieb in einem 2jährigen Krankheitsverlauf frei von Myoklonien.

Bei nur wenigen Fällen ist außer dem Sitz auch die Ausprägung der Myoklonien während der ersten Verlaufshälfte angegeben. Demnach scheinen episodische, asymmetrische, asynchrone, asynergische, elementare Myoklonien vorzuherrschen. Diese führen zu Gangstörungen, „Einknicken in den Knien", Stürzen und sonstigen Bewegungsbehinderungen.

Sitz der Myoklonien während der zweiten Verlaufshälfte: Bezugszahl 41 (darunter 5 noch lebende Fälle mit über 5jährigem Krankheitsverlauf); Arme, Beine, Gesicht, teilweise Rumpf, Sprach-, Atem-, Schlundmuskulatur bzw. generalisierte Myoklonien (31×); Beine und/oder Arme, teilweise Rumpf und Gesicht (8×); keine Myoklonien (2×).

Zusammenfassend: Bei 31 von 40 Fällen = 77⁰/o breiten sich die Myoklonien während der zweiten Verlaufshälfte auf die gesamte quergestreifte Muskulatur auf. (Ohne Myoklonien blieb der bereits erwähnte Geschwisterfall von BUDULS u. VILDE, 1938. Bei dem Geschwisterfall 1 von SCHWARZ u. YANOFF, 1965, verschwanden die Myoklonien nach dem Auftreten cerebellarer Symptome.)

Ausprägung der Myoklonien während der zweiten Verlaufshälfte: Bezugszahl 35; ständig (24×); wechselnd (8×); episodisch (1×); keine Myoklonien (2×). Demnach nimmt die Häufigkeit der Myoklonien bei 32 von 35 Fällen = 91⁰/o an Häufigkeit zu;

ihre sonstigen Ausprägungscharaktere (Asymmetrie, Asynchronie, Asynergie und vorwiegendes Betroffensein einzelner Muskeln oder Muskelteile) hingegen bleiben gleich. Der Ausdehnung und Häufigkeit der Myoklonien entsprechen sehr erhebliche Bewegungs-, Sprach- und selbst Schluckstörungen. Sensible und sensorische Reize sowie psychische Erregung führen im allgemeinen zu einer Verstärkung der Myoklonien.

Psychische Veränderungen

Psychische Veränderungen während der ersten Verlaufshälfte: Bezugszahl 40; Demenz (4×); Demenz und Wesensänderung (11×); Demenz und Psychosen (3×); Demenz, Wesensänderung und Psychosen (2×); Wesensänderung (5×); Wesensänderung und Psychosen bzw. psychosenähnliche Zustände (3×); angeborener Schwachsinn (3×); keine psychischen Anomalien (9×).

Zusammenfassend: Bei 28 von 40 Fällen = 70% treten krankheitsbedingte psychische Veränderungen während der ersten Verlaufshälfte auf. Bei 20 von 40 Fällen = 50% zeigt sich eine leichte Demenz, bei 16 von 40 Fällen = 40% zus. mit Wesensänderung und/oder Psychosen.

Im einzelnen beinhalten die genannten 3 Symptomengruppen u. a. folgende Angaben:
Demenz: Gedächtnis-, Auffassungs-, Konzentrationsstörungen, Schwerbesinnlichkeit, Verlangsamung, Schulleistungsrückgang.
Wesensänderung: Interesselos, gleichgültig, indolent-euphorisch, „klebrig", stumpf, eigensinnig, „schwierig", ängstlich, weinerlich, nörgelig, dysphorisch, enthemmt, reizbar, aggressiv.
Psychosen: Psychomotorische Erregung mit fraglichen Halluzinationen; Suicidideen; optische Halluzinationen (Schlangen, Mäuse) und Wahn; episodische oneiroide Verwirrtheit und psychomotorische Erregung; Verwirrtheitszustände mit coenästhetischen und optischen Halluzinationen (Ameisen auf der Haut); schwankende Bewußtseinslage.

Psychische Veränderungen während der zweiten Verlaufshälfte: Demenz: Bezugszahl 42; leichte Demenz (3×); mittelschwere Demenz (19×); schwere Demenz (11×); „Demenz" (9×). — Wesensänderung: Bezugszahl 38; Wesensänderung mit Antriebssteigerung (18×); Wesensänderung mit Antriebsindifferenz oder -minderung (10×). — Psychosen: Bezugszahl 39; Verwirrtheitszustände, Desorientiertheit, psychomotorische Erregung, zeitweilige oder vereinzelt auch ständige Bewußtseinstrübung oder Somnolenz, zus. *mit* Wahn und/oder Halluzinationen (15×), *ohne* Wahn und/oder Halluzinationen (10); depressive Verstimmungszustände, Suicidideen, Stupor (3×).

Zusammenfassend: Alle 42 von 42 bzw. 38 von 38 Fällen = 100% bieten während der zweiten Verlaufshälfte vorwiegend mittelschwere bis schwere Demenz und antriebsgesteigerte oder -geminderte Wesensänderung, 28 von 39 Fällen = 72% außerdem Psychosen.

Im einzelnen beinhalten die genannten Symptomengruppen u. a. folgende Angaben:
Demenz: Leichte Demenz: Gedächtnisstörungen, Reaktionsverlangsamung, „choreaähnliche Demenz". — Mittelschwere Demenz: Erhebliche Gedächtnisstörungen; Sprachabbau, nur Blickkontakt herstellbar; Intelligenzalter weniger Jahre; starke psychomotorische Verlangsamung; Echolalie, Verbigeration, Perseverieren. — Schwere Demenz: Fehlende Spontaneität, fehlende Reaktivität, Kontaktunfähigkeit, lallende Sprache, logoklonisches Silbenstammeln.
Antriebsgesteigerte Wesensänderung: Gereizt, enthemmt; wechselweise apathisch und gereizt bzw. euphorisch und dysphorisch oder aggressiv.
Wesensänderung mit Antriebsindifferenz oder -minderung: Stumpf, apathisch; euphorisch-indolent; depressiv-weinerlich.
Wahninhalte und Formen der Halluzinationen: Optische Halluzinationen (drohende Gestalten; Angehörige; traumartige Szenen); depressiv gefärbter oder paranoider Wahn (Hinrichtung; Beerdigung; Vergiftungsideen; vage Verfolgungsideen; Personenverkennungen); primitiver, hypochondrisch gefärbter Wahn (Zähne verloren oder geschluckt; Haare der Bauchhaut sind Nadeln oder Holzspäne).

Epilepsien, Myoklonien und psychische Veränderungen sind Leitsymptome aller Formen von PME. Zu ihrer zeitlichen Abfolge bei der Früh- oder Hauptform der PME des Typs Lafora ist festzustellen: Unabhängig von der Art treten die Symptome einzeln oder in verschiedener Kombination innerhalb eines 1/2- bis 10jährigen, bei 2/3 der Fälle 1- bis 5jährigen Zeitraumes nacheinander auf. 19 von 22 = 86% bzw. 17 von 22 = 77% der Geschwister zeigen dabei ein homotypisches Verhalten hinsichtlich Erkrankungsalter und Krankheitsdauer (± 2 Jahre) bis zur Vervollständigung der genannten Symptomentrias. Demgegenüber stimmen nur 11 von 22 = 50% der Geschwister hinsichtlich Art und Ausprägung der ersten Krankheitssymptome miteinander überein.

Neben den vorstehend besprochenen werden im Krankheitsverlauf cerebellare, extrapyramidale, Pyramiden-, ophthalmologische und sonstige neurologische Symptome beobachtet.

Cerebellare Symptome

Cerebellare Symptome während der ersten Verlaufshälfte: Bezugszahl 48 (darunter 6 noch lebende Fälle mit über 5jährigem Krankheitsverlauf); sichere oder wahrscheinliche cerebellare Symptome (3×); fragliche cerebellare Symptome (7×).

Zusammenfassend: 3 (—10) von 48 Fällen = 7 (—21%) zeigen nach 1- bis 3jährigem Krankheitsverlauf sichere oder wahrscheinliche (bzw. fragliche) cerebellare Symptome.

Im einzelnen entfallen auf beide Symptomengruppen:

Sichere oder wahrscheinliche cerebellare Symptome: 1× Hypotonie, Ataxie, Hypermetrie, Dysdiadochokinese, Dysarthrie; 1× kinetische Ataxie, Nystagmus; 1× „cerebellares Syndrom", Nystagmus.
Fragliche cerebellare Symptome: 5× Gangataxie, 1× zus. mit Haltungstremor der Beine, 1× zus. mit Intentionstremor, 1× zus. mit Dysarthrie; 2× Dys- bzw. Adiadochokinese, 1× zus. mit Ataxie und skandierender Sprache, 1× zus. mit Dysmetrie.

Cerebellare Symptome während der zweiten Verlaufshälfte: Bezugszahl 48 (siehe oben); sichere oder wahrscheinliche cerebellare Symptome (7×); fragliche cerebellare Symptome (13×).

Zusammenfassend: 7 (—20) von 48 Fällen = 15 (—42) % weisen nach 3- bis 8jährigem Krankheitsverlauf sichere oder wahrscheinliche (bzw. fragliche) cerebellare Symptome auf.

Im einzelnen entfallen auf beide Symptomengruppen:

Sichere oder wahrscheinliche cerebellare Symptome: 7× Hypotonie, 1× zus. mit „episodischen cerebellaren Zeichen", 1× zus. mit kinetischer Ataxie, 1× zus. mit „Intentionstremor-artigen Bewegungen".
Fragliche cerebellare Symptome: 11× Dysarthrie (skandierende, explosive, verwaschene Sprache) und/oder kinetische Ataxie; 1× „cerebellare Zeichen", allgemeine Areflexie, skandierende, explosive Sprache; 1× „Kleinhirnsymptome".

Extrapyramidale Symptome

Extrapyramidale Symptome während der ersten Verlaufshälfte: Bezugszahl 48 (darunter 6 noch lebende Fälle mit über 5jährigem Krankheitsverlauf); sichere extrapyramidale Symptome (2×).

Zusammenfassend: Bei 2 von 48 Fällen = 4% treten nach 2- bis 3jährigem Krankheitsverlauf leichte extrapyramidale Symptome auf (1× Rigidität des linken Armes; 1× Hypomimie und zeitweilige Hypersalivation).

Extrapyramidale Symptome während der zweiten Verlaufshälfte: Bezugszahl 48 (siehe oben); sichere oder wahrscheinliche extrapyramidale Symptome (14×).

Zusammenfassend: 14 von 48 Fällen = 29% bieten nach meist 3- bis 5jährigem Krankheitsverlauf teilweise schwere extrapyramidale Symptome.

Im einzelnen entfallen auf diese Symptomengruppe:

5× allgemeine Rigidität, 2× zus. mit Salbengesicht und/oder Amimie; 3× Rigidität der Arme und Beine, 1× zus. mit Rigidität des Halses und Amimie; 2× Rigidität einzelner Glieder, 1× zus. mit Hypersalivation und Hyperhidrose; 1× leichte Hypertonie; 1× „extrapyramidale Allgemeinmotorik"; 1× „kleinschrittiger Gang"; 1× profuse Schweiße.

Pyramidensymptome

Pyramidensymptome während der ersten Verlaufshälfte: Bezugszahl 49 (darunter 6 noch lebende Fälle mit über 5jährigem Krankheitsverlauf); sichere Pyramidensymptome (2×).

Zusammenfassend: Bei 2 von 49 Fällen = 4% lassen sich nach 2- bis 5jährigem Krankheitsverlauf leichte Pyramidensymptome nachweisen.

Pyramidensymptome während der zweiten Verlaufshälfte: Bezugszahl 49 (siehe oben); sichere Pyramidensymptome (7×).

Zusammenfassend: 7 von 49 Fällen = 14% zeigen nach meist über 5jährigem Krankheitsverlauf teilweise schwere Pyramidensymptome.

Im einzelnen entfallen auf diese Symptomengruppe:

5× Pyramidenzeichen (Babinski, Oppenheim, Chaddock), 2× zus. mit Fuß- bzw. Patellarklonus; 1× schlaffe (?) Quadriplegie; 1× linksbetonte Tetraspastik.

Ophthalmologische Symptome

Ophthalmologische Symptome während der ersten Verlaufshälfte: Bezugszahl 49 (darunter 6 noch lebende Fälle mit über 5jährigem Krankheitsverlauf); objektive ophthalmologische Symptome (1×); subjektive ophthalmologische Symptome (1×).

Zusammenfassend: Bei 2 von 49 Fällen = 4% treten in frühen Krankheitsstadien ophthalmologische Symptome auf (1× unklare Pigmentablagerungen des Fundus; 1× „Sehstörungen").

Ophthalmologische Symptome während der zweiten Verlaufshälfte: Bezugszahl 49 (siehe oben); objektive ophthalmologische Symptome (4×); subjektive ophthalmologische Symptome (3×).

Zusammenfassend: Bei 7 von 49 Fällen = 14% stellen sich in späteren Krankheitsstadien ophthalmologische Symptome ein.

Im einzelnen entfallen auf beide Symptomengruppen:

Objektive ophthalmologische Symptome: 1× fehlende Pupillenreaktion, Papillenblässe, allmählicher Sehverfall; 1× zeitweilig fehlende Lichtreaktion der linken Pupille und Sehstörungen; 1× leichte temporale Papillenblässe; 1× „starke Mydriasis".

Subjektive ophthalmologische Symptome: 2× anfallsweise „Sehschwäche", 1× zus. mit fortschreitender Sehverschlechterung; 1× „Sehstörungen".

Sonstige neurologische Symptome

Sonstige neurologische Symptome während der ersten Verlaufshälfte: Bezugszahl 47 (darunter 5 noch lebende Fälle mit über 5jährigem Krankheitsverlauf); linksseitige Parästhesie, einschließlich der Zunge (1×), allgemeine Hypästhesie (2×).

Sonstige neurologische Symptome während der zweiten Verlaufshälfte: Bezugszahl 47 (siehe oben); allgemeine Muskelatrophie (9×); Beugekontrakturen der Beine (4×); bulbäre Symptome (1×).

EEG-Befunde liegen von insgesamt 30 Fällen vor. Bei 12 von ihnen sind mindestens 2 EEG-Befunde, teilweise aus verschiedenen Krankheitsstadien, angegeben.

EEG bei Krankheitsbeginn: 4 Geschwisterfälle (NAMBA, 1967; COLLOMB et al., 1968; HASHI et al., 1969) wurden in einem präklinischen Krankheitsstadium erfaßt. Sie zeigten Allgemeinveränderungen und/oder Krampfströme (1× „abnormes EEG"; 1× Spike-Waves; 2× Allgemeinveränderungen und Spike-Waves).

13 Fälle befanden sich in einem frühen klinischen Krankheitsstadium. Allgemeinveränderungen und Krampfströme waren hier bereits deutlich ausgeprägt (7× Zwischenwellengrundaktivität, paroxysmale 3—4/sec-Wellen, Einzelspikes und/oder atypische Spike-Waves und/oder Polyspikes bzw. Polyspike-Waves; 2× rhythmische Spike-Waves und Polyspikes; 1× paroxysmale 3—4/sec-Wellen und Spikes; 1× Petit mal-Variante; 1× „generalisierte subcorticale Epilepsie"; 1× „krampfverdächtiges EEG").

EEG während der ersten Verlaufshälfte: Im Krankheitsverlauf nehmen die Allgemeinveränderungen ziemlich rasch zu. Der Grundrhythmus (Bezugszahl 15) sinkt in seiner Frequenz ab (1× 6—8/sec-Wellen; 5× 5—7/sec-Wellen; 2× 4—6/sec-Wellen; 4× 3—5/sec-Wellen; 3× 2—4/sec-Wellen; durchweg höhere Amplituden). Meist fehlen On- und Off-Effekt. Unter den Krampfströmen (Bezugszahl 21) finden sich vorwiegend atypische Spike-Waves (12×) und/oder Polyspike-Waves bzw. Polyspikes (8×) und/oder Einzelspikes (7×).

EEG während der zweiten Verlaufshälfte: Die Mehrzahl der Fälle (Bezugszahl 14) bietet in späteren Krankheitsstadien schwere Allgemeinveränderungen mit einem Delta- und langsamen Zwischenwellengrundrhythmus (1× 1—3/sec-Wellen; 6× 2—4/sec-Wellen; 5× 3—5/sec-Wellen; 2× 4—6/sec-Wellen; durchweg höhere Amplituden). Daneben stellen sich paroxysmale Gruppen generalisierter, hochgespannter, langsamer (4× 3—5/sec) Wellen dar. Mit einer der ersten Verlaufshälfte sehr ähnlichen Häufigkeit (Bezugszahl 20) werden vorwiegend atypische Spike-Waves (10×) und/oder Polyspikes bzw. Polyspike-Waves (7×) und/oder Einzelspikes (7×) als Krampfströme beobachtet. Intra- und subcorticale EEG-Ableitungen ergaben bei dem Fall von RIEHL et al. (1968) Spike-Waves von corticalen Neuronen und tiefgelegenen Hirnmassen der Mittellinie.

Im gesamten Krankheitsverlauf lassen die Krampfströme meist eine Betonung über den vorderen Hirnabschnitten erkennen. Außerdem besteht in der Regel eine ausgeprägte Photosensibilität. Hyperventilation führt zu einer Verstärkung der Allgemeinveränderungen und einer Aktivierung der Krampfströme. EEG- und EMG-Entladungen zeigen wechselnde zeitliche Beziehungen.

Tod

Sterbealter: 16—24, bei mehr als ²/₃ der Fälle 18—22 (Mitttelwert: 20,1) Jahre.
Verlaufsdauer: 1—16, bei mehr als ²/₃ der Fälle 3—10 (Mittelwert: 6,2) Jahre. Verteilung des Erkrankungs- und Sterbealters aller Fälle: s. Abb. 1.

Der Vergleich einiger Daten von Geschwisterfällen ergibt: *deutliche Homotypie* hinsichtlich der Ausprägung der EEG-Grundrhythmusverlangsamung (13× Konkordanz, keine Diskordanz), der Art und Ausprägung der pathomorphologischen Organveränderungen (9× Konkordanz, keine Diskordanz), der Art und Ausprägung der psychischen Veränderungen (14× Konkordanz, 2× Diskordanz), der Verlaufsdauer

±2 Jahre (14× Konkordanz, 4× Diskordanz), des Vorkommens extrapyramidaler Symptome (7× Konkordanz, keine Diskordanz) und des Vorkommens subjektiver Sehstörungen (4× Konkordanz, keine Diskordanz); *höchstens schwache Homotypie* hinsichtlich der Art und Ausprägung der Myoklonien (10× Konkordanz, 6× Diskordanz), der Art und Häufigkeit der epileptischen Anfälle (8× Konkordanz, 5× Diskordanz), des Vorkommens von Pyramidensymptomen (10× Konkordanz, 6× Diskordanz) und des Vorkommens sicherer oder wahrscheinlicher cerebellarer Symptome (2× Konkordanz, 4× Diskordanz).

5.1.3.1.2. Spätform der PME des Typs Lafora

Autoren der einschlägigen Fälle s. Abschnitt 5.1.1.1.2. Der Kürze halber werden wir im folgenden die beiden Geschwisterbeobachtungen als Fälle 1 und 2, die Einzelbeobachtung als Fall 3 bezeichnen.

Krankheitsbeginn

Erkrankungsalter: 20, 17, 33 Jahre.
Erste Krankheitssymptome: Epileptische Anfälle, bei den Fällen 1 und 3 vom Grand mal-Typ, bei Fall 2 nicht sicher klassifizierbar.

Krankheitsverlauf

Epilepsien

Die Fälle 1 und 3 zeigten im gesamten Krankheitsverlauf nur Grand mal-Anfälle. Bei Fall 2 sind sichere Grand mal-Anfälle erst in einem späteren Krankheitsstadium beobachtet worden; die Schilderung der sonstigen Anfälle erlaubt keine genauere Klassifikation (atypische generalisierte Krampfanfälle? vgl. JAKOB, 1969). Zur Anfallshäufigkeit ist zu bemerken: Die Fälle 1 und 3 blieben mehrfach über einen Zeitraum von Jahren anfallsfrei. Im übrigen traten die Anfälle bei Fall 1 durchweg selten, bei Fall 3 teils selten, teils sehr häufig (bis zu 10—15 pro Tag) auf. Fall 2 hatte Anfälle in etwa 4wöchigen Abständen; er verstarb im Status epilepticus.

Myoklonien

Bei den Fällen 1 und 2 betrafen die Myoklonien zunächst den Mundbereich und die Sprachmuskeln, bei Fall 3 die Beine. Bei allen 3 Fällen breiteten sie sich allmählich auf die gesamte quergestreifte Muskulatur aus, bei den Fällen 1 und 2 einschließlich der Muskulatur der Zunge, des Rachens und Zwerchfells; bei Fall 3 blieb das Zwerchfell frei von Myoklonien. Die Fälle 1 und 2 boten während der letzten Lebensjahre im Wachzustand ständige, asymmetrische, asynchrone, asynergische und elementare Myoklonien, die bei Fall 2 im Schlaf nur etwas nachließen. Sprache und Bewegungsfähigkeit waren bei allen 3 Fällen, namentlich in späteren Krankheitsstadien, sehr stark beeinträchtigt.

Psychische Veränderungen

Gedächtnisstörungen, Verlangsamung und vermehrte affektive Reizbarkeit waren bei Fall 1 die ersten psychischen Veränderungen. Im weiteren Krankheitsverlauf ent-

wickelten sich eine mittelschwere Demenz und eine eher antriebsgeminderte Wesensänderung; zuletzt war der Kranke völlig apathisch und kaum mehr ansprechbar. Fall 2
bot im späteren Krankheitsverlauf eine mittelschwere bis schwere Demenz mit starker
Verlangsamung und ante finem eine Bewußtseinstrübung. Bei Fall 3 waren zunächst
Gedächtnisschwäche, Wesensänderung und depressive Verstimmungen aufgefallen.
Diese psychischen Störungen nahmen ziemlich rasch zu, und zuletzt bestanden mittelschwere Demenz und antriebsgeminderte Wesensänderung; der Kranke war desorientiert, apathisch, gab aber noch einfache Antworten.

Die drei Leitsymptome traten bei den 3 Fällen innerhalb eines 6- bis 11jährigen
Zeitraumes nacheinander auf. Später gesellten sich leichtere cerebellare und Pyramidensymptome hinzu.

Cerebellare Symptome

Bei den Fällen 1 und 2 war(en) allgemeine Hypotonie und Gangataxie bzw. leichte
Hypotonie nachweisbar.

Pyramidensymptome

Nicht sicher auslösbare Bauchhautreflexe des Falles 2 weisen auf eine fragliche
Pyramidenbahnschädigung hin.

EEG

Nur von den Fällen 1 und 3 liegen EEG-Befunde vor. Zwei Ableitungen des
ersteren (1 bis 2 Jahre vor dem Tod) zeigten das eine Mal einen Grundrhythmus von
6—7/sec-Zwischenwellen, Gruppen steiler Zwischen- und Deltawellen, biphasische
Spikes und atypische Spike-Waves, das andere Mal einen Grundrhythmus von
5—7/sec-Zwischenwellen, seltenere Deltawellen-Gruppen, jedoch häufigere Einzel-
und Polyspikes, vereinzelt mit langsamen Nachwellen. Im EEG des letzteren fanden
sich eine Grundaktivität von 7/sec-Zwischenwellen, Deltawellen-Gruppen, 6/sec-
Zwischen- und gelegentliche Steilwellen (häufig mit Myoklonien).

Tod

Sterbealter: 63, 45, 42 Jahre. *Verlaufsdauer:* 43, 28, 9 Jahre.

5.1.3.1.3. „Acorpusculäre" Form der PME

Autoren der einschlägigen 4 Fälle: KLEIN et al. (1968).

Krankheitsbeginn

Erkrankungsalter: 13—15 Jahre. *Erste Krankheitssymptome:* Myoklonien und
Grand mal-Anfälle (3 ✕); Grand mal-Anfälle (1 ✕).

Krankheitsverlauf

Epilepsien

Es scheint sich bei allen 4 Fällen um Grand mal-Anfälle gehandelt zu haben. Bei
der Probandin und einem weiteren Fall wird deren Auftreten während der Nachtzeit

hervorgehoben. Unter antiepileptischer Behandlung war bei 2 Fällen ein Rückgang der Anfallshäufigkeit zu beobachten. Bei einem Fall nahm die Anfallshäufigkeit zu, bei einem weiteren Fall stellten sich die Anfälle gelegentlich in Serien ein (Zusammenhänge mit der antikonvulsiven Behandlung sind hier nicht berichtet).

Myoklonien

Bei 3 Fällen (mit zureichenden Angaben) waren die Myoklonien zunächst in den Sprachmuskeln und Gliedern lokalisiert. Im weiteren Krankheitsverlauf ergriffen die Myoklonien bei 2 Fällen die gesamte quergestreifte Muskulatur; Bewegungsfähigkeit, Sprache und selbst Schluckakt waren entsprechend schwer gestört. Bei den beiden anderen Fällen scheinen sich die Myoklonien (bis zum Zeitpunkt der Untersuchung) weitgehend auf die Glieder beschränkt zu haben. Die Häufigkeit der Myoklonien wird bei der Probandin — im Krankheitsendstadium — als ständig, bei einem zweiten Fall als wechselnd beschrieben; ein dritter Fall bot gelegentlich Zustände anhaltender heftiger Myoklonien (Status myoclonicus) mit Übergang in Grand mal-Anfälle.

Psychische Veränderungen

Von der Probandin liegen Angaben über psychische Veränderungen nicht vor. Bei den 3 anderen Fällen wurden leichte bis mittelschwere Demenz mit Gedächtnisstörungen, Verlangsamung, Perseverieren sowie Wesensänderung mit Enthemmung und zeitweiligen depressiven Verstimmungszuständen (1 × mit Suicidversuch) beobachtet.

Die drei Leitsymptome scheinen bei 3 Fällen — und nur von diesen gibt es zureichende Angaben — innerhalb eines mehrjährigen Zeitraumes aufgetreten zu sein. Im späteren Krankheitsverlauf kamen leichte cerebellare und fragliche Pyramidensymptome hinzu.

Cerebellare Symptome

2 Fälle zeigten „Gangstörungen" bzw. Gangataxie, 1 Fall bot Hypotonie, kinetische Ataxie, positiven Romberg und skandierende, explosive Sprache.

Pyramidensymptome

Bei einem Fall fand sich als fragliches Pyramidensymptom eine Sehnenhyperreflexie.

Im übrigen litten die Probandin und 4 ihrer Geschwister an tapetoretinaler Degeneration mit fortschreitendem Sehverfall. Bei der ersteren hatte das Leiden in der Pubertät, bei den letzteren im Alter zwischen 7 und 10 Jahren eingesetzt (s. Abschnitt 5.1.2.1.3.).

EEG

EEG-Befunde liegen von allen 4 Fällen vor. Die Probandin zeigte (nach 20jährigem Krankheitsverlauf) eine Grundaktivität schneller Zwischenwellen mit paroxysmalen, frontozentral betonten Gruppen von Deltawellen und Spikes. Bei einem zweiten Fall stellten sich (nach 17jährigem Krankheitsverlauf) eine Grundaktivität langsamer und schneller Zwischenwellen sowie Gruppen von Spikes und Spike-Waves dar. Bei einem dritten Fall ergab die Ableitung (nach 11jährigem Krankheitsverlauf) eine

Grundaktivität langsamer Zwischen- und Deltawellen sowie Spike-Waves und Poly-spike-Waves. Der vierte Fall — die Dauer des Krankheitsverlaufes ist hier nicht ver-merkt — wies eine Grundaktivität unregelmäßiger Alphawellen auf, in die Zwischen-und polymorphe Deltawellen eingestreut waren. Daneben fanden sich kurze Gruppen langsamer Wellen und Einzelspikes. Bei Photostimulation traten Spike-Waves auf, ge-legentlich begleitet von Myoklonien.

Tod

Die Probandin war nach 20jähriger Verlaufsdauer im Alter von 37 Jahren ver-storben. (Die 3 anderen Fälle waren zum Zeitpunkt der Untersuchung 33, 35 und 37 Jahre alt; die Verlaufsdauer betrug bei ihnen 20, 21 und 13 Jahre.)

5.1.3.1.4. „Laforakörperchen" bei sonstigen neuropsychiatrischen Krankheiten

Autoren der einschlägigen Fälle: s. Abschnitt 5.1.1.1.4. Soweit es sich um PME- und DCM-ähnliche Fälle handelt, wird deren Klinik weiter unten besprochen.

5.1.3.2. Progressive Myoklonusepilepsien (PME) mit degenerativen Veränderungen cerebellarer und/oder extrapyramidaler Neuronensysteme

5.1.3.2.1. PME-Fälle mit charakteristischen pathomorphologischen Befunden sowie zureichenden genetischen und klinischen Angaben

Autoren der Geschwister- und Einzelfälle ohne gleichartige Krankheiten in der Aszendenz: s. Abschnitt 5.1.1.2.1.

Krankheitsbeginn

Erkrankungsalter: 3—18, bei ²/₃ der Fälle 10—14 (Mittelwert: etwa 12) Jahre. *Erste Krankheitssymptome:* Bezugszahl 16; Epilepsien (7×); Epilepsie und psychische Veränderungen (1×); Epilepsie, Myoklonien und cerebellare Symptome (1×); Myo-klonien (7×). *Zusammenfassend:* Bei 9 von 16 Fällen = 56% sind epileptische An-fälle die ersten Krankheitssymptome.

Krankheitsverlauf

Epilepsien

Anfallstypen: Bezugszahl 17; 1 Anfallstyp (16×); 2 Anfallstypen (1×). *Zu-sammenfassend:* 16 von 17 Fällen = 94% zeigen im gesamten Krankheitsverlauf nur einen Anfallstyp.

Im einzelnen entfallen auf die beiden genannten Gruppen:

1 Anfallstyp: 10× typisches Grand mal; 4× „Epilepsie"; 1× generalisierte tonische Krampfanfälle; 1× astatische Anfälle.

2 Anfallstypen: 1× anfänglich typisches Grand mal, später generalisierte tonische Krampf-anfälle mit „Vibrieren" (FRANCK u. REZNIK, 1967).

Häufigkeit der epileptischen Anfälle: Bezugszahl 15; abnehmende Anfallsinter-valle (4×); zunehmende Anfallsintervalle (5×); etwa gleichbleibende Anfallsinter-valle (6×). *Zusammenfassend:* Nur bei 4 von 15 Fällen = 27% nimmt im Krank-heitsverlauf die Anfallshäufigkeit zu, bzw. nehmen die Anfallsintervalle ab (2× von Monaten zu Wochen, 2× von Wochen zu Tagen).

Myoklonien

Sitz der Myoklonien während der ersten Verlaufshälfte: Bezugszahl 12; Glieder (4×); Hände (2×); Beine, Sprachmuskeln (2×); fraglich generalisierte Myoklonien (4×). *Zusammenfassend:* Bei 8 von 12 Fällen = 67% treten während der ersten Verlaufshälfte — hauptsächlich an den Gliedern — lokalisierte Myoklonien auf. Bei Fall 2 von Lo Cascio et al. (1967) werden überdies choreiforme Hyperkinesen erwähnt.

Sitz der Myoklonien während der zweiten Verlaufshälfte: Bezugszahl 16; Glieder, Rumpf, Hals, Gesicht, Mund (Zunge, Gaumen, Rachen, Kehlkopf, Atemmuskeln) bzw. generalisierte Myoklonien (13×); Glieder, Gesicht (2×); Gesicht, Hals, Schultern, Zunge, Gaumen, Rachen, Kehlkopf (1×). *Zusammenfassend:* 13 von 16 Fällen = 81% zeigen während der zweiten Verlaufshälfte generalisierte Myoklonien. Zusätzliche athetoide bzw. ballistische Hyperkinesen werden bei den Fällen von Dimitri u. Aranovich (1947) bzw. Lo Cascio et al. (1967, Fall 1) beschrieben.

Angaben über die Ausprägung der Myoklonien während der zweiten Verlaufshälfte liegen von 8 Fällen vor. Bei 6 von ihnen traten sie ständig, bei 2 von ihnen wechselnd auf. Dabei scheint es sich um vorwiegend asymmetrische, asynchrone, asynergische, elementare Myoklonien gehandelt zu haben. Der Ausdehnung und Häufigkeit der Myoklonien entsprechend waren Bewegungsfähigkeit, Sprache und Schluckakt schwer beeinträchtigt.

Psychische Veränderungen

Bezugszahl 15; ohne krankheitsbedingte psychische Veränderungen (4×); leichte Demenz und Wesensänderung (6×); leichte bis mittelschwere Demenz, Wesensänderung und Psychosen (5×). *Zusammenfassend:* Bei 11 von 15 Fällen = 73% führt der Krankheitsverlauf zu vorwiegend leichter Demenz und Wesensänderung, bei 5 von ihnen = 33% darüber hinaus zu Psychosen.

Im einzelnen beinhalten die beiden genannten Symptomengruppen u. a. folgende Angaben:

Leichte Demenz und Wesensänderung: Gedächtnis- und Auffassungsstörungen, Verlangsamung, Umständlichkeit, Perseverationen, Kritikschwäche, vermehrte affektive Reizbarkeit, Affektlabilität, depressive Verstimmungsneigung, Desinteresse.

Leichte bis mittelschwere Demenz, Wesensänderung und Psychosen: Außer Demenzsymptomen: Hypochondrisch-depressive Verstimmungszustände, Selbstmordversuche, Affektlabilität bzw. -inkontinenz, Größenwahn, optische und akustische Halluzinationen, Verwirrtheitszustände mit Desorientiertheit.

Die drei Leitsymptome stellen sich innerhalb eines 2- bis 15-, meist 2- bis 10jährigen Zeitraumes einzeln oder in verschiedener Kombination nacheinander ein. Daneben werden im Krankheitsverlauf cerebellare, extrapyramidale, Pyramiden- und sonstige neurologische Symptome beobachtet.

Cerebellare Symptome

Bezugszahl: 16; keine cerebellaren Symptome (3×); sichere oder wahrscheinliche cerebellare Symptome (5×); fragliche cerebellare Symptome (8×). *Zusammenfassend:* Bei 5 (bzw. 13) von 16 Fällen = 31 (—81) % finden sich nach 1- bis 23-, meist 6—8jährigem Krankheitsverlauf sichere oder wahrscheinliche (bzw. fragliche) cerebellare Symptome.

Im einzelnen entfallen auf die genannten Symptomengruppen:

Sichere oder wahrscheinliche cerebellare Symptome: 2× Ataxie, Intentionstremor, Dysmetrie, (partielle) Sehnenareflexie (auch bei seltenen Myoklonien); 1× Hypotonie, Hypo-

sthenie, Hyporeflexie; 1× Ataxie (bei seltenen Myoklonien); 1× langsame, näselnde, völlig
unmodulierte, skandierende Sprache.

Fragliche cerebellare Symptome: 3× kinetische Ataxie, 1× zus. mit Einstellnystagmus,
1× zus. mit Dysmetrie, Dyssynergie, Adiadochokinese, positivem Romberg, skandierender
Sprache; 3× langsame, gutturale bzw. explosive, gelegentlich aphonische bzw. dysarthrische
Sprache, 1× zus. mit Nystagmus, Dysdiadochokinese und Ataxie; 1× Intentionstremor der
Arme und „cerebellare Symptome" der Beine; 1× leichte Dysmetrie.

Extrapyramidale Symptome

Bezugszahl: 16; sichere oder wahrscheinliche extrapyramidale Symptome (7×).
Zusammenfassend: 7 von 16 Fällen = 44⁰/o bieten nach 13- bis 33jährigem, 4 von
7 Fällen nach 13- bis 18jährigem Krankheitsverlauf extrapyramidale Symptome.

Im einzelnen entfallen auf die Symptomengruppe:

5× Rigidität der Glieder und/oder Hypo- oder Amimie und/oder Bradykinese und/oder
kleinschrittiger Gang und/oder Retropulsion, 2× zus. mit Salbengesicht und/oder Hyperhidrose und/oder Hypersalivation; 1× Hypertonie der gesamten Muskulatur; 1× Salbengesicht, Hyperhidrose und Hypersalivation.

Pyramidensymptome

Bezugszahl: 16; leichte Pyramidensymptome (4×); schwere Pyramidensymptome
(1×). *Zusammenfassend:* Bei 5 von 16 Fällen = 31⁰/o lassen sich nach 1- bis 18jäh-
rigem, bei 3 von 5 Fällen nach 4- bis 8jährigem Krankheitsverlauf vorwiegend leichte
Pyramidensymptome nachweisen.

Im einzelnen entfallen auf die beiden Symptomengruppen:

Leichte Pyramidensymptome: 4× Sehnenhyperreflexie und/oder Patellar- und Fußklonus
und/oder Zeichen aus der Babinskigruppe.
Schwere Pyramidensymptome: 1× Sehnenhyperreflexie und Paraparese der Beine.

Sonstige neurologische Symptome

Bezugszahl: 16; allgemeine oder umschriebene Hypästhesie (2×); allgemeine leichte
bzw. Muskelatrophie der Beine (2×).

EEG

EEG-Befunde liegen von insgesamt 10 Fällen aus verschiedenen Krankheitsstadien
vor.

EEG während der ersten Verlaufshälfte: Episodische Dysrhythmien mit hoch-
gespannten Sharp-Waves und Polyspikes, bzw. Gruppen bilateral-synchroner Wellen
und Polyspike-Waves hoher Amplitude, bzw. generalisierte Dysrhythmie und paroxysmale epileptische Entladungen werden bei 3 Fällen beschrieben (HALTIA et al., 1969,
Fälle 1, 2 und 3). Eine Verlangsamung des Grundrhythmus auf 3—6/sec-Wellen sowie positive Sharp-Waves, Spikes und Polyspikes hoher Amplitude bot 1 Fall (YOKOI
et al., 1965, Fall III bzw. SEKINO et al., 1958, Fall 1).

EEG während der zweiten Verlaufshälfte: Das EEG eines Falles war nach 33jäh-
rigem Krankheitsverlauf noch frei von Allgemeinveränderungen; On- und Offeffekt
jedoch fehlten. An Krampfströmen fanden sich sehr rasche Spikes und Polyspikes, gelegentlich zusammen mit langsamen Wellen, meist beidseitig-synchron, in den vorderen
oder hinteren Ableitungen betont, seltener einseitig lokalisiert. Die Photostimulation
bewirkte meist eine Aktivierung der Krampfströme und der sie begleitenden Myoklonien (FRANCK u. REZNIK, 1967). Demgegenüber waren bei 3 anderen Fällen „Allgemeinveränderungen" und bilateral-synchrone Polyspike-Waves, bzw. eine Grund-

rhythmusverlangsamung von 2—3/sec-Deltawellen, häufige fronto-parietale positive
Steilwellen und Polyspikes, bzw. eine Grundrhythmusverlangsamung von 2—3/sec-
Deltawellen, biphasische Steilwellen, atypische Spike-Wave-Komplexe und Einzelspikes festzustellen (HENNEAUX, 1958; YOKOI et al., 1965, Fall III; CURCIO u. PEDACE,
1955).

Angaben über den Zeitpunkt der Ableitungen fehlen bei den Fällen 3 und 4 von
DE BARSY et al. (1968) sowie dem Fall 2 von LO CASCIO (1967): Die beiden ersteren
zeigten bei Photostimulation und Hyperventilation Dysrhythmien mit Spikes und
Polyspike-Waves bzw. mit Gruppen von Sharp-Slow-Waves. (Unter antiepileptischer
Behandlung blieb die Kurve des einen der beiden Fälle auch bei Photostimulation frei
von Krampfströmen, und es stellte sich ein Zwischenwellengrundrhythmus dar.) Bei
dem letzteren war ein Grundrhythmus nicht bestimmbar; es traten generalisierte
Spike-Waves und Polyspike-Waves auf, die durch Hyperventilation aktiviert wurden.

Tod

Sterbealter: Bezugszahl 16; 8—58, bei $^2/_3$ der Fälle 23—35 (Mittelwert: etwa 30)
Jahre. *Verlaufsdauer:* $2^1/_2$—45, bei $^2/_3$ der Fälle 9—25 (Mittelwert: etwa 18) Jahre.

Der Vergleich einiger Daten von Geschwisterfällen ergibt teilweise *Homotypie*
hinsichtlich der Ausprägung der Myoklonien (3× Konkordanz, keine Diskordanz),
der Ausprägung der Grundrhythmusverlangsamung (2× Konkordanz, keine Diskordanz), der epileptischen Anfallstypen (2× Konkordanz, 1× Diskordanz), des Vorkommens cerebellarer Symptome (2× Konkordanz, 1× Diskordanz), der Art der
ersten Krankheitssymptome (2× Konkordanz, 1× Diskordanz), der Verlaufsdauer
±2 Jahre (2× Konkordanz, 1× Diskordanz), der Art und Ausprägung der pathomorphologischen Organveränderungen (1× Konkordanz, keine Diskordanz), des Erkrankungsalters ±2 Jahre (2× Konkordanz, 2× Diskordanz), der Art der psychischen Veränderungen (1× Konkordanz, 2× Diskordanz), der Häufigkeit der
epileptischen Anfälle (1× Konkordanz, 2× Diskordanz) und des Sterbealters
±2 Jahre (1× Konkordanz, 2× Diskordanz).

In der Sippe 16 von VOGEL et al. (1965) und DIEBOLD et al. (1967) bzw. in der
eigenen Sippe 5 finden sich 6 (3 verstorbene, 3 noch lebende) Kranke in 3 aufeinanderfolgenden Generationen (s. Abschnitt 5.1.2.2.1). Von einem Fall (II, 10) liegen nur
unvollständige Angaben vor.

Krankheitsbeginn

Erkrankungsalter: Bezugszahl 5; 7—15 (Mittelwert: etwa 11) Jahre. *Erste Krankheitssymptome:* Grand mal-Anfälle (4× = 80%); Myoklonien (1× = 20%).

Krankheitsverlauf

Epilepsien

Alle 5 Fälle zeigen im Krankheitsverlauf nur Grand mal-Anfälle. (Der 6. Fall —
II, 10 — soll einmal einen „Ohnmachtsanfall" erlitten haben.) Die Häufigkeit der
epileptischen Anfälle nimmt im Krankheitsverlauf bei 4 Fällen (II, 9; III, 2; III, 3;
IV, 3) eher ab, bei einem Fall (III, 15) nimmt sie zu bzw. nehmen die Anfallsintervalle ab (von Monaten zu Wochen).

Myoklonien

Erste Myoklonien (Bezugszahl 5) stellten sich bei 4 Fällen an Händen, Armen und/oder im Gesicht, bei einem Fall an Armen und Beinen ein. Im Krankheitsverlauf (Bezugszahl 6) erfaßten sie bei 5 Fällen die gesamte quergestreifte Muskulatur; dabei waren Gesicht, Mund, Sprachmuskeln, Hände und Arme schwer, die Beine deutlich weniger schwer, der Rumpf nur leicht betroffen. Die Myoklonien waren asymmetrisch, asynchron, asynergisch und elementar, und sie traten durchweg nur episodisch oder wechselnd auf. Bei einem Fall (IV, 3) beschränkten sie sich (noch?) auf Gesicht, Schultergürtel, Nacken, Arme, Hände und Beine. Dem entsprach eine nahezu uneingeschränkte Bewegungsfähigkeit in myokloniefreien oder -armen Zeiten. So arbeitete ein Kranker (II, 10) bis zu seinem 60. Lebensjahr im Kohlenbergbau.

Psychische Veränderungen

Ihren Schulleistungen nach zu urteilen waren alle 6 Merkmalsträger vor Krankheitsbeginn unterdurchschnittlich intelligent bzw. leicht schwachsinnig. Gedächtnis-, Auffassungs- und Konzentrationsstörungen sowie vermehrte affektive Reizbarkeit waren die ersten psychischen Veränderungen. Im Krankheitsverlauf wurden u. a. Verlangsamung, Schwerfälligkeit, Weitschweifigkeit, Kritikschwäche, dysphorisch-depressive Verstimmungszustände, Selbstmordversuche, Hypochondrie, Wechsel von Apathie und stumpfer Euphorie, triebhafte Enthemmung, zeitweilige Erregungszustände, Wutausbrüche und bei einem Fall (III, 2) auch Zwangslachen und -weinen (im Endstadium der Krankheit) beobachtet. Der letztgenannte Fall bot überdies in einem früheren Krankheitsstadium eine optische Halluzinose (Mäuse, Schlangen, Blut) von mehrwöchiger Dauer. Der Demenzgrad ist bei einem Fall als leicht, bei 2 Fällen als leicht bis mittelschwer, bei 3 Fällen als mittelschwer zu kennzeichnen.

Die drei Leitsymptome traten bei 5 Kranken innerhalb eines mehrjährigen Zeitraumes auf. Daneben wurden im Krankheitsverlauf fragliche cerebellare und Pyramidensymptome festgestellt.

Cerebellare Symptome

Fragliche cerebellare Symptome, insbesondere Sprach- und Gangstörungen, machten sich bei 5 Fällen bemerkbar. Bei 4 von ihnen aber ist die Annahme myoklonischer Bewegungsstörungen wahrscheinlicher. Der fünfte Fall (IV, 3) bot zur Zeit der eigenen Untersuchungen bei nur seltenen Myoklonien eine leichte Gangunsicherheit sowie eine angedeutet skandierende, undeutliche Sprache.

Pyramidensymptome

2 Fälle (II, 9; II, 10) wiesen gesteigerte Eigenreflexe auf (1 $\times$ zusammen mit rasch erschöpfbarem Patellar- und Fußklonus).

EEG

EEG-Befunde liegen von 4 Fällen aus verschiedenen Krankheitsstadien vor. Nur 1 Fall (IV, 3) wurde in einem frühen klinischen Krankheitsstadium erfaßt. Hier sah man einen 5—7/sec-Zwischenwellen-Grundrhythmus mit streckenweise sehr hoher Amplitude und bei Hyperventilation atypische Spike-Waves. $5^{1}/_{2}$ Jahre später fanden sich neben einem gering ausgeprägten Alpha-Rhythmus häufige Gruppen und Serien generalisierter, hochgespannter 6/sec-Zwischenwellen, jedoch keine sicheren Krampfströme (auch nicht unter Hyperventilation). On- und Off-Effekt waren erhalten. Ein anderer Fall (II, 9) ließ nach 48jährigem Krankheitsverlauf einen 8—10/sec-Alpha-Rhythmus mit Betawelleneinstreuung sowie zahlreiche, temporo-zentral betonte 4—5/sec-Spike-Waves und rasche Einzelspikes erkennen. Hyperventilation verstärkte die Dysrhythmie, und bei einer Lichtreizfrequenz ab 4/sec traten fragliche kontinuierliche Spike-Waves (mit Myoklonien) auf. Der vermutlich ebenfalls schon viele Jahre leicht kranke Geschwisterfall (II, 10) bot einen mäßig ausgeprägten 8—9/sec-Alpha-Rhythmus mit starker Betawelleneinstreuung sowie ziemlich häufige Gruppen frontaler 4—8/sec-Wellen und generalisierte Einzelspikes. Die Hyperventilation aktivierte Zwischenwellen, jedoch keine sicheren Krampfströme. Bei höheren Lichtreizfrequenzen stellten sich fragliche unregelmäßige Spike-Waves ein. Der 4 Jahre vor dem Tod erhobene EEG-Befund des vierten Falles (III, 3) vermerkt einen 6—7/sec-Zwischenwellen-Grundrhythmus, Einstreuung von parieto-occipital betonten 2—3/sec-Delta-Wellen sowie in Abständen weniger Sekunden wiederkehrende, hochgespannte 4—5/sec-Spike-Waves (mit Myoklonien der Arme und des Kopfes).

Tod

Sterbealter: 34, 29, 26 Jahre. *Verlaufsdauer:* 16, 17, 27 Jahre. (1968 waren die 3 noch lebenden Fälle 68, 65 und 20 Jahre alt; die Dauer ihres Krankheitsverlaufes betrug 53, ? und 11 Jahre.)

5.1.3.2.2. PME-Fälle mit charakteristischen pathomorphologischen Befunden, jedoch ohne zureichende klinische und/oder genetische Angaben

a) PME-Fälle ohne zureichende genetische Angaben. Fall 1 von GANS (1926) litt „seit Jugend" an episodischen heftigen Myoklonien und seltenen „epileptischen" Anfällen. Angaben über psychische Veränderungen fehlen. Im Alter von 70 Jahren verstarb die Kranke.

VOM BAUERs (1960) bzw. der Fall der eigenen Sippe 6 bekam mit 20 Jahren Grand mal-Anfälle. Lange zuvor sollen jedoch schon gelegentlich „Zuckungen" des Kopfes aufgetreten sein. Sichere Myoklonien wurden im Alter von 20 Jahren beobachtet. Mit 21 Jahren wirkte die Kranke „euphorisch" und „kritikschwach"; man nahm bei ihr „psychogene und demonstrative Verhaltensweisen" an. Im weiteren Krankheitsverlauf stellten sich generalisierte tonisch-klonische Krampfanfälle (mit Initialschrei und Anbeugen der Beine in Hüft- und Kniegelenken, schwacher tonischer und heftiger klonischer Phase), häufige postparoxysmale Dämmerzustände mit motorischer Unruhe, eigenartigem Heulen, Wortiterieren und autoaggressiven Handlungen, ferner absenceähnliche Paroxysmen mit Blickstarre und Zucken der Mundwinkel oder aber reine Absencen ein. Psychopathologisch fiel eine erhebliche Affekt- bzw. Stimmungslabilität mit Wechsel zwischen euphorischen und dysphorisch-depressiven Zuständen auf. Eine Demenz hingegen war nicht sicher nachweisbar. Das 1 Jahr vor dem Tod abgeleitete EEG enthielt einen 6—7/sec-Zwischenwellen-Grundrhythmus und wenige Alpha-Wellen, jedoch keine Krampfströme. Mit 23 Jahren verstarb die Kranke.

Der von VERGA u. GONZALES (1899) sowie ROSSI u. GONZALES (1900) berichtete Fall war mit 7 Jahren an „Epilepsie" erkrankt. Mit 22 Jahren kamen Myoklonien und psychische Veränderungen (affektive Reizbarkeit und zeitweilige „Agitation") hinzu. Später wurden Verwirrtheitszustände und optische Halluzinationen beobachtet. Im Alter von 49 Jahren ging der Kranke im Marasmus zugrunde.

Der im Alter von 13 Jahren bei NOETZELs (1957) Fall erhobene klinische Befund vermerkt sehr häufige „epileptische" Anfälle und Myoklonien sowie stockende, verwaschene Sprache. Mit 17 Jahren traten spastische Beinkontrakturen und Schluckstörungen auf; bald danach verstarb der Kranke.

Der Geschwisterfall I von YOKOI et al. (1965) litt seit dem 12. Lebensjahr an häufigen Grand mal-Anfällen und Myoklonien. Psychische Veränderungen schlossen sich an. Im Alter von 21 Jahren hatten die Myoklonien die gesamte quergestreifte Muskulatur erfaßt. Außerdem bestanden horizontaler Endstellungsnystagmus, langsame, skandierende Sprache, Hypotonie und Ataxie der Arme sowie linksseitiger Fußklonus. Mit 23 Jahren kam der Kranke im Status epilepticus zu Tode.

b) PME-Fälle ohne zureichende genetische und klinische Angaben. Nähere klinische (und genetische) Angaben werden bei den mit 18 Jahren bzw. im „mittleren Lebensalter" verstorbenen Fällen von DIMITRI (1933) sowie REISCH u. SPATZ (zit. nach AMMERMANN, 1940) vermißt.

Fall 2 von GANS (1926) und PRECECHTEL (1927) bot seit dem ersten Lebensjahr Myoklonien des Gesichts. Später breiteten sich die Myoklonien auf den Kopf und die Glieder aus. Keine epileptischen Anfälle, keine cerebellaren (!) Symptome. Psychisch imponierte die Kranke als „hysterisch", reizbar und affektlabil; sie verstarb im Alter von 28 Jahren. Ihre Mutter hatte angeblich während der (einzigen) Schwangerschaft ebenfalls Myoklonien.

Frei von epileptischen Anfällen und psychischen Veränderungen im gesamten Krankheitsverlauf blieb auch der Fall von CRITCHLEY (1962). Bei ihm begann die Krankheit im Alter von 15 Jahren mit Dysarthrie. 23 Jahre später traten Myoklonien des Gesichts auf. Im Alter von 43 Jahren fanden sich Myoklonien an Hals, Schultergürtel und Stimmbändern, ferner Intentionstremor des rechten Armes und Dysdiadochokinese der Finger der rechten Hand. Mit 75 Jahren kam der Kranke zu Tode.

5.1.3.2.3. PME-Fälle ohne zureichende genetische und/oder pathomorphologische Angaben

a) PME-Fälle ohne zureichende pathomorphologische Angaben. In der von GRINKER et al. (1938) veröffentlichten Sippe erkrankte die Probandin im Alter von 15 Jahren an atypischen generalisierten Krampfanfällen, 1 Jahr danach machten sich psychische Veränderungen (Gedächtnis- und Konzentrationsstörungen, Rechenschwäche, sexuelle Enthemmung) bemerkbar. Mit 28 Jahren entwickelte sie — nach Absetzen einer Phenobarbitalmedikation — Myoklonien vor den häufig wiederkehrenden Grand mal-Anfällen, außerdem leichte cerebellare Gang- und Sprachstörungen, Vertikalnystagmus, partielle Sehnenareflexie und einseitige Sensibilitätsstörungen. Ihr Intelligenzalter betrug 14.2 Jahre. Das EEG enthielt einen 9/sec-Alpha-Rhythmus und (vermutlich) Polyspike-Waves. Von den 3 weiteren Fällen dieser Sippe litt die 52jährige Schwester des Vaters seit dem 4. Lebensjahr an „epileptischen" Anfällen. Bei ihr wurden Myoklonien der Finger, Hände, Beine, des Gesichts und Nackens sowie deutliche psychische Veränderungen und eine Sehnenareflexie festgestellt. Die EEG-Untersuchung ergab einen 10/sec-Alpha-Rhythmus und (vermutlich) frontale Polyspike-Waves. Der Vater hatte Myoklonien, insbesondere des Gesichts, jedoch keine Epilepsie. Er verübte in depressiver Verstimmung Suicid. Die Mutter des Vaters war Epileptikerin und offenbar psychisch gestört; sie tötete eines ihrer Kinder.

Bei FABERs (1901) Fall setzte die Krankheit im Alter von 17 Jahren mit psychischen Veränderungen ein. 2 Jahre später bereits bestanden Demenz und Wesens-

änderung (mit Wechsel zwischen stuporösen und euphorischen Zuständen). Ferner
traten Myoklonien der Hände und Beine, atypische generalisierte und typische Grand-
mal-Anfälle auf. Während der letzten 7 Lebensjahre nahm die Anfallshäufigkeit zu,
und es wurden gelegentliche optische Halluzinationen beobachtet. Mit 29 Jahren verstarb der Kranke.

b) PME-Fälle ohne zureichende genetische und pathomorphologische Angaben.
„Epilepsie" bzw. „Epilepsie", Myoklonien und psychische Veränderungen bzw. Myoklonien und „Epilepsie" bzw. Myoklonien und fragliche generalisierte tonische
Krampfanfälle waren bei den 4 Fällen VOLLANDS (1911) im Alter von 10, 12, 14 und
0—1 Jahren die ersten Krankheitssymptome. Später zeigten sie generalisierte Myoklonien (einschließlich der Atem- und Sprachmuskeln), skandierende Sprache, Gleichgewichtsstörungen, jedoch keine nennenswerten psychischen Veränderungen bzw. Myoklonien, Sprachstörungen, Astasie und leichte bis mittelschwere Demenz bzw. Myoklonien, Sprachstörungen, Ataxie der Arme, Amimie, linksseitigen Fußklonus und
Schwachsinn bzw. Myoklonien der Glieder, des Halses und Nackens, Astasie, Abasie,
Amimie und Idiotie. Mit 22, 15, 22 und 20 Jahren kamen die 4 Kranken zu Tode.

Angaben über den Krankheitsbeginn fehlen bei dem Fall von FRIGERIO (1922).
Im klinischen Befund werden generalisierte, vorwiegend tonische Krampfanfälle ohne
Bewußtseinsverlust, Myoklonien und psychotische Symptome vermerkt. Bei rascher
Progredienz im späteren Krankheitsverlauf verstarb die Kranke im Alter von
16 Jahren.

Unter den 4 Fällen MORGENTHALERS (1952) lag das Erkrankungsalter zwischen
9 und 11 Jahren. Alle wiesen (sehr) häufige „epileptische" Anfälle, Myoklonien, vorwiegend schwere Demenz, allgemeine Hyperreflexie, inkonstanten Babinski, Ataxie
mit Gleichgewichtsstörungen und Dysarthrie auf. Bei Fall 3 wurden „weniger heftige
Epilepsie und Ataxie", bei Fall 4 Myoklonien des Krebsschen Typs III sowie hochgradige spastische Paraplegie festgestellt. Die 4 Kranken kamen im Alter von 20—25,
22—27 und 31—33 Jahren zu Tode.

5.1.3.2.4. PME-Fälle (?) mit uncharakteristischen pathomorphologischen Befunden

Die 2 näher beschriebenen Geschwisterfälle MOTTS (1907) boten Grand mal-Anfälle, Myoklonien, Sprach- und Bewegungsstörungen, gesteigerte Eigenreflexe und
leichte Wesensänderung. Bei dem Probanden bestanden überdies Tiefensensibilitätsstörungen der Füße. Der jüngere Bruder und eine gleichartig kranke ältere Schwester
verstarben mit 28 und 27 Jahren. Der Proband war zur Zeit der Untersuchung über
20 Jahre, eine jüngere, ebenfalls kranke Schwester 20 Jahre alt. Das Leiden hatte bei
allen 4 Geschwistern im Alter von 11—12 Jahren begonnen.

Bei dem Fall von GARNIER u. SANTENOISE (1898) bzw. SANTENOISE u. LAIGNEL-
LAVASTINE (1910) waren mit 3 Jahren Myoklonien der Augenlider und Arme sowie
fragliche Grand mal-Anfälle aufgetreten. Später breiteten sich die Myoklonien auf die
gesamte quergestreifte Muskulatur aus. Daneben fanden sich Sensibilitätsstörungen
und gesteigerte PSR. Der Kranke war schwachsinnig und affektlabil; mit 38 Jahren
kam er zu Tode.

Der von PARHON u. STEFANESCU (1930) berichtete Fall litt seit seinem 14. Lebensjahr an PME; er verstarb im Alter von 41 Jahren.

Bei den 3 Geschwisterfällen TACHIBANAS (1930) stellten sich die ersten Krankheitssymptome in der „Kindheit" bzw. mit 18 bzw. mit 14 Jahren ein. Die älteste Schwester ertrank im Alter von 13 Jahren. Die mittlere Schwester war zur Zeit der Unter-

suchung 31 Jahre alt. Die jüngste Schwester verstarb mit 27 Jahren. Die beiden letztgenannten Schwestern hatten außer „epileptischen" Anfällen und Myoklonien auch
eine leichte Demenz.

5.1.3.2.5. Eine PME-Sonderform

In mehreren Generationen der von VAN BOGAERT (1929) beobachteten Sippe
waren 6 Fälle im Alter von 2—10 Jahren an Choreoathetose, Myoklonien und Epilepsien (seltene Grand mal-, häufige Petit mal-Anfälle und Äquivalente) erkrankt.
3 von ihnen kamen mit 15, 18 und 21 Jahren zu Tode.

5.1.3.3. Dyssynergia cerebellaris myoclonica (DCM) mit degenerativen Veränderungen cerebellarer Neuronensysteme

5.1.3.3.1. DCM-Fälle mit Zahnkern-Bindearmatrophie (Typ R. Hunt)

*a) DCM-Fälle mit typischen pathomorphologischen und klinischen Befunden sowie
zureichenden genetischen Angaben.* Autoren der Zwillings- und Einzelfälle (mit typischen klinischen Befunden) ohne gleichartige Krankheiten in der Aszendenz: R. HUNT
(1921), Fälle 5 und 6; LOUIS-BAR u. VAN BOGAERT (1947), Fall Ever H.; CHRISTOPHE
u. REMOND (1951) und CHRISTOPHE u. GRUNER (1956); DE BARSY et al. (1968), Fall 2.

Krankheitsbeginn

Erkrankungsalter: Bezugszahl 5; 6—20 Jahre, bei 3 von 5 Fällen 6 und 8 Jahre
bzw. „Kindheit". *Erste Krankheitssymptome:* (Spino-)cerebellare Symptome $(3\times)$;
(spino-)cerebellare Symptome und Myoklonien $(2\times)$, zusammen mit Kyphoskoliose
$(1\times)$.

Krankheitsverlauf

(Spino-)cerebellare und Friedreich-ähnliche Symptome

Erste (spino-)cerebellare und Friedreich-ähnliche Symptome: Bezugszahl 5; Gangunsicherheit und zunehmender cerebellarer Tremor $(1\times)$, Ataxie, Intentionstremor
der Arme, Gangstörungen, seitlicher Kopfwackeltremor $(1\times)$, Tremor des Kopfes
und/oder der Hände $(3\times, 1\times$ zus. mit Gangunsicherheit, $1\times$ zus. mit Kyphoskoliose).
(Spino-)cerebellare und Friedreich-ähnliche Symptome im weiteren Krankheitsverlauf: Bezugszahl 5; Intentionstremor, Sprachstörungen, allgemeine Sehnenhypo-
oder -areflexie $(5\times, 4\times$ zus. mit Dyssynergie, Kyphoskoliose und/oder Hohlfüßen,
$3\times$ zus. mit statischem Tremor, $3\times$ zus. mit Hypotonie, $2\times$ zus. mit Tiefensensibili-
tätsstörungen).
Im einzelnen beinhalten diese Symptomengruppen:
Intentionstremor: $2\times$ Intentionstremor der Arme; $2\times$ Intentionstremor der Arme und
Beine; $1\times$ „Intentionstremor".
Sprachstörungen: $3\times$ explosive und/oder langsame, skandierende Sprache; $1\times$ Sprach-
störungen bzw. -unfähigkeit; $1\times$ Dysarthrie.
Dyssynergie: $4\times$ Dysmetrie und/oder Dys- bzw. Adiadochokinese, Ataxie der Arme und
Beine, $1\times$ zus. mit Rumpfasynergie.
Kyphoskoliose und/oder Hohlfüße: $2\times$ (leichte) Hohlfüße; $2\times$ (Kypho-)Skoliose, $1\times$
zus. mit Cyanose der Füße und Unterschenkel.
Statischer Tremor: $1\times$ seitlicher Kopfwackeltremor; $1\times$ „Flügelschlagen"; $1\times$ grober
rhythmischer Tremor von Kopf und Schultern.
Hypotonie: $2\times$ Hypotonie der Arme und Beine; $1\times$ „Hypotonie".
Tiefensensibilitätsstörungen: $2\times$ der Beine und Arme.

Myoklonien

Sitz der ersten Myoklonien: Bezugszahl 3; Glieder (1×); rechter Arm (1×); Hände, Kopf (1×).

Sitz der Myoklonien im weiteren Krankheitsverlauf: Bezugszahl 5 (darunter der noch lebende Fall 6 von R. Hunt mit 10jährigem Krankheitsverlauf). R. Hunts Fall 5 zeigte mit 33 Jahren generalisierte, vorwiegend komplexe Myoklonien, die beim Sprechen, bei Willkürbewegungen (und Absetzen einer Dunkelglasbrille) sich verstärkten, zeitweise in abgeschwächter Form auch im Schlaf anhielten. Der Kranke mußte am Stuhl festgebunden werden, um nicht zu stürzen. Bei Fall 6, seinem fraglich eineiigen Zwillingsbruder, waren im Alter von 29 Jahren Myoklonien des Gesichts, Nackens, Rumpfes und — weniger — der Beine durch Sprechen und Willkürbewegungen auslösbar. Generalisierte, an Händen, Füßen und Rumpf betonte, wechselnde, vorwiegend asymmetrische und asynchrone Myoklonien wies der von Christophe u. Remond bzw. Christophe u. Gruner beschriebene Fall mit 44 Jahren auf. Bei de Barsys et al. (1968) Fall 2 waren im Alter von 14 Jahren „intentionelle" und offenbar spontane nächtliche Myoklonien zu beobachten. Der Fall von Louis-Bar u. van Bogaert bot zwischen dem 19. und 27. Lebensjahr Myoklonien des Rumpfes, der Gliedwurzeln und des Schultergürtels, die später allmählich zurückgingen. Im Alter von 31 Jahren waren nur noch Deltoides, Rhomboideus, Trapezius und die rechte Abdomenseite betroffen. Die Bewegungsstörungen entsprachen teilweise dem jeweiligen Ausprägungsgrad der Myoklonien. — Myoklonien folgten bei 3 Fällen den (spino-)cerebellaren Symptomen im Abstand von 4—6, 5 und 15 Jahren nach.

Epilepsien

Bezugszahl 5; keine Epilepsie (2×); 1 Anfallstyp (2×); 2 Anfallstypen (1×).

Im einzelnen beinhaltet diese Symptomengruppe folgende Angaben:
1 Anfallstyp: 1× zunehmend häufige Grand mal (R. Hunt, Fall 5), 1× zunehmend häufige „statische Anfälle" mit augenblicksweiser Bewußtseinseintrübung (R. Hunt, Fall 6).
2 Anfallstypen: „Statische Krisen", später fragliche Grand mal (de Barsy et al.).

Psychische Veränderungen

Bezugszahl 4; psychischer Normalbefund (1×); Debilität (1×); krankheitsbedingte psychische Veränderungen (2×).

Im einzelnen beinhaltet diese Symptomengruppe folgende Angaben: 1× Verlangsamung, Gedächtnisstörungen und affektive Reizbarkeit nach 27jährigem Krankheitsverlauf (R. Hunt, Fall 5), 1× Gedächtnisstörungen nach 7jährigem Krankheitsverlauf (R. Hunt, Fall 6).

Extrapyramidale Symptome

Bezugszahl 5; keine extrapyramidalen Symptome (3×); leichte extrapyramidale Symptome (2×).

Im einzelnen beinhaltet diese Symptomengruppe folgende Angaben: 2× Rigidität der Beine nach 23- bzw. 11jährigem Krankheitsverlauf (Louis-Bar u. van Bogaert; de Barsy et al.).

Pyramidensymptome

Bezugszahl 5; keine Pyramidensymptome (4×); leichte Pyramidensymptome (1×).

Im einzelnen beinhaltet diese Symptomengruppe folgende Angaben: 1× beiderseits positiver Babinski und fehlende Bauchhautreflexe nach 19jährigem Krankheitsverlauf (LOUIS-BAR u. VAN BOGAERT).

Sonstige neurologische Symptome

Bezugszahl 5; keine (4×); Schwerhörigkeit rechts, Untererregbarkeit des linken Vestibularis und beiderseits nicht auslösbarer rotatorischer Nystagmus (1× — CHRISTOPHE u. REMOND, CHRISTOPHE u. GRUNER).

EEG

Nur CHRISTOPHE u. GRUNER haben von ihrem Fall einen EEG-Befund mitgeteilt: Hier stellte sich nach 24jährigem Krankheitsverlauf ein Grundrhythmus langsamer Alpha- und Zwischenwellen dar, der durch Augenöffnen blockiert wurde. Daneben sah man paroxysmale, teils generalisierte, teils occipito-parietale Deltawellen sowie bilateral-synchrone, frontal betonte Spike-Waves und Polyspike-Waves (mit Myoklonien). Niedere Lichtreizfrequenzen aktivierten Deltawellen, Lichtreizfrequenzen ab 10/sec Spike-Waves (mit heftigen Myoklonien).

Tod

Sterbealter: 36, 32, 48, 17 Jahre. *Verlaufsdauer:* etwa 30, 24, 28 und 11 Jahre. (Der noch lebende Fall 6 von R. HUNT war 29 Jahre alt; die Dauer seines Krankheitsverlaufes betrug 10 Jahre.) Die Geschwisterfälle von CHRISTIAENS et al. (1962) bzw. GAUDIER et al. (1964) unterscheiden sich von den oben besprochenen Fällen durch ihren sehr frühen Krankheitsbeginn und kurzen Verlauf. Bei dem Probanden traten im Alter von 2 Monaten Myoklonien der Glieder auf, die durch Pyridoxingaben zunächst recht gut, nach 2 Jahren kaum mehr beeinflußt werden konnten. Mit 3 Jahren bot der Kranke während eines fieberhaften Infektes eine extreme, jede Willkürbewegung verunmöglichende Hypotonie. Zurück blieben leichte Hypotonie sowie Stand- und Gangunsicherheit. Psychisch war im Alter von 31 Monaten ein Entwicklungsrückstand von 9 Monaten festzustellen. Mehrfache EEG-Ableitungen ließen nur mäßige Allgemeinveränderungen, jedoch keine Krampfströme erkennen. Die Xanthurensäureharnausscheidung nach Tryptophanstoffwechselbelastung war bei ihm und einem 5jährigen, klinisch (noch?) gesunden, jedoch elektroencephalographisch durch ungewöhnlich zahlreiche langsame Wellen auffälligen Bruder erhöht. Mit 4$^{1}/_{2}$ Jahren verstarb der Kranke. Die ältere Schwester war ebenfalls im Alter von 2 Monaten an Myoklonien erkrankt. Der psychomotorische Entwicklungsrückstand war bei ihr erheblicher; mit 11 Monaten kam sie zu Tode.

In der von DELAUNOIS (1956) und DE BARSY et al. (1968, Fall 1) mitgeteilten Sippe fanden sich 4 Kranke in 3 aufeinanderfolgenden Generationen.

Krankheitsbeginn

Erkrankungsalter: Bezugszahl 1; 14 Jahre. *Erste Krankheitssymptome:* Bezugszahl 1; Tremor, Myoklonien mit Stürzen, Ataxie, skandierende Sprache (1×).

Krankheitsverlauf
Cerebellare Symptome

Bezugszahl 4; cerebellare Symptome (4×).

Im einzelnen beinhaltet diese Symptomengruppe folgende Angaben: 1× Intentionstremor, Dysmetrie, statische und kinetische Ataxie, skandierende Sprache, leichte allgemeine Hypotonie; 1× „Tremor"; 1× „cerebellares Syndrom"; 1× Gangataxie.

Myoklonien

Bezugszahl 4; Myoklonien (4×).

Im einzelnen beinhaltet diese Symptomengruppe folgende Angaben: 1× arrhythmische, asynchrone, wechselnde, vorwiegend elementare Myoklonien, die bei Willkürbewegungen sich verstärken, in Ruhe zurücktreten und im Schlaf verschwinden; 2× „Myoklonien"; 1× Intentionsmyoklonien.

Epilepsien

Bezugszahl 4; keine Epilepsie (1×); vermutlich 1 Anfallstyp (3×).

Im einzelnen beinhaltet diese Symptomengruppe folgende Angaben: 1× „epileptische Anfälle"; 1× „Epilepsie"; 1× sehr seltene „epileptische Anfälle".

Psychische Veränderungen

Bezugszahl 3; leichtere psychische Veränderungen (3×).

Im einzelnen beinhaltet diese Symptomengruppe: 1× depressive Verstimmungsneigung; 1× psychische Störungen; 1× Wesensänderung mit vermehrter affektiver Reizbarkeit.

Tod

Sterbealter: Bezugszahl 3; 39, 42, 40 Jahre. *Verlaufsdauer:* Bezugszahl 1; 15 Jahre.

b) Ein DCM-Geschwisterfall mit typischem pathomorphologischem Befund, jedoch ohne zureichende genetische und klinische Angaben. GRINKERs (1937) Geschwisterfall zeigte während eines Krankheitsverlaufes von nur wenigen Monaten Dauer einen sehr heftigen, choreiformen Tremor. (Keine weiteren klinischen Angaben.) Sein Bruder war mit 56 Jahren ebenfalls an einem zunehmenden Tremor von Kopf und Gliedern erkrankt. Mit 58 Jahren machte sich eine Gangunsicherheit bemerkbar. Es bestanden ausgeprägte Hypotonie, abgeschwächte Eigenreflexe, Intentionstremor, Dyssynergie der Glieder, Stand- und Gangataxie sowie eine Schwäche der konjugierten Augenbewegungen. Im gleichen Jahr verstarb der Kranke.

5.1.3.3.2. DCM-und DCM-ähnliche Fälle mit degenerativen Veränderungen sonstiger cerebellarer Neuronensysteme

a) DCM- und DCM-ähnliche Fälle mit pathomorphologischen und klinischen Befunden sowie zureichenden genetischen Angaben. Der ältere der beiden Geschwisterfälle (1 und 2) von DAM u. MOLLER (1968) wurde mit 22 Monaten wegen „Encephalopathie, psychischer Störungen, spastischer Diplegie der Beine und symptomatischer Epilepsie" stationär eingewiesen. Seit dem 4. Lebensjahr hatte er Grand mal-Anfälle. Mit 4 Jahren fanden sich eine Tetraspastik und ein erheblicher psychomotorischer Entwicklungsrückstand, außerdem im Pneumencephalogramm eine cerebellare Atrophie. Mit 5 Jahren traten zunehmend häufige, während der letzten 6 Monate ständige Myoklonien der Glieder, insbesondere der Arme, auf. Im Alter von 6 Jahren verstarb der Kranke. Seine Schwester bot seit der Kindheit Gang- und Sprachstörungen, seit dem 6. Lebensjahr Intentionstremor und Dysmetrie sowie Petit mal-Anfälle (?), seit dem 13. Lebensjahr Grand mal-Anfälle und generalisierte, rechtsbetonte Myoklonien. Erst einige Monate vor dem Tod — mit 15 Jahren — nahm der bis dahin leichte psychische Entwicklungsrückstand zu, und es stellte sich „bilateraler Nystagmus" ein.

Matthews et al. (1969) berichteten über 3 Geschwisterfälle. Die Probandin erkrankte im Alter von 11 Jahren mit Myoklonien der Hände, denen sich bald Grand mal-Anfälle hinzugesellten. Mit 15 Jahren bestanden wechselnde, asymmetrische, asynchrone Myoklonien der Glieder und des Rumpfes. Auch bei schwachen Myoklonien war die Kranke infolge statischer und kinetischer Ataxie steh- und gehunfähig. Darüber hinaus ergab die Untersuchung eine Patellarsehnenareflexie und eine leichte dorsale Skoliose. Der IQ lag mit 93 Testpunkten im unteren Normbereich. Das EEG enthielt einen 20/sec-Beta-Rhythmus und bei Augenschluß sehr häufige Polyspikes und Polyspike-Waves (mit Myoklonien). Augenöffnen verringerte die Krampfströme, nicht jedoch die Myoklonien. Die Mucopolysaccharid-Harnausscheidung war normal. Etwa mit 16 Jahren zeigte die Kranke eine Demenz, und mit 17 Jahren verstarb sie. Eine jüngere Schwester litt seit dem 11. Lebensjahr an einer Grand mal-Epilepsie und episodischen, seltenen Kopfzuckungen. Im EEG sah man hochgespannte, langsame Wellen mit zahlreichen Sharp-Waves, die bei Augenschluß an Häufigkeit zunahmen. Bei Flickerlicht traten unregelmäßige Spike-Waves auf. — Das EEG einer 12jährigen, klinisch unauffälligen Schwester bot bei Flickerlicht ebenfalls unregelmäßige Spike-Waves.

Der Proband der von Hänel u. Bielschowsky (1915) mitgeteilten Sippe hatte im Alter von 1¹/₂ Jahren einen einzigen „epileptischen Krampfanfall". Mit 13 Jahren stellten sich Sprach-, mit 15 Jahren Schreib- und Schluckstörungen ein, und die Schulleistungen sanken ab. Infolge Unsicherheit des linken Beines war der Kranke zeitweise gehbehindert. Der in seinem 20. Lebensjahr erhobene klinische Befund vermerkt eine langsame, unmodulierte Sprache, eine zittrige, ataktische Schrift, Sehnenhyporeflexie, Myoklonien sowie Intelligenzminderung und Vergröberung der Persönlichkeit. Die Myoklonien betrafen den Nacken, die Schultern, den Rücken, die Brust, den Bauch, das Zwerchfell und — weniger — die Oberschenkel und Oberarme. Hände, Füße und Gesicht waren frei von Myoklonien. Im Wachzustand bzw. tagsüber traten die Myoklonien episodisch, beim Einschlafen bzw. am Abend regelmäßig — für die Dauer einer Viertelstunde oder auch mehrerer Stunden — auf. Die episodischen Myoklonien machten den Kranken tageweise bettlägerig. Mit 27 Jahren beging er Suicid. Die ältere Schwester war bereits in der Kindheit durch langsame Sprache und Bewegungen auffällig. Im Alter von 4 Jahren bildete sich bei ihr eine Kyphoskoliose. Mit 21 Jahren setzten Myoklonien im Bereich des Gesichts, Halses und Nackens (mit rhythmischem Drehen und Nicken des Kopfes) ein. Auch bei ihr kehrten die — eine halbe Stunde oder mehrere Stunden anhaltenden — Myoklonien regelmäßig vor dem Einschlafen wieder, gelegentlich aber auch tagsüber im Wachzustand. Sie neigte zu depressiven Verstimmungszuständen. 8 weitere Mitglieder aus 3 Generationen dieser Sippe wiesen psychische Anomalien und/oder Kyphoskoliose auf (s. Abschnitt 5.1.2.3.2); Angaben über Myoklonien und cerebellare Symptome liegen hier nicht vor.

Die von Myle u. van Bogaert (1949) beschriebene Kranke mit „Heredoataxie, Demenz, Myoklonusepilepsie und Arachnodaktylie" hatte im Alter von 10 Jahren erstmals Grand mal-Anfälle. Mit 17 Jahren bot sie Gang- und Standataxie, Sprachstörungen, choreiforme Hyperkinesen, gesteigerte PSR, seltene Grand mal-Anfälle und Imbezillität. Mit 24 Jahren stellten sich generalisierte, an den Beinen und dem Hals betonte Myoklonien ein. Neben den anderen Symptomen waren nun auch Intentionstremor, eine leichte Paraparese der Beine mit linksseitigem Patellarklonus und Demenz nachweisbar. Im Alter von 31 Jahren verstarb die Kranke. Ein Geschwister und die Mutter des Vaters waren vermutlich gleichartig krank (s. Abschnitt 5.1.2.3.2).

b) DCM- und DCM-ähnliche Fälle mit pathomorphologischen und klinischen Befunden, jedoch ohne zureichende genetische Angaben. Bei VAN BOGAERTs (1932) Fall begann die Krankheit im Alter von 38 Jahren mit Gangstörungen. Mit 43 Jahren zeigte der Kranke Tremor der Arme sowie cerebellare Sprach- und Gangstörungen. Mit 48 Jahren kamen Schluckstörungen und Paraplegie, mit 50 Jahren Intentionstremor der Arme, skandierende Sprache und Dysmetrie, rotatorischer Nystagmus, Astasie, Abasie sowie heftige Myoklonien hinzu. Nach dem 53. Lebensjahr entwickelten sich zunehmende Rigidität, eine langsame, explosive Sprache und stärkere Schluckstörungen. Mit 58 Jahren verstarb der Kranke im Marasmus. Seine Intelligenz blieb bis zuletzt erhalten.

Der Fall von NOICA et al. (1936) erkrankte im Alter von 17 Jahren mit Sprach-, Gang- und Gleichgewichtsstörungen. Mit 29 Jahren bestanden generalisierte, vorwiegend rhythmische Myoklonien, ein statisches und kinetisches cerebellares Syndrom, Patellar- und Achillessehnenareflexie, gutturale, nasale, explosive Sprache, Zungentremor und leichtere psychische Veränderungen. Mit 35 Jahren kam der Kranke zu Tode.

Sensibilitätsstörungen der Füße und Hände, Doppelbilder, Schwindel, Sprachstörungen, linksseitig fehlende Pupillenreaktionen und horizontaler Nystagmus waren im Alter von 39 Jahren die ersten Krankheitssymptome des von VERHAART (1954) beobachteten Falles. Bald danach setzten Myoklonien der rechten Gesichtshälfte, Hypotonie der Arme und Dysmetrie ein. Mit 49 Jahren war die Kranke vollständig gelähmt und sprachunfähig. Psychopathologisch bot sie Demenz, Zwangslachen und -weinen, und mit 50 Jahren verstarb sie.

5.1.3.4. Schwer klassifizierbare Fälle bzw. fragliche Sonderformen

Bei MALAMUDs u. COHENs (1958) Fall trat im Alter von 10 Monaten „Zittern" der Hände und Füße auf. Mit 2 Jahren fanden sich Astasie, Ataxie der Glieder, gelegentlicher Kopftremor, gesteigerte PSR, linksseitig positiver Babinski und Opticusatrophie. Mit 2;5 Jahren betrug das Intelligenzalter 12—15 Monate. Ein halbes Jahr später kam eine Spastik der Beine hinzu. Im Alter von $6^{1}/_{2}$ Jahren bot der bettlägerige Kranke eine decerebrierte Körperstellung, Rigidität der Glieder, „bei Willkürbewegungen anhaltenden Tremor" sowie Harn- und Stuhlinkontinenz. Vor dem Tod mit 6;10 Jahren bekam er „Krämpfe". — Sein zur Zeit der Untersuchung $3^{1}/_{2}$jähriger Vetter erkrankte mit 16 Monaten ebenfalls an „Zittern" der Arme. Mit $3^{1}/_{2}$ Jahren war der Kranke sprachunfähig, und es ließen sich Ataxie und Intentionstremor der Hände sowie Hypertonie des linken Armes nachweisen. Das Intelligenzalter lag bei 20—22 Monaten. Das Pneumencephalogramm ergab eine Kleinhirnatrophie. Im Elektroencephalogramm erkannte man Allgemeinveränderungen, Gruppen hoher, spitzer, asynchroner 3—6/sec-Wellen und einen links fronto-präzentralen Herdbefund. Die Autoren heben die Ähnlichkeit des Krankheitsbildes mit PME hervor.

Nähere klinische Angaben werden bei den Geschwisterfällen von ROGERS et al. (1968) vermißt. Es liegt hier nur die Diagnose einer „DCM mit Epilepsie und psychischen Störungen" vor.

Der von KREBS u. PLANTEY (1955) beschriebene Fall hatte seit Jugend einen Lidzwinkertick. Im Alter von 59 Jahren setzten im Bereich des Unterkiefers und der Zunge Myoklonien ein, die bald auch den Rumpf und die Glieder erfaßten. Mit 62 Jahren zeigte der Kranke spontane Myoklonien der Arme und des Rumpfes,

Intentionsmyoklonien des Kopfes, der Zunge, des linken Armes und Beines sowie langsame Bewegungen, Sprach- und Schreibstörungen. In seinem 9/sec-Alpha-EEG traten bei Hyperventilation paroxysmale langsame Wellen und einzelne Spike-Waves auf. Nach dem 68. Lebensjahr bildeten sich die Myoklonien weitgehend zurück, und cerebellare Bewegungsstörungen und Hypotonie der Beine beherrschten das klinische Bild. Mit 71 Jahren beging der Kranke Selbstmord.

DAMS u. MOLLERs (1968) Fall 6 erkrankte im Alter von 3 Jahren an „Krampfanfällen zusammen mit heftigem Weinen" (übers. vom Verf.). Mit 8 Jahren gesellten sich cerebellare Gangstörungen und Dysdiadochokinese, mit 12 Jahren Grand mal-Anfälle und Demenz hinzu. Das EEG enthielt einen Grundrhythmus von 3—7/sec-Wellen sowie Spikes und Polyspike-Waves (mit Myoklonien). Mit 19 Jahren verstarb der Kranke.

In der von VAN BOGAERT (1947) veröffentlichten Sippe „Verw." waren 8 Personen in 3 Generationen (3 von Neurofibromatose, 5 von Neurofibromatose und cerebellarmyoklonischem Syndrom) betroffen. Bei 3 von ihnen begann die Krankheit mit 52, 40 und 27 Jahren. 2 von ihnen entwickelten überdies extrapyramidale Symptome. Sie kamen mit 67, 63 (bei Fliegerangriff) und 55 Jahren zu Tode.

5.1.4. Besprechung der Ergebnisse

Im folgenden sollen nun die einzelnen Krankheitsformen der beiden großen Gruppen, nämlich 1. der Gruppe der PME mit intracerebraler Speicherung von Mucopolysacchariden als pathomorphologischem Hauptbefund und 2. der Gruppe der PME und DCM mit degenerativen Veränderungen extrapyramidaler und/oder cerebellarer Neuronensysteme als pathomorphologischem Hauptbefund in ihren wichtigsten Daten der *Pathomorphologie, Genetik* und *Klinik* miteinander verglichen werden. Unberücksichtigt bleiben dabei die infolge unzureichender pathomorphologischer und/oder genetischer und/oder klinischer Angaben nicht klassifizierbaren Fälle.

Gruppe 1: Die Haupt- oder Frühform und die Spätform des Typs Lafora sowie die „acorpusculäre" Form der PME mit intracerebraler Speicherung von Mucopolysacchariden als pathomorphologischem Hauptbefund.

a) Pathomorphologie

Der neuropathologische Befund der *Haupt-* oder *Frühform* ist durch vorwiegend intraneuronale Laforakörperchen des gesamten ZNS, namentlich der Substantia nigra, des Zahnkerns, der (zentralen) Großhirnrinde und des Thalamus, gekennzeichnet. Wesentlich seltener werden Laforakörperchen in den Gliazellen und im Neuropil angetroffen. Einzeln oder zu vielen (bis zu 10—20) liegen sie vorzugsweise im Perikaryon der Nervenzellen. Die Mehrzahl der größeren unter ihnen besitzt eine stark basophile, homogene Kern- und eine blasse, radiäre Schalenzone. Nach Untersuchungen von SEITELBERGER et al. (1964) enthält der „Kern" ein eiweißfreies Polysaccharid, die „Schale" hingegen ein saures Mucoproteid. Andere Autoren sprechen nur von (sauren) Mucopolysacchariden, (abnormen) Polysacchariden oder Polyglucose. Elektronenmikroskopisch stellen sich fadenförmige Strukturen von 50—100 Å dar. Die räumliche Anordnung dieser Strukturen und ihre Beziehungen zu den Zellorganellen sind noch nicht genügend geklärt. Die Annahme einer Lysosomenkrankheit ist aufgrund der bislang vorliegenden Befunde allerdings unwahrscheinlich.

Die *Spätform* zeigt vergleichsweise weniger Laforakörperchen. Hauptsitz der Laforakörperchen sind hier Substantia nigra, Thalamus, Pulvinar, Hypothalamus, Nucleus amygdalae und Kleinhirnkerne. Andere Abschnitte des ZNS bleiben weitgehend frei von Laforakörperchen. Etwa gleich häufig liegen sie in den Nervenzellen und im Neuropil (der Kleinhirnrinde, des Kleinhirn- und Großhirnmarks), innerhalb der Nervenzellen jedoch häufiger in deren Fortsätzen als im Perikaryon. Außerdem finden sich homogene Substanzablagerungen im Neuropil (insbesondere der grauen Teile des ZNS). Histochemisch und infrarotspektrographisch handelt es sich bei der Kernzone der Laforakörperchen um saure, bei den homogenen Substanzablagerungen des Neuropils um Polysaccharide ohne saure Gruppen (JACOB, 1969). PEIFFER (1968) bezeichnet die Speichersubstanzen als saure und neutrale Mucopolysaccharide. Das histochemische Verhalten der Laforakörperchen des hirnbioptisch untersuchten Spätfalles von DASTUR et al. (1965) und SEITELBERGER (1965) spricht für die Annahme eines Gemisches von Polysacchariden und Proteinen bzw. von Glykoproteinen.

Bei der „*acorpusculären*" *Form* lassen sich Laforakörperchen nur im Neuropil der weißen Substanz des ZNS nachweisen. Die Nerven- und Gliazellen — vor allem des Putamens und Ammonshornes — weisen eine diffuse Anhäufung neutraler Mucopolysaccharide auf.

Hinsichtlich der Beteiligung sonstiger Organe an dem Speicherungsprozeß ist zu bemerken: Bei der Früh- oder Hauptform werden histochemisch und elektronenmikroskopisch gleichartige Substanzablagerungen (Glykoproteine und/oder saure Mucopolysaccharide) in Leber, Herzmuskel, Skeletmuskel, Niere, Milz, Nebenniere, Aorta, Spinalnerven, Plexus myentericus des Rectums und Retina festgestellt, gelegentlich sogar in Form von Laforakörperchen. Pathomorphologische Befunde peripherer Organe liegen nur bei dem von KRAUS-RUPPERT et al. untersuchten Spätfall vor; hier sind Herzmuskel und Leber mitbetroffen (zit. nach BERGENER u. GERHARD, 1970). Bei der „acorpusculären" Form finden sich PAS-positive Substanzen bzw. neutrale und saure Mucopolysaccharide in Leber, Herzmuskel, Wänden kleiner Milzgefäße, Niere und Skeletmuskel.

b) Genetik

Bei der *Früh*- oder *Hauptform* stehen 39 Einzelfällen 29 Geschwisterfälle gegenüber. Das Verhältnis der Geschlechter ist ausgeglichen (34 männliche, 33 weibliche Individuen). Alterskorrigierte Aufspaltungsziffern lassen sich wegen meist fehlender Angaben zu Lebensalter und Geburtenfolge der Probandengeschwister nicht errechnen. 58% (28/48) der in keinem Falle gleichartig kranken Eltern sind miteinander blutsverwandt. 13% (11/82) der Eltern zeigen leichtere neuropsychiatrische und/oder elektroencephalographische Normabweichungen. Erkrankungen an Epilepsien (evtl. zusammen mit psychopathologischen Auffälligkeiten) sind dabei als klinische Heterozygotenbefunde besonders verdächtig. Dies um so mehr, als unter den sonstigen Blutsverwandten der Kranken ebenfalls Epilepsien (teilweise zusammen mit Myoklonien und/oder psychopathologischen Auffälligkeiten) beobachtet werden. Fragliche und wahrscheinliche biochemische Homo- und Heterozygotenbefunde stellen der erniedrigte Serummucoproteinspiegel und die erhöhte Mucopolysaccharid-Harnausscheidung (Heparitinsulfat) dar. Infolge des frühen Manifestationsalters ist die Fruchtbarkeit der Kranken stark gemindert. Das Leiden kommt in allen 3 Großrassen vor: 53 Fälle entstammen der europiden, 9 der mongoliden, 6 der negriden Großrasse.

Die *Spätform* ist durch 2 Geschwisterfälle und 1 Einzelfall vertreten. Vermutlich zufällig sind alle 3 Kranke männlichen Geschlechts. Die alterskorrigierte Aufspaltungsziffer beträgt nach der Probandenmethode 0,16, nach der Geschwistermethode 0,28. Die gesunden Eltern der Kranken sind nicht miteinander blutsverwandt. An klinische Heterozygotenbefunde lassen in der Sippe 13 von VOGEL et al. (1965) die Epilepsien zweier im Kleinkindesalter verstorbenen Geschwister der beiden Kranken sowie einer Schwester des Vaters und einer Base mütterlicherseits denken. Biochemische Homo- und Heterozygotenbefunde sind nicht bekannt. Die Fruchtbarkeit der Kranken ist anscheinend infolge des späteren Manifestationsalters und langsamer progredienten Krankheitsverlaufes nicht wesentlich beeinträchtigt. Alle 3 Kranke gehören der europiden Großrasse an.

Bei der „acorpusculären" Form entstammen die 4 Kranken (3 weiblichen, 1 männlichen Geschlechts) 2 Familien einer walisischen Sippe. (Eine Kranke litt außer an PME auch an tapetoretinaler Degeneration; 4 ihrer Geschwister litten *nur* an tapetoretinaler Degeneration.) Die Probanden- und die Geschwistermethode ergeben für PME eine alterskorrigierte Aufspaltungsziffer von 0,16. Die klinisch gesunden Eltern sind alle miteinander blutsverwandt. 2 Personen *außerhalb* der Inzuchtlinien der Sippe bieten neuropsychiatrische Erkrankungen („Epilepsie und Myoklonien" bzw. „epileptiforme Anfälle"), die man *innerhalb* der Inzuchtlinien am ehesten als fragliche klinische Heterozygotenbefunde angesprochen hätte. Ähnlich wie bei der Früh- oder Hauptform konnte auch hier bei 2 Kranken eine erhöhte Mucopolysaccharid-Harnausscheidung (Heparitinsulfat) nachgewiesen werden. Nur eine Kranke hat ein (uneheliches) Kind.

c) Klinik

Das Erkrankungsalter der *Früh-* oder *Hauptform* liegt bei 6—20, bei mehr als 2/3 der Fälle bei 12—17 (Mittelwert 13,9) Jahren, das der *Spätform* bei 20, 17 und 33 Jahren, das der „acorpusculären" Form bei 13—15 Jahren. Erste Krankheitssymptome sind bei der Mehrzahl der Fälle aller 3 PME-Formen epileptische Anfälle (teilweise zusammen mit Myoklonien und/oder psychischen Veränderungen).

Während die *Früh-* oder *Hauptform* in rund der Hälfte der Fälle (26/49) im weiteren Krankheitsverlauf zwei oder mehrere epileptische Anfallstypen (meist Grand mal-[7] und sonstige Anfälle) aufweist, hat von den beiden anderen Krankheitsformen nur ein *Spätfall* (VOGEL et al., 1965, Sippe 13, III, 12; JAKOB, 1969) neben Grand mal- auch atypische generalisierte Anfälle. Die Anfallshäufigkeit nimmt bei knapp 3/4 (31/44) der Fälle der *Früh-* oder *Hauptform* im Krankheitsverlauf zu. Bei der *Spätform* bleiben 2 Fälle jahrelang anfallsfrei, und bei der „acorpusculären" Form werden mäßig häufige und unter antikonvulsiver Behandlung seltenere Anfälle beobachtet.

Bevorzugter Sitz der ersten Myoklonien sind bei allen 3 PME-Formen die Glieder und das Gesicht (einschließlich der Sprachmuskeln). Bei rund 3/4 (31/40) der Fälle der *Früh-* oder *Hauptform* ergreifen die Myoklonien allmählich die gesamte quergestreifte (einschließlich der Sprach-, Atem- und Schlund-)Muskulatur. Auszunehmen sind hier der eine Geschwisterfall von BUDULS u. VILDE (1938), der während seines 2jährigen Krankheitsverlaufes Myoklonien vermissen ließ, sowie der Geschwisterfall 1 von SCHWARZ u. YANOFF (1965), bei dem die Myoklonien nach Auftreten cerebellarer Symptome verschwanden. Ebenfalls generalisierte Myoklonien bieten die *Spätfälle* und 2 Fälle der „acorpusculären" Form; bei den 2 anderen Fällen der letzteren Form

---

[7] Soweit überhaupt entsprechende Angaben vorliegen, scheint es sich in der Mehrzahl der Fälle um diffuse Grand mal-Anfälle zu handeln (vgl. JANZ, 1970).

beschränken sich die Myoklonien in einem fortgeschrittenen Krankheitsstadium auf die Glieder. Bei allen drei PME-Formen herrschen asymmetrische, asynchrone, asynergische und elementare Myoklonien vor. In den Krankheitsendstadien treten die Myoklonien ständig oder zumindest wechselnd auf.

Mittelschwere bis schwere Demenz, antriebsgeminderte oder -gesteigerte Wesensänderung und teilweise auch Psychosen werden bei der *Früh-* oder *Hauptform* sowie der *Spätform*, leichte bis mittelschwere Demenz und Wesensänderung bei der *„acorpusculären"* Form angetroffen (s. Kapitel 7).

Sichere, wahrscheinliche oder fragliche cerebellare Symptome stellen sich bei der *Früh-* oder *Hauptform* in 7—21% (3 bzw. 10/48) der Fälle sowie bei 2 Fällen der *Spätform* und 3 Fällen der *„acorpusculären"* Form nach längerem Krankheitsverlauf ein.

Leichtere Pyramidensymptome sind bei der *Spätform* und der *„acorpusculären"* Form, vereinzelt auch schwerere Pyramidensymptome bei der *Früh-* oder *Hauptform* nachweisbar. Extrapyramidale (14/48 = 29%), subjektive und objektive ophthalmologische (7/49 = 14%) und sonstige neurologische Symptome (u. a. Sensibilitätsstörungen) vervollständigen das klinische Bild der *Früh-* oder *Hauptform*.

Bei der bislang am meisten untersuchten *Früh-* oder *Hauptform* zeigt das EEG bereits in präklinischen Krankheitsstadien Krampfströme und Allgemeinveränderungen. Die Allgemeinveränderungen nehmen im Krankheitsverlauf rasch zu. In frühen klinischen Krankheitsstadien sieht man meist einen 5—7/sec-Zwischenwellen-Grundrhythmus, Paroxysmen langsamer, hochgespannter, unregelmäßiger Wellen und vorwiegend generalisierte Krampfströme (Einzelspikes, atypische Spike-Waves, Polyspikes, Polyspike-Waves). Ähnliche EEG-Veränderungen kommen bei der *Spätform* und der *„acorpusculären"* Form in späteren Krankheitsstadien vor. In Krankheitsendstadien der *Früh-* oder *Hauptform* hingegen finden sich ein Delta- und/oder langsamer Zwischenwellen-Grundrhythmus, paroxysmale Gruppen und Serien langsamer, hochamplitudiger, unregelmäßiger Wellen sowie häufig eine anhaltende Krampfstromtätigkeit (mit Myoklonien).

Das Sterbealter der *Früh-* oder *Hauptform* liegt bei 16—24 Jahren, in mehr als ²/₃ der Fälle bei 18—22 (Mittelwert: 20,1) Jahren, das der Spätform bei 63, 45 und 20 Jahren, das der „acorpusculären" Form bei 37 Jahren. Dem entspricht eine Verlaufsdauer von 1—16, in mehr als ²/₃ der Fälle von 3—10 (Mittelwert: 6,2) Jahren, bzw. von 43, 28 und 9 Jahren, bzw. von 20 Jahren. Der Fall von DECLERCK war Anfang 1970 noch am Leben (briefliche Mitteilung); bei einem Alter von 32¹/₂ Jahren betrug seine Krankheitsdauer 14 Jahre [8]. Alle anderen zur Zeit der Untersuchung noch lebenden Fälle der Früh- oder Hauptform waren durchweg jünger als 24 Jahre. 3 zur Zeit der Untersuchung noch lebende Fälle der „acorpusculären" Form waren 33, 35 und 37 Jahre alt; ihre Krankheitsdauer betrug 20, 21 und 15 Jahre.

Zusammenfassend ist festzustellen: Bei allen 3 PME-Formen werden Mucopolysaccharide im ZNS und in sonstigen Organen gespeichert. Die *Speicherungsintensität* ist bei der *Früh-* oder *Hauptform* am *stärksten,* und es scheinen hier die sauren Mucopolysaccharide zu überwiegen. Demgegenüber scheinen die Speichersubstanzen der Spätform und der „acorpusculären" Form mehr neutrale Mucopolysaccharide zu enthalten. Mit der stärkeren cerebralen Speicherungsintensität der Früh- oder Hauptform stehen offenbar in Zusammenhang die vergleichsweise größere Variabilität der epilep-

---

[8] Eine Zugehörigkeit zur Spätform der PME des Typs Lafora kann hier nicht ausgeschlossen werden.

tischen Anfallstypen, die meist zunehmende Anfallshäufigkeit, die schwereren psychischen und EEG-Veränderungen, die häufigeren zusätzlichen extrapyramidalen, ophthalmologischen und sonstigen neurologischen Symptome, die kürzere Verlaufsdauer (um 6 Jahre) und das niedrigere Sterbealter (um 20 Jahre). Die *Spätform* und *„acorpusculäre"* Form andererseits sind hinsichtlich der *geringeren Speicherungsintensität*, der schwächeren Symptomenausprägung, der leichteren EEG-Veränderungen, der längeren Verlaufsdauer und des höheren Sterbealters einander deutlich ähnlicher als der Früh- oder Hauptform.

Autosomal-recessiver Erbgang ist bei der Früh- oder Hauptform und der „acorpusculären" Form anzunehmen und auch bei der Spätform wahrscheinlich. Die unter den Eltern, Geschwistern und sonstigen Blutsverwandten anscheinend leicht gehäuft vorkommenden Epilepsien und neuropsychiatrischen Anomalien dürften zumindest teilweise klinischen Heterozygotenbefunden entsprechen. Die erhöhte Mucopolysaccharid-Harnausscheidung (Heparitinsulfat) der Früh- oder Hauptform und der „acorpusculären" Form stellt sehr wahrscheinlich einen biochemischen Homo- und Heterozygotenbefund dar. (Die Mucopolysaccharid-Harnausscheidung wurde bei der Spätform bisher nicht untersucht.)

Die klinischen Unterschiede der 3 PME-Formen geben Grund zur Annahme, daß die Daten der Früh- oder Hauptform einerseits und die der Spätform und der „acorpusculären" Form andererseits verschiedenen Verteilungen zugehören. Insbesondere macht die ziemlich symmetrische Verteilung des Erkrankungs- und Sterbealters der Früh- oder Hauptform (s. Abb. S. 77) die Gegenannahme einer Zugehörigkeit aller 3 PME-Formen zu derselben Verteilung unwahrscheinlich. Die Daten der Spätform und der „acorpusculären" Form zeigen mehr Übereinstimmungen als Verschiedenheiten. Mit Vorbehalt wären demnach 2 (3?) genetisch selbständige Varianten eines Mucopolysaccharidstoffwechselleidens anzunehmen. Theoretisch kommen verschiedene Mutationen desselben Gens (= multiple Allelie) oder Mutationen verschiedener Gene (= Heterogenie) in Betracht. Eine Entscheidung zwischen beiden genetischen Hypothesen ist derzeit nicht möglich. In jedem Falle aber muß der genbedingte Enzymblock dieselbe Stoffwechselreaktionskette betreffen.

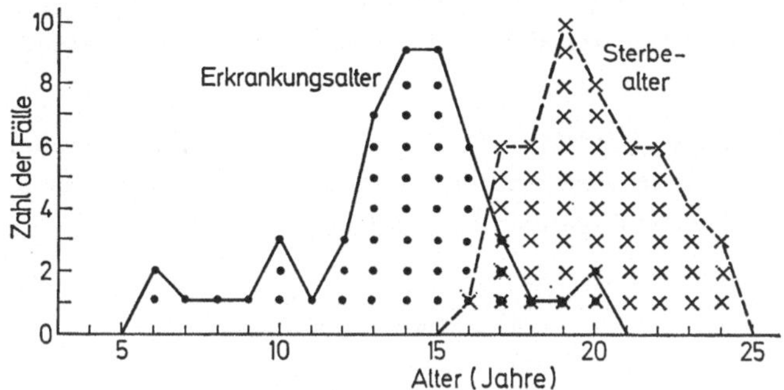

Vergleicht man die 2 (3?) PME-Formen mit den bisher bekannten Mucopolysaccharidosen (Morbus Hurler, Morbus San Filippo, Morbus Morquio, Morbus Scheie, Morbus Maroteaux-Lamy und Morbus Hunter), so stellt man fest, daß sie mit den 5 ersten den autosomal-recessiven Erbgang, mit dem Morbus Hurler, dem Morbus San

Filippo, dem Morbus Maroteaux-Lamy und dem Morbus Hurler die erhöhte Mucopolysaccharid-Harnausscheidung (Heparitinsulfat) gemein haben, daß sie aber die
bei allen diesen Krankheitsformen vorhandenen gröberen Skeletanomalien vermissen
lassen. Untersuchungen des Skeletsystems wurden bei den 2 (3?) PME-Formen bisher
allerdings noch nicht durchgeführt. Auch fehlen Untersuchungen der Leukocyten auf
Granulationen. (Die Eltern der beiden Geschwisterfälle der eigenen Sippe 1 hatten
normale Leukocyten.) Umgekehrt findet sich nur bei einigen Formen der Mucopolysaccharidosen eine Beteiligung des ZNS (McKusick et al., 1965; Spranger, 1969).
Speicherung von Kohlenhydraten in Herz, Leber und Muskeln wird weiterhin bei den
von Holmes et al. (1960) zusammengestellten kindlichen, jugendlichen und erwachse-
nen Fällen von Glykogenosen beobachtet. Aber auch hier ist nur bei wenigen Fällen
das ZNS betroffen, und durchweg handelte es sich bei den Speichersubstanzen eindeutig um Glykogen.

Entgegen der Auffassung von Edgar (1963) und Tourtelotte (1967) enthalten
die Speichersubstanzen der PME des Typs Lafora offenbar kein Glykogen, sondern
Mucopolysaccharide. Die Annahme einer von den bisher bekannten Formen verschiedenen, *generalisierten*, jedoch *ZNS-betonten Mucopolysaccharidose* mit 2 (3?)
genetisch selbständigen Varianten ist daher am wahrscheinlichsten (vgl. D'Angelo u.
Martinotti, 1959; Allegranza et al., 1965; Schwarz u. Yanoff, 1965; Seitelberger, 1966; Declerck, 1967; van Hoof u. Hageman-Bal, 1967; Rallo et al.,
1968; Schnabel u. Seitelberger, 1968; Bergener u. Gerhard, 1970).

Bergener u. Gerhard (1970) haben versucht, aufgrund einer Fallbeobachtung
eine Sonderform („Typ II") von „Myoklonuskörperkrankheit" abzugrenzen. Sie fanden in den Nervenzellen zahlreiche (bis zu 20) Laforakörperchen, die sich histochemisch als Polysaccharid-Proteinverbindung erwiesen. In Herz und Leber waren
gleichartige Speichersubstanzen nicht festzustellen. — Diese Befunde rechtfertigen
u. E. jedoch nicht die Annahme einer Sonderform von PME des Typs Lafora. Nicht
jeder Fall der Früh- oder Hauptform bietet Speichersubstanzen in Herz und Leber,
und das histochemische Verhalten der Laforakörperchen ist nicht durchweg gleich.
Einen histochemisch ähnlichen Befund haben beispielsweise Collins et al. (1968) bei
ihrem Fall erhoben.

Eine über die Früh- oder Hauptform und die Spätform hinausgehende Unterteilung der PME des Typs Lafora erscheint zum gegenwärtigen Zeitpunkt verfrüht,
wenn auch nach sonstigen genetischen Erfahrungen weitere Untertypen oder Varianten
zu erwarten sind.

Gruppe 2: Gruppe der PME-, DCM- und DCM-ähnlichen Krankheitsformen mit
degenerativen Veränderungen extrapyramidaler und/oder cerebellarer Neuronensysteme als pathomorphologischem Hauptbefund.

a) Pathomorphologie

Bei den *PME-Fällen ohne gleichartige Krankheiten in der Aszendenz* finden sich
am häufigsten degenerative Veränderungen der „zentralen Kerne", des Thalamus, des
Caudatums, des Putamens und des Corpus Luysi (10×), der Oliven (9×), des Zahnkerns (9×) sowie der „Kleinhirnrinde" bzw. der Purkinje- und/oder Molekularzellen (9×). Seltener sind die Großhirnrinde (6×), der Nucleus ruber (5×), die Sub-
statia nigra (4×), die Brückenkerne (3×), die Gollschen oder Hinterstränge (3×),
die Vorder- oder Hinterhörner (2×), die Medulla oblongata, die Hirnnervenkerne,

die unteren Bindearme, der Nucleus emboliformis, die spinocerebellaren Bahnen, die Clarkesche Säule und die Spinalganglien (je 1×) betroffen.

Von den *PME-Fällen mit gleichartigen Krankheiten in der Aszendenz* zeigte der Proband (III, 2) der Sippe 16 von VOGEL et al. (1965) bzw. der eigenen Sippe 5 in ähnlicher Verteilung degenerative Veränderungen des Ammonshorns und der Großhirnrinde, der Kleinhirnrinde, der zentralen Kerne und des Pallidums sowie der Vordersäule des Rückenmarks.

Aus der Gruppe der (fraglichen) *PME-Sonderformen* ließ der Sippenfall von CLARK u. PROUT (1902) degenerative Veränderungen der 3. Pyramidenzellschicht erkennen (unvollständige neuropathologische Untersuchung). — Bei 2 Kranken einer Sippe sicherte VAN BOGAERT (1929) einen Status marmoratus des Striatums und eine cerebro-oliväre Degeneration.

Degenerative Veränderungen des Zahnkerns und der Bindearme (4×), der Hinterstränge (2×), der Oliven (2×), des Nucleus ruber, des Pallidums, der Purkinje- und Körnerzellen, der Brücken-, Vestibularis- und Hinterstrangkerne, der Clarkeschen Säule, der Pyramidenbahnen (je 1×) bzw. des Zahnkerns und der Bindearme, des Thalamus und der Großhirnrinde boten die *DCM-Fälle ohne gleichartige Krankheiten in der Aszendenz*. Vergleichbare degenerative Veränderungen des Zahnkerns und der oberen Bindearme, des Dachkerns, des Nucleus emboliformis, des Nucleus ruber, der Substantia nigra, des Pallidums, des Corpus Luysi, der unteren Oliven, der Hinterstrangkerne und Hinterstränge, der Clarkeschen Säule, der Vorderseitenstränge (ohne Pyramidenbahnen) und Vorderhörner waren auch bei dem *DCM-Sippenfall 1* von DE BARSY et al. (1968) nachweisbar.

In der Gruppe der *DCM-ähnlichen Krankheitsformen* lagen bei den Geschwisterfällen 1 und 2 von DAM u. MOLLER (1968) sowie dem Geschwisterfall von MATTHEWS (1969) ohne gleichartige Krankheiten in der Aszendenz degenerative Veränderungen der Molekular-, Körner- und Purkinjezellen, des Zahnkerns, des Kleinhirnmarks und der Oliven, bzw. der Kleinhirnrinde, des Zahnkerns, des Thalamus, des Nucleus ruber, der Hirnstammkerne, der Großhirnrinde, der Pyramidenbahnen und der Clarkeschen Säule, bzw. der Purkinje- und Körnerzellen sowie des Zahn- und Dachkerns zugrunde. — Degenerative Veränderungen der Purkinje- und Molekularzellen sowie der unteren Oliven kennzeichneten den neuropathologischen Befund des Probanden der von HÄNEL u. BIELSCHOWSKY (1915) mitgeteilten Sippe. Bei dem Sippenfall von MYLE u. VAN BOGAERT (1949) wurden degenerative Veränderungen der Oliven, der Kleinhirnrinde, der Hinter- und Seitenstränge festgestellt.

Aus der Gruppe der *schwer klassifizierbaren Fälle* bzw. *fraglichen Sonderformen* wies der Proband der von MALAMUD u. COHEN (1958) beobachteten Sippe eine cerebellar-oliväre und dentato-rubrale Atrophie auf. — ROGER et al. (1968) heben bei ihrem Geschwisterfall degenerative Veränderungen des Zahnkerns, des Nucleus ruber, der unteren Oliven sowie der Groß- und Kleinhirnrinde hervor. — Der neuropathologische Befund des Einzelfalles von KREBS u. PLANTEY (1955) vermerkt eine Kleinhirnrindenatrophie, leichtere degenerative Veränderungen des Pallidums sowie intraneuronale „Laforakörperchen" der Mittelhirnhaube. — Extracelluläre „Laforakörperchen" im Putamen und in den Oliven sowie eine Degeneration der temporalen Großhirnrinde, des Wurms und der basalen Hemisphärenteile des Kleinhirns, des Zahnkerns und der Oliven fanden sich bei dem Einzelfall 6 von DAM u. MOLLER (1968). — Schließlich beschrieb VAN BOGAERT (1947) bei dem Probanden der Sippe „Verw." eine Kombination von Kleinhirnrinden- und Zahnkernatrophie, Hallervorden-Spatzscher Krankheit und Neurofibromatose.

b) Genetik

Bei den *PME-Fällen ohne gleichartige Krankheiten in der Aszendenz* stehen 9 Einzelfällen 8 Geschwisterfälle gegenüber. Beide Geschlechter sind gleich häufig betroffen (9 weibliche, 8 männliche Individuen). Alterskorrigierte Aufspaltungsziffern lassen sich wegen meist fehlender Angaben zu Geburtenfolge und Lebensalter der Probandengeschwister nicht errechnen. 50% (8/16) der Eltern sind miteinander blutsverwandt und 11% (3/26) von ihnen zeigen leichtere neuropsychiatrische Anomalien. Ähnliche Anomalien kommen auch unter den sonstigen Blutsverwandten vor. Autosomal-recessiver Erbgang ist sehr wahrscheinlich. Infolge frühen Manifestationsalters ist die Fruchtbarkeit stark herabgesetzt; kein Kranker hatte Kinder. 15 Fälle entstammen der europiden, 2 Fälle der mongoliden Großrasse.

Demgegenüber ist in der *PME-Sippe* 16 von VOGEL et al. (1965) bzw. der eigenen Sippe 5 autosomal-dominanter Erbgang anzunehmen. Hier erkrankten 6 Personen (3 männlichen, 3 weiblichen Geschlechts) in 3 aufeinanderfolgenden Generationen unterschiedlich schwer an PME. Die Eltern der Kranken waren durchweg nicht miteinander blutsverwandt. Bei frühem Manifestationsalter scheint die Fruchtbarkeit der Kranken gemindert.

In der von CLARK u. PROUT (1902) mitgeteilten Sippe sind 3 Personen (2 männlichen, 1 weiblichen Geschlechts) in 3 aufeinanderfolgenden Generationen (ohne Blutsverwandtschaft der Eltern) von einer fraglichen *PME-Sonderform* betroffen. Autosomal-dominanter Erbgang ist wahrscheinlich. VAN BOGAERT (1929) beobachtete eine PME-Sonderform bei 6 Personen (3 weiblichen, 3 männlichen Geschlechts) in verschiedenen Generationen einer Sippe. Keine Blutsverwandtschaft der Eltern der Kranken. Unregelmäßiger autosomal-dominanter Erbgang ist zu vermuten.

Unter den *DCM-Fällen* mit Zahnkern-Bindearmatrophie als pathomorphologischem Hauptbefund *ohne gleichartige Krankheiten in der Aszendenz* finden sich 3 Einzelfälle (2 männlichen, 1 weiblichen Geschlechts) und 2 männliche, fraglich eineiige Zwillinge. Betrachtet man R. HUNTs Fälle 5 u. E als zweieiige Zwillinge, so errechnet sich nach der Geschwistermethode eine alterskorrigierte Aufspaltungsziffer von 0,25. 2 Eltern — mit zureichenden Angaben — waren nicht miteinander blutsverwandt. 1 (von 8) Elter kam im Grand mal-Anfall zu Tode. Unter den sonstigen Blutsverwandten ist ein Fall von „infantiler Encephalopathie mit Hemichoreoathetose und Epilepsie" erwähnenswert. Vermutlich liegt autosomal-recessiver Erbgang vor. Die Fruchtbarkeit der Kranken ist infolge frühen Manifestationsalters herabgesetzt; keiner von ihnen hatte Kinder. — In der von CHRISTIAENS et al. (1962) und GAUDIER et al. (1964) beschriebenen Familie sind 2 (von 5) Geschwister mit DCM behaftet. Bei einem älteren (5jährigen) Bruder des Probanden fielen — wie bei dem Probanden selbst — eine erhöhte Xanthurensäureharnausscheidung und EEG-Anomalien auf. Die Eltern waren klinisch gesund; Angaben über Blutsverwandtschaft fehlen. Autosomal recessiver Erbgang ist wahrscheinlich. — Demgegenüber erkrankten in der *Sippe* von DELAUNOIS (1956) und DE BARSY et al. (1968) 4 Personen (3 weiblichen, 1 männlichen Geschlechts) in 3 aufeinanderfolgenden Generationen an *DCM*. Die Eltern der Kranken waren offenbar nicht miteinander blutsverwandt. Autosomal-dominanter Erbgang ist anzunehmen. 3 Kranke hatten Kinder.

Zur Gruppe der *DCM-ähnlichen Krankheitsformen* mit degenerativen Veränderungen sonstiger cerebellarer Neuronensysteme als pathomorphologischem Hauptbefund zählen die Geschwisterfälle 1 und 2 von DAM u. MOLLER (1968). 2 weitere Geschwister und die vermutlich nicht blutsverwandten Eltern waren gesund. Ein

Großonkel mütterlicherseits litt an „Epilepsie". Autosomal recessiver Erbgang ist wahrscheinlich. Die Kranken starben in frühjugendlichem Alter. — Autosomal recessiver Erbgang ist auch bei den beiden Geschwisterfällen von MATTHEWS et al. (1969) zu vermuten. Ein jüngeres Geschwister bot EEG-Anomalien (?). Die Eltern waren klinisch gesund und nicht miteinander blutsverwandt. Die Kranken gelangten infolge frühen Manifestationsalters nicht zur Fortpflanzung. — In der Sippe, über die HÄNEL u. BIELSCHOWSKY (1915) berichteten, finden sich in 3 Generationen 10 Personen (6 weiblichen, 4 männlichen Geschlechts) mit neuropsychiatrischen Anomalien und/ oder Kyphoskoliose. An Kyphoskoliose litten nur weibliche Individuen. Myoklonien sind nur von dem Probanden und seiner Schwester bekannt. 4 Genträger waren klinisch gesund, und ihre Fruchtbarkeit scheint nicht gemindert. Von den Kranken hingegen hatte keiner Kinder. Die Befunde lassen an unregelmäßigen autosomal-dominanten Erbgang mit schwankender Expressivität denken. — Eine ähnliche Erbgangsannahme gilt auch für die Sippe der Probandin MYLES u. VAN BOGAERTS (1949). Hier waren neben der Probandin das jüngste (von 9) Geschwister und die Großmutter väterlicherseits vermutlich gleichartig krank.

Zur Gruppe der *schwer klassifizierbaren Fälle* bzw. *fraglichen Sonderformen* ist zu bemerken: MALAMUD u. COHEN (1958) beobachteten in verschiedenen Generationen einer Sippe 8 männliche und keine weiblichen Kranken. Alle Kranken waren über ihre klinisch gesunden Mütter miteinander blutsverwandt. Offenbar liegt X-chromosomal-recessiver Erbgang vor. — Die beiden Kranken von ROGER et al. (1968) hatten vermutlich 6 gesunde Geschwister. Die Eltern waren miteinander blutsverwandt. Gleichartige Krankheiten kamen in der Aszendenz nicht vor. Autosomal-recessiver Erbgang ist wahrscheinlich. — Auch bei dem von KREBS u. PLANTEY (1955) mitgeteilten Kranken ist autosomal recessiver Erbgang zu vermuten. Gleichartige Krankheiten sollen in der Aszendenz nicht aufgetreten sein. Der betagte Kranke blieb anscheinend kinderlos. — Bei Fall 6 von DAM u. MOLLER (1968) war eine einschlägige familiäre Erbbelastung nicht nachweisbar. Autosomal recessiver Erbgang? Infolge frühen Manifestationsalters gelangte der Kranke nicht zur Fortpflanzung. — Schließlich bieten in der Sippe „Verw." von VAN BOGAERT (1947) 8 (7 weiblichen, 1 männlichen Geschlechts) Personen in 3 aufeinanderfolgenden Generationen DCM-ähnliche Krankheitsbilder. Die Eltern der Kranken waren durchweg nicht miteinander blutsverwandt. Eine kranke Mutter hatte 4 gesunde Söhne. VAN BOGAERTS Annahme eines weiblich-geschlechtsbegrenzten, autosomal-dominanten Erbgangs ist nicht zwingend, da die kranken Schwestern keine Brüder hatten, und da die 4 gesunden Söhne der einen kranken Mutter mit einer kombinierten Wahrscheinlichkeit von 1/16 das normale Allel der Mutter ererbt haben können.

2 PME-Fälle gehören der mongoliden Großrasse, alle anderen Fälle der Gruppe 2 der europiden Großrasse an.

c) Klinik

Vergleich: Autosomal-recessiv und autosomal-dominant erbliche PME-Formen. Das Erkrankungsalter liegt zwischen 3—18 Jahren, bei ²/₃ der Fälle zwischen 10—14 (Mittelwert: etwa 12) Jahren, bzw. zwischen 7—15 Jahren. Unter den ersten Krankheitssymptomen überwiegen bei beiden Erbtypen die Epilepsien. Beide Erbtypen zeigen im Krankheitsverlauf fast durchweg nur Grand mal-Anfälle, und bei beiden nimmt übereinstimmend die Anfallshäufigkeit nur selten zu. Bevorzugter Sitz der ersten Myoklonien sind die Glieder. Bei der Mehrzahl der recessiv erblichen Fälle breiten sich die Myoklonien allmählich auf die gesamte quergestreifte Muskulatur (einschließlich der Zunge, des Gaumens, Rachens, Kehlkopfes, Zwerchfelles) aus; vereinzelt treten zusätzliche choreiforme, ballistische oder athetoide Hyperkinesen auf. Auch die dominant erblichen Fälle zeigen eine Generalisierung der Myoklonien; Gaumen, Rachen, Kehlkopf und Zwerchfell scheinen hier jedoch seltener betroffen zu sein. In späteren Krankheitsstadien der ersteren sind meist wechselnde bis ständige, in denen der letzteren episodische bis wechselnde Myoklonien nachweisbar. Leichte bis mittelschwere Demenz und Wesensänderung, nicht selten zusammen mit Psychosen, werden bei beiden Erbtypen angetroffen. Manche recessiv erblichen Fälle bleiben im gesamten Krankheitsverlauf frei von psychischen Veränderungen. Knapp die Hälfte der recessiv erblichen Fälle weist im fortgeschrittenen Krankheitsverlauf extrapyramidale, rund $^1/_3$ sichere oder wahrscheinliche cerebellare und vorwiegend leichte Pyramidensymptome auf. Ähnliche cerebellare und Pyramidensymptome finden sich auch im späteren Krankheitsverlauf der dominant erblichen Fälle. Das EEG des recessiven Erbtyps läßt eine erhebliche Variabilität erkennen. Fällen mit ziemlich rasch zunehmender Grundrhythmusverlangsamung und schwereren Allgemeinveränderungen stehen solche gegenüber, die auch nach langjähriger Krankheitsdauer keine oder nur leichtere Allgemeinveränderungen bieten. Als Krampfströme werden hier vorwiegend generalisierte, bilateral-synchrone Sharp Waves, Einzelspikes, atypische Spike-Waves, Polyspikes und Polyspike-Waves beschrieben. Die klinisch schwerer kranken Fälle des dominanten Erbtyps zeigen einen Grundrhythmus schneller Zwischenwellen und Gruppen oder Serien langsamer Wellen, die klinisch leichter kranken Fälle hingegen einen gut ausgeprägten Alpha-Rhythmus und mäßig häufige langsame Wellen; alle Fälle zeigen verhältnismäßig wenige spontane Krampfströme, insbesondere atypische Spike-Waves und Einzelspikes. Bei beiden Erbtypen werden durch Lichtreize Krampfströme und Myoklonien aktiviert. Das Sterbealter liegt zwischen 8—58 Jahren, bei $^2/_3$ der Fälle zwischen 23 und 35 (Mittelwert: etwa 30) Jahren, bzw. bei 34, 29 und 26 Jahren. Die Verlaufsdauer beträgt $2^1/_2$—45 Jahre, bei $^2/_3$ der Fälle 9—25 (Mittelwert: etwa 18) Jahre, bzw. 16, 17 und 27 Jahre. (1968 waren 3 Fälle des dominanten Erbtyps mit 68, 65 und 20 Jahren noch am Leben; Krankheitsdauer: 53, ? und 11 Jahre.)

Fragliche PME-Sonderformen: Eine autosomal-dominant erbliche PME-Sonderform ist in der Sippe von CLARK u. PROUT (1902) deshalb zu vermuten, weil der Proband und seine Mutter außer Myoklonien, Grand mal-Epilepsie und Demenz, bzw. Myoklonien und Grand mal-Epilepsie im Krankheitsverlauf beidseitige Ptosis entwickelten, wie sie sonst bei keinem PME-Fall beobachtet wurde. (Ein zufälliges Zusammentreffen zweier unabhängiger Erbmerkmale ist jedoch nicht auszuschließen.) Der gleichfalls kranke Vater der Mutter zeigte Myoklonien sowie „körperliche und geistige Schwäche". Ob er auch eine Ptosis hatte, ist nicht angegeben. Das Erkrankungsalter lag bei 17, 19 und 25 Jahren. Die 3 Kranken verstarben im Alter von $2 \times$ 22 und 46 Jahren. — PME-ähnliche Symptomatik (Choreoathetose, Myoklonien, Epilepsien) wiesen 6 Kranke in mehreren Generationen der von VAN BOGAERT (1929) beschriebenen Sippe auf. Offenbar lag unregelmäßiger autosomal-dominanter Erbgang vor. 3 von ihnen erkrankten im Alter von 2—20 Jahren; sie kamen mit 15, 18 und 21 Jahren zu Tode.

Vergleich: Wahrscheinlich autosomal-recessiv und dominant erbliche DCM-Formen mit Zahnkern-Bindearmatrophie. Der Krankheitsbeginn der ersteren liegt zwischen 6—20 Jahren, bei 3 von 5 Fällen in der Kindheit. Von der letzteren ist nur der Krankheitsbeginn der Probandin mit 14 Jahren bekannt. (Spino-)cerebellare und Friedreich-ähnliche Symptome, teilweise zusammen mit Myoklonien, bzw. Tremor, Myoklonien,

Ataxie und skandierende Sprache kennzeichnen den Krankheitsbeginn. Bei den recessiv erblichen Fällen finden sich im Krankheitsverlauf Intentionstremor, cerebellare Sprachstörungen, allgemeine Sehnenhypo- oder -areflexie, Dyssynergie, Kyphoskoliose und/oder Hohlfüße, statischer Tremor, Hypotonie und Tiefensensibilitätsstörungen, bei den dominant erblichen Fällen Intentionstremor bzw. „Tremor", Dysmetrie, statische und kinetische Ataxie, cerebellare Sprachstörungen und Hypotonie. Der recessive Erbtyp zeigt teils generalisierte, vorwiegend komplexe Spontanmyoklonien, die zeitweise sogar im Schlaf anhalten, teils lokalisierte, Spontan- oder Intentionsmyoklonien (beim Sprechen und Willkürbewegungen), die bei einem Fall (LOUIS-BAR und VAN BOGAERT, 1947) im späteren Krankheitsverlauf deutlich zurücktreten. Der dominante Erbtyp bietet teils vorwiegend elementare, wechselnde Spontanmyoklonien, die im Schlaf verschwinden, teils Intentionsmyoklonien. Bei beiden Erbtypen scheint es sich um arrhythmische, asymmetrische, asynchrone Myoklonien zu handeln. An epileptischen Anfallstypen werden Grand mal und „statische Krisen" (= astatische Anfälle), bzw. „Epilepsie" oder „epileptische Anfälle" beschrieben. Bei beiden Erbtypen herrschen übereinstimmend leichtere psychische Veränderungen vor. Bei einzelnen recessiv erblichen Fällen treten im späteren Krankheitsverlauf leichte extrapyramidale und Pyramidensymptome auf. Ein EEG-Befund ist nur von einem Fall des recessiven Erbtyps (CHRISTOPHE u. GRUNER, 1956) angegeben. Hier stellten sich nach 24jährigem Krankheitsverlauf ein langsamer Alpha- und Zwischenwellengrundrhythmus (mit erhaltener Blockierungsreaktion) sowie paroxysmale Deltawellen und bilateral-synchrone, frontal betonte Spike-Waves und Polyspike-Waves dar. Lichtreize aktivierten Deltawellen und Spike-Waves (mit Myoklonien). Das Sterbealter liegt bei 36, 32, 48 und 17 bzw. bei 39, 42 und 40 Jahren. Die Verlaufsdauer beträgt 30, 24, 28 und 11 (bei einem zur Zeit der Untersuchung noch lebenden Fall 10) Jahre bzw. 15 Jahre.

Wahrscheinlich recessiv erbliche DCM-Geschwisterfälle mit Zahnkern-Bindearmatrophie (CHRISTIAENS et al., 1962; GAUDIER et al., 1964). Diese gleichfalls recessiv erblichen Fälle unterscheiden sich von den oben besprochenen durch den sehr frühen Krankheitsbeginn mit 8 Wochen und den kurzen Krankheitsverlauf (Tod mit 4½ Jahren bzw. 11 Monaten). Bei beiden Geschwistern waren Myoklonien der Glieder die ersten Krankheitssymptome. Durch Pyridoxin-Gaben konnten sie bei dem Probanden eine Zeitlang günstig beeinflußt werden. Später stellten sich bei ihm — nach einer kurzfristigen extremen — eine leichte Hypotonie sowie Stand- und Gangunsicherheit ein. Psychisch war nur ein leichter Entwicklungsrückstand nachweisbar. Das EEG bot mäßige Allgemeinveränderungen, jedoch keine Krampfströme. Bei seiner kranken Schwester waren die psychischen Veränderungen stärker ausgeprägt. Ein 5jähriger Bruder ließ — ähnlich wie der Proband — eine erhöhte Xanthurensäure-Harnausscheidung und im EEG zahlreiche langsame Wellen erkennen.

Vergleich: Wahrscheinlich recessiv erbliche DCM-ähnliche Geschwisterfälle mit degenerativen Veränderungen sonstiger cerebellarer Neuronensysteme (DAM u. MOLLER, 1968, Fälle 1 und 2; MATTHEWS, 1969). Die ersteren erkrankten im 2. Lebensjahr an „Encephalopathie, psychischen Störungen, spastischer Diplegie der Beine und symptomatischer Epilepsie", bzw. „in der Kindheit" an Gang- und Sprachstörungen. Bei der einen Schwester kamen mit 3 Jahren Grand mal-Anfälle, mit 4 Jahren Tetraspastik und psychische Veränderungen, mit 5 Jahren Myoklonien, bei der anderen Schwester mit 5 Jahren Intentionstremor und Dysmetrie sowie Petit mal-, mit 12 Jahren Grand mal-Anfälle und generalisierte Myoklonien, mit 15 Jahren psychische Veränderungen hinzu. Die beiden Schwestern verstarben im Alter von 6 und 15 Jahren. — Unter den letzteren

Fällen waren bei der Probandin mit 11 Jahren Myoklonien der Hände, bald danach
Grand mal-Anfälle, vor dem 16. Lebensjahr Myoklonien der Glieder und des Rumpfes
sowie statische und kinetische Ataxie aufgetreten; außerdem bestanden Patellarsehnenareflexie und eine leichte dorsale Skoliose. Das EEG enthielt rasche Betawellen und
sehr häufige Polyspikes/Polyspike-Waves. Mit 16 Jahren stellte sich Demenz ein, und
mit 17 Jahren verstarb die Kranke. Eine jüngere Schwester litt seit dem 11. Lebensjahr an Grand mal-Epilepsie und episodischen, seltenen Kopfzuckungen. Ihr EEG bot
hochgespannte, langsame Wellen und zahlreiche Sharp-Waves, bei Flickerlichtreizung
überdies unregelmäßige Spike-Waves. Im EEG einer weiteren, 12jährigen, klinisch
(noch?) unauffälligen Schwester sah man bei Flickerlichtreizung ebenfalls unregelmäßige Spike-Waves.

*Vergleich: Wahrscheinlich unregelmäßig autosomal dominant erbliche DCM-ähn-
liche Fälle mit degenerativen Veränderungen sonstiger cerebellarer Neuronensysteme*
(HÄNEL u. BIELSCHOWSKY, *1915;* MYLE u. VAN BOGAERT, *1949).* Der Proband
der ersteren Sippe hatte mit $1^1/_2$ Jahren einen einzigen „epileptischen" Anfall.
Mit 13 Jahren traten cerebellare Sprachstörungen auf. Mit 15 Jahren gesellten
sich Schreib- und Schluckstörungen, intellektueller Leistungsrückgang, zeitweilige
Gangunsicherheit des linken Beines, mit 19 Jahren Sehnenhyporeflexie, Wesensänderung und generalisierte Myoklonien hinzu. Die im Wachzustand nur episodischen Myoklonien kehrten regelmäßig vor dem Einschlafen wieder. Mit
27 Jahren verübte der Kranke Suicid. Bei der älteren Schwester waren schon in der
Kindheit langsame Sprache und Bewegungen aufgefallen. Mit 4 Jahren entwickelte
sie eine Kyphoskoliose, mit 21 Jahren vor dem Einschlafen regelmäßig, im Wachzustand selten auftretende, lokalisierte Myoklonien. Darüber hinaus litt sie an depressiven Verstimmungszuständen. (Bei 8 weiteren Mitgliedern in 3 Generationen dieser
Sippe wurden psychische Anomalien und/oder Kyphoskoliose beobachtet. Keine Angaben über Myoklonien.) — Die Probandin der letzteren Sippe hatte mit 10 Monaten
erstmals Grand mal-Anfälle. Mit 17 Jahren zeigte sie Gang- und Standataxie, cerebellare Sprachstörungen, choreiforme Hyperkinesen, seltene Grand mal-Anfälle und
Imbezillität, mit 24 Jahren zusätzliche generalisierte Myoklonien, Intentionstremor,
leichte Paraparese der Beine und Demenz. Im Alter von 31 Jahren verstarb die
Kranke. (Ein Geschwister und die Großmutter väterlicherseits hatten vermutlich dasselbe Leiden.)

*Schwer klassifizierbare Fälle bzw. fragliche Sonderformen mit degenerativen Ver-
änderungen cerebellarer und extrapyramidaler Neuronensysteme.* Bei MALAMUDS u.
COHENs (1958) Fällen mit einer wahrscheinlich X-chromosomal-recessiv erblichen
Sonderform waren im Alter von 10 Monaten „Zittern" der Hände und Füße und im
weiteren Krankheitsverlauf Astasie, Gliedataxie, Kopftremor, Pyramidensymptome,
Opticusatrophie, psychische Veränderungen, Spastik der Beine, decerebrierte Rigidität,
zuletzt anhaltender „Tremor" und „Krämpfe", bzw. im Alter von 16 Monaten „Zittern" der Arme und im weiteren Krankheitsverlauf Ataxie, Intentionstremor der
Hände, Hypertonie des linken Armes und psychische Veränderungen aufgetreten. Der
erstere Kranke verstarb mit $6^3/_4$ Jahren; der letztere war zur Zeit der Untersuchung
$3^1/_2$ Jahre alt. Sein EEG enthielt hochgespannte, spitze 3—6/sec-Wellen und einen
links frontopräzentralen Herdbefund.

Bei den Geschwisterfällen von ROGER et al. (1968) lag eine wahrscheinlich recessiv
erbliche „DCM mit Epilepsie und psychischen Störungen" vor (keine Befundeinzelheiten).

Auch bei dem von Krebs u. Plantey (1955) berichteten Fall ist recessiver Erbgang zu vermuten. Hier traten mit 59 Jahren spontane Myoklonien des Unterkiefers und der Zunge auf, die bald auch den Rumpf und die Glieder erfaßten. Später fanden sich Intentionsmyoklonien des Kopfes, der Zunge, des linken Armes und Beines sowie Sprach- und Schreibstörungen. Im Alter von 62 Jahren zeigte der Kranke ein Alpha-EEG und bei Hyperventilation paroxysmale langsame Wellen und Spike-Waves. Nach dem 68. Lebensjahr bildeten sich die Myoklonien weitgehend zurück, und cerebellare Bewegungsstörungen und Hypotonie bestimmten das klinische Bild. Mit 71 Jahren beging der Kranke Selbstmord.

Recessiver Erbgang ist weiterhin bei Fall 6 von Dam u. Moller (1968) zu vermuten. Bei ihm stellten sich mit 3 Jahren „Krampfanfälle zusammen mit heftigem Weinen", mit 8 Jahren cerebellare Gangstörungen und Dysdiadochokinese, mit 12 Jahren Grand mal-Anfälle und Demenz ein. In seinem EEG sah man 3—7/sec-Wellen sowie Spikes und Polyspike-Waves (mit Myoklonien). Im Alter von 19 Jahren verstarb der Kranke.

Im Unterschied zu den vorstehenden Fällen ist in der Sippe „Verw." von van Bogaert (1947) regelmäßiger, autosomal-dominanter Erbgang anzunehmen. 8 Personen in 3 aufeinanderfolgenden Generationen boten ein cerebellar-myoklonisches Syndrom, im späteren Krankheitsverlauf außerdem extrapyramidale Symptome. Bei 3 von ihnen hatte die Krankheit mit 52, 40 und 27 Jahren begonnen; mit 67, 63 (bei Fliegerangriff) und 55 Jahren kamen die Kranken zu Tode.

Zusammenfassend stellen wir fest: Die pathomorphologische, genetische und klinische Datenanalyse des PME-(ähnlichen)- und DCM-(ähnlichen)- Gesamtmaterials mit degenerativen Veränderungen des ZNS macht die Annahme folgender 4 Krankheitsgruppen wahrscheinlich:

1. Gruppe der PME-(Sonder-)Formen mit degenerativen Veränderungen *extrapyramidaler* und cerebellarer Neuronensysteme als pathomorphologischem Hauptbefund,
2. Gruppe der DCM-(Sonder-)Formen mit Zahnkern-Bindearmatrophie als pathomorphologischem Hauptbefund,
3. Gruppe der DCM- und DCM-ähnlichen Krankheitsformen mit degenerativen Veränderungen sonstiger cerebellarer Neuronensysteme als pathomorphologischem Hauptbefund,
4. Gruppe der schwer klassifizierbaren Fälle bzw. fraglichen Sonderformen mit degenerativen Veränderungen extrapyramidaler und cerebellarer Neuronensysteme als pathomorphologischem Hauptbefund.

Innerhalb dieser 4 Krankheitsgruppen lassen sich jeweils (wahrscheinlich) recessive und dominante Erbtypen abgrenzen.

Der klinische Vergleich zeigt: bei der recessiv und dominant erblichen PME übereinstimmend ein epileptisch-myoklonisch-psychisches Leitsyndrom, bei der recessiv erblichen Form ein cerebellar-extrapyramidal-pyramidales, bei der dominant erblichen Form ein pyramidal-cerebellares Anhangsyndrom; bei der recessiv und dominant erblichen DCM mit Zahnkern-Bindearmatrophie als pathomorphologischem Hauptbefund übereinstimmend ein (spino-)cerebellar-myoklonisch-epileptisches Leitsyndrom, bei der recessiv erblichen Form ein psychisch-extrapyramidal-pyramidales, bei der dominant erblichen Form ein psychisches Anhangsyndrom; bei den recessiv erblichen DCM- und DCM-ähnlichen Krankheitsformen mit degenerativen Veränderungen sonstiger cerebellarer Neuronensysteme als pathomorphologischem Hauptbefund Epilepsien, psychische Veränderungen, Tetraspastik und Myoklonien, bzw.

cerebellare Gang- und Sprachstörungen, Intentionstremor, Dysmetrie, Epilepsien, Myoklonien und psychische Veränderungen (DAM u. MOLLER, 1968, Fälle 1 und 2), bzw. Myoklonien, (Grand mal-)Epilepsie, statische und kinetische Ataxie, leichte dorsale Skoliose, Demenz und EEG-Veränderungen, bzw. (Grand mal-)Epilepsie, episodische, seltene „Kopfzuckungen" und EEG-Veränderungen, bzw. EEG-Veränderungen (MATTHEWS et al., 1969); bei den dominant erblichen DCM- und DCM-ähnlichen Krankheitsformen mit degenerativen Veränderungen sonstiger cerebellarer Neuronensysteme als pathomorphologischem Hauptbefund cerebellare und Friedreich-ähnliche Symptome, Myoklonien und psychische Veränderungen (HÄNEL u. BIELSCHOWSKY, 1915), bzw. cerebellare Symptome, Myoklonien, psychische Veränderungen, (Grand mal-)Epilepsie und Pyramidensymptome (MYLE u. VAN BOGAERT, 1949). — Die schwer klassifizierbaren Fälle und fraglichen Sonderformen bleiben hier außer Betracht.

Es erhebt sich nun die Frage, ob die gleichartig erblichen Fälle der 3 ersten Gruppen nicht bestimmte Ausschnitte der Gesamtvariation zweier hypothetischer recessiv und dominant erblicher Krankheitseinheiten darstellen. Zur Klärung dieser Frage bedarf es einer Untersuchung der *intra-* und *interfamiliären Variabilität* der pathomorphologischen und klinischen Merkmale dieser Krankheitsformen.

In der Gruppe 1 liegen nur von den wahrscheinlich recessiv erblichen PME-Geschwisterfällen 1 und 2 von HALTIA et al. (1969) neuropathologische Befunde vor. Tatsächlich sind Verteilung und Ausprägung der degenerativen Veränderungen hier sehr ähnlich. Die vermutlich gleichfalls recessiv erblichen DCM-ähnlichen Geschwisterfälle 1 und 2 von DAM u. MOLLER (1968) der Gruppe 3 hingegen lassen deutliche Unterschiede erkennen: Bei dem im Alter von 6 Jahren verstorbenen Bruder waren Kleinhirnrinde, -mark, Zahnkern und Oliven, bei der mit 15 Jahren verstorbenen Schwester Kleinhirnrinde, Zahnkern, Clarkesche Säule, Pyramidenbahnen, Großhirnrinde, Thalamus, Nucleus ruber und Stammhirnkerne betroffen. Die nicht blutsverwandten Fälle der einzelnen Krankheitsformen zeigen unterschiedliche Grade von Ähnlichkeiten. *Durchweg sind jedoch, unabhängig vom Erbgang, die PME-Formen hinsichtlich des stärkeren Befalles der extrapyramidalen, die DCM-Formen hinsichtlich des stärkeren Befalles der cerebellaren Neuronensysteme einander ähnlich.*

Den pathomorphologischen (extrapyramidalen — cerebellaren) Schwerpunktsunterschieden entsprechen im klinischen Bild vor allem Unterschiede der Häufigkeit und Ausprägung der cerebellaren Symptome, insbesondere zwischen den Gruppen 1 und 2. Geschwisterfälle und nicht blutsverwandte Fälle der einzelnen Krankheitsformen verhalten sich hinsichtlich Krankheitsbeginn und Krankheitsverlauf überwiegend homotypisch. *Und durchweg sind die verschieden erblichen Formen der gleichen Gruppe einander ähnlicher als die gleichartig erblichen Formen der verschiedenen Gruppen.*

Zweifellos bestehen jedoch auch Überschneidungen der klinischen Merkmalsvariabilität der PME- und DCM-Gruppen: So kann eine DCM wie eine PME mit Epilepsien und/oder Myoklonien beginnen, und andererseits kann eine PME in späteren Krankheitsstadien ähnliche cerebellare Symptome wie eine DCM entwickeln. Ähnlich sind auch der meist längere Krankheitsverlauf, das höhere Sterbealter, die eher selteneren epileptischen (insbesondere diffusen Grand mal-)Anfälle, die vorwiegend leichtere Demenz und Wesensänderung (nicht selten zusammen mit Psychosen) und die häufig leichteren EEG-Veränderungen. *Demgegenüber ist ein Krankheitsbeginn mit vorwiegend kinetischen (spino-)cerebellaren und Friedreich-ähnlichen*

Symptomen, bzw. das Freibleiben von cerebellaren Symptomen im Krankheitsverlauf nahezu pathognomonisch für DCM bzw. PME.

Typischerweise *überwiegen* bei *DCM* die *Intentionsmyoklonien,* bei *PME* die *Spontanmyoklonien.* Welche der beiden Myoklonietypen vorherrscht, ist jedoch *auch* eine Frage des Krankheitsstadiums. So bot R. Hunts Originalfall 5 im Krankheitsendstadium ständige, generalisierte, asymmetrische, asynchrone, vorwiegend komplexe Spontanmyoklonien, die zeitweise sogar im Schlaf anhielten. Umgekehrt werden Intentionsmyoklonien (beim Sprechen und bei Willkürbewegungen) häufig im Krankheitsbeginn der PME beobachtet.

Zwischen den Gruppen 2 und 3 der DCM und DCM-ähnlichen Krankheitsformen zeichnen sich klinische Unterschiede dahingehend ab, daß unter den letzteren häufiger atypische Fälle vorkommen. „Atypisch" meint hier die schwächere Ausprägung der Myoklonien und/oder kinetischen cerebellaren Symptome. So bestanden beispielsweise bei dem Probanden von Hänel u. Bielschowsky (1915) zwar mäßige cerebellare Sprach- und Schreibstörungen, jedoch kein eindeutiger Intentionstremor.

Insgesamt spricht der Vergleich der intra- und interfamiliären Merkmalsvariabilität mehr für als gegen die Annahme dreier selbständiger Krankheitsgruppen.

Welche nosologische Stellung aber nehmen degenerative PME und DCM unter den bisher bekannten Systematrophien ein? Seitelberger et al. (1964) betonen, daß der PME als Syndrom ein einheitliches *extrapyramidal-cerebellares Läsionsmuster* zugrunde liege. Vergleicht man unter diesem Blickwinkel die Früh- oder Hauptform der PME mit intracerebraler Speicherung von Mucopolysacchariden mit der PME mit degenerativen Veränderungen extrapyramidaler und cerebellarer Neuonensysteme als pathomorphologischem Hauptbefund, so erscheinen die Substantia nigra, der Zahnkern, die (zentrale) Großhirnrinde und der Thalamus einerseits, die Zwischen- und Mittelhirnkerne, die Oliven, der Zahnkern und die Kleinhirnrinde andererseits am stärksten betroffen. Die Schwerpunktsverteilung der neuropathologischen Veränderungen ist offenbar ähnlich, aber keineswegs identisch. Eine solche kombinierte extrapyramidal-cerebellare Degeneration wurde jedoch bislang noch nicht als selbständiger Typ von Systematrophie beschrieben. Vielleicht sollte man auch mit Rücksicht auf den meist wenig „systematischen" Charakter der degenerativen Veränderungen eher von einem „abiotrophischen Prozeß" im Sinne Gowers' sprechen (vgl. de Barsy et al., 1968). *Es ist jedenfalls von heuristischem Interesse, einen solchen Typ kombinierter extrapyramidal-cerebellarer Systematrophie mit verschiedenen recessiv und dominant erblichen Krankheitsformen anzunehmen.* Der gelegentliche Mitbefall des Rückenmarks, namentlich der Hinterstränge, läßt die „Nähe" zu den spino-ponto-cerebellaren Systematrophien (Welte, 1939) erkennen.

Zur nosologischen Stellung der DCM ist in Anlehnung an R. Hunt (1921), Hallervorden (1936), Ule (1957), Erbslöh (1963) und Becker (1967) auszuführen: Die Fälle der Gruppe 2 mit Zahnkern-Bindearmatrophie als pathomorphologischem Hauptbefund können den *systematischen Atrophien der Kleinhirnkerne* zugerechnet werden. Dabei verrät die häufige Beteiligung der Hinter- und Seitenstränge des Rückenmarks die systembezogene Natur des degenerativen Prozesses. Vom genetischen Standpunkt sind recessiv und dominant erbliche Krankheitsformen abzutrennen. Die genetische Selbständigkeit zumindest der recessiv erblichen Krankheitsformen wird unterstrichen durch die Fallbeobachtungen von typischer Friedreichscher Strangatrophie des Rückenmarks und zusätzlicher Zahnkern-Bindearmatrophie ohne DCM-ähnliche klinische Symptomatik (Spiller, 1910; Thomas u. Durupt, 1912; Mathieu u. Bertrand, 1929).

Demgegenüber lassen sich die Fälle der Gruppe 3 mit degenerativen Veränderungen sonstiger cerebellarer Neuronensysteme als pathomorphologischem Hauptbefund am ehesten unter die *systematischen Kleinhirnrindenatrophien des Typs Holmes* (DAM u. MOLLER, Geschwisterfälle 1 und 2; MATTHEWS; HÄNEL u. BIELSCHOWSKY) und die *olivo-ponto-cerebellaren Atrophien* (MYLE u. VAN BOGAERT) einreihen. Auch hier müssen vermutlich recessiv und wahrscheinlich dominant erbliche Krankheitsformen unterschieden werden, letztere den Typen P. Marie und Menzel vergleichbar. *Da diese Krankheitsformen typischerweise gerade keine DCM-ähnliche Symptomatik aufweisen* (SJÖGREN, 1943; VAN BOGAERT, 1947; CRITCHLEY, 1948; ERBSLÖH, 1963; BECKER, 1966), *erscheint auch hier die heuristische Annahme selbständiger recessiv und dominant erblicher Varianten oder Biotypen gerechtfertigt.* Eine solche Annahme deckt sich mit PRATTs (1967) Auffassung der DCM (und degenerativen PME) als „einer oder mehrerer Varianten von Heredoataxie" (übers. vom Verf.).

Aus all dem ergibt sich die Notwendigkeit einer *weiteren* nosologischen Begriffsfassung der DCM. *Die engere nosologische Begriffsfassung* (LOUIS-BAR u. VAN BOGAERT, 1947; DE BARSY et al., 1968; GASTAUT, 1968; ROGER et al., 1968) erlaubt *jedenfalls keine befriedigende Klassifikation der im Vergleich zum DCM-Vollbild atypischen oder DCM-ähnlichen Krankheitsformen, die auch keiner sonstigen bekannten Krankheitsgruppe zwanglos zugeordnet werden können.*

Die nosologische Stellung schließlich der verschieden erblichen, schwer klassifizierbaren Fälle bzw. fraglichen Sonderformen soll hier nicht im einzelnen besprochen werden. Die Mehrzahl von ihnen läßt an eine Zugehörigkeit zur Gruppe der *atypischen, vorwiegend extrapyramidal-cerebellaren Systematrophien* denken (vgl. VERHAART, 1958).

Als biochemische Grundstörungen der degenerativen, lichtmikroskopisch von jeder Substanzspeicherung freien Prozesse sind bei den recessiv erblichen Krankheitsformen in erster Linie (Nerven-)Zelleiweißstoffwechselstörungen, bei den dominant erblichen Krankheitsformen (Nerven-)Zelleiweißstrukturveränderungen (mit sekundären Stoffwechselstörungen?) zu vermuten. Vereinzelt fand sich eine pathologische Aminoacidurie. Genauere Untersuchungen stehen jedoch noch aus.

5.2. Genetische und klinische Datenauswertung sowie Datenvergleich der klinisch wahrscheinlichen und histologisch gesicherten Fälle

5.2.1. Klinisch wahrscheinliche Fälle der progressiven Myoklonusepilepsien (PME)

5.2.1.1. Wahrscheinlich autosomal recessiv erbliche PME-Fälle

5.2.1.1.1. PME-Geschwister- und Einzelfälle mit kürzerem Krankheitsverlauf und vorwiegend schwerer Symptomenausprägung

Hierher gehören die Beobachtungen von LOBSTEIN (1924), MAGAUDDA (1926), LITVAK et al., Fall 1 (1949), MONTANES (1951), SINISI (1956), WADA et al. (1960), TUKEL u. CALISKAN (1964) und VALLAT et al. (1966). Unter diesen 16 Geschwister-

und 2 Einzelfällen beginnt die Krankheit zwischen 9—17 Jahren, bei ²/₃ von ihnen zwischen 12—15 Jahren, meist (⁵/₆) mit Grand mal-Anfällen. Bei einem Fall wurden neben Grand mal-Anfällen auch isolierte motorische, psychische und coenästhetische Auren, bei 2 weiteren Fällen neben Grand mal- auch „absenceähnliche" Anfälle beobachtet. Die Anfallshäufigkeit nimmt im Krankheitsverlauf eher zu. Bei ³/₄ der Fälle werden wechselnde bis ständige, generalisierte, bei ¹/₄ episodische bis wechselnde, lokalisierte Myoklonien, bei einem Fall (SINISI) *synergische* Myoklonien beschrieben. Vorwiegend mittelschwere bis schwere Demenz und Wesensänderung kennzeichnen die psychischen Veränderungen; 4 Fälle (LOBSTEIN; SINISI; TUKEL u. CALISKAN, Fall Dy, 1964; VALLAT et al.) bieten außerdem Psychosen mit Wahnideen und/oder optischen Halluzinationen und starker Erregung. Sichere oder wahrscheinliche cerebellare Symptome (Hypotonie, Gangataxie) haben 3 von 11 Fällen mit zureichenden Angaben. EEG-Befunde liegen von 7 Fällen vor (SINISI; WADA et al.; TUKEL u. CALISKAN; VALLAT et al.). Hier sieht man nach 2- bis 6jähriger Krankheitsdauer einen Grundrhythmus langsamer Zwischen- und Deltawellen sowie vorwiegend generalisierte, bilateral-synchrone Einzelspikes, atypische Spike-Waves und Polyspike-Waves. Die Krampfströme nehmen im Krankheitsverlauf bei VALLATs et al. Fall eindeutig zu, bei SINISIs Fall hingegen eher ab. 6 Fälle verstarben nach 3- bis 7jähriger Krankheitsdauer im Alter von 13—19 Jahren. 12 Fälle waren zur Zeit der Untersuchung 11—21 Jahre alt; ihre Krankheitsdauer betrug ¹/₂—8 Jahre. 18 kranke (10 weiblichen, 8 männlichen Geschlechts) haben 21 gesunde Geschwister (Geburtenfolge? Lebensalter?). 78⁰/₀ (14/18) der Eltern sind miteinander blutsverwandt, meist Vettern und Basen 1. Grades. Kein Kranker hat Kinder. In 4 von 9 Familien lassen sich leichtere neuropsychiatrische und/oder elektroencephalographische Anomalien in der näheren oder entfernteren Blutsverwandtschaft der Kranken nachweisen. Unter 94 Mitgliedern der von WADA et al. beschriebenen Sippe finden sich 3 mit Alkoholismus, 5 mit Kinderkrämpfen und 10 mit verschiedenartigen Epilepsien. Von 20 EEG-untersuchten Sippenmitgliedern zeigen 6 einen Normal-, 3 einen Grenz- und 11 einen pathologischen Befund (Herdzeichen, Dysrhythmien, epileptische Entladungen, niedere Krampfschwelle, Polyspikes). Als fraglicher biochemischer Homozygotenbefund ist bei den Fällen I und II von TUKEL und CALISKAN der erniedrigte Alpha-2-Serummucoproteinspiegel anzusprechen. 12 Fälle entstammen der europiden, 6 Fälle der mongoliden Großrasse (darunter 2 Tetuanindianer; MONTANES, 1951).

5.2.1.1.2. PME-Geschwisterfälle und ein PME-Einzelfall mit längerem Krankheitsverlauf und vorwiegend leichter Symptomenausprägung

Dieser Gruppe zuzurechnen sind 42 Geschwisterfälle und 1 Einzelfall von UNVERRICHT (1891, 1895), SEPPILLI (1895), BRESLER (1896), BÜHRER (1901), FILIMONOFF (1927), LEEUWEN et al. (1947, 1950) und LOWENTHAL (1965), WOHLFART u. HÖÖK, Fälle 7 und 8 (1951), SCARPITTA (1954, 1960), HARRIMAN u. MILLAR, Familien B und C (1955), JANSSEN (1955), MARTIN et al. (1955), BIAGO u. GHERARDINI (1959), EDGAR et al. (1966) sowie PETERSEN u. HAMBERT, Fälle S. W. und V. P. (1966). Unter diesen Fällen setzt die Krankheit zwischen 6—22 Jahren, bei ²/₃ von ihnen zwischen 9—14 Jahren ein. Bei der Hälfte der Fälle — alle nachfolgenden Häufigkeitsangaben sind Annäherungswerte — treten Epilepsien, bei der anderen Hälfte Myoklonien (bei einigen Fällen Epilepsien und Myoklonien) als erste Krankheitssymptome auf. ⁷/₈ der der Fälle zeigen Epilepsien, ⁶/₈ von ihnen nur typische, ¹/₈ typische und atypische Grand mal-Anfälle. Nur bei ¹/₅ der Fälle nimmt im Krankheitsverlauf die Anfallshäufigkeit zu. $^3/_4$ der Fälle haben episodische, wechselnde oder ständige, generalisierte, $^1/_4$ episodische oder wechselnde, lokalisierte Myoklonien. Auch in dieser Gruppe gibt es 2 Fälle (Proband von FILIMONOFF; zweitälteste Schwester der Fälle von SEPPILLI) mit vorwiegend synchronen, synergischen und/oder symmetrischen Myoklonien. Bei einem Fall („Nya") fand JANSSEN kaum sichtbare, aber gut fühlbare Myoklonien, die ein Zahnradphänomen vortäuschten. Psychische Veränderungen, unter denen leichtere Demenz und/oder Wesensänderung vorherrschen, werden bei der Hälfte der Fälle angetroffen. 2 von ihnen (Fall 7 von WOHLFART u. HÖÖK; Fall S. W. von PETERSEN u. HAMBERT) bieten außerdem paranoid gefärbten Größenwahn und Erregungszustände bzw. eine paranoide Psychose. Sichere oder wahrscheinliche cerebellare Symptome (Hypotonie, Dysmetrie, Dysdiadochokinese, Dysarthrie) bestehen bei $^1/_8$ der Fälle. EEG-Befunde liegen von 15 Fällen vor. Bei der Mehrzahl von ihnen erkennt man leichte bis mäßige Allgemeinveränderungen mit langsamem Alpha- und/ oder schnellem Zwischenwellengrundrhythmus sowie paroxysmale Gruppen langsamer, hochamplitudiger Wellen (SCARPITTA; HARRIMAN u. MILLAR, Familie C; MARTIN et al.; BIAGIO u. GHERARDINI; PETERSEN u. HAMBERT, Fälle S. W. und V. P.), bei der Minderzahl hingegen mäßige bis schwere Allgemeinveränderungen mit einem Grundrhythmus langsamer Zwischen- und Deltawellen und ebenfalls paroxysmale Gruppen hochamplitudiger langsamer Wellen (LEEUWEN et al., Fall 3; WOHLFART u. HÖÖK, Fall 8; HARRIMAN u. MILLAR, Familie B). Alle Fälle zeigen Krampfströme, insbesondere atypische 4—5/sec-Spike-Waves, Einzelspikes, Polyspikes und Polyspike-Waves, meist mit fronto-zentraler Betonung und zusammen mit Myoklonien. Von einigen Fällen sind nur solche Krampfströme angegeben.

7 Fälle verstarben zwischen 15—48, 4 von ihnen mit mehr als 30 Jahren nach 5- bis 30jähriger, meist etwa 20jähriger Krankheitsdauer. Die anderen Fälle waren zur Zeit der Untersuchung 7—44, $^2/_3$ von ihnen 18—35 Jahre alt; ihre Krankheitsdauer lag zwischen $^1/_2$—30, bei $^2/_3$ zwischen 2—15 Jahren. 43 kranke (25 weiblichen, 18 männlichen Geschlechts) haben 56 gesunde Geschwister (Geburtenfolge? Lebensalter?). Nur ein 31jähriger Kranker (F. Achille von BIAGIO u. GHERARDINI) hat 3 gesunde Kinder. 25% ($^8/_{32}$) der Eltern sind miteinander blutsverwandt. In 9 von 16 Familien finden sich leichtere neuropsychiatrische Anomalien (Epilepsien; Psychosen; Alkoholismus) in der engeren oder weiteren Blutsverwandtschaft der Kranken. Myoklonien der 42jährigen Tante väterlicherseits und eines 18jährigen Bruders der Geschwisterfälle von BIAGIO u. GHERARDINI sowie des Falles 2 von LEEUWEN et al. sind als fragliche klinische Heterozygotenbefunde aufzufassen. Der letztere Fall wird in der Literatur häufig als myoklonische „Abortivform" gedeutet. Einen fraglichen biochemischen Homozygotenbefund stellt die leicht erhöhte Aminoacidurie der Fälle B III, 7 und C III, 4 von HARRIMAN u. MILLAR dar. 40 Fälle sind der europiden, 3 Fälle (JANSSEN) der negriden Großrasse zuzurechnen.

7 Geschwisterfälle (4 männlichen, 3 weiblichen Geschlechts) der eigenen Sippen 7 und 8 gehören ebenfalls hierher. Das Erkrankungsalter (8—15 Jahre) und die ersten Krankheitssymptome stimmen recht gut mit denen der Gruppe überein. Ähnlich ist auch die vorwiegend leichtere Symptomenausprägung: Episodische, lokalisierte bis wechselnde oder ständige, generalisierte Myoklonien; mäßig häufige Grand mal-Anfälle, die teilweise (Sippe 7) im späteren Krankheitsverlauf seltener werden oder gar jahrelang aussetzen; vorwiegend leichtere Demenz und Wesensänderung mit Stimmungs- und Affektlabilität. Das Sterbealter und die Krankheitsdauer von 4 Fällen liegen zwischen 18—25 bzw. bei 10 Jahren. Der Proband der Sippe 7 war 1969 34 Jahre alt; seine Krankheitsdauer betrug 21 Jahre. Auch bei diesen Fällen herrschen

im EEG leichte bis mäßige Allgemeinveränderungen vor. In Sippe 7 sind die 4 Eltern der 4 (3+1) Kranken alle miteinander blutsverwandt. Fragliche klinische Heterozygotenbefunde sind in Sippe 7 der Alkoholismus des Vaters (IV, 5) sowie leichtere EEG-Anomalien, Kopfschmerzen bei greller Sonne und Jugenddeliquenz eines Bruders (VI, 13) der 3 Geschwisterfälle.

5.2.1.1.3. Die PME-Fälle Lundborgs

Längerer Krankheitsverlauf und vorwiegend leichtere Symptomenausprägung kennzeichnen weiterhin die 14 Geschwister- und 4 Einzelfälle der von LUNDBORG beforschten südschwedischen Bauernsippe. Da hier ein einheitlicher Genotyp sehr wahrscheinlich ist, sollen diese Beobachtungen gesondert besprochen werden. Unter den kasuistisch geschilderten Fällen 2, 3, 9, 15 beginnt die Krankheit im Alter von 9—10 Jahren mit nächtlichen Grand mal-Anfällen, denen sich gleichfalls nächtliche Myoklonien und tonische Krampfanfälle hinzugesellen (= epileptisch-tetaniformes Stadium I). Nach „kürzerer Zeit oder einigen Jahren" treten auch tagsüber Myoklonien auf, die meist zunächst die Arme, dann allmählich die gesamte quergestreifte Muskulatur befallen (= myoklonisch-epileptisches Stadium II). Depressiv-morose Verstimmungszustände, Suicidneigung und vermehrte affektive Reizbarkeit stellen sich ein. „Nach einigen Jahren, im allgemeinen erst nach Jahrzehnten" mündet die Krankheit in das Terminalstadium III: Die Myoklonien nehmen an Häufigkeit und Stärke zu, die Grand mal-Anfälle hingegen werden seltener, Muskelrigidität macht sich bemerkbar, die Kranken sind affektiv stark reizbar, jedoch nur selten schwerer dement, zeitweise auch schläfrig und bewußtseinsgetrübt. Meist sterben sie an interkurrenten Infekten. — Fall 3 bot außerdem „Absencen mit optischen und akustischen Halluzinationen". Fall 17 blieb während der letzten zwei Jahrzehnte bis zu seinem Tod mit 72 Jahren frei von epileptischen Anfällen. Cerebellare Symptome werden nicht beschrieben. 13 Fälle verstarben zwischen 16—72, $^{2}/_{3}$ von ihnen zwischen 20—50 (Mittelwert: etwa 39) Jahren. Die Krankheitsdauer beträgt bei 4 Fällen (3, 9, 15, 17) 18, 37, 53 und etwa 60 Jahre. 5 zur Zeit der Untersuchung noch lebende Fälle waren 12, 13 etwa 35 und 2× 44 Jahre alt. 12 weiblichen stehen 6 männliche kranke Individuen gegenüber. 2 Kranke haben insgesamt 10 gesunde Kinder. 16 von 18 Eltern der Kranken sind alle miteinander blutsverwandt. In der Sippe kommen zahlreiche Fälle von Schwachsinn, Psychopathie, Alkoholismus, Kriminalität, Schizophrenie sowie 9 Fälle mit Parkinsonismus, 9 Fälle mit Epilepsien, 3 Fälle mit Kinderkrämpfen, 2 Fälle mit frühkindlichem „Gehirnfieber" und 2 Fälle mit „hysterischen Krämpfen" vor. Vermutlich entsprechen zumindest einem Teil dieser neuropsychiatrischen Anomalien klinische Heterozygotenbefunde.

5.2.1.1.4. Schwer zuzuordnende PME-Geschwisterfälle und die PME-Fälle von Harenko und Toivakka

Die zur Zeit der Untersuchung 14jährige Kranke von SCHUPFER (1903) bot generalisierte Myoklonien, häufige „epileptische" Anfälle, „schwache Intelligenz", Desorientiertheit und optische Halluzinationen. Eine ältere Schwester war im Alter von 10 Jahren mit „epileptischen" Anfällen erkrankt und nach mehrjährigem (?) Krankheitsverlauf verstorben. — Der von GIANNINI (1961) beschriebene Kranke litt seit seinem 10. bzw. 14. Lebensjahr an Grand mal-Anfällen bzw. Myoklonien. Mit 15 Jahren bestanden bei ihm generalisierte Myoklonien, leichte Demenz und Wesensänderung. Bei seinem älteren Bruder waren mit 10 Jahren Grand mal-Anfälle aufgetreten; im Alter von 16 Jahren kam er unter Fieber („Typhus") zu Tode.

HARENKO u. TOIVAKKA (1961) haben an einer zentralen neuropsychiatrischen Klinik Finnlands alle PME-Kranken des Aufnahmezeitraumes 1947—1959 erfaßt. Sie gewannen so ein Ausgangsmaterial von 37 Probanden, das durch Familienuntersuchungen um 8 Sekundärfälle vergrößert wurde. 24 Geschwisterfällen aus 11 Familien stehen 21 Einzelfälle gegenüber. Beide Geschlechter sind etwa gleich häufig betroffen (25 männliche, 20 weibliche Individuen). Der Krankheitsbeginn liegt zwischen 6—15 Jahren, bei der Mehrzahl der Fälle um 10 Jahre. Erste Krankheitssymptome sind bei rund ⅓ der Fälle Grand mal-Anfälle, bei ⅓ Myoklonien und bei ⅓ Grand mal-Anfälle zusammen mit Myoklonien. Das längste Intervall zwischen ersten Grand mal-Anfällen und Myoklonien beträgt 9 Jahre, das längste Intervall zwischen ersten Myoklonien und Grand mal-Anfällen 3 Jahre. Außer Grand mal- bieten 9 Fälle auch Petit mal- und 3 Fälle psychomotorische Anfälle. Die Anfallshäufigkeit nimmt im späteren Krankheitsverlauf eher ab. Einige Fälle haben jahrelange anfallsfreie Intervalle. Unter den psychischen Veränderungen heben die Autoren den krankheitsbedingten Entwicklungsstillstand und die „Pseudodemenz" der frühen Krankheitsstadien hervor. Als i. e. S. krankheitsbedingte psychische Veränderungen werden organische Wesensänderung und stark vermehrte affektive Reizbarkeit bezeichnet. Etwa ¼ der Fälle bleibt auch im späten Krankheitsverlauf frei von solchen psychischen Veränderungen. An neurologischen Symptomen finden sich bei ¼ der Fälle gesteigerte Sehnenreflexe, bei 7 Fällen Bauchhautareflexie, bei 5 Fällen Patellar- und Achillessehnenareflexie, bei 3 Fällen Nystagmus. 10 Fälle verstarben zwischen 15—30 (Mittelwert: 21,5) Jahren nach 3- bis 17jähriger, durchschnittlich 10jähriger Krankheitsdauer. Die Krankheitsdauer der noch lebenden Fälle betrug meist 10—20, bei 4 von ihnen mehr als 20 Jahre. Der EEG-Befund ist durch vorwiegend mäßige Allgemeinveränderungen (Zwischenwellengrundrhythmus) und Krampfströme (Polyspike-Waves) gekennzeichnet. In 16 von 32 Familien kommen unter den näheren und entfernteren Blutsverwandten der Kranken einfache Epilepsien vor. Die Autoren schlagen eine Untergliederung des Krankheitsverlaufes in 3 Stadien vor: Stadium I: Myoklonien und/oder Epilepsien; die Kranken gehen und essen selbständig; Dauer: 1—10 Jahre; Stadium II: Die Myoklonien sind so stark ausgeprägt, daß die Kranken nicht mehr ohne Unterstützung gehen und essen können; Dauer: 1—10 oder auch mehr Jahre; Stadium III: Endstadium wie bei LUNDBORG. Dauer: ½—1 Jahr, ausnahmsweise 3 Jahre.

5.2.1.2. Wahrscheinlich autosomal dominant erbliche PME-Fälle

In diese Gruppe sind die 39 (47) Fälle von HARTUNG (1920), SATO (1929), MURAKAMI et al. (1957), MARSHALL (1962), CASTAIGNE et al. (1967) sowie VOGEL et al., Sippe 15 (1965), bzw. DIEBOLD et al. (1967) einzureihen. Nähere klinische Angaben werden bei SATOS, MURAKAMIS et al. und MARSHALLS Fällen vermißt, und auch bei den anderen Fällen sind die klinischen Angaben teilweise lückenhaft. Das Erkrankungsalter liegt zwischen 10—55, bei ⅔ der Fälle zwischen 20—45 Jahren. Etwa die Hälfte von ihnen zeigt Myoklonien, ¼ Grand mal-Anfälle und ¼ Grand mal-Anfälle und Myoklonien als erste Krankheitssymptome. Die klinische Variabilität des Krankheitsbildes ist offenbar recht groß. Es kommen Fälle ohne Grand mal-Anfälle (Fall II, 2 von CASTAIGNE et al.; vielleicht auch 7 Fälle von SATO mit isoliertem „Tremor"), Fälle ohne Myoklonien (Fall I, 1 von CASTAIGNE et al.; Fälle II, 2; II, 4;

III, 1 der Sippe 15 von Vogel et al.) und Fälle ohne psychische Veränderungen (Castaigne et al.) vor. Selten werden neben den typischen Grand mal- auch andere epileptische Anfälle beobachtet (Fall III, 3 von Castaigne et al.). Auch nimmt im Krankheitsverlauf die Anfallshäufigkeit nur selten zu. Es überwiegen die episodischen oder wechselnden, lokalisierten Myoklonien. Sind die Myoklonien beispielsweise im Bereich der Hände und Finger lokalisiert oder betont, so können tremorähnliche Hyperkinesen resultieren (Castaigne et al.). Leichtere Demenz und Wesensänderung, häufig zusammen mit depressiven Verstimmungszuständen und Suicidneigung, treten bei rund der Hälfte der Fälle dieser Gruppe auf. Eindeutige cerebellare Symptome werden bei keinem Fall beschrieben. EEG-Befunde liegen von 5 Fällen (Castaigne et al.; Vogel et al.) vor. Es finden sich auch nach längerem Krankheitsverlauf leichtere Allgemeinveränderungen mit langsamem Alpha- und/oder schnellem Zwischenwellengrundrhythmus sowie paroxysmale Gruppen langsamer, hochamplitudiger Wellen und verhältnismäßig wenige Krampfströme (Einzelspikes, atypische 4—5/sec-Spike-Waves und Polyspike-Waves). Ein Fall von Vogel et al. (II, 15) bot nach 30jährigem Krankheitsverlauf ein krampfstromfreies 8/sec-Alpha-EEG mit Betawellengruppen (Phanodormabusus). 11 Fälle verstarben zwischen 23—75, 7 von ihnen zwischen 45—70 Jahren nach 7- bis 40-, meist über 20jähriger Krankheitsdauer. Die zur Zeit der Untersuchung noch lebenden 10 Fälle waren 15—55 Jahre, 7 von ihnen 20—45 Jahre alt. 29 kranken stehen 24 gesunde Geschwister aus insgesamt 14 Generationen gegenüber. In keinem Falle sind die Eltern der Kranken miteinander blutsverwandt. In den von Murakami et al. und Vogel et al. beobachteten Sippen blieb je ein Genträger klinisch gesund. Beide Geschlechter sind annähernd gleich häufig betroffen (22 weibliche, 16 männliche Individuen, 1 ? Individuum). Fast alle Kranken im generationsfähigen Alter haben Kinder. Bei der Probandin von Castaigne et al., deren 5 klinisch (noch ?) gesunden Kindern und 2 anderen kranken Sippenmitgliedern wurde ein erniedrigter Serummucoproteinspiegel festgestellt. 29 Kranke entstammen der europiden, 10 (18 einschließlich der Fälle Satos) der mongoliden Großrasse.

5.2.1.3. Fraglich unregelmäßig autosomal dominant erbliche PME-Fälle

Burzio (1889) berichtete über 2 seit ihrem 12. bzw. 3. Lebensjahr PME-kranke Geschwister; 2 Geschwister des klinisch gesunden Vaters hatten dasselbe Leiden. — In der von Dahl (1929) untersuchten Familie zeigten eine 54jährige Kranke Myoklonien, Dysarthrie und Schwindelanfälle, ein jüngerer Bruder „Epilepsie“, die jüngste Schwester einen „Gesichtstick“ und eine Base der Geschwister „Epilepsie“.

Clark (1926) beschrieb 2 weitere einschlägige Fälle. Der erstere, eine 52jährige, seit ihrem 13. Lebensjahr PME-kranke Frau, hatte mütterlicherseits 3 Vettern mit „Veitstanz und Anfällen“. Darüber hinaus sollen in der Sippe der Mutter viele Fälle von „Wahnsinn“ aufgetreten sein. Der letztere Fall, ein 17jähriges, seit seinem 6. Lebensjahr an Grand mal-Anfällen, heftigen generalisierten Myoklonien und einer beidseitigen leichten Ptosis leidendes Mädchen, hatte 2 jüngere Geschwister an einem unbekannten „Hirnleiden“ verloren. Der Vater hatte 1 Jahr lang „epileptische“ Anfälle; er verübte mit 23 Jahren Selbstmord. Die Mutter und die Großmutter mütterlicherseits waren „wahnsinnig“; letztere verstarb mit 43 Jahren. — Thiele (1930) stellte bei dem Vater eines seit dem 12. Lebensjahr, zur Zeit der Untersuchung 17 Jahre alten, PME-kranken Mädchens ein amyostatisches Syndrom, Myoklonien des rechten Ober- und Unterarms und choreïforme Bewegungsunruhe fest. — In der Sippe des im Alter von 47 Jahren nach 17jährigem Krankheitsverlauf verstorbenen

Falles 2 von Davison u. Keschner (1940) waren ein jüngerer Bruder mit 26 Jahren und ein Vetter 3. Grades mütterlicherseits mit 43 Jahren an demselben Leiden zu Tode gekommen. Eine Schwester der klinisch gesunden Mutter war mit 50 Jahren gleichartig erkrankt, und ein Vetter 2. Grades mütterlicherseits litt an „Krämpfen". — Fairweather et al. (1949) beschrieben ein 23jähriges, seit dem 13. Lebensjahr PME-krankes, weibliches, eineiiges Zwillingspaar. 3 weitere Geschwister sowie eine Groß-tante und 2 Vettern (mit Generationsverschiebung) väterlicherseits boten ähnliche Krankheitssymptome. — Jostmann (1949) und Vogel et al. (1965, Sippe 10) teilten 3 Geschwisterfälle mit, die im Alter von 18—31 Jahren an PME verstarben. Der Großvater mütterlicherseits hatte seit seinem 17. Lebensjahr Grand mal-Anfälle und episodische, generalisierte Myoklonien; mit 52 Jahren kam er im Grand mal-Anfall zu Tode. — Der zur Zeit der Untersuchung 24jährige Fall 2 von Sekino et al. (1958) zeigte seit seinem 9. Lebensjahr eine PME zusammen mit paranoid-halluzinatorischer Psychose. Ein 12jähriger Bruder hatte „Krampfanfall", aber keine Myoklonien. Eine Schwester der klinisch gesunden Mutter und die Großmutter mütterlicherseits litten ab den 50er Jahren an „Kopftremor"; ein Bruder der Mutter war Alkoholiker. — Dowzenko et al. (1964) berichteten über eine Familie, in der eine 42jährige Mutter und ihre fünf 5- bis 13jährigen Kinder Myoklonien und/oder psychische Störungen und/oder EEG-Veränderungen aufwiesen. — Schließlich ist die Sippe 14 von Vogel et al. (1965) zu nennen. Hier erkrankten vier Geschwister im Alter von 7—11 Jahren an PME, die im späteren Krankheitsverlauf eine psychiatrische Anstaltsunterbringung notwendig machte. Der zur Zeit der Untersuchung 55jährige, arbeitsfähige Vater hatte in der Kindheit einige Grand mal-Anfälle und etwa seit dem 20. Lebensjahr ins-besondere nächtliche, episodische, generalisierte Myoklonien; auch bot er eine Wesens-änderung mit vermehrter affektiver Reizbarkeit. Ein älterer Bruder des Vaters hatte eine ähnliche Anamnese; er war überdies Alkoholiker. Bei einem weiteren älteren Bruder des Vaters traten in der Jugend Grand mal-Anfälle, nie jedoch Myoklonien auf. Sein EEG enthielt dysrhythmische Gruppen, während das EEG des erstgenannten Bruders und das des Vaters der schwerkranken Geschwister unauffällig waren. Eine 35jährige Base (väterlicherseits) der schwerkranken Geschwister litt seit einigen Jah-ren unter episodischen, generalisierten Myoklonien; in ihrem EEG fanden sich Grup-pen steiler und langsamer Wellen. Die Großeltern väterlicherseits der 4 PME-kranken Geschwister waren angeblich gesund. Keine Blutsverwandtschaft der Eltern der Kranken.

5.2.1.4. Fragliche PME-Sonderformen

Eine fragliche PME-Sonderform beschrieben Vercelli (1938) und Alabastro (1947). Eine Mutter, 2 Söhne und 1 Tochter zeigten ab 10—16 Jahren Myoklonien, Wesensänderung, Retinitis pigmentosa, Grand mal-Anfälle, leichtere cerebellare Sym-ptome sowie choreïforme und athetoide Hyperkinesen. Die Mutter und die beiden (vergleichsweise schwerer kranken) Söhne starben nach 48-, 9- und 24jährigem Krank-heitsverlauf mit 64, 19 und 34 Jahren. Die zur Zeit der Untersuchung noch lebende Tochter war 49 Jahre alt. Sie hatte ein gesundes Kind; ihre 2 anderen Kinder waren jung verstorben. Keine Blutsverwandtschaft der Eltern der Kranken. Pseudodominanz ist daher unwahrscheinlich.

PME und primäre Opticusatrophie fanden sich bei dem 35jährigen Kranken von Rosenblum u. Hermann (1940). Hier hatte die Krankheit im Alter von 1 Jahr mit „Krämpfen" begonnen. 2 jüngere Geschwister, die Eltern und Großeltern waren ge-sund. Recessiver Erbgang ist zu vermuten.

LATHAM u. MUNRO (1937) berichteten über 5 taubstumme Geschwister, die im Alter von 10—12 Jahren an Myoklonien und Grand mal-Anfällen erkrankten. Ein Fall (IV, 37) hatte außerdem psychische Veränderungen. 3 Kranke verstarben mit 2×24 und 56 Jahren. Die 2 anderen kranken Geschwister waren zur Zeit der Untersuchung 54 und 48 Jahre alt. Ein 6. Geschwister litt an einer Psychose. 2 weitere Geschwister waren gesund. Die Eltern hatten Blutsverwandtenehe geschlossen (Vetter und Base 2. Grades). In der Sippe häufen sich Fälle mit Epilepsien, affektiven Psychosen, sonstigen psychischen Anomalien, Suicid und Hasenscharte. Autosomal-recessiver Erbgang hat die größte Wahrscheinlichkeit.

5.2.1.5. PME-Fälle mit unklarem Erbgang

Bei einer Reihe von Geschwisterfällen der Literatur fehlen zureichende genetische Angaben über einen oder beide Eltern oder die sonstige Aszendenz. Die Frage des Erbganges bleibt daher offen. Dazu zählen die Beobachtungen von VERGA u. GONZALES, Fälle 2 und 3 (1899), FABER (1904), GALANT (1918), CROUZON et al. (1922), HAGUENAU et al. (1950), WOHLFART u. HÖÖK, Fälle 1 und 2 (1951), SCHWÖBEL, Fälle 6 und 7 (1954), WARCHALOWSKI, Fälle I und II (1957), DE GREGORIO u. SERRA (1960), ARGENTA u. DONINI (1961) sowie DE ASSIS et al., Fälle 1 und 8 (1961).

Bei einer Reihe weiterer Geschwisterfälle sind außer den genetischen auch die klinischen Angaben unvollständig (WOLFER, 1913; SZTANOJEVITS, 1918; CATALANO, 1926; TSUJI, 1930; MAZZA, 1935; ZISKIND, 1936; PINTUS, 1937; SKOBNIKOVA, 1939; AIGNER u. MULDER, Gruppe I, 1960; LOWENTHAL, Familie Hum., 1965).

Unklar ist auch die genetische Situation des Falles 2 von BURZIO (1898). Vater und Mutter der zur Zeit der Untersuchung 42jährigen Kranken sollen in höherem Alter an demselben Leiden verstorben sein. Bei ihr hatte die Krankheit in der Kindheit begonnen, und der Verlauf war langsam progredient. Eine Schwester erlag der Krankheit mit 40 Jahren. Ein Bruder war „geisteskrank"; er kam mit 20 Jahren zu Tode. Keine Angaben zur Aszendenz der Eltern (Recessivität? Dominanz?).

Hierher gehören ferner die eigenen Sippen 15, 16 und 17. In Sippe 15 haben die 35- und 33jährigen PME-kranken Geschwister (III, 11; III, 12) einen 60jährigen Vater (II, 3) mit defektgeheilter progressiver Paralyse. Er zeigte neben leichter Demenz und Wesensänderung seltene Myoklonien im Mund- und Armbereich, Dysarthrie und Unsicherheit beim Seiltänzergang. Sein EEG enthielt bei früheren Ableitungen langsame Wellengruppen und einmal auch frontale Spikes. Der Großvater väterlicherseits (I, 2) wurde mit 63 Jahren wegen Verwirrtheitszuständen psychiatrisch behandelt. Neurologisch fielen bei ihm eine einseitige Mundfacialisschwäche und eine Fibularislähmung auf. Bald nach der klinischen Aufnahme verstarb er an einer Pneumonie. Ein Großonkel väterlicherseits (I, 1) war im Alter „geistesgestört" und beging Suicid. — In Sippe 16 mit zwei 17- und 16jährigen PME-kranken Schwestern (V, 7; V, 8) häufen sich neuropsychiatrische Anomalien (insbesondere Epilepsien) in der väterlichen Linie. Der Vater selbst (IV, 2), ein reizbarer Psychopath mit paranoiden Zügen, bot bei psychischer Erregung tickartige Muskelzuckungen im Gesichts- und Halsbereich und Lidzwinkern. Ein Vetter des Vaters (IV, 6) litt seit Säuglingsalter an „Epilepsie", später an „Zittern" und Schwierigkeiten beim Treppensteigen (Myoklonien?). Er verstarb mit 30 Jahren. — In Sippe 17 war der Vater (II, 1) der 25jährigen PME-Kranken (III, 2) „nervös" und leicht reizbar. Die Mutter des Vaters (I, 2) hatte sehr häufig Kopfschmerzen. Psychische Erregung und Aufschrecken aus dem Schlaf führten bei ihr zu affektivem Tonusverlust (?) und Myoklonien der Gesichtsmuskulatur. Im Alter bekam sie überdies fragliche Grand mal-Anfälle; mit 79 Jahren verstarb sie, angeblich an Hirntumor.

5.2.1.6. PME-Einzelfälle ohne Blutsverwandtschaft der Eltern

In der Literatur sind zahlreiche PME-Einzelfälle (ohne Blutsverwandtschaft der Eltern) mitgeteilt worden. Auch im eigenen Material finden sich 5 einschlägige Fälle. Sie alle bleiben hier außer Betracht (s. Kapitel 4). Analog zu den Geschwisterfällen lassen sie sich in 3 Hauptgruppen unterteilen:

Gruppe a) PME-Einzelfälle mit kürzerem Krankheitsverlauf und vorwiegend schwerer Symptomenausprägung: SCHWÖBEL, Fall 5 (1954); DE ASSIS et al., Fall 3 (1961); VOGEL et al., Proband der Sippe 6 (1965).

Gruppe b) PME-Einzelfälle mit längerem Krankheitsverlauf und vorwiegend leichter Symptomenausprägung: KREWER (1896); KOSCHEWNIKOFF (1928); WESTPHAL (1928); HEINZE, Fall 1 (1937); THOMAS et al. (1944); CARMICHAEL (1947); ELLIS u. MURPHY (1947); BÄRTSCHI-ROCHAIX (1948); CORDIER et al., Fälle V, VI, VII (1949); WOHLFART u. HÖÖK, Fälle III und VI (1951); SEITZ (1955); DE ASSIS et al. (1957); WARCHALOWSKI, Fall IV (1957); WEINGARTEN (1957); DE ASSIS et al., Fälle 2, 4, 6 (1961); VOGEL et al., Probanden der Sippen 2, 3, 4 und 8 (1965); Probanden der eigenen Sippen 10, 11 und 12.

Gruppe c) PME-Einzelfälle, deren Krankheitsverlauf und/oder Symptomatik eine zwanglose Zuordnung zu einer der beiden vorstehenden Gruppen nicht erlauben, bzw. ohne zureichende klinische Angaben: VON BECHTEREW (1902); DESAGE (1922); DELLA ROVERE (1923); CLARK, Fall III (1926); FRENKEL u. DUBINSKAYA (1936); DAVIDENKOV et al. (1938); SOGLIANI (1938); BUDINOVA (1941); KREBS et al. (1951); WOHLFART u. HÖÖK, Fälle 4, 5, 9 und 10 (1951); PASSOUANT (1952); PESSINA (1957); DOTSENKY (1957); WARCHALOWSKI, Fall III (1957); DE ASSIS, Fälle 5 und 7 (1961); BERGAMESCO et al. (1967); LAITINEN (1967); Probanden der eigenen Sippen 13 und 14.

5.2.2. Klinisch wahrscheinliche Fälle der Dyssynergia cerebellaris myoclonica (DCM) und ähnlicher Krankheitsbilder

5.2.2.1. Wahrscheinlich autosomal recessiv erbliche DCM-Geschwister- und Einzelfälle

Zu dieser Gruppe gehören 18 Geschwisterfälle und 1 Einzelfall von GUILLAIN et al. (1925) bzw. GUILLAIN u. ALAJAOUANINE (1930), CERNACEK u. BÖHM (1947), MELA-RAGNO (1947), KREINDLER et al. (1959, 1965), NOAD u. LANCE (1960), LAUDE (1964) und BECKER (1966). (Ein Einzelfall ohne Blutsverwandtschaft der Eltern ist hier mit-erfaßt, weil er zusammen mit den Geschwisterfällen von LAUDE derselben Sippe ent-stammt.) Die Krankheit beginnt zwischen 2—13, bei etwa $^2/_3$ der Fälle unter 10 Jah-ren. Bei rund der Hälfte der Fälle sind Intentionstremor der Hände und/oder cere-bellare Gang- und/oder Sprachstörungen, bei der anderen Hälfte Grand mal-Anfälle, teilweise zusammen mit Intentionstremor der Hände und cerebellaren Sprachstörun-gen oder Myoklonien, erste Krankheitssymptome. Unter den cerebellaren Symptomen, die den Krankheitsverlauf weitgehend bestimmen, stehen Intentionstremor der Hände und Arme, Dys- oder Adiadochokinese, Dys- oder Asynergie der Glieder, namentlich der Arme, Gangataxie, Dysarthrie und Muskelhypotonie im Vordergrund. Daneben lassen sich gelegentlich Nystagmus und selten Rumpfataxie nachweisen. (Bei Fall 3 von NOAD u. LANCE allerdings werden cerebellare Symptome vermißt.) Sehnenhypo- oder -areflexie und Hohlfüße zeigt etwa $^1/_3$ der Fälle; mit Skoliose war nur Fall 1 von CERNACEK u. BÖHM behaftet. Bei $^3/_4$ der Fälle treten lokalisierte, vorwiegend bewegungsabhängige, bei $^1/_4$ der Fälle generalisierte, vorwiegend spontane, episodische Myoklonien auf. Etwa die Hälfte der Fälle bietet seltene oder nur einige wenige, $^1/_4$ der Fälle mäßig häufige Grand mal-Anfälle, und das restliche $^1/_4$ der Fälle bleibt im Krankheitsverlauf — zumindest bis zum Zeitpunkt der Untersuchung — frei von epileptischen Anfällen. Psychische Veränderungen (Wesensänderung und/oder leichtere Demenz) finden sich bei rund der Hälfte der Fälle. Die Fälle 3 und 4 von NOAD u. LANCE hatten einen IQ von 34 und 30.

Von 10 Fällen liegen EEG-Ableitungen vor. Bei 6 Fällen sieht man einen Grundrhythmus langsamer Alpha- und schneller Zwischenwellen (LAUDE; KREINDLER et al.; BECKER), bei den anderen 4 Fällen einen Grundrhythmus schneller und langsamer Zwischenwellen (NOAD und LANCE), bei der Mehrzahl außerdem paroxysmale Gruppen langsamer Wellen und bei allen Fällen Krampfströme (Spikes und/oder atypische Spike-Waves und/oder Polyspike-Waves). Eine ältere Schwester der Fälle 2 und 3 von MELARAGNO verstarb nach einem außergewöhnlich kurzen, $^1/_2$jährigen Krankheitsverlauf im Alter von 6 Jahren. Die anderen Fälle waren zur Zeit der Untersuchung zwischen 7—28, die Hälfte von ihnen über 20 Jahre alt. Die Krankheitsdauer betrug $^1/_2$—23, bei der Hälfte der Fälle über 10 Jahre. 16 kranke haben 20 gesunde Geschwister (Geburtenfolge? Lebensalter?). 11 männlichen stehen 8 weibliche kranke Individuen gegenüber. 4 von 16 = 25$^0/_0$ der Eltern sind miteinander blutsverwandt. In 5 von 8 Familien kommen in der nahen und/oder entfernten Blutsverwandtschaft der Kranken leichtere neuropsychiatrische Anomalien (Epilepsien, Sehnenhypo- oder -areflexie, Blickrichtungsnystagmus, Dysdiadochokinese, „extrapyramidale Erkrankung", „Pyramidenbahnminderwertigkeit", Psychosen, Schwachsinn) vor. 4 jüngere Brüder des Einzelfalles von LAUDE weisen EEG-Veränderungen auf (frontal betonte 20/sec-Betawellen und Gruppen teilweise generalisierter, steiler 4—4,5/sec-Zwischenwellen), die an ein präklinisches Stadium der Krankheit denken lassen.

Biochemische Homo- oder Heterozygotenbefunde sind nicht bekannt. Die Papierchromatographie ergab bei den 4 Kranken von NOAD u. LANCE sowie deren Mutter eine normale Aminosäurenharnausscheidung. Alle 18 Kranke entstammen der europiden Großrasse.

In diese Gruppe ist auch der Einzelfall (VI, 1) der eigenen Sippe 17 (mit Blutsverwandtschaft der Eltern) einzureihen. Auch hier begann die Krankheit in der Kindheit, nämlich im Alter von 3 Jahren, mit Tremor der Hände und des Kopfes. Bald danach stellten sich myoklonisch-astatische Anfälle, später Myoklonien, insbesondere an Kopf, Schultern und Hals, ein, jedoch keine Grand mal-Anfälle. Neuropsychiatrischer Befund nach 14jährigem Krankheitsverlauf: Vorwiegend kinetisches cerebellares Syndrom und Muskelhypotonie der Glieder, generalisierte, vorwiegend intentionelle, in den oben genannten Bereichen betonte Myoklonien, Wesensänderung und mittelschwere Demenz, mäßige EEG-Allgemeinveränderungen und atypische Spike-Waves. In der Aszendenz kommen 4 Fälle (IV, 2; IV, 3; IV, 5; V, 2) mit „Kinderkrämpfen", „Fieberkrämpfen" und „fallender Krankheit" vor.

5.2.2.2. Geschwister- und Einzelfälle (?) der autosomal recessiv erblichen Friedreichschen Ataxie mit Myoklonien

Louis-Bar u. van Bogaert (1947) beobachteten im Krankheitsverlauf der Geschwisterfälle I und II (Fam. „Im.") mit Friedreichscher Ataxie über mehrere Jahre hin anhaltende, vorwiegend komplexe Myoklonien von Rumpf, Hals, Schultergürtel, Gesicht, Beinen, Zwerchfell und äußeren Augenmuskeln bzw. von Kopf, Schultern, Beinen, Gesicht und äußeren Augenmuskeln. Fall III, das jüngste kranke Geschwister, zeigte nur gelegentliche Myoklonien der äußeren Augenmuskeln. — Roger et al. (1968) beschreiben bei 6 Einzelfällen (?) Friedreichscher Ataxie „massive Myoklonien".

5.2.2.3. Fraglich oder wahrscheinlich autosomal dominant erbliche DCM-Fälle

a) DCM-Sippenfälle — ohne Grand mal-Epilepsie — ohne Friedreich-ähnliches Syndrom. In dieser Gruppe sind 24 Fälle (17 männlichen, 7 weiblichen Geschlechts) von Roge u. Farfor (1938), Bradshaw (1954), Franceschetti (1954) und Gilbert et al. (1963) zusammengefaßt. Die klinischen Angaben sind teilweise unvollständig. Hier setzt die Krankheit in der „frühen Kindheit" oder „spät" (nach dem 50. Lebensjahr) ein, etwa gleich häufig unter und über 20 Jahren. Erste Krankheitssymptome sind Intentionstremor oder „Tremor" der Arme und/oder Hände, vereinzelt zusammen mit Gang- und Sprachstörungen. Bei Fall 1 von Gilbert et al. wurden in der Kindheit „Zuckungen" bemerkt, und bei dem Neffen der Probandin Bradshaws trat im Alter von 18 Jahren ein „Torticollis spasticus" auf.

Unter den cerebellaren Symptomen des Krankheitsverlaufes herrscht wiederum der Intentionstremor der Arme und/oder Hände vor. Tremor von Kopf, Armen, Händen und Beinen, der bei Intentionen erheblich zunahm, in Ruhe jedoch nicht völlig verschwand, bot der Proband von Franceschetti et al. Ein parkinsonähnlicher Ruhetremor der Hände bestand auch bei den Probanden von Roge u. Farfor sowie Bradshaw. Daneben werden Gangataxie und/oder Nystagmus und/oder Sehnenhypo- oder -areflexie beschrieben. Die meist bewegungs- und sprachabhängigen Myoklonien sind vorzugsweise in den Armen, Schultern, im Gesicht und am Hals lokalisiert. Wesensänderung wird nur bei wenigen Fällen angetroffen (Roge u. Farfor; Bradshaw). Das Hyperventilations-EEG zweier von vier Fällen Gilberts et al. enthielt dysrhythmische Gruppen. Von den sonstigen Fällen sind EEG-Befunde nicht angegeben. 4 Fälle verstarben zwischen 69—91 Jahren. Die zur Zeit der Untersuchung noch lebenden Fälle waren zwischen 28—76, etwa die Hälfte über 50 Jahre alt; ihre Krankheitsdauer betrug 3—68, bei $^2/_3$ von ihnen mehr als 20 Jahre. Die Fruchtbarkeit der Kranken erscheint kaum beeinträchtigt. Keine Blutsverwandtschaft der Eltern der Kranken. 19 Kranke aus 8 Generationen haben insgesamt 43 (noch?) gesunde Geschwister. In den Sippen von Bradshaw sowie Gilbert et al. blieb je ein Genträger klinisch gesund. Alle 24 Fälle gehören der europiden Großrasse an.

DCM — ohne Grand mal-Epilepsie — ohne Friedreich-ähnliches Syndrom findet sich auch in der eigenen Sippe 18. Bei den 4 Kranken aus 3 aufeinanderfolgenden Generationen begann die Krankheit zwischen 18—50 Jahren mit Myoklonien und/ oder cerebellaren Gangstörungen. Vorwiegend kinetische cerebellare Symptome der Glieder und Dysarthrie, bewegungsabhängige Myoklonien insbesondere der Arme, Hände, Schultern und des Halses sowie fehlende oder leichtere psychische Veränderungen kennzeichnen den Krankheitsverlauf. Die kranke Mutter des Probanden (II, 7) verstarb mit 58 Jahren. Das EEG des 28jährigen Probanden (III, 6), das seiner 45jährigen Schwester (III, 4) und das seiner 18jährigen Nichte (IV, 1) zeigten mäßige bzw. leichte bzw. beginnende Allgemeinveränderungen, das der beiden ersteren außerdem mäßig häufige Spikes, atypische Spike-Waves und Doppelspike-Waves.

b) DCM-Sippenfälle — ohne Grand mal-Epilepsie — mit Friedreich-ähnlichem Syndrom. Hierher gehören die 7 Fälle (4 weiblichen, 3 männlichen Geschlechts) von AGOSTINI u. ALESSANDRI (1954), ALAJOUANINE et al. (1955) und BOUTTIER et al. (1964). Die klinischen Angaben sind teilweise lückenhaft. Die Krankheit setzt im Alter von 8—27 Jahren mit „Tremor" des Kopfes und/oder der Arme und/oder der Hände und/oder cerebellaren Gang- und/oder Sprachstörungen ein. Intentionstremor, Adiadochokinese und Dysmetrie scheinen auch in dieser Gruppe an den Armen und Händen stärker ausgeprägt zu sein als an den Beinen. Der Proband von AGOSTINI u. ALESSANDRI bot zeitweise einen rhythmischen (Haltungs-)Tremor von Kopf und Gliedern. Daneben werden Standunsicherheit, Gangataxie, Dysarthrie, Hypotonie und vereinzelt auch Rumpfasynergie vermerkt. Zusätzliche Friedreich-ähnliche Symptome (Spitz-Hohlfüße, Skoliose, Pyramidenzeichen, Tiefensensibilitätsstörungen der Füße und Unterschenkel, Myatrophien kleiner Handmuskeln, Papillenabblassung) kommen bei mehreren Fällen vor. Die Myoklonien betreffen hauptsächlich Arme und Rumpf, weniger Beine und Gesicht. Der Proband von ALAJOUANINE et al. hatte neben lokalisierten Myoklonien generalisierte, fasciculäre Zuckungen; in seinem EMG fanden sich Zeichen einer Schädigung des peripheren Motoneurons. Unter den psychischen Veränderungen überwiegt leichtere Demenz. AGOSTINIs u. ALESSANDRIs Probandin hatte ein normales EEG. Das EEG des Probanden von ALAJOUANINE et al. zeigte einen Alpha-Rhythmus mit eingestreuten 6/sec-Zwischen- und frontozentralen Betawellen. Die Mutter des Probanden verstarb mit 42 Jahren nach 15jährigem Krankheitsverlauf. Die anderen Fälle waren zur Zeit der Untersuchung zwischen 20—49 Jahren alt; ihre Krankheitsdauer betrug 5—34 Jahre. 4 Kranke aus 3 Generationen haben 3 gesunde Geschwister. Keine Blutsverwandtschaft der Eltern der Kranken. In der Sippe von AGOSTINI u. ALESSANDRI waren 2 wahrscheinliche Genträger klinisch gesund. Alle 7 Fälle zählen zur europiden Großrasse.

c) DCM-Sippenfälle — mit Grand mal-Epilepsie — ohne Friedreich-ähnliches Syndrom. JACOBS (1965) teilte eine Sippe mit, in der 4 (von 8) Geschwister an cerebellaren Gangstörungen, 2 zusammen mit Myoklonien, erkrankten. Im Alter von 22, 16, 14 und 12 Jahren boten sie cerebellare Dysarthrie und Intentionstremor unterschiedlich schwerer Ausprägung. Bei den beiden älteren kranken Geschwistern bestanden außerdem Ataxie, Dysmetrie, Dyssynergie und Hypotonie. Fall 1 litt als Säugling an „Krämpfen", Fall 3 mit 3—6 Jahren an „Affektkrämpfen". (Die Zugehörigkeit zur DCM-Gruppe mit Grand mal-Epilepsie ist also keineswegs gesichert.) Die Myoklonien betrafen bei den beiden älteren Geschwistern Kopf und Rumpf (mit Salaamkrampfähnlichen Bewegungen), bei den beiden jüngeren hingegen nur den Kopf bzw. Nacken. Keine psychischen, keine elektroencephalographischen Veränderungen. Ein weiterer, 21jähriger Bruder fiel durch psychopathisches Verhalten auf. Eine Tante väterlicherseits wurde unter der Diagnose einer Schizophrenie jahrelang in einer psychiatrischen Anstalt behandelt. Die Großeltern väterlicherseits waren beide „gestört"; sie verstarben in psychiatrischen Anstalten (?).

In der eigenen Sippe 19 sind 8 (9) Mitglieder, meist männlichen Geschlechts, in 2 (3) aufeinanderfolgenden Generationen von episodischen „Kopfzuckungen" oder Grand mal-Anfällen und/oder vorwiegend kinetischen cerebellaren Symptomen und

Dysarthrie, (im Kopf-Hals-Schulterbereich) lokalisierten oder generalisierten, episodischen Myoklonien, leichterer Demenz und/oder Wesensänderung betroffen. Der Vater (II, 12) der Probandin verstarb im Alter von 56 Jahren. Der Großvater väterlicherseits (I, 3) soll in der Kindheit an „epileptischen" Anfällen gelitten haben (?); er verstarb mit 68 Jahren. Leichtere Allgemeinveränderungen finden sich im EEG der 17jährigen Probandin (III, 4) und zweier 9- und 10jährigen Geschwister (III, 6; III, 7), bei der Probandin außerdem atypische Spike-Waves und Polyspike-Waves. Ein 28jähriger Bruder (III, 1) mit „nervösem Kopfzucken" hat ein Alpha-EEG mit frontaler Zwischenwelleneinstreuung.

d) DCM-Sippenfälle — mit Grand mal-Epilepsie — mit Friedreich-ähnlichem Syndrom. 10 einschlägige Fälle (6 weiblichen, 3 männlichen, 1 fraglichen Geschlechts) wurden von LESNIOWSKI (1932), VALLAT (1957) und TUVO et al. (1965) veröffentlicht. Nur von 4 Fällen liegen zureichende klinische Angaben vor. Sie erkrankten zwischen 12—40 Jahren, teils mit Grand mal-Anfällen und/oder Myoklonien, teils mit Tremor der Finger oder cerebellaren Gangstörungen. Nur ein Fall ließ eine Betonung der vorwiegend kinetischen cerebellaren Symptome an den Armen erkennen. Die 65jährige Mutter (sichere Genträgerin!) des Probanden von VALLAT war völlig frei von cerebellaren Symptomen. 3 Fälle hatten neben den cerebellaren auch Friedreich-ähnliche Symptome (Kyphoskoliose, Hohlfüße, Sensibilitätsstörungen der Beine, Pyramidenzeichen, Papillenblässe). Bei dem Probanden von VALLAT traten teils komplexe, beidseitige, synchrone, symmetrische, teils elementare, einseitige, asynchrone, asymmetrische Myoklonien, bei dem Probanden von LESNIOWSKI episodische, generalisierte und wechselnde, lokalisierte (Brust und Hände), bei dem Probanden von TUVO et al. lokalisierte (Arme, Hände, Beine und Zunge) Moklonien auf. Alle 4 Fälle hatten nur seltene Grand mal-Anfälle. Der Proband TUVOs et al. fiel durch psychopathisches Verhalten auf. Das EEG des Probanden und das der Probandenmutter von VALLAT enthielten das eine Mal generalisierte Polyspike-Wave-Komplexe (mit Myoklonien), das andere Mal 3—5/sec-Delta- und Zwischen- sowie Beta-Wellen ohne Paroxysmen bzw. eine Dysrhythmie rascher und langsamer Wellen mit hypersynchronen Gruppen hochamplitudiger Steilwellen. TUVO et al. beschreiben bei ihrem Probanden eine Alpha- und Zwischenwellen- bzw. eine Zwischenwellendysrhythmie und Polyspike-Waves. Angaben über das Sterbealter fehlen. Die noch lebenden Fälle waren zur Zeit der Untersuchung zwischen 26—65 Jahre alt; ihre Krankheitsdauer betrug 1—23 Jahre. In der von LESNIOWSKI beobachteten Sippe war der klinisch gesunde Großvater offenbar Genträger. Etwa die Hälfte der Kranken hat Kinder. Alle 10 Fälle gehören der europiden Großrasse an.

5.2.2.4. Fraglich oder wahrscheinlich autosomal dominant erbliche DCM-ähnliche Fälle

BOSCHI (1913) beobachtete 5 einschlägige Fälle (männlichen Geschlechts) in 3 aufeinanderfolgenden Generationen einer Sippe. Der Proband litt seit seinem 15. Lebensjahr an Gangstörungen und sehr seltenen Grand mal-Anfällen. Mit 46 Jahren bot er Intentionstremor und Ataxie der Arme und Beine, cerebellare Dysarthrie, Rumpfdyssynergie, episodische Myoklonien an Rumpf und Gliedern, Sensibilitätsstörungen der Beine und Wesensänderung. Ein Bruder war mit einer „Heredoataxie P. Marie" in einer psychiatrischen Anstalt verstorben. Ein gleichfalls kranker Bruder hatte „hysteroepileptische Anfälle" und seltene episodische Myoklonien. 2 weitere Brüder waren Alkoholiker; bei beiden traten „Krämpfe" auf. Der Vater und der Großvater väterlicherseits waren an demselben Leiden verstorben.

Ähnliche Krankheitsbilder zeigten auch 4 Fälle (3 männlichen, 1 weiblichen Geschlechts) in 2 aufeinanderfolgenden Generationen einer Sippe, über die VORKASTNER (1914) berichtete. Bei diesen setzten im Alter von 20, 43, 18 und 23 Jahren cerebellare Gangstörungen ein. Mit 25, 55, 26 und 23 Jahren fanden sich ein statisches und kinetisches cerebellares Syndrom der Glieder und des Rumpfes, bei einzelnen Fällen außerdem Kopftremor, cerebellare Dysarthrie, Sensibilitätsstörungen und Kyphoskoliose. Bei allen 4 Fällen traten vorzugsweise an den Armen, den Schultern, am Kopf und im Gesicht lokalisierte Myoklonien auf. Der psychische Befund war normal.

Eine weitere einschlägige Sippe teilten GALLEMAERTS et al. (1939) mit. Hier wies ein 48jähriger, seit seinem 20. Lebensjahr kranker Mann neben einem vorwiegend statischen cerebellaren Syndrom einer P. Marieschen Ataxie rhythmische Myoklonien der Masseteren sowie fasciculäre und elementare Myoklonien von Gesicht, Hals, Schultern, Bauch und Unterschenkeln auf. Ein Bruder, der Vater und weitere Blutsverwandte väterlicherseits waren vermutlich gleichartig krank („Multiple Sklerose", „Nervenleiden", „verrückt"). Möglicherweise handelte es sich bei dem „Blinzeltick" einer Base des Vaters um Lidmyoklonien.

SEKINO et al. (1958) beschrieben bei ihren Probanden 3 und 4 unter der Diagnose einer progressiven Myoklonusepilepsie (PME) ebenfalls DCM-ähnliche Krankheitsbilder. Der Proband 3, seit seinem 10. Lebensjahr Stotterer (?), erkrankte mit 42 Jahren an seltenen Grand mal-Anfällen, mit 46 Jahren an Myoklonien. Im Alter von 57 Jahren ließen sich bei ihm generalisierte elementare Myoklonien, Tremor der Zunge, Finger und Augenlider, leichte Ataxie und Dysdiadochokinese der Arme sowie ein schwach positives Rombergsches Zeichen nachweisen. Sein Bruder hatte seit dem 31. Lebensjahr seltene Grand mal-Anfälle und „ständige Myoklonien"; er verstarb mit 70 Jahren. 8 weitere Geschwister kamen im Kindesalter an ? zu Tode. Die Eltern waren nicht miteinander blutsverwandt. Eine Schwester des Vaters litt an „Epilepsie". 7 Kinder des Probanden hatten „Tremor des ganzen Körpers", 2 außerdem „Krampfanfälle". Eines von ihnen zeigte rhythmischen, grobschlägigen Fingertremor sowie Myoklonien der Arme und Beine. Im EEG des Probanden stellten sich eine 3,5—6/sec-Wellen-Grundaktivität und Polyspikes dar. Das EEG eines 28jährigen, psychisch unauffälligen Sohnes enthielt einen 7/sec-Zwischenwellen-Grundrhythmus und frontoparietale 4/sec-Wellen. — Bei Proband 4, einem Alkoholiker, traten mit 35—36 Jahren „Tremor des ganzen Körpers", namentlich der Glieder, später epileptische Anfälle (mit Bewußtlosigkeit ohne Krampfen) und episodische Myoklonien, mit 48—50 Jahren leichte Demenz und Wesensänderung auf. Im Alter von 50 Jahren bot er generalisierte Myoklonien, Dysdiadochokinese und leichte Ataxie. In seinem EEG sah man einen 6—8/sec-Wellen-Grundrhythmus und Gruppen von 3—4/sec-Wellen. Ein 19jähriger Sohn hatte mit 2 Jahren „Krampfanfälle" und seit kurzem starken rhythmischen Fingertremor; er war „egozentrisch". In seinem Niederspannungs-EEG fanden sich Spikes. Der Vater des Probanden litt seit dem 56. Lebensjahr an progressiver Demenz, fast täglichen „Krampfanfällen" und Myoklonien. Er verstarb mit 60 Jahren. Im übrigen wird von einer entfernten Blutsverwandten „Händetremor" angegeben.

5.2.2.5. DCM-Fälle mit unklarem Erbgang

Weitere DCM-Geschwisterfälle beschrieben COSSA et al. (1959), CHRISTIAN (1968), POILICI (1968). Genetische Angaben liegen hier nicht vor.

Unklarheiten hinsichtlich des Erbganges bestehen auch in den eigenen Sippen 20,
21 und 22. — Die Probandin (III, 2) der Sippe 20 erkrankte im Alter von 20 Jahren
an cerebellaren Gangstörungen. Mit 27 Jahren zeigte sie ein vorwiegend kinetisches
cerebellares Syndrom, vorwiegend bewegungsabhängige Myoklonien der Arme, Schultern, des Nackens und der Oberschenkel, Wesensänderung und eine juvenile Maculadegeneration. Auch wurden bei ihr ein Zustand von Bewußtlosigkeit ohne Krampfen
und eine fragliche Absence beobachtet. In ihrem EEG fanden sich ein Alpha-Rhythmus sowie paroxysmale langsame Wellen und atypische Spike-Waves. Die 42jährige
Mutter (II, 6) der Kranken war „sehr nervös"; ihre EEG-Untersuchung ergab einen
Alpha-Rhythmus mit eingestreuten langsamen Zwischenwellen, bei Hyperventilation
außerdem steilere Abläufe.

In Sippe 21 bot der 27jährige Proband (IV, 3) ein statisches und kinetisches
cerebellares Syndrom mit Astasie, Abasie und schweren Sprachstörungen, bewegungsabhängige generalisierte Myoklonien, sehr seltene, fraglich psychomotorische (vor
der Thalamotomie auch seltene typische Grand mal-)Anfälle, eine Wesensänderung
und mittelschwere (?) Demenz. Er war im Alter von 5 Jahren mit Händetremor erkrankt. Ein mäßig ausgeprägter Alpha-Rhythmus, langsame Zwischen- und Delta-
wellen sowie Einzelspikes und atypische Spike-Waves kennzeichneten sein EEG. Der
Vater des Kranken (III, 5) hatte seit frühem Erwachsenenalter einen „Lidzwinkertick" bzw. „nervöse Gesichtszuckungen". Sein neuropsychiatrischer und elektroencephalographischer Befund war normal. Eine Tante (III, 4) und der Großvater
väterlicherseits (II, 3) litten seit Jugend bzw. spätem Erwachsenenalter an Händetremor, der letztere überdies an einer Dupuytrenschen Kontraktur der Palmaraponeurose. Eine Großtante väterlicherseits (II, 2) wurde mit einer paranoid-halluzinatorischen Schizophrenie psychiatrisch behandelt.

Bei dem Probanden (III, 4) der Sippe 22, einem zur Zeit der Untersuchung 6jäh-
rigen Jungen, traten zwischen $2^{1}/_{2}$—4 Jahren erstmalig unwillkürliche Bewegungen
und Tremor der Hände auf. Bei ihm fanden sich ein vorwiegend kinetisches cerebellares Syndrom, leichte Sprachstörungen, Myoklonien im Bereich von Kopf, Hals,
Nacken, Armen, Schultergürtel und Beinen, beginnende Wesensänderung sowie im
EEG leichte Allgemeinveränderungen, atypische Spike-Waves und Polyspike-Waves.
Sein Vater (II, 2) und dessen Bruder (II, 5) zeigten episodisches „Augenzwinkern"
bzw. „Lidflattern" (?). Der neuropsychiatrische und elektroencephalographische Befund des ersteren war unauffällig. Eine Base (mit Generationsverschiebung) des Kranken war halbseitig gelähmt; sie hatte „epileptische" Anfälle.

5.2.2.6. Fragliche DCM-Sonderformen

DSERSCHINSKY u. KOSCHEWNIKOFF (1911) berichteten über ein Krankheitsbild mit
leichter Ataxie der Beine, gesteigerten Patellar- und Achillessehnenreflexen und vorzugsweise nächtlich auftretenden Myoklonien bei zwei 31- und 25jährigen Schwestern
sowie den 13- und 11jährigen Söhnen einer der beiden Schwestern. Eine der beiden
Schwestern hatte überdies einen „epileptischen" Anfall erlitten. Es ist dominanter
Erbgang zu vermuten.

NOVELETTO u. NANNARELLI (1959) beobachteten ein DCM-ähnliches Krankheitsbild bei 8 Kranken in 5 aufeinanderfolgenden Generationen einer italienischen Sippe.
Die durch vorwiegend kinetische cerebellare Symptome, Grand mal-Anfälle, insbesondere nächtlich auftretende Zustände generalisierten Tremors und/oder Myoklonien
(oft verbunden mit Bewußtseinstrübung), leichte Demenz und EEG-Veränderungen

charakterisierte Krankheit setzte zwischen 15—35 Jahren ein. Der Proband bot außerdem eine Dupuytrensche Kontraktur der Palmaraponeurose, Hohlhände und -füße sowie Tiefensensibilitätsstörungen der Füße. Der Krankheitsverlauf war langsam progredient. Das EEG des 40jährigen Probanden enthielt einen 6/sec-Zwischenwellengrundrhythmus, Spikes und atypische Spike-Waves, das EEG seiner 65jährigen Mutter einen 6—7/sec-Zwischenwellengrundrhythmus, paroxysmale 5—6/sec-Zwischenwellen, Spikes, atypische Spike-Waves und Polyspike-Waves. 2 Kranke verstarben mit 80 und 40 Jahren (letzterer an Nephritis). 5 noch lebende Kranke waren zur Zeit der Untersuchung zwischen 16—69 Jahren alt. Keine Blutsverwandtschaft der Eltern der Kranken. Dominanter Erbgang ist anzunehmen.

Hierher gehören auch die Fälle von BALIETTI u. CORRADINI (1951). Die Probandin hatte gleichartige motorische und psychopathologische Symptome wie ihr Vater während seiner letzten Lebensjahre (Tod mit 42 Jahren). Die Großmutter väterlicherseits verstarb mit 70 Jahren an einem Grand mal-Anfall. Die Probandin selbst erkrankte im Alter von 20 Jahren mit leichten Gangstörungen. Bald danach traten vermehrte affektive Reizbarkeit und akustische Halluzinationen auf. Der bei ihr im Alter von 24 Jahren erhobene neuropsychiatrische Befund vermerkt cerebellare Sprachstörungen, allgemeine Muskelhypertonie, Tremor und Myoklonien bei Willkürbewegungen, Wesensänderung mit Stimmungs- bzw. Affektlabilität sowie delirante und paranoid-psychotische Episoden.

An Kopf, Nacken und Gliedern lokalisierte Myoklonien, cerebellare Ataxie und Taubheit wies der 32jährige Proband von MAY u. WHITE (1968) auf. Bei seiner 57jährigen Mutter und deren 63jährigem Bruder bestanden cerebellare Ataxie und Taubheit, jedoch keine (spontanen) Myoklonien. Die Mutter hatte im Alter von 20—30 Jahren einen einzigen Grand mal-Anfall. Der Krankheitsbeginn lag in der Kindheit bzw. Jugend. Alle 3 Kranken waren psychisch unauffällig. Eine Schwester der Mutter und der Großvater mütterlicherseits hatten epileptische Anfälle. Ein weiterer Bruder der Mutter war Alkoholiker, und der Urgroßvater mütterlicherseits war taub. Im EEG des Probanden fanden sich ein normaler Grundrhythmus sowie einzelne Spikes und Polyspikes, im EEG seiner Mutter bei Photostimulation subklinisch ablaufende Spikes und Polyspikes. Das EEG des Bruders der Mutter war völlig regelmäßig. Alle Laboruntersuchungen, einschließlich der Harnaminosäurenchromatographie, erbrachten bei den 3 Ausgangsfällen Normalbefunde. Obgleich die Großeltern des Probanden mütterlicherseits Blutsverwandtenehe geschlossen hatten, ist unregelmäßig dominanter Erbgang zu vermuten.

5.2.2.7. DCM-Einzelfälle ohne Blutsverwandtschaft der Eltern

Analog zur obigen Unterteilung lassen sie sich in 4 Gruppen zusammenfassen:
Gruppe a) DCM-Einzelfälle — ohne Grand mal-Epilepsie — ohne Friedreich-ähnliches Syndrom. CHRISTOPHE u. REMOND (1951); FORCE (1955); CHIARAMONTI u. SFERLAZZO, Fall 2 (1956); WEINGARTEN (1957); BERGOUIGNAN (1958); DIEBOLD, Fall 1 (1968).

Gruppe b) DCM-Einzelfälle — ohne Grand mal-Epilepsie — mit Friedreich-ähnlichem Syndrom. RISIO (1957); NAGAO et al. (1961); GAUDIER et al. (1964).

Gruppe c) DCM-Einzelfälle — mit Grand mal-Epilepsie — ohne Friedreich-ähnliches Syndrom. R. HUNT, Fälle 1, 2, 3 und 4 (1921); DE LISI (1935); GIRARD u. GARDE (1947); AMYOT (1953); CHIARAMONTI (1954); JANNY u. GIBERT (1955);

Agostini et al. (1959); Menozzi (1961); Chiaramonti u. Sferlazzo, Fall 1 (1961); Erbslöh (1963); Avellanal et al. (1965).

Gruppe d) Ein DCM-Einzelfall — mit Grand mal-Epilepsie — mit Friedreich-ähnlichem Syndrom. Dettori (1960).

Wegen unzureichender klinischer Angaben lassen sich die Fälle von Biondi et al. (1963) und Christan (1968) nicht in diese 4 Gruppen einordnen.

5.2.3. Besprechung der Ergebnisse

Im folgenden sollen die *klinisch wahrscheinlichen* und die *histologisch gesicherten Fälle* der progressiven Myoklonusepilepsien (PME) und Dyssynergia cerebellaris myoclonica (DCM) in ihren wichtigsten Daten der *Genetik* und *Klinik* miteinander verglichen werden. Selbstverständlich aber bedeuten genetische und klinische Ähnlichkeiten nicht die Identität mit dem jeweils verglichenen, histologisch gesicherten Syndrom.

1. PME

a) Wahrscheinlich autosomal recessive erbliche PME-Fälle

aa) PME-Geschwister- und Einzelfälle (mit Blutsverwandtschaft der Eltern) mit kürzerem Krankheitsverlauf und vorwiegend schwerer Symptomenausprägung. Diese Gruppe von insgesamt 18 Fällen stimmt nach Krankheitsbeginn, Art der ersten Krankheitssymptome, Ausprägung der Epilepsien, Myoklonien, psychischen und elektroencephalographischen Veränderungen sowie Häufigkeit der cerebellaren Symptome im Krankheitsverlauf, nach Krankheitsdauer, Sterbealter, Häufigkeit der Blutsverwandtschaft unter den Eltern der Kranken und fraglichen klinischen Heterozygotenbefunden recht gut mit der autosomal recessiv erblichen Haupt- oder Frühform der PME des Typs Lafora überein. Bemerkenswert als fraglicher biochemischer Homozygotenbefund ist der erniedrigte Alpha-2-Serummucoproteinspiegel zweier Fälle von Tukel u. Caliskan (1964).

ab) PME-Geschwisterfälle und ein PME-Einzelfall (mit Blutsverwandtschaft der Eltern) mit längerem Krankheitsverlauf und vorwiegend leichter Symptomenausprägung. In dieser Gruppe von insgesamt 49 Fällen (42 Literatur- und 7 eigene Fälle) sind Krankheitsbeginn, Art der ersten Krankheitssymptome, Ausprägung der Epilepsien, der Myoklonien, der psychischen und elektroencephalographischen Veränderungen sowie der cerebellaren Symptome im Krankheitsverlauf, Krankheitsdauer, Sterbealter, Häufigkeit der Blutsverwandtschaft unter den Eltern der Kranken, fragliche klinische Heterozygotenbefunde am ehesten der autosomal recessiv erblichen degenerativen PME-Form ähnlich. Darüber hinaus machen die Beobachtungen von Biagio u. Gherardini (1959) auch Myoklonien als klinische Heterozygotenmanifestation wahrscheinlich. Vermutlich handelte es sich bei dem in der Literatur häufig als „myoklonische Abortivform" gedeuteten Fall 2 von Leeuwen et al. (1947, 1950) ebenfalls um einen klinischen Heterozygotenbefund. Als fraglicher biochemischer Homozygotenbefund ist die erhöhte Aminoacidurie der Fälle B, III, 7 und C, III, 4 von Harriman u. Millar (1955) zu werten.

ac) Die PME-Fälle Lundborgs. Diese Gruppe von 18 Fällen einer südschwedischen Bauernsippe zeigt Ähnlichkeiten mit der autosomal recessiv erblichen degenerativen PME-Form hinsichtlich Krankheitsbeginn, Ausprägung der Epilepsien, der Myoklonien und psychischen Veränderungen im Krankheitsverlauf. Im Unterschied zu ihr finden sich bei den Fällen LUNDBORGs nur (?) Grand mal-Anfälle als erste Krankheitssymptome, keine cerebellaren Symptome, seltener Psychosen und häufiger extrapyramidale Symptome; außerdem liegen hier das Sterbealter und die Krankheitsdauer im oberen Extrembereich (72 bzw. 60 Jahre) und den Mittelwerten höher. 16 von 18 Eltern der Kranken waren miteinander blutsverwandt. In der Sippe finden sich zahlreiche neuropsychiatrische Anomalien (u. a. Psychopathien, Alkoholismus und Epilepsien), die zumindest teilweise klinischen Heterozygotenbefunden entsprechen dürften.

ad) PME-Geschwisterfälle, deren Krankheitsverlauf und/oder Symptomatik eine zwanglose Zuordnung zu einer der vorstehenden Gruppen nicht erlauben, sowie die PME-Fälle HARENKOs *und* TOIVAKKAs. SCHUPFERs (1905) sowie GIANNINIs (1961) Geschwisterfälle sind in diesem Zusammenhang ohne besonderes Interesse. — Unter den 45 Fällen von HARENKO u. TOIVAKKA (1961) stimmen Krankheitsbeginn, erste Krankheitssymptome, Ausprägung der Epilepsien, der Myoklonien, der psychischen und elektroencephalographischen Veränderungen im Krankheitsverlauf sowie fragliche klinische Heterozygotenbefunde weitgehend mit denen der autosomal recessiv erblichen degenerativen PME-Form überein. Cerebellare Symptome sind hier jedoch seltener, und auch der obere Extrembereich und die Mittelwerte des Sterbealters und der Krankheitsdauer liegen niedriger. Angaben über Blutsverwandtschaft der Eltern fehlen.

b) Wahrscheinlich autosomal-dominant erbliche PME-Fälle

Ähnlich zwischen den 39 (47) Fällen dieser Gruppe und der autosomal dominant erblichen degenerativen PME-Form (s. eigene Sippe 5) sind die ersten Krankheitssymptome, die vorwiegend seltenen oder vereinzelt auch fehlenden epileptischen (Grand mal-)Anfälle, die meist episodischen oder wechselnden, lokalisierten oder generalisierten Myoklonien, die vorwiegend leichteren psychischen und elektroencephalographischen Veränderungen im Krankheitsverlauf, das höhere Sterbealter und die längere Krankheitsdauer; verschieden hingegen ist die Variation des Krankheitsbeginns. Die Fruchtbarkeit scheint in beiden Gruppen nicht wesentlich gemindert. In den Sippen von MURAKAMI et al. (1957) und VOGEL et al. (1965) blieb je ein Genträger klinisch gesund. Ein fraglicher biochemischer Heterozygotenbefund ist der erniedrigte Serummucoproteinspiegel der Probandin, fünf ihrer klinisch (noch ?) gesunden Kinder und zweier weiterer Kranken der von CASTAIGNE et al. (1967) beschriebenen Sippe.

c) Fraglich unregelmäßig autosomal-dominant erbliche PME-Fälle

Beispielhaft für die klinische Variabilität auch der anderen Fälle dieser Gruppe ist die Sippe 14 von VOGEL et al. (1965). Man findet hier einerseits „formes frustes" mit Grand mal-Anfällen in der Kindheit und Jugend, episodischen Myoklonien, eventuell leichter Wesensänderung, geringen oder fehlenden EEG-Veränderungen bei erhaltener Arbeitsfähigkeit, andererseits typische PME-Verläufe mit häufigen Grand mal-Anfällen, wechselnden bis ständigen, generalisierten Myoklonien, mittelschwerer Demenz und mäßigen bis schweren EEG-Veränderungen bei psychiatrischer Anstaltsunterbringung. Das in dieser Gruppe häufige Überspringen einer Generation von Merkmalsträgern ist bei je einem Fall zweier Sippen mit sonst regelmäßig autosomal dominant erblicher PME (MURAKAMI et al., 1957; VOGEL et al., 1965) ebenfalls beobachtet worden.

d) Fragliche PME-Sonderformen

Vercellis (1938) und Alabastros (1947) Fälle stellen vermutlich eine dominant erbliche PME-Sonderform mit Retinitis pigmentosa dar. Von den autosomal-recessiv erblichen Fällen Kleins et al. (1968) mit der „acorpusculären" PME-Form — unter ihnen bot 1 Fall eine atypische Retinitis pigmentosa — unterscheiden sie sich durch den Erbgang und den gesamten Krankheitsverlauf.

Eine recessiv erbliche (?) PME-Sonderform mit Opticusatrophie beschrieben Rosenblum u. Hermann (1940).

Eine recessiv erbliche PME-Sonderform ist weiterhin bei den Fällen von Latham u. Munro (1937) zu vermuten; hier lag eine Kombination mit Taubstummheit vor. Die Häufung sonstiger neuropsychiatrischer Anomalien in dieser Sippe ist hervorzuheben.

Zufälliges Zusammentreffen unabhängiger, seltener Genotypen kann jedoch durchweg nicht ausgeschlossen werden.

e) PME-Fälle mit unklarem Erbgang

Beide Eltern und eine Schwester von Burzios (1898) Fall 2 litten an derselben Krankheit. Ein Bruder war „geisteskrank" (?). Da Angaben über die Aszendenz der Eltern fehlen, ist der Erbgang nicht bestimmbar (Recessivität? Dominanz?).

In der eigenen Sippe 14 hatte der Vater der beiden kranken Geschwister eine leichtere neuropsychiatrische Symptomatik. Es bleibt unklar, ob diese Symptomatik auf eine defektgeheilte progressive Paralyse, eine „forme fruste" von PME oder aber auf eine Kombination von beiden zu beziehen ist. Der Verdacht einer „forme fruste" wird insbesondere durch die lokalisierten, diskreten Myoklonien und die bei einer früheren Ableitung im EEG gefundenen Krampfströme bestärkt. Die neuropsychiatrischen Auffälligkeiten des Großvaters und eines Großonkels väterlicherseits weisen in dieselbe Richtung.

Ähnlich liegen die Dinge in der eigenen Sippe 15. Hier bot der Vater der zwei kranken Schwestern eine Psychopathie und gelegentliche tickartige Muskelzuckungen von Gesicht und Hals. Darüber hinaus kommen in der Linie des Vaters insbesondere Epilepsien vor, bei einem Fall kombiniert mit „Zittern" und Gangstörungen.

Hierher gehört auch die eigene Sippe 16. Der Vater der Kranken war „sehr nervös" und leicht reizbar. Die Großmutter väterlicherseits hatte Zustände affektiven Tonusverlustes (?), Myoklonien des Gesichts und im Alter fragliche Grand mal-Anfälle. Sie starb mit 79 Jahren, angeblich an Hirntumor.

Alle 3 eigenen Sippen lassen an (unregelmäßig) dominanten Erbgang mit stark schwankender Expressivität denken.

f) PME-Einzelfälle ohne Blutsverwandtschaft der Eltern

Diese Fälle bleiben hier außer Betracht.

2. DCM

a) Wahrscheinlich autosomal recessiv erbliche DCM-Geschwister- und Einzelfälle (mit Zugehörigkeit zu einer DCM-Sippe oder mit Blutsverwandtschaft der Eltern)

Die insgesamt 20 Fälle (19 Literaturfälle, 1 eigener Fall) ähneln der autosomal recessiv erblichen DCM-Form mit Zahnkern-Bindearmatrophie hinichtlich des Krankheitsbeginns, der Art der ersten Krankheitssymptome, der Ausprägung der cerebel-

laren Symptome, der eventuellen zusätzlichen Friedreich-ähnlichen Symptome, der
Epilepsien, der psychischen und elektroencephalographischen Veränderungen im
Krankheitsverlauf sowie der fraglichen klinischen Heterozygotenbefunde. Unter den
letzteren finden sich hier auch leichtere (spino-)cerebellare Symptome (Sehnenhypo-
oder -areflexie, Blickrichtungsnystagmus, Dysdiadochokinese). Ein älteres Geschwister
der Fälle 2 und 3 von MELARAGNO (1947) verstarb mit 6 Jahren nach ¹/₂jährigem
DCM-Krankheitsverlauf. Bei den zur Zeit der Untersuchung noch lebenden Fällen betrug die Krankheitsdauer meist mehr als 10 Jahre. 4 von 16 = 25% der Eltern sind
miteinander blutsverwandt. Fall 1 von NOAD u. LANCE (1960) bot eine beidseitige
leichte Ptosis; Fall 3 war in 19jährigem Krankheitsverlauf von cerebellaren Symptomen frei geblieben; alle 4 Geschwisterfälle ließen im EEG Photosensibilität vermissen.

b) Geschwister- und Einzelfälle (?) autosomal recessiv erblicher Friedreichscher
Ataxie — mit Myoklonien

Diese offenbar seltenen Fälle lassen sich klinisch nicht sicher von recessiv erblichen
DCM-Fällen mit Friedreich-ähnlichem Syndrom unterscheiden (s. Gruppe 2 a).

c) Fraglich oder wahrscheinlich autosomal dominant erbliche DCM-Fälle

*ca) DCM-Sippenfälle — ohne Grand mal-Epilepsie — ohne Friedreich-ähnliches
Syndrom.* Histologisch gesicherte, i. e. S. vergleichbare Fälle fehlen. Unter den insgesamt 28 klinisch wahrscheinlichen (24 Literatur- und 4 eigenen) Fällen beginnt die
Krankheit in der „frühen Kindheit" oder „spät" (nach dem 50. Lebensjahr) meist mit
Intentionstremor der Arme und/oder Hände. Im Krankheitsverlauf bestimmen ebenfalls kinetische cerebellare Symptome, insbesondere der Arme und/oder Hände, weitgehend das klinische Bild. Daneben kommen aber auch Haltungs- und sogar Ruhetremor vor. Die Myoklonien betreffen vorzugsweise den Schultergürtel, die Arme,
den Hals und das Gesicht. Vereinzelt finden sich leichtere psychische, jedoch kaum
elektroencephalographische Veränderungen. Die Lebenserwartung erscheint nicht verkürzt (Tod zwischen 69—91 Jahren; zur Zeit der Untersuchung noch lebende Fälle
meist über 50 Jahre alt). Der Bruder der Probandin von BRADSHAW (1954), der einen
gleichartig kranken Sohn hatte, war klinisch gesund.

*cb) DCM-Sippenfälle — ohne Grand mal-Epilepsie — mit Friedreich-ähnlichem
Syndrom.* Auch hier fehlen histologisch gesicherte, i. e. S. vergleichbare Fälle. Unter
den 7 Literaturfällen setzt die Krankheit im Alter von 8—27 Jahren mit Intentions-
oder Haltungstremor der Arme und/oder Hände und/oder des Kopfes und/oder cerebellaren Gang- und/oder Sprachstörungen ein. Die Symptomatik des Krankheitsverlaufes ist der der Gruppe ca) ähnlich: Vorwiegend kinetische cerebellare Symptome,
betont an Armen und/oder Händen, daneben auch Haltungstremor, Myoklonien, insbesondere an Armen und Rumpf, vorwiegend leichtere psychische Veränderungen,
keine oder nur geringe EEG-Veränderungen. Einige Fälle zeigen außerdem ein Friedreich-ähnliches Syndrom. 1 Fall starb mit 42 Jahren; die zur Zeit der Untersuchung
noch lebenden Fälle waren zwischen 20—49 Jahre alt. 2 klinisch gesunde Geschwister
hatten insgesamt 3 kranke Kinder (AGOSTINI u. ALESSANDRI, 1954; keine weiteren
Angaben).

*cc) DCM-Sippenfälle — mit Grand mal-Epilepsie — ohne Friedreich-ähnliches
Syndrom.* Bei den Fällen von JACOBS (1965) erscheint der dominante Erbgang fraglich. Fall 1 hatte nur im Säuglingsalter „Krämpfe". — In der eigenen Sippe 19 liegen

nur von 4 Fällen objektive Befunde vor. Hier sind 8 (9) Mitglieder in 2 (3) aufeinanderfolgenden Generationen betroffen. Die „Kopfzuckungen" erinnern an die Symptomatik der Fälle von HÄNEL u. BIELSCHOWSKY (1915); hier traten regelmäßig vor dem Einschlafen Myoklonien im Hals- und Nackenbereich auf. Vorwiegend kinetische cerebellare Symptome, episodische, lokalisierte oder generalisierte, weitgehend bewegungsabhängige Myoklonien sowie leichtere psychische und elektroencephalographische Veränderungen (bei der Probandin zusammen mit atypischen Spike-Waves und Polyspike-Waves) finden sich bei 3 kranken Geschwistern dieser Sippe. Nur die Probandin hatte (sehr seltene) Grand mal-Anfälle.

cd) DCM-Sippenfälle — mit Grand mal-Epilepsie — mit Friedreich-ähnlichem Syndrom. Histologisch gesicherte, i. e. S. vergleichbare Literaturfälle fehlen. Vorwiegend kinetische cerebellare Symptome der Arme, Hände und Beine, teilweise zusammen mit Friedreich-ähnlichem Syndrom, episodische oder wechselnde, lokalisierte oder generalisierte Myoklonien, seltene Grand mal-Anfälle sowie vorwiegend leichtere psychische und elektroencephalographische Veränderungen kennzeichnen das Krankheitsbild der 20 klinisch wahrscheinlichen Literaturfälle dieser Gruppe. Die zur Zeit der Untersuchung noch lebenden Fälle waren zwischen 26—65 Jahre alt; ihre Krankheitsdauer betrug 1—23 Jahre. Der klinisch gesunde Großvater des Probanden von LESNIOWSKI (1932) war offenbar Genträger.

d) Fraglich oder wahrscheinlich autosomal dominant erbliche DCM-ähnliche Fälle

Bei Krankheitsbeginn im Jugend- und mittleren Erwachsenenalter zeigen die Fälle von BOSCHI (1913; 5 Fälle in 3 aufeinanderfolgenden Generationen), VORKASTNER (1914; 4 Fälle in 2 aufeinanderfolgenden Generationen), GALLEMAERTS et al. (1939; 3 bzw. 6 Fälle in 3 Generationen), ein vergleichsweise stärker ausgeprägtes statisches cerebellares Syndrom. Dem entspricht, daß bei den Probanden und/oder den anderen kranken Mitgliedern dieser 3 Sippen nicht selten die Diagnose einer hereditären oder P. Marieschen Ataxie gestellt wurde. Neben den cerebellaren Symptomen finden sich episodische, vorzugsweise am Oberkörper lokalisierte Myoklonien, seltene Grand mal-Anfälle einzelner Kranken, keine oder vorwiegend leichtere psychische sowie geringe bis mäßige EEG-Veränderungen. Der Krankheitsverlauf des histologisch gesicherten Falles von MYLE u. VAN BOGAERT (1949) bietet viele Parallelen. Die klinischen Angaben über die Sekundärfälle in der Aszendenz der Probanden sind durchweg unvollständig. Hier bleibt insbesondere die wichtige Frage nach dem Vorhandensein und der Ausprägung von Myoklonien offen.

Bei SEKINOs et al. (1958) Fällen 3 und 4 sowie deren gleichfalls kranken Blutsverwandten in direkter Generationenfolge legen der Tremor der Hände und/oder Arme und/oder Beine bzw. des „ganzen Körpers" sowie die mäßigen kinetischen cerebellaren Symptome den Vergleich mit den klinisch wahrscheinlichen Fällen von FRANCESCHETTI et al. (1954) nahe. Im Unterschied zu diesen aber kommen hier auch „ständige Myoklonien", Grand mal-Anfälle und vereinzelt auch schwerere psychische Veränderungen vor. Leichte bis mäßige Allgemeinveränderungen und teilweise auch Krampfströme kennzeichnen den EEG-Befund. Aus der Reihe der histologisch gesicherten Fälle ist die autosomal dominant erbliche DCM-Form mit Zahnkern-Bindearmatrophie in ihrem klinischen Bild am ehesten ähnlich.

Hervorzuheben ist, daß bei keinem der in den Abschnitten 2 c und 2 d erwähnten DCM- oder DCM-ähnlichen Fälle Blutsverwandtschaft der Eltern vorlag.

e) DCM-Fälle mit unklarem Erbgang

An die klinisch wahrscheinlichen, autosomal dominant erblichen Fälle von Franceschetti et al. (1954) erinnern auch in der eigenen Sippe 21 der Händetremor einer Tante und des Großvaters väterlicherseits des Probanden. Der Vater selbst hatte zeitweise einen „Lidzwinkertick" bzw. „nervöse Gesichtszuckungen". Ein solcher „Blinzeltick" wird auch bei einer vermutlich gleichartig kranken Base (mit Generationsverschiebung) des klinisch wahrscheinlichen Probanden von Gallemaerts et al. (1939) mit DCM-ähnlichem Krankheitsbild sowie bei dem histologisch gesicherten, wahrscheinlich jedoch autosomal-recessiv erblichen Fall von Krebs u. Plantey (1955) mit einer fraglichen DCM-Sonderform beschrieben. Um so bemerkenswerter ist das episodische „Augenzwinkern" bzw. „Lidflattern" des Vaters und eines Bruders des Vaters des Probanden der eigenen Sippe 22. Die EEGs der Väter beider Probanden der eigenen Sippen 21 und 22 waren normal. Heterozygotenmanifestation eines dominanten krankhaften Allels mit stark schwankender Expressivität erscheint diskutabel. Ob die leichten EEG-Anomalien der Mutter der Probandin der eigenen Sippe 20 eine ähnliche Deutung erlauben, sei dahingestellt.

f) Fragliche DCM-Sonderformen

Ataxie der Beine und vorzugsweise nächtlich auftretende Myoklonien der 4 Fälle in 2 aufeinanderfolgenden Generationen von Dserschinsky u. Koschewnikoff (1911) lassen eine dominant erbliche DCM-Sonderform vermuten.

Ebenfalls vorzugsweise nächtlicher, aus dem Schlaf heraus erfolgender, generalisierter Tremor und/oder Myoklonien, vorwiegend kinetische cerebellare, teilweise zusammen mit Friedreich-ähnlichen Symptomen, Grand mal-Anfälle, leichtere psychische und elektroencephalographische Veränderungen (mit Krampfströmen) sind die Merkmale einer weiteren autosomal dominant erblichen, fraglichen DCM-Sonderform, die Noveletto u. Nannarelli (1959) bei 8 Kranken in 5 aufeinanderfolgenden Generationen einer Sippe beobachteten.

Schließlich stellen auch die Fälle von Balietti u. Corradini (1951) (vorwiegend kinetische cerebellare Symptome, Wesensänderung, Psychose, Muskelhypertonie und Myoklonien bei der Probandin und ähnliche Symptome bei ihrem Vater) sowie May u. White (1968) (cerebellare Ataxie und/oder Taubheit und/oder Myoklonien und/oder Epilepsien, teilweise zusammen mit Krampfströmen im EEG, bei 6 Kranken in 4 aufeinanderfolgenden Generationen einer Sippe) vermutlich autosomal dominant erbliche DCM-Sonderformen dar.

g) DCM-Einzelfälle ohne Blutsverwandtschaft der Eltern

Diese Fälle bleiben hier außer Betracht.

Zusammenfassend ist festzustellen: Der Vergleich wichtiger klinischer und genetischer Daten der klinisch wahrscheinlichen und histologisch gesicherten Fälle bestätigt die Annahme, daß es sich bei den PME und der DCM um zwei *heterogene Krankheitsgruppen* handelt. Durchweg sind die *verschieden* (autosomal recessiv oder dominant) *erblichen,* klinisch wahrscheinlichen und histologisch gesicherten Fälle der *gleichen Krankheitsgruppe* einander ähnlicher als die *gleichartig* (autosomal recessiv oder dominant) *erblichen,* klinisch wahrscheinlichen und histologisch gesicherten Fälle der *verschiedenen Krankheitsgruppen.*

Die genetischen und klinischen Ähnlichkeiten der klinisch wahrscheinlichen Fälle lassen jedoch nur auf die Zugehörigkeit zu einem bestimmten Verlaufstyp und nicht zu einer bestimmten, pathomorphologisch begründeten Form von PME oder DCM schließen. Andererseits wird man beispielsweise bei autosomal recessiv erblichen PME-Fällen mit kürzerem Krankheitsverlauf und vorwiegend schwerer Symptomenausprägung am ehesten die Früh- oder Hauptform des Typs Lafora, bei autosomal recessiv oder dominant erblichen PME-Fällen mit längerem Krankheitsverlauf und vorwiegend leichter Symptomenausprägung hingegen am ehesten die PME-Formen des degenerativen Typs in Betracht ziehen.

Ob darüber hinaus klinische Verschiedenheiten der gleichartig erblichen Fälle (1, a; 2, c) oder klinischen Besonderheiten verschieden erblicher Fälle von PME und DCM (1, d; 2, f) die Annahme genetisch selbständiger Krankheits(sonder)formen rechtfertigen, bleibt ohne zusätzliche pathomorphologische und biochemische Befunde eine offene Frage.

Dies gilt auch von der klinischen Untergruppierung der DCM nach dem Vorhanden- oder Nichtvorhandensein einer Grand mal-Epilepsie (BECKER, 1966) und/oder eines Friedreich-ähnlichen Syndroms (DIEBOLD, 1968). Innerhalb der fraglich oder wahrscheinlich dominant erblichen Untergruppen von DCM (2 c) stehen 18 Fällen *mit* Grand mal-Epilepsie 35 Fälle *ohne* Grand mal-Epilepsie, bzw. 17 Fällen *mit* Friedreich-ähnlichem Syndrom 36 Fälle *ohne* Friedreich-ähnliches Syndrom gegenüber. Da nicht alle Kranken einer Sippe eine Grand mal-Epilepsie und/oder ein Friedreich-ähnliches Syndrom aufweisen, ist die Zuordnung zu einer dieser Untergruppen offenbar weitgehend von der Symptomatik der Ausgangsfälle mit zureichenden klinischen Angaben abhängig.

Im übrigen sei auf die große klinische Variabilität der fraglich oder wahrscheinlich dominant erblichen PME- und DCM-Fälle (1, b; 1, c; 2, c) hingewiesen. Die Merkmalsausprägung schwankt hier zwischen klinischen Vollbildern und Abortivformen oder „formes frustes". Nicht selten wird auch das Überspringen einer Generation von Merkmalsträgern beobachtet. In der Gruppe der DCM finden sich außerdem atypische oder DCM-ähnliche Krankheitsbilder, die teilweise als eine Kombination mit P. Mariescher Ataxie imponieren (2, d).

Schließlich sprechen für die Annahme *nosologischer Selbständigkeit* das Häufigkeitsverhältnis der klinisch wahrscheinlichen PME- und DCM-Fälle sowie das der recessiv und dominant erblichen Fälle innerhalb dieser Krankheitsgruppen.

Das klinisch wahrscheinliche Gesamtmaterial enthält:

PME-Gruppe: 136 autosomal recessiv erbliche Fälle;
               92 autosomal dominant erbliche Fälle;
               61 Fälle mit unklarem Erbgang;
              (55 Einzelfälle ohne Blutsverwandtschaft der Eltern).
DCM-Gruppe: 20 autosomal recessiv erbliche Fälle;
            120 autosomal dominant erbliche Fälle;
            11 (17) Fälle mit unklarem Erbgang;
            (24 Einzelfälle ohne Blutsverwandtschaft der Eltern).

Daraus ergibt sich ein Häufigkeitsverhältnis von: PME und DCM insgesamt: wie $344/175 = 2/1$; autosomal recessiv und dominant erblicher PME: wie $136/92 = 1\frac{1}{2}/1$; autosomal recessiv und dominant erblicher DCM: wie $20/120 = 1/6$ (bei Einbeziehung der Einzelfälle in die recessiv erblichen Gruppen: PME: wie 2/1; DCM: wie 1/3).

Mit anderen Worten: Im klinisch wahrscheinlichen Gesamtmaterial, dessen Auslesetyp allerdings nicht bestimmbar ist, kommen PME-Fälle doppelt so häufig wie DCM-Fälle, im PME-Material $1\frac{1}{2}$mal soviel recessiv wie dominant erbliche Fälle, im DCM-Material hingegen umgekehrt 6mal soviel dominant wie recessiv erbliche Fälle vor.

6. Die myoklonischen Varianten der drei nachinfantilen Formen der amaurotischen Idiotie (MVI)

6. 1. Pathomorphologie und Biochemie

Die Pathomorphologie der spätinfantilen Form (Jansky-Bielschowsky), der juvenilen Form (Spielmeyer-Vogt; Batten-Mayou-Sjögren) und der adulten Form (Kufs-Hallervorden) der amaurotischen Idiotie ist aus den Arbeiten u. a. von BIELSCHOWSKY (1914), KUFS (1931), MEYER (1931), VAN BOGAERT u. BORREMANS (1937), HALLERVORDEN (1939), WATSON u. DENNY-BROWN (1953), DIEZEL (1954, 1957), FRIEDRICH (1957), SEITELBERGER et al. (1957, 1966), FINE et al. (1960), ESCOLA (1961), EDGAR u. POST (1963) bekannt.

Bei der spätinfantilen Form der amaurotischen Idiotie fällt makroskopisch häufig eine diffuse Atrophie der Groß- und Kleinhirnrinde und des Hirnstamms auf. Mikroskopisch erkennt man eine intraneuronale und intragliale Lipoidspeicherung (namentlich der Kleinhirnrinde, der basalen Brücke, des Thalamus, des Nucleus niger, des Zahnkerns, der unteren Oliven, des Corpus Luysi und der Großhirnrinde), eine generalisierte Schaffersche Zelldegeneration (insbesondere des Kleinhirns, der Großhirnrinde — mit Status spongiosus —, des Pallidums, des Thalamus, des Hirnstamms, der basalen Brücke und des Rückenmarks) sowie eine Marksklerose. Die Speichersubstanzen haben meist körnige Struktur, selten kugelige Form.

Bei der juvenilen Form der amaurotischen Idiotie sind in der Regel die Lipoidspeicherung und die degenerativen Veränderungen, insbesondere des Hirnstamms und Rückenmarks, schwächer ausgeprägt.

Bei der adulten Form der amaurotischen Idiotie schließlich zeigen der Hirnstamm, das Rückenmark und das Ammonshorn schwerere, die Großhirnrinde hingegen meist nur leichtere pathomorphologische Veränderungen.

Offenbar unabhängig von der sonstigen pathomorphologischen Prozeßintensität, findet sich bei den drei nachinfantilen Formen der amaurotischen Idiotie etwa gleich häufig ($^2/_3$ der Fälle) eine Degeneration der Körner- und Purkinjezellen der Kleinhirnrinde.

Selten wird bei Fällen nachinfantiler amaurotischer Idiotie eine intracelluläre Lipoidspeicherung auch des reticuloendothelialen Systems angetroffen (DIEZEL, 1954). Vermutlich jedoch haben wir es hier mit Sonderformen der Krankheit zu tun.

Elektronenmikroskopische Befunde haben in neuerer Zeit GONATAS u. GONATAS (1965), MAYDECKI u. SLUGA (1965), SLUGA u. GOOTZ (1965), RICHARDSON u. BORNHOFEN (1968) über die spätinfantile Form, ZEMAN u. DONAHUE (1968) über die juvenile Form, ESCOLA (1964) und PALLIS et al. (1967) über die adulte Form der amaurotischen Idiotie vorgelegt. Demnach bestehen die körnigen Speichersubstanzen der spätinfantilen Form aus membranös-cytoplasmatischen Körperchen und unterschiedlich großen osmiophilen Ablagerungen fragmentierter Membranen. Histochemisch erwiesen sich die membranös-cytoplasmatischen Körperchen als Gangliosid, die osmiophilen Ablagerungen fragmentierter Membranen als Glykolipoid-Proteinkomplex mit geringer Sphingomyelin-Beimengung, die kugeligen Zelleinschlüsse hingegen als Proteinverbindung mit einem kleinen Lipoid- und Kohlenhydrat-Anteil (SLUGA u. GOOTZ, 1965).

SEITELBERGER (1962) und SEITELBERGER et al. (1966) haben nun aufgrund pathomorphologischer und histochemischer Merkmale (kugeliger Zelleinschlüsse = „Myoklonuskörperchen vom Proteintyp" und des Fehlens von Gangliosiden) die „myoklonische Variante" der amaurotischen Idiotie als genetisch selbständigen Biotyp abzugrenzen versucht. (Eine vergleichbare, weitere Sonderform der amaurotischen Idiotie stellt nach Auffassung derselben Autoren die „Pigmentvariante" mit intraneuronaler Lipoid- und generalisierter extraneuronaler Lipopigmentablagerung dar.) Ähnlich wie SEITELBERGER et al. (1966) rechnen auch RICHARDSON u. BORNHOFEN (1968) alle Fälle ohne nachweisbare Gangliosidspeicherung zur „myoklonischen Variante" der amaurotischen Idiotie.

Gegen eine solche nosologische Begriffsfassung der „myoklonischen Variante" wurde von verschiedener Seite Kritik laut. DIEBOLD et al. (1968) hoben hervor, daß die Originalfälle SEITELBERGERS et al. (1966) als Leitmerkmal gerade *nicht* Myoklonien, sondern „Myoklonuskörperchen vom Proteintyp" aufwiesen, und daß daher eine Umbenennung in „Myoklonuskörpervariante vom Proteintyp" zweckmäßig sei. Dies um so mehr, als zahlreiche Literaturfälle *mit Myoklonien* „Myoklonuskörperchen vom Proteintyp" vermissen ließen. Darüber hinaus erscheine auch die Annahme einer Gangliosid-*freien* Form von amaurotischer Idiotie fragwürdig. Dem widersprächen jedenfalls die histochemischen Untersuchungsergebnisse von SLUGA u. GOOTZ (1965); die Autoren fanden nämlich im körnigen Speichermaterial spätinfantiler Geschwisterfälle mit typischen „Myoklonuskörperchen vom Proteintyp" auch Ganglioside. ALLEGRANZA et al. (1968) wandten ein, daß viele Untersucher kugelige Zelleinschlüsse nicht scharf von flockiger Substanzspeicherung unterschieden. Auch ZEMAN u. DONAHUE (1968) bezeichneten SEITELBERGERS et al. (1966) Begriffsfassung der „myoklonischen Variante" der amaurotischen Idiotie als nosologisch unbefriedigend.

Eine endgültige Klärung dieser nosologischen Fragen wird erst aufgrund biochemischer Befunde möglich sein. Es kann heute zwar als gesichert gelten, daß alle Formen der amaurotischen Idiotie *Lipoid(Nerven-)zellstoffwechselstörungen* darstellen, ihre biochemische Definition aber ist erst zum kleineren Teil gelungen. So sind die biochemische Spezialform der infantilen amaurotischen Idiotie (JATZKEWITZ u. SANDHOFF, 1963), die generalisierte Gangliosidose (O'BRIEN et al., 1963), die systematische, spätinfantile Lipoidose (GONATAS u. GONATAS, 1963), die spätinfantile amaurotische Idiotie (VOLK et al., 1964) als GM-1-Gangliosidosen identifiziert worden. Darüber hinaus haben sich bei der infantilen amaurotischen Idiotie vom Typ Tay-Sachs, einer GM-2-Gangliosidose, bereits 4 verschiedene Varianten abtrennen lassen (PILZ, 1970).

Von den drei nachinfantilen Formen der amaurotischen Idiotie liegen erst wenige biochemische Befunde vor (vgl. BICKEL u. CLEVE, 1967). Neueste Untersuchungsergebnisse sprechen für die Annahme von GM-2-Gangliosidosen mit partiellen Hexosaminidase-A-Defekten bei der spätinfantilen und juvenilen amaurotischen Idiotie (PILZ, 1970). LOWENTHAL u. ZEMAN (1968) sowie ZEMAN u. DONAHUE (1968) hingegen ziehen in Betracht, daß es sich bei den drei nachinfantilen Formen der amaurotischen Idiotie um Ceroid-Lipofuscinosen des ZNS mit normalen Sphingolipoidprofilen handeln könnte. Tatsächlich fanden PALLIS et al. (1967) bei einem Fall adulter amaurotischer Idiotie mit DCM-ähnlichem Krankheitsbild eine diffuse Neurolipofuscinose.

6. 2. Genetik

6.2.1. Spätinfantile MVI

Hierher gehören die Fälle von Wolfsohn (1915), Hassin (1926), Liebers (1927), Richter u. Parmelee (1935), Bird (1948), Greenfield, Fall II (1951), Cobb u. Pampiglione, Fall 2 (1952), Marchand et al., Fälle I und II (1956), Carels, Fälle 1 und 2 (1960), Lennox (1960), Seitelberger (1962), Edgar u. Post, Fall C (1963), Klinken-Rasmussen u. van Dyggve (1965), Sluga u. Gootz (1965), Seitelberger et al., Fälle 2, 3, 6, 7 und 8 (1966), Allegranza et al., Fälle 1 und 2 (1968), Norman (1968), Richardson u. Bornhofen (1968), Haddenbrock (1950) bzw. Diezel, Fall 7 (1957), bzw. Fall der eigenen Sippe 28, Diezel, Fall 8 (1957), bzw. Fall der eigenen Sippe 29 sowie die Fälle der eigenen Sippen 24, 25, 26, 27.

Unter diesen insgesamt 37 Fällen (19 männlichen, 14 weiblichen, 4 nicht angegebenen Geschlechts) finden sich 17 Geschwisterfälle aus 7 Familien und 20 Einzelfälle. *(Alle nachstehenden Daten beziehen sich auf Fälle, Familien usw. mit zureichenden Angaben.)* In 10 Familien mit mindestens 2 Kindern haben 19 kranke 20 gesunde Geschwister (Geburtenfolge? Lebensalter?). 2 von 18 Eltern = 11% sind miteinander blutsverwandt (Vater-Tochter-Inzest). 5 von 30 Eltern = 17% bieten leichtere neuropsychiatrische Anomalien („Krämpfe", fraglicher Dämmerzustand, unklare Ohnmachtsanfälle und leichte EEG-Veränderungen). In 10 von 13 Familien kommen unter den sonstigen Blutsverwandten der Kranken Epilepsien, Kinderkrämpfe, „Tics nerveux", „Schauer", Idiotie, Oligophrenie, Alkoholismus, Psychopathien und Suicid vor. Bei keinem der untersuchten Kranken, Eltern und Geschwister der eigenen Sippen 24—29 lassen sich im peripheren Blutausstrich eindeutig vacuolisierte Lymphocyten nachweisen. Alle 37 Fälle entstammen der europiden Großrasse.

6.2.2. Juvenile MVI

In dieser Gruppe sind die Fälle von Rogalski (1910), Greenfield u. Holmes, Fälle 1 und 2 (1925), Myslivecek (1928), Radermecker, Fälle 3 und 4 (1952), Watson u. Denny-Brown, Fälle 1 und 2 (1953, 1955), Weingarten (1957), Diebold et al., Sippe 1 (1968) sowie Zeman u. Donahue (1968) zusammengefaßt.

Die insgesamt 14 Fälle (8 männlichen, 6 weiblichen Geschlechts) enthalten 11 Geschwisterfälle aus 5 Familien und 3 Einzelfälle. In 5 Familien haben 10 kranke 21 gesunde Geschwister (Geburtenfolge? Lebensalter?). 2 von 6 Eltern = 33% sind miteinander blutsverwandt. 10 von 10 Eltern sind neuropsychiatrisch unauffällig. In 3 von 3 Familien werden unter den sonstigen Blutsverwandten symptomatische Epilepsie und Oligophrenie, Kinderkrämpfe und „psychischer Defekt nach Geburtstrauma" beobachtet. In Sippe 1 von Diebold et al. (1968) zeigen eine 7jährige Kranke (III, 5) und zwei ihrer Geschwister 5,8; 1,7 und 2% weniger deutlich vacuolisierte, die Eltern 2,5 und 2% deutlich sowie je 3,5% weniger deutlich vacuolisierte Lymphocyten im peripheren Blutausstrich. Alle 14 Fälle sind der europiden Großrasse zuzurechnen.

6.2.3. Adulte MVI

Hier sind die Fälle von Kufs (1931), Meyer (1931), van Bogaert u. Borremans (1937) bzw. van Bogaert (1952) bzw. van Boaert u. Klein, Familie XI (1955), Winkelman (1947), Greenfield (1951), Carmichael (1954), Fattovich (1954) bzw. Allegranza (1956), Moschel (1954), Seitelberger u. Nagy (1958), Fine et al.

(1960), Bergener u. Jungklass, Fälle Elly und Adolf G. (1968), Christian (1968), Pallis et al. (1969) sowie der Fall der eigenen Sippe 30 zu nennen.

Unter diesen insgesamt 19 Fällen (13 männlichen, 6 weiblichen Geschlechts) finden sich 8 Geschwisterfälle aus 3 Familien und 11 Einzelfälle. In 8 Familien mit mindestens 2 Kindern haben 14 kranke 24 gesunde Geschwister (Geburtenfolge? Lebensalter?). 4 von 14 Eltern = 28% sind miteinander blutsverwandt. Bei 2 von 16 Eltern = 12% werden „erhebliche Geistesstörungen im Alter" und Alkoholismus beschrieben. In 3 von 5 Familien treten unter den sonstigen Blutsverwandten der Kranken ebenfalls leichtere neuropsychiatrische Anomalien auf („psychisch auffällig", in psychiatrischer Anstalt verstorben, „verschwenderisch", „schlafsüchtig"). Lymphocytenbefunde liegen von keinem Kranken oder Blutsverwandten vor. Alle 19 Fälle gehören der europiden Großrasse an.

6. 3. Klinik

6.3.1. Spätinfantile MVI

Die Krankheit beginnt mit 1—6, bei ²/₃ der Fälle mit 2—3¹/₂ (Mittelwert: 2,8) Jahren. Erste Krankheitssymptome sind bei der Hälfte der Fälle epileptische Anfälle, bei ¹/₄ der Fälle psychische Veränderungen und bei dem restlichen ¹/₄ der Fälle teils epileptische Anfälle, zusammen mit psychischen Veränderungen, teils cerebellare Sprach- und/oder Gangstörungen oder Myoklonien (1×). Ausnahmslos schwere Demenz (=Idiotie) und Wesensänderung, teilweise zusammen mit Erregungs- und Schreizuständen sowie Zwangslachen, kennzeichnen den späteren Krankheitsverlauf. Mit Ausnahme eines Falles (VI, 9) der eigenen Sippe 24, der sich in einem frühen Krankheitsstadium befand, zeigen alle anderen Fälle Myoklonien. Meist treten ¹/₂ bis 2 Jahre nach Krankheitsbeginn vorzugsweise an den Gliedern und/oder im Gesicht lokalisierte Myoklonien auf. Etwa bei der Hälfte der Fälle gehen diese lokalisierten Myoklonien innerhalb eines 1- bis 4-, meist 2jährigen Zeitraumes in wechselnde bis ständige, generalisierte Myoklonien über; eine Betonung der Myoklonien an den Gliedern und/oder im Gesicht bleibt dabei meist bestehen. 90% der Fälle leiden an typischen oder atypischen Grand mal-, teilweise zusammen mit myoklonisch-astatischen oder pyknoleptischen oder psychomotorischen Anfällen. Sichere, wahrscheinliche oder fragliche cerebellare Symptome (statische und kinetische Ataxie, Dysarthrie, Intentionstremor, Nystagmus, Hypotonie, Hyporeflexie, Asthenie) finden sich bei 90% der Fälle. 80% der Fälle haben — häufiger — eine Opticusatrophie und/oder — seltener — eine Pigmentdegeneration der Netz- und Aderhaut. Etwa gleich häufig leichtere und schwerere Pyramidensymptome (Babinskigruppe, Para- oder Tetraparesen) stellen sich bei 70% der Fälle ein. 50% der Fälle weisen extrapyramidale Symptome auf (umschriebene oder allgemeine Rigidität und/oder torsionsdystonische, athetoide, hemiballistische u. ä. Hyperkinesen). Von bulbären Schluckstörungen oder -lähmungen sind 15% der Fälle betroffen.

EEG-Befunde liegen von insgesamt 25 Fällen aus verschiedenen Krankheitsstadien vor. Bei einem Teil von ihnen sind die Angaben für eine genauere Beurteilung unzureichend (Cobb u. Pampiglione, Fall 2; Seitelberger bzw. Seitelberger et al.; Haddenbrock bzw. Fall der eigenen Sippe 28; Allegranza et al., Fall 2; Richardson u. Bornhofen). Es finden sich: mäßige Allgemeinveränderungen (schneller Zwischenwellengrundrhythmus und Gruppen hochamplitudiger, langsamer Wellen) bei

den Fällen 1 und 2 von Marchand et al., bei Fall 1 von Carels sowie bei den Fällen
VI, 9 und III, 3 der eigenen Sippen 24 und 25; mäßige bis schwere Allgemeinveränderungen (langsamer Zwischen- und Deltawellengrundrhythmus und Gruppen
hochamplitudiger, langsamer Wellen) bei Fall 2 von Carels, Fall C von Edgar
u. Post sowie bei den Fällen VI, 7 und III, 11 der eigenen Sippen 24 und 27; schwere
Allgemeinveränderungen (Delta- und langsamer Zwischenwellengrundrhythmus und
Gruppen hochamplitudiger, langsamer Wellen) bei dem Fall von Klinken-Rasmussen
u. van Dyggve sowie bei den Fällen VI, 8; III, 2; IV, 2 und II, 1 der eigenen Sippen 24, 25, 26 und 29. Daneben zeigt das EEG der meisten Fälle vorwiegend
generalisierte, bald fronto-zentral, bald parieto-occipital betonte Krampfströme, vor
allem atypische Spike-Waves, aber auch mono- oder biphasische Einzelspikes und
Polyspike-Waves.

Das Sterbealter liegt zwischen 9—9,6, bei $^2/_3$ der Fälle zwischen 4—7,5 (Mittelwert: 6,5) Jahren. Die Krankheitsdauer beträgt 1—6,6, bei $^2/_3$ der Fälle 2—5 (Mittelwert: 3,7) Jahre.

13 von 14 Geschwisterfällen mit zureichenden Angaben verhalten sich hinsichtlich
des Vorkommens von Myoklonien konkordant. Fall III, 3 der eigenen Sippe 25 hatte
jedoch (noch?) keine spontanen Myoklonien, und Fall VI, 9 der eigenen Sippe 24 war
in einem frühen Krankheitsstadium (noch ?) frei von Myoklonien.

6.3.2. Juvenile MVI

Die Krankheit setzt hier zwischen 4—16, bei $^2/_3$ der Fälle zwischen 7—10 Jahren
meist mit psychischen Veränderungen und/oder Sehstörungen, seltener mit epileptischen Anfällen oder cerebellaren Symptomen ein. Im späteren Krankheitsverlauf
findet sich ausnahmslos schwere Demenz (= Idiotie), vereinzelt zusammen mit
Zwangslachen und -weinen oder optischen Halluzinationen oder Bewußtseinstrübung.
Fast alle Kranken haben typische Grand mal-Anfälle, selten zusammen mit psychomotorischen oder Anfällen von Bewußtlosigkeit ohne Krampfen. Mit Ausnahme
zweier Fälle (Greenfield u. Holmes, Fall 2; Radermecker, Fall 3) treten bei allen
anderen einige Jahre nach Krankheitsbeginn vorzugsweise an Gliedern und/oder Kopf
oder im Gesicht lokalisierte Myoklonien auf. Nur bei 2 Fällen (Rogalski; Watson
u. Denny-Brown, Fall 2) werden im späteren Krankheitsverlauf durch Sinnesreize
auslösbare, generalisierte Myoklonien beschrieben. 70% der Fälle bieten eine Pigmentdegeneration der Netzhaut und/oder Opticusatrophie sowie leichtere cerebellare Symptome (Gang- und/oder Sprachstörungen und/oder Hypotonie). Bei 50% der Fälle
lassen sich extrapyramidale Symptome (Rigidität, Hyperkinesen) sowie leichtere oder
schwerere Pyramidensymptome (Quadriplegie) nachweisen. Selten werden Schluckstörungen (Radermecker, ältester Bruder der Familie G) und Pseudobulbärparalyse
(Diebold et al., Sippe 1, Fall III, 3) beobachtet.

EEG-Befunde liegen von 7 Fällen aus verschiedenen Krankheitsstadien vor. Man
erkennt: leichte Allgemeinveränderungen (Gruppen hochamplitudiger Zwischenwellen) bei Fall III, 5 der Sippe 1 von Diebold et al.; leichte bis mäßige Allgemeinveränderungen (langsamer Alpha- und schneller Zwischenwellengrundrhythmus und
Gruppen hochamplitudiger Delta- und langsamer Zwischenwellen) bei den Fällen 3
und 4 von Radermecker; mäßige bis schwere Allgemeinveränderungen (langsamer
Zwischen- und Deltawellengrundrhythmus) bei den Fällen von Weingarten, Watson u. Denny-Brown und Fall III, 3 der Sippe 1 von Diebold et al. Die Mehrzahl

der Fälle zeigt außerdem spontane und durch Flickerlicht provozierbare Krampfströme (mono- oder biphasische Spikes, atypische Spike-Waves und seltene Polyspike-Waves).

Die Kranken sterben zwischen 11—26, ²/₃ von ihnen zwischen 14—18 (Mittelwert: 17) Jahren nach 3- bis 19-, meist 3- bis 8jähriger Krankheitsdauer.

Konkordant hinsichtlich des Vorkommens von Myoklonien verhalten sich die Geschwisterfälle von WATSON u. DENNY-BROWN sowie WEINGARTEN, diskordant in verschiedenen Krankheitsstadien die Geschwisterfälle von GREENFIELD u. HOLMES, RADERMECKER sowie DIEBOLD et al., Sippe 1. (Bei dem ältesten Bruder der Geschwisterfälle von RADERMECKER fehlen genauere klinische Angaben.)

6.3.3. Adulte MVI

Der Krankheitsbeginn liegt zwischen 13—59, bei ²/₃ der Fälle zwischen 13—34 (Mittelwert: 27) Jahren. Leichtere psychische Veränderungen und/oder cerebellare Sprach- oder Gangstörungen und/oder epileptische Anfälle und/oder Myoklonien sind die ersten Krankheitssymptome. Im Krankheitsverlauf stellen sich bei allen Fällen cerebellare Gang- und/oder Sprachstörungen ein, vereinzelt zusammen mit Intentionstremor, Nystagmus und Hypotonie. VAN BOGAERTs u. KLEINs Fall II, 9 ausgenommen, bieten alle anderen Fälle Myoklonien. Diese treten meist mehrere oder viele Jahre nach Krankheitsbeginn an den Gliedern, insbesondere den Armen, oder im Gesicht oder am Hals lokalisiert auf. Bei 20⁰/₀ der Fälle verstärken sich die Myoklonien im weiteren Krankheitsverlauf (VAN BOGAERT u. KLEIN, Fall II, 3: generalisierte, ständige, nur im Schlaf abgeschwächte Myoklonien; CARMICHAEL: ständige, lokalisierte Myoklonien; PALLIS et al.: generalisierte, bei Bewegungen auslösbare Myoklonien; Fall der eigenen Sippe 30: heftige Myoklonien mit Bewegungsunfähigkeit). 90⁰/₀ der Fälle haben leichte bis mittelschwere Demenz, die Hälfte von ihnen außerdem schizoforme bzw. paranoide oder paranoid-halluzinatorische Psychosen, akustische Halluzinationen und Verwirrtheitszustände, Größen- oder depressive Ideen. Bei 70⁰/₀ der Fälle finden sich extrapyramidale Symptome (Rigidität und/oder athetoide, torquierende, torsionsdystonische, choreatiforme u. ä. Hyperkinesen). 60⁰/₀ der Fälle weisen leichtere oder auch schwerere Pyramidensymptome (Para- oder Tetraparesen bzw. -plegien) auf. 50⁰/₀ der Fälle haben Epilepsien, meist typische Grand mal-, selten atypische Grand mal-Anfälle (BERGENER u. JUNGKLASS) oder Absencen (CHRISTIAN). Hirnnervenlähmungen (Oculomotorius, Abducens, caudale Gruppe) werden bei 20⁰/₀ der Fälle beobachtet. Augenhintergrundsveränderungen sind offenbar sehr selten: Nur der Fall von SEITELBERGER u. NAGY ließ eine leichte, linksbetonte Papillenabblassung erkennen. Der Fall von CHRISTIAN klagte über Sehstörungen.

EEG-Befunde liegen von 5 Fällen aus verschiedenen Krankheitsstadien vor. Es stellen sich dar: leichte Allgemeinveränderungen (Gruppen von Zwischenwellen) bei dem Fall von FINE et al. und dem Fall der eigenen Sippe 30; mäßige bis schwere Allgemeinveränderungen (Zwischen- und Deltawellengrundrhythmus) bei den Fällen von CHRISTIAN u. PALLIS et al. Die Allgemeinveränderungen des Falles von ALLEGRANZA sind anhand der Angaben des Autors nicht klassifizierbar. Das EEG des Falles von CHRISTIAN und das des Falles der eigenen Sippe 30 enthalten außerdem steile (und langsame) Wellen, das des Falles von PALLIS et al. zeigt Spikes bei Flickerlichtreizung.

Nach einer Krankheitsdauer von $^1/_2$—45, meist 8—18 Jahren, sterben die Kranken im Alter von 27—62, $^2/_3$ von ihnen zwischen 28—55 (Mittelwert: 43) Jahren.

Konkordant hinsichtlich des Vorkommens von Myoklonien verhalten sich die Geschwisterfälle von FATTOVICH u. ALLEGRANZA, BERGENER u. JUNGKLASS sowie 3 der Geschwisterfälle von VAN BOGAERT u. KLEIN. Bei dem 4. Geschwisterfall (II, 9) der letzteren Autoren werden Myoklonien nicht erwähnt (?).

6.4. Besprechung der Ergebnisse

Charakteristische Unterschiede der pathomorphologischen Prozeßintensität sind wohl zwischen den drei nachinfantilen Formen der amaurotischen Idiotie, nicht jedoch zwischen den Fällen *mit* und *ohne* Myoklonien der einzelnen Formen nachweisbar. Die von SEITELBERGER (1962) und SEITELBERGER et al. (1966) für die „myoklonische Variante" der amaurotischen Idiotie angegebenen Merkmale („Myoklonuskörperchen vom Proteintyp" und Gangliosid-freie Lipoidspeicherung) sind keinesfalls spezifisch für Fälle mit dem *klinischen Symptom der Myoklonien*. Darüber hinaus erscheint auch die Gangliosid-freie intracerebrale Lipoidspeicherung selbst bei Fällen mit „Myoklonuskörperchen vom Proteintyp" nicht eindeutig gesichert (vgl. SLUGA u. GOOTZ, 1965).

Die bisher vorliegenden biochemischen Befunde weisen verschiedene Formen der amaurotischen Idiotie als *Gangliosidspeicherkrankheiten* aus. Neuesten Untersuchungsergebnissen zufolge (PILZ, 1970) handelt es sich bei der spätinfantilen und juvenilen amaurotischen Idiotie um GM-2-Gangliosidosen mit partiellen Hexosaminidase-A-Defekten. Weitere Untersuchungen sind notwendig, um zu einer endgültigen biochemischen Definition der drei nachinfantilen Formen der amaurotischen Idiotie zu gelangen.

Ohne eine solche biochemische Definition aber bleibt der nosologische Aussagewert von Untersuchungen der klinischen (intra- und interfamiliären) Variabilität dieser Krankheitsformen fraglich. Dies gilt insbesondere von einem im Rahmen des klinischen Gesamtbildes so „untergeordneten" Symptom wie den Myoklonien. Es kann hier nicht einmal mit hinreichender Wahrscheinlichkeit ausgeschlossen werden, daß die hohe Geschwisterkonkordanz bezüglich der Myoklonien ein Artefakt der Untersuchung und/oder Beschreibung darstellt. Denn vermutlich wird ein Autor, der bei einem Fall von amaurotischer Idiotie leichtere Myoklonien findet und beschreibt, bei einem weiteren Geschwister- oder anderen Fall ebenso auf Myoklonien achten und sie gegebenenfalls auch wieder beschreiben. Das Gegenteil könnte auf Fälle *ohne* Myoklonien zutreffen.

Zu den histologisch gesicherten Fällen *ohne* (beschriebene) eindeutige Myoklonien zählen: *bei der spätinfantilen Form:* die insgesamt 31 Fälle von JANSKY (1910), SCHOB (1912), BRODMANN (1914), JANSKY u. MYSLIVECEK (1918), BIELSCHOWSKY (1914, 1921), SCHOLZ (1922), FRETS u. OVERBORCH (1923), MARINESCO (1925), CORBERI (1926), GREENFIELD u. NEVIN (1933), MAJLUF u. CHIOCK (1950), COBB u. PAMPIGLIONE, Fall 1 (1952), LEMIEUX (1954) bzw. VAN BOGAERT u. KLEIN (1955) bzw. BEGAUX u. DECOCK (1961), D'ANGELO u. GIORDANO (1956), SEITELBERGER et al. (1957), ESCOLA (1961) sowie DE VRIES u. AMIR (1964); *bei der juvenilen Form:* die insgesamt 44 Fälle von BEHR (1919), WESTPHAL u. SIOLI (1925), SJÖGREN, Geschwisterfälle der Familien 4, 5, 6, 7, 9, 10, 11 und 14 (1931), LUBIN u. MARBURG

(1943), Marques (1947), van Bogaert u. Klein, Familie IX (1955) bzw. Begaux u.
Decock (1961), Escola (1961), Meyer et al. (1961), Edgar u. Post, Fälle F1 und F2
(1963), Norman, Fall BB (1968), Ellingson u. Schain (1969), Spadetta (1969)
sowie die Fälle der eigenen Sippen 31 und 32[9]; *bei der adulten Form:* die insgesamt
22 Fälle von Walter (1918), Friedrich (1938), Hallervorden (1938), Winkelman,
Fall 1 (1947), Wagner (1949), Jervis (1950), Escola (1961), Roizin et al. (1961)
sowie de Vries (1968).

Pathomorphologie, Genetik und Klinik der vorstehend genannten Fälle stimmen
mit denen der Fälle *mit* (beschriebenen) eindeutigen Myoklonien weitgehend überein.

All dies rechtfertigt vorläufig nur die Annahme von myoklonischen Varianten der
drei nachinfantilen Formen der amaurotischen Idiotie (MVI) als *klinischen Krankheitstypen*, die gegenüber PME und DCM ein großes differentialdiagnostisches Interesse beanspruchen, deren nosologische Stellung jedoch derzeit nicht klar bestimmbar ist.

Für autosomal-recessiven Erbgang bei allen erfaßten Literatur- und eigenen Fällen der drei MVI spricht das Auftreten der Krankheit ausschließlich unter Kindern
(beiderlei Geschlechts) klinisch nicht gleichartig kranker, jedoch in erhöhtem Prozent-
satz blutsverwandter Eltern. Fragliche klinische Heterozygotenbefunde sind die unter
den Blutsverwandten der Kranken anscheinend leicht gehäuft vorkommenden neuropsychiatrischen Anomalien, insbesondere Epilepsien, Intelligenzmängel und Psychopathien.

Diese Ergebnisse stehen in Einklang mit den von Sjögren (1931) an einem großen
Material vorwiegend klinisch wahrscheinlicher Fälle juveniler amaurotischer Idiotie
erhobenen Befunden. Und auch bei den meisten Fällen spätinfantiler und adulter
amaurotischer Idiotie ist autosomal recessiver Erbgang wahrscheinlich (Fuhrmann,
1967).

Den von Rayner (1952) beschriebenen Homo- und Heterozygotenbefund vacuoli-
sierter Lymphocyten (im peripheren Blutausstrich) allerdings konnten wir bei keinem Fall histologisch gesicherter spätinfantiler oder juveniler amaurotischer Idiotie
und auch bei keinem Blutsverwandten bestätigen.

Klinisch bestehen zwischen den drei MVI Überschneidungen im Erkrankungsalter
(1—6 bzw. 4—16 bzw. 13—59 Jahre), deutliche Unterschiede jedoch in der Häufigkeit bestimmter Erstsymptome (Epilepsien und psychische Veränderungen bzw. psychische Veränderungen und Sehstörungen bzw. psychische Veränderungen und cerebellare Symptome), im Sterbealter (4—9,6 bzw. 11—26 bzw. 27—62 Jahre) und in der
Krankheitsdauer (1—6,6 bzw. 3—19 bzw. 1/2—45 Jahre).

Die spätinfantilen und juvenilen MVI zeigen weitgehend übereinstimmend ein
psychisch-myoklonisch-epileptisch-cerebellar-ophthalmologisch-pyramidales *Leitsyndrom* und ein extrapyramidal-bulbäres *Anhangsyndrom* bzw. ein psychisch-myoklonisch-epileptisch-cerebellar-ophthalmologisches *Leitsyndrom* und ein pyramidal-
extrapyramidal-bulbäres *Anhangsyndrom*. Bei der adulten MVI hingegen findet sich
ein cerebellar-myoklonisch-psychisch-extrapyramidal-pyramidales *Leitsyndrom* und ein
epileptisch-hirnnerval-ophthalmologisches *Anhangsyndrom*. Mit anderen Worten: Bei
der adulten MVI sind gegenüber den einander ähnlichen spätinfantilen und juvenilen
MVI die epileptischen, ophthalmologischen und psychischen Symptome wesentlich
seltener und/oder schwächer, umgekehrt jedoch die cerebellaren und extrapyramidalen
Symptome zumindest häufiger ausgeprägt.

---

[9] In der Kasuistik nicht enthalten.

6.5. Fragliche Sonderformen der amaurotischen Idiotie mit und ohne Myoklonien

STROESCO (1967) beschrieb bei 5 von 9 Geschwistern — 3 weitere waren im Kleinkindesalter gestorben — eine „Sonderform von amaurotischer Idiotie mit dem klinischen Bild einer
Myoklonusepilepsie" (übers. vom Verf.). Die Eltern, beide alkoholsüchtig, waren möglicherweise entfernt miteinander blutsverwandt. In der (Zigeuner-)Sippe kamen weitere Fälle von
Alkoholismus und außerdem von Oligophrenie vor. Die Krankheit begann bei allen 5 Geschwistern im Alter von 4—5 Jahren mit Myoklonien der Beine. Die Myoklonien ergriffen
bald auch die Arme, und es stellten sich cerebellare Gangstörungen, Nystagmus, Grand mal-
Anfälle und psychische Veränderungen ein. Später bestanden schwere Demenz (= Idiotie),
ständige Myoklonien der Zunge, des Gaumens und der Glieder und zuletzt decerebrierte
Rigidität. Zwei klinisch genauer untersuchte Fälle boten überdies eine Hornhauttrübung und
einen typischen kirschroten Maculafleck. Mit 6—7 Jahren verstarben die Kranken. Die pathomorphologische Untersuchung eines Falles ergab makroskopisch eine schwere Atrophie des
Groß- (basaler Neocortex ausgenommen) und Kleinhirns sowie des Rückenmarks. Mikroskopisch sah man zahlreiche intracytoplasmatische und/oder intranucleäre (?) Einschlüsse unterschiedlicher Form im gesamten ZNS, namentlich in dessen atrophischen Teilen, sowie im neurovegetativen und lymphatischen System. Histochemisch handelte es sich dabei um Polysaccharide
mit einer Beimengung von Proteingranula. Ganglienzellen der Großhirnrinde und Purkinjezellen enthielten überdies verhältnismäßig geringe Lipoidablagerungen. Der Autor betont, daß
die polysaccharidhaltigen Zelleinschlüsse den Laforakörperchen ähnlich, jedoch nicht mit ihnen
identisch seien. Genetisch zieht er Homozygotie zweier (gekoppelter?) recessiver Allele für
amaurotische Idiotie und progressive Myoklonusepilepsie (PME) in Betracht.

Dieser wahrscheinlich recessiv erblichen Sonderform steht eine Reihe von Fällen mit fraglich oder *wahrscheinlich autosomal dominant* erblicher amaurotischer Idiotie gegenüber.

EDGAR u. POST (1963) beobachteten ein 7jähriges Mädchen (Fall A 1) mit generalisierten,
elementaren Myoklonien bei spätinfantiler amaurotischer Idiotie. Eine Tante väterlicherseits
(Fall A 2) hatte seit dem 5. Lebensjahr Grand mal-Anfälle. Später ließen sich bei ihr Demenz
und leichte Pyramidensymptome nachweisen. (Myoklonien werden nicht erwähnt.) Mit 51 Jahren verstarb sie. Histologisch konnte hier eine Neurolipoidose gesichert werden. Eine Tante
dieser Kranken wiederum bot eine ähnliche neuropsychiatrische Symptomatik. Blutsverwandtschaft der Eltern der Kranken lag anscheinend nicht vor.

KUFS (1925, 1929, 1953) fand bei dem 70jährigen, psychisch unauffälligen Vater zweier
Geschwisterfälle von adulter amaurotischer Idiotie eine atypische Retinitis pigmentosa. Diese
war im Alter von 30—40 Jahren aufgetreten. Eine Schwester des Vaters hatte wahrscheinlich
dasselbe Augenleiden. Die beiden Geschwisterfälle verstarben mit 38 und 41 Jahren nach
12- und 31jähriger Krankheitsdauer. Eine Retinitis pigmentosa war bei ihnen nicht festgestellt
worden. Die ältere Schwester allerdings zeigte eine Anisokorie und eine träge, unausgiebige
Lichtreaktion der Pupillen (Metalues?). Bei dem jüngeren Bruder waren außer dem ZNS das
reticuloendotheliale System, die Parenchymzellen der Nieren, der Schilddrüse, des Pankreas,
des Herzens und der Leber an der Lipoidspeicherung beteiligt. Der Autor diskutiert einen
„dominant-heterophänen" Erbgang (= dominanter Erbgang mit stark schwankender Expressivität). Diese Annahme erfährt durch Beobachtungen von ZEMAN u. HOFFMANN (1962) sowie
ROIZIN et al. (1962) eine wesentliche Stütze.

In der von ZEMAN u. HOFFMANN (1962) veröffentlichten Sippe litten 2 Schwestern an
typischer juveniler, eine (Halb-)Großtante väterlicherseits an adulter amaurotischer Idiotie
mit Opticusatrophie und Retinitis pigmentosa. Daneben kamen in 4 Generationen dieser
Sippe 7 Fälle mit „Augendefekt", 6 Fälle mit „Krämpfen", 2 Fälle mit „Intelligenzdefekt",
1 Fall mit „Krämpfen und Augendefekt" sowie 1 Fall mit „Krämpfen und Intelligenzdefekt"
vor. Nur einmal hatte ein Vater mit „Augendefekt" 2 Söhne mit demselben Symptom; die
Eltern aller anderen 18 betroffenen Sippenmitglieder (einschließlich der 3 Ausgangsfälle) waren
klinisch gesund. Die Großeltern väterlicherseits der beiden kranken Schwestern hatten Blutsverwandtenehe geschlossen; ihre 12 Kinder waren alle klinisch gesund. Histologisch stellte sich
bei den 3 Ausgangsfällen eine intraneuronale, Lipofuscin- und Protein-haltige Glykolipoid-
speicherung dar.

Die „Augen"- und/oder „Intelligenzdefekte" und/oder „Krämpfe" wären als klinische
Heterozygotenbefunde zwar auch mit *(unvollständig) autosomal recessivem Erbgang* vereinbar.
Die Beobachtungen von ROIZIN et al. machen eine solche Deutung jedoch unwahrscheinlich. In

dieser Sippe boten insgesamt 11 Mitglieder in 4 aufeinanderfolgenden Generationen Sehstörungen und/oder Retinitis pigmentosa (3×) oder aber das Vollbild einer „adulten hereditären cerebro-maculären Degeneration" (8×). (Die Annahme eines X-chromosomal dominanten Erbganges scheidet aus, da ein Vater mit dem Vollbild der „cerebro-maculären Degeneration" u. a. einen gleichartig kranken Sohn hatte.) Blutsverwandtschaft der Eltern der Kranken lag in keinem Falle vor. Der Proband, ein 34jähriger Neger, litt seit seinem 22. Lebensjahr an einem fortschreitenden Visusverfall. Die neuropsychiatrische Untersuchung ergab beginnende Demenz, Gangataxie, leichte Muskelrigidität, gesteigerte Sehnenreflexe und eine beidseitige Maculadegeneration. Das EEG des Kranken war normal. In Ganglienzellen des Meissnerschen Plexus (Rectumbiopsie) erkannte man lichtmikroskopisch eine intraneuronale, sudanophile Lipoidspeicherung, elektronenmikroskopisch außerdem Veränderungen der Mitochondrien und des endoplasmatischen Reticulums sowie unterschiedlich dichtes, osmiophiles, teilweise konzentrisch geschichtetes Material.

Eine wahrscheinlich ebenfalls dominant erbliche Form von amaurotischer Idiotie beschrieben schließlich Maere u. Myle (1938) und van Bogaert (1962). Hier waren in einer polnisch-jüdischen Sippe 2 Geschwister im Kleinkindesalter, deren Mutter mit 20 Jahren und die Großmutter mütterlicherseits mit 40 Jahren an „progressiver cerebellarer Ataxie mit Oligophrenie" erkrankt. Darüber hinaus bestanden bei den Kranken teilweise auch cerebellare Sprachstörungen, Adiadochokinese, Intentionstremor, Nystagmus, Hypotonie, Skoliose, Fuß- und Handdeformitäten, Pyramidenzeichen und Sehstörungen. 3 Basen mütterlicherseits waren kleinwüchsig; sie litten an „Epilepsie", leichter Oligophrenie und Kyphoskoliose. Die Großmutter mütterlicherseits war mit 70, einer der Ausgangsfälle mit ? Jahren verstorben. Bei dem letzteren wurde histologisch eine Neurolipoidose vom Typ der amaurotischen Idiotie diagnostiziert.

7. Psychopathologie

Psychische Veränderungen zählen zu den Leitsymptomen der erblichen myoklonisch-epileptisch-dementiellen Kernsyndrome. In mehreren Abschnitten (1.3., 1.4., 2.1., 2.2., 2.3., 3.1., 3.2., 3.3., 4.) der Kapitel 5 und 6 haben wir u. a. die psychischen Veränderungen der histologisch gesicherten und klinisch wahrscheinlichen Literatur- und eigenen Fälle dieser Syndrome symptomstatistisch erfaßt und in großen Zügen miteinander verglichen. In diesem Kapitel soll nun an Hand der Symptomstatistik der histologisch gesicherten Fälle und der Literaturangaben eine Darstellung der Psychopathologie der verschiedenen Krankheitstypen der erblichen myoklonisch-epileptisch-dementiellen Kernsyndrome versucht werden.

Frühere zusammenfassende Arbeiten (UNVERRICHT, 1891; LUNDBORG, 1913; HASSLER, 1953; NOETZEL, 1957; WEINGARTEN, 1957) erwähnen psychoorganische Abbausymptome „der progressiven Myoklonusepilepsie" oder „der Dyssynergia cerebellaris myoclonica R. Hunt". Eine spezielle psychopathologische Untersuchung dieser Syndrome liegt jedoch bislang noch nicht vor. Dies mag darin begründet sein, daß die erblichen myoklonisch-epileptisch-dementiellen Kernsyndrome mehr das Interesse der Neurologen, der Pädiater, der Pathologen und der Humangenetiker, weniger das der Psychiater gefunden haben. Die Mehrzahl der Kranken aber gelangt in psychiatrische Anstaltsbehandlung, und zweifellos sind die psychischen Veränderungen der verschiedenen Krankheits- oder Erbtypen nicht nur theoretisch-nosologisch, sondern auch praktisch-differentialdiagnostisch belangvoll. Dabei ist, wie stets in der Medizin, neben dem jeweiligen Zustandsbild der gesamte Krankheitsverlauf in die Betrachtung einzubeziehen.

Der Natur der Krankheitsprozesse entsprechend, werden wir bei den erblichen myoklonisch-epileptisch-dementiellen Kernsyndromen nach a) den chronischen hirnorganischen psychischen Veränderungen, b) den akuten bzw. episodischen hirnorganischen psychischen Störungen und c) den reaktiven psychischen Störungen im Krankheitsbeginn und -verlauf fragen müssen. Darüber hinaus stellt sich uns bei den recessiv erblichen Krankheitstypen die Frage nach eventuellen psychopathologischen Heterozygotenmanifestationen.

7.1. Progressive Myoklonusepilepsien (PME) und Dyssynergia cerebellaris myoclonica (DCM)

7.1.1. Die autosomal recessiv erblichen PME-Krankheitsformen des Typs Lafora

Hinweise auf die Psychopathologie der Früh- oder Hauptform der PME des Typs Lafora geben u. a. DE AJURIAGUERRA et al. (1954), NAMBA (1961), HEYCOP TEN HAM u. DE JAGER (1963), ROGER et al. (1967), BERGENER u. GERHARD (1970). Nach NAMBA kennzeichnet ein 1- bis2jähriges Stadium „progressiver Charakterveränderungen" den klinischen Krankheitsbeginn. (Diesem soll ein etwa 3jähriges subklinisches Krankheitsstadium mit EEG-Veränderungen vorangehen.)

Tatsächlich werden psychische Veränderungen, meist zusammen mit Epilepsien und/oder Myoklonien, bei $^1/_3$ der Fälle als erste klinische Krankheitssymptome beschrieben. Die bis zum Krankheitsausbruch in der Regel psychisch unauffälligen Kinder und Jugendlichen gehen im Vor- und Pubertätsalter in ihren Schulleistungen allmählich zurück. Der Proband unserer Sippe 4 wirkte in der Schule „verträumt", und erzieherische Maßnahmen blieben ohne Erfolg. Psychiatrische Fehldiagnosen sind in diesem Krankheitsstadium besonders häufig („Pubertätskrise", „Hebephrenie?").

Bald machen sich Merkschwäche, Auffassungserschwerung, Denkverlangsamung, Konzentrationsstörungen und rasche Ermüdbarkeit bemerkbar. Zugleich verändern sich die Kranken in ihrem Wesen: Sie verlieren an Initiative und Interessen, werden gleichgültig und stumpf. Andere wieder fallen durch eigensinniges, reizbares Verhalten und moros-depressive Verstimmungen auf. Manche Kranken reagieren auf das Leistungsversagen mit autistischem Rückzug in die engere Familie; Kontakte mit Gleichaltrigen meiden sie ängstlich. Auch sonstige neurotische Reaktionsweisen werden im Krankheitsbeginn beobachtet. Eine Abgrenzung solcher neurotischen Reaktionen von Erscheinungen der hirnorganischen Wesensänderung ist jedoch kaum möglich. Werden die Kranken zu diesem Zeitpunkt testpsychologisch untersucht, so überrascht das Ausmaß der intellektuellen Leistungseinbuße im Verhältnis zur vordergründig noch weitgehend erhaltenen psychosozialen Anpassungsfähigkeit.

Sind psychische Veränderungen die ersten klinischen Krankheitssymptome der Früh- oder Hauptform der PME des Typs Lafora, so gesellen sich ihnen bald Myoklonien und/oder Epilepsien hinzu, letztere vereinzelt zusammen mit optisch-halluzinatorischen Auren oder Äquivalenten. Vorzugsweise nach großen epileptischen Anfällen, aber auch unabhängig davon, treten bei den meisten Kranken mehrstündige oder -tägige Dämmerzustände mit Bewußtseinstrübung und psychomotorischer Erregung auf. Des weiteren kommen vor: Episoden amentiell-deliranter Verwirrtheit mit Denk- und Orientierungsstörungen und insbesondere optischen Halluzinationen (z. B. drohende Gestalten, Tiere), schizoforme Psychosen mit akustischen Halluzinationen, paranoiden Vergiftungs-, Beeinträchtigungs- und Verfolgungsideen, teilweise zusammen mit wahnhaften Personenverkennungen, sowie depressiv-dysphorische Verstimmungszustände mit Suicidideen und -handlungen. Insgesamt sind die psychotischen Episoden sehr vielgestaltig und wechselnd, und die verschiedensten Kombinationen und Mischungen der genannten Psychosentypen werden beobachtet.

Im weiteren mehrjährigen Krankheitsverlauf schreitet der Intelligenz- und Persönlichkeitsabbau rasch fort. Es entwickeln sich schwere Störungen der Merk- und Erinnerungsfähigkeit — und damit zugleich der Orientierung — sowie der Auffassung und Konzentration. Wahrnehmung, Vorstellung und Sprache verarmen. Bei erheblicher Kritik- und Urteilsschwäche besteht völlige Krankheitsuneinsichtigkeit. Die Kranken sind pflegebedürftig, dabei aber schwer lenkbar und zeitweise negativistisch, neigen zu heftigen Affektausbrüchen und selbst zu aggressivem Verhalten. Zu Zeiten seltener epileptischer Anfälle und häufiger Myoklonien treten die psychischen Veränderungen stärker hervor (DE AJURIAGUERRA et al., 1954; DIEBOLD et al., 1967). Wir haben daher anderenorts vorgeschlagen, bei diesen Kranken eine „funktionelle", partiell reversible von einer „organischen", irreversiblen Demenz zu unterscheiden.

Auch in den späteren Krankheitsstadien kehren Dämmerzustände und Episoden sonstiger exogener und „endoformer Psychosen" (ALSEN, 1960) wieder. Bemerkenswert erscheint allerdings, daß sich bei schizoformen Psychosen zwar Halluzinationen aller Sinne, kaum aber mehr als vage und flüchtige paranoide Wahnideen finden. Eine Ausnahme bildet hier der Proband unserer Sippe 4: Er wähnte sich während der beiden letzten Lebensjahre von seinen Eltern, in deren Pflege er blieb, vergiftet.

In den letzten Lebensjahren weicht die psychotische „Plussymptomatik" (WIECK, 1967) mehr und mehr dem psychoorganischen Defektsyndrom. Die Demenz erreicht vorwiegend mittelschwere bis schwere Ausprägungsgrade. Das Intelligenzalter der Kranken entspricht dem eines Klein(st)kindes. Das Denken und alle Reaktionen der Kranken sind hochgradig verlangsamt. In ihren sprachlichen Äußerungen herrschen Perseverationen, Echolalie und zuletzt Lallen und Silbenstammeln vor. Ob dabei aphasische Störungen eine Rolle spielen, ist nicht zu entscheiden. Ein (Blick-)Kontakt läßt sich mit den Kranken nur noch zeitweise herstellen. Euphorische Indolenz oder stumpfe Apathie wechseln mit psychomotorischer Erregung oder triebhafter (insbesondere oraler und sexueller) Enthemmung oder leichter Bewußtseinstrübung ab. Zwangslachen und -weinen treten auf. Dem Tod der Kranken (an einem großen epileptischen Anfall oder an einem interkurrenten Infekt) geht oft ein mehrtägiger Zustand tiefer Bewußtseinstrübung voran.

Hinsichtlich eventueller psychopathologischer Heterozygotenmanifestationen unter den Blutsverwandten der Früh- oder Hauptform der PME des Typs Lafora ist zu bemerken: Unter 82 sicher heterozygoten Eltern finden sich 4 Psychopathien (Alkoholismus), 1 zusammen mit manifester Epilepsie, außerdem 1 atypische Psychose mit epileptischen EEG-Veränderungen, 1 fragliche Psychose und 1mal depressive Phasen. Unter den fraglich heterozygoten, sonstigen Blutsverwandten werden beschrieben: Psychopathologische Auffälligkeiten bei manifester Epilepsie, Psychopathien (Alkoholismus), depressive Phasen und Schizophrenie.

Im Unterschied zu der Früh- oder Hauptform beobachtet man bei den 3 Fällen der Spätform der PME des Typs Lafora psychische Veränderungen nicht unter den ersten Krankheitssymptomen. So machten sich Gedächtnisstörungen, Denkverlangsamung und eine Wesensänderung mit vermehrter Reizbarkeit und Wutausbrüchen bei dem als Volksschullehrer berufstätigen älteren Bruder der beiden Geschwisterfälle erst mit 30 Jahren (nach 10jährigem Krankheitsverlauf) bemerkbar. Im Alter von 62 Jahren bot er in myokloniefreien Zeiten eine mittelschwere Demenz und eine Wesensänderung mit Antriebsminderung und Persönlichkeitsnivellierung. Bei anhaltenden Myoklonien erschien er sehr verlangsamt, schwerer dement und affektinkontinent. Zuletzt (mit 63 Jahren) war er völlig apathisch und kaum mehr ansprechbar. Sein jüngerer Bruder entwickelte im 11jährigen Krankheitsverlauf (Krankheitsbeginn mit 17 Jahren) eine mittelschwere Demenz und eine Wesensänderung. Bis zu seinem Tode im 45. Lebensjahr nahmen die psychischen Veränderungen weiterhin zu, und wiederholt traten bei ihm Dämmer- bzw. Verwirrtheitszustände mit Desorientiertheit auf. Zeitweise zeigte er ein aggressives, zuletzt ein apathisches Verhalten mit Kontaktverlust und ständiger leichter Bewußtseinstrübung. Der Einzelfall schließlich ließ mit 39 Jahren (nach 6jährigem Krankheitsverlauf) Gedächtnisstörungen und eine Wesensänderung mit Neigung zu depressiven Verstimmungen erkennen. Während der weiteren drei Lebensjahre verstärkten sich die Demenz und die Wesensänderung; der Kranke war zuletzt desorientiert und apathisch.

Psychische Veränderungen werden bei der Probandin der „acorpusculären" Form der PME — die vermutlich mit der Spätform der PME des Typs Lafora identisch ist — nicht angegeben. Die restlichen 3 Fälle dieser Gruppe befanden sich erst in mittleren Krankheitsstadien. Bei der 33jährigen Schwester der Probandin fiel eine

Neigung zu depressiven Verstimmungen auf. Der 35jährige Bruder der zweiten Geschwisterschaft litt ab dem 26. Lebensjahr an einer fortschreitenden Demenz. Bei seiner Schwester führte die Krankheit bald nach Beginn (mit 14 Jahren) zu einer Wesensänderung mit (sexueller?) Enthemmung und depressiven Verstimmungszuständen. Wegen Schwangerschaftsbefürchtungen unternahm die Kranke einen Schlafmittelsuicidversuch. Im Alter von 27 Jahren stellte man bei ihr eine leichte bis mittelschwere Demenz mit Gedächtnisstörungen und Perseverationen fest.

Psychopathologische Auffälligkeiten, allein oder zusammen mit „einfachen" Epilepsien, werden bei den Blutsverwandten der Spätform der PME des Typs Lafora und der „acorpusculären" Form der PME nicht erwähnt.

7.1.2. Die degenerative PME-Krankheitsgruppe

Zunächst zur autosomal recessiv erblichen degenerativen PME-Form! Hirnorganische psychische Veränderungen machen sich hier meist erst mehrere oder viele Jahre nach Krankheitsbeginn (im Vor- und Pubertätsalter) bemerkbar. Eine Ausnahme bildet der Fall von HENNEAUX (1958): Bei dieser Kranken trat schon bald nach den ersten großen epileptischen Anfällen eine Wesensänderung auf.

Etwa ¼ aller Fälle bleibt im gesamten Krankheitsverlauf frei von eindeutigen hirnorganischen psychischen Veränderungen. So erwies sich Fall 3 von DE BARSY et al. (1968) nach 11jährigem Krankheitsverlauf, abgesehen von einer Neigung zu reaktiven depressiven Verstimmungen, als psychisch normal. JOSTMANNS (1949) Fall zeigte nach 13jährigem Krankheitsverlauf lediglich eine leichte Denk- und Reaktionsverlangsamung. Andere Fälle (LO CASCIO et al., 1967, Fall 1; DE BARSY et al., 1968, Fall 4; DIMITRI u. ARANOVICH, 1967) werden als psychisch unauffällig beschrieben. Selbst psychoreaktive Störungen werden hier vermißt.

Häufig betreffen die hirnorganischen psychischen Veränderungen zunächst die affektiven und erst später die intellektuellen Funktionen. Vermehrte Reizbarkeit, Affekt- und Stimmungslabilität werden von Merkfähigkeits-, Auffassungs- und Konzentrationsstörungen gefolgt oder begleitet. Aber auch in späteren Krankheitsstadien können Persönlichkeitsveränderungen das psychopathologische Bild bestimmen. Nicht selten wechseln Phasen stumpfer Euphorie und reizbarer Dysphorie ab. Zu Zeiten häufiger Myoklonien treten die psychischen Veränderungen im allgemeinen stärker hervor. Die Kranken erscheinen dann erheblich verlangsamt und schwerbesinnlich. Schließlich bleibt in mykloniefreien oder -armen Zeiten eine leichte bis mittelschwere Demenz mit Gedächtnisstörungen, Denkverlangsamung, Auffassungserschwerung sowie Kritik- und Urteilsschwäche bestehen.

Bei einem Teil der Fälle sieht man neben den chronischen, langsam progredienten oder auch stationären psychoorganischen Veränderungen akute bzw. episodische psychische Störungen in Form exogener oder endoformer Psychosen. So verfiel die Kranke von CATALANO (1926) nach großen epileptischen Anfällen oft in Dämmerzustände mit Bewußtseinstrübung und ängstlicher psychomotorischer Erregung. HALTIA et al. (1969) berichten über Verwirrtheitszustände mit optischen und akustischen Halluzinationen im Krankheitsendstadium ihres Falles 2. Fall 1 derselben Autoren litt während seiner letzten drei Lebensjahre an einer anscheinend isolierten akustischen Halluzinose. Der von VAN DONINCK (1927) und VAN BOGAERT (1949) veröffentlichte Fall unternahm in depressiven Verstimmungszuständen mehrfach Suicidversuche. Nach 20jährigem Krankheitsverlauf bot er eine mittelschwere Demenz mit

zeitlicher und örtlicher Desorientiertheit. Bemerkenswert ist ferner der von AMMER-
MANN (1940) histologisch untersuchte, von HEINZE (1937, Fall 2) und PROCHNOW
et al. (1940, Fall 3) klinisch vorbeschriebene Fall: Der im Alter von 30 Jahren verstorbene Kranke entwickelte während seiner letzten drei Lebensjahre einen floriden
Größenwahn, in dem er sich für eine bedeutende politische Persönlichkeit hielt. Außerdem äußerte er hypochondrisch-wahnhafte Befürchtungen, z. B. sein Kopf habe ein
Loch.

Hinsichtlich eventueller psychopathologischer Heterozygotenmanifestationen unter
den Blutsverwandten der recessiv erblichen degenerativen PME-Form ist festzustellen: Unter 26 sicher heterozygoten Eltern findet sich 1 Psychopathie (Alkoholismus).
Unter den fraglich heterozygoten, sonstigen Blutsverwandten werden einige Psychopathien (Alkoholismus, Kriminalität) und 1mal „psychische Störungen" im Alter
angegeben.

Bei den 6 Kranken der autosomal dominant erblichen degenerativen PME-Form
unserer Sippe 5 lassen sich die hirnorganischen psychischen Veränderungen im Krankheitsbeginn kaum von dem vorbestehenden leichten Schwachsinn abgrenzen. Soweit
an Hand der Befundunterlagen beurteilbar, leiten Veränderungen der Persönlichkeit
oder der Intelligenz den psychoorganischen Abbau ein. Der Proband und seine
Schwester sowie deren Base (mit Generationsverschiebung) zeigen zuerst eine Affekt-
und Stimmungslabilität bzw. eine sexuelle Triebenthemmung. In den 3 anderen Fällen
scheinen Gedächtnisstörungen und zunehmendes intellektuelles Leistungsversagen am
Krankheitsanfang zu stehen.

Bei interindividuell unterschiedlicher, vorwiegend langsamer Progredienz fallen
im Krankheitsverlauf auch deutliche intraindividuelle Schwankungen der chronischen
psychoorganischen Veränderungen auf. Insbesondere zu Zeiten stärkerer Myoklonien
treten depressiv-dysphorische und moros-gereizte Verstimmungen mit Suicidhand-
lungen (2 Fälle) und aggressivem Verhalten hervor. Als mögliche weitere hirnorganische Persönlichkeitsveränderungen sind allgemeine, insbesondere sexuelle Triebenthemmung, pseudopsychopathisches Verhalten (Alkoholismus) und Affektinkontinenz zu nennen.

Schließlich entwickeln die Kranken eine leichte bis mittelschwere Demenz mit ent-
sprechenden Störungen des Gedächtnisses, der Auffassung, der Konzentration sowie
des Urteils und der Kritik. Darüber hinaus stellte sich bei dem Probanden dieser
Sippe in einem mittleren Krankheitsstadium eine optische Halluzinose (Tiere, Blut)
von mehrwöchiger Dauer ein. Bei seinem Vater wurde nach einem abortiven großen
epileptischen Anfall ein einstündiger Dämmerzustand beobachtet. Die Base des Probanden geriet zeitweise in Erregungszustände. Stumpfe Apathie kennzeichnet das
psychopathologische Bild des Krankheitsendstadiums.

7.1.3. Die DCM-Krankheitsgruppe

Bei den 5 Fällen der autosomal recessiv erblichen DCM-Form mit Zahnkern-
Bindearmatrophie als pathomorphologischem Hauptbefund treten psychoorganische
Abbausymptome, wenn überhaupt, erst in späteren Krankheitsstadien auf. Von einem
Fall (CHRISTOPHE u. REMOND, 1951; CHRISTOPHE u. GRUNER, 1956) fehlen ent-
sprechende Angaben. Fall 2 von DE BARSY et al. (1968) blieb im gesamten — 11jäh-
rigen — Krankheitsverlauf frei von psychischen Veränderungen. LOUIS-BAR u. VAN
BOGAERT (1947) beschreiben bei ihrem Fall Ever ... H. nur eine leichte Debilität.

R. Hunt selbst (1921) fand bei seinem Fall 5, drei Jahre vor dessen Tod im Alter von 36 Jahren, eine leichte Demenz und Wesensänderung mit Gedächtnisstörungen, Denkverlangsamung sowie querulatorischem und reizbarem Verhalten. Sein (eineiiger?) Zwillingsbruder wies nach 7- bis 10jähriger Krankheitsdauer Gedächtnisstörungen auf. Psychopathologische Abweichungen werden unter den wenigen sicher oder fraglich heterozygoten Blutsverwandten der Kranken nicht erwähnt.

CHRISTIAENS et al. (1962) und GAUDIER et al. (1964) berichteten über zwei Geschwisterfälle einer recessiv erblichen fraglichen Sonderform von rasch progredienter DCM im Kindesalter mit Zahnkern-Bindearmatrophie als pathomorphologischem Hauptbefund. Hier war die Krankheit von einem erheblichen psychischen und motorischen Entwicklungsrückstand begleitet.

Leichtere hirnorganische psychische Veränderungen, insbesondere der Persönlichkeit, kennzeichnen die Psychopathologie der autosomal dominant erblichen DCM-Form mit Zahnkern-Bindearmatrophie als pathomorphologischem Hauptbefund (DELAUNOIS, 1956; DE BARSY et al., 1968, Fall 1). So fiel bei der 31jährigen Probandin lediglich eine Neigung zu depressiven Verstimmungen auf. Im weiteren 8jährigen Krankheitsverlauf nahmen diese psychischen Veränderungen nicht nachweisbar zu. Von ihrer Mutter sind psychoorganische Abbausymptome nicht belegt. Ein DCM-kranker Bruder der Mutter bot eine Wesensänderung mit vermehrter Reizbarkeit. Schließlich wurden bei der gleichfalls DCM-kranken Großmutter mütterlicherseits ähnliche psychische Veränderungen beobachtet.

Zu den wahrscheinlich autosomal recessiv erblichen DCM-ähnlichen Krankheitsformen mit degenerativen Veränderungen sonstiger cerebellarer Neuronensysteme als pathomorphologischem Hauptbefund zählen die beiden Geschwisterfälle (1 u. 2) von DAM u. MOLLER (1968) sowie die drei Geschwisterfälle von MATTHEWS et al. (1969). Psychopathologisch beschränken sich die Fallschilderungen bei den ersteren auf die Angabe eines erheblichen psychischen und motorischen bzw. eines leichten psychischen Entwicklungsrückstandes in fortgeschrittenen Krankheitsstadien (mit 4 bzw. 14 Jahren), bei den letzteren auf die Angabe einer Demenz der Probandin im Krankheitsendstadium (mit 16 Jahren).

Den wahrscheinlich autosomal recessiv erblichen stehen die vermutlich autosomal dominant erblichen DCM-ähnlichen Krankheitsformen mit degenerativen Veränderungen sonstiger cerebellarer Neuronensysteme als pathomorphologischem Hauptbefund gegenüber. In der von HÄNEL u. BIELSCHOWSKY (1915) veröffentlichten Sippe ließ der Proband mit 15 Jahren einen Schulleistungsrückgang, mit 19 Jahren eine Intelligenzminderung und Vergröberung der Persönlichkeit erkennen. Im Alter von 27 Jahren beging er Suicid. Seine gleichartig kranke, ältere Schwester neigte zu depressiven Verstimmungen. 4 — von 8 — als Genträger verdächtige Mitglieder der väterlichen Sippe waren u. a. psychisch auffällig: Ein Vetter war „geisteskrank"; er verstarb nach 20jährigem Daueraufenthalt in einer psychiatrischen Anstalt. Ein weiterer Vetter endete durch Suicid. Eine Tante verübte gleichfalls Suicid, und ein Großonkel war Sonderling und Trinker. — MYLE u. VAN BOGAERT (1949) beschreiben nur bei ihrer primär schwachsinnigen Probandin eine Demenz in einem späten Krankheitsstadium.

7.1.4. Besprechung der Ergebnisse

In den vorstehenden Abschnitten haben wir die genetisch und/oder pathomorphologisch und/oder klinisch fraglichen sowie die — trotz zureichenden Angaben —

schwer klassifizierbaren Fälle außer Betracht gelassen. Dies bedeutet jedoch keinen entscheidenden Informationsverlust. Wie ein Vergleich ergibt, stimmen diese Fälle in ihrer Psychopathologie mit den hier besprochenen im wesentlichen überein. Und auch zwischen den histologisch gesicherten und klinisch wahrscheinlichen Fällen der verschiedenen Krankheitsgruppen bestehen in psychopathologischer Hinsicht große Ähnlichkeiten. Allerdings erlauben die oft kleinen Zahlen der histologisch gesicherten Fälle — mit zureichenden Angaben — keine Aussage über die bei einem bestimmten Erbtyp von PME oder DCM zu erwartende psychopathologische Variabilität. Diese Einschränkung muß bei den nachfolgenden Ausführungen im Auge behalten werden.

Vergleicht man die Psychopathologie der *drei Krankheitshauptgruppen der PME des Typs Lafora, der degenerativen PME und der DCM,* so bemerkt man erhebliche Unterschiede zwischen der ersteren und den beiden letzteren. Die Psychopathologie der Früh- oder Hauptform der PME des Typs Lafora ist durch einen rasch fortschreitenden Intelligenz- und Persönlichkeitsabbau sowie eine Vielfalt episodischer exogener und endoformer Psychosen, insbesondere in anfänglichen und mittleren Krankheitsstadien, gekennzeichnet (vgl. VAN HEYCOP TEN HAM u. DE JAGER, 1963). Bei der Spätform der PME des Typs Lafora und der „acorpusculären" Form treten die chronischen psychoorganischen Abbau- und die akuten psychotischen Symptome im längeren Krankheitsverlauf bereits deutlich zurück. Und in den Krankheitsgruppen der meist langsam progredienten degenerativen PME und der DCM gar können Veränderungen der Persönlichkeit — ohne sichere Beteiligung der Intelligenz — das psychopathologische Verlaufsbild beherrschen. Psychopathologische Unterschiede lassen sich zwischen den autosomal recessiv und den autosomal dominant erblichen Formen der degenerativen PME und der DCM, zumindest in dem vorliegenden Material, nicht nachweisen.

Zweifellos sind die psychopathologischen Erscheinungen der PME- und DCM-Krankheitsgruppen in den primär pathomorphologischen und sekundär funktionellen Veränderungen des ZNS begründet. Dabei dürften Art und Ausprägung der psychopathologischen Erscheinungen weniger von der Art, als vielmehr von dem Sitz, der Verteilung und der Progredienz der pathomorphologischen ZNS-Veränderungen abhängig sein. Die generalisierte, in den Nervenzellen der Großhirnrinde und vieler Stammhirnkerne betonte Mucopolysaccharidspeicherung („Laforakörperchen") erklärt den rasch fortschreitenden psychoorganischen Abbau bei Fällen der Früh- oder Hautform der PME des Typs Lafora. BERGENER u. GERHARD (1970) bringen die Affekt- und Antriebsstörungen sowie die — eventuell periodische — sexuelle, aggressive und orale Triebenthemmung dieser Kranken mit einem psychoorganischen Orbitalhirn- bzw. einem Zwischenhirnsyndrom in Zusammenhang.

Welche primär pathomorphologischen und sekundär funktionellen ZNS-Veränderungen für das Auftreten exogener und endoformer Psychosen verantwortlich zu machen sind, muß vorläufig offen bleiben. BERGENER et al. (1972) betonen die Bedeutung von Schädigungen der Kerne des Mittelhirns, des Thalamus und Hypothalamus bei hirnorganischen halluzinatorischen Psychosen. Da diese Kerngebiete bei der Früh- oder Hauptform der PME des Typs Lafora stets mitbetroffen sind, fragt es sich, warum ein Teil dieser Fälle im gesamten Krankheitsverlauf von halluzinatorischen und sonstigen Psychosen frei bleibt. Ob hier unterschiedliche Erbbelastungen mit exogenen oder endoformen Psychosen vorliegen, kann aufgrund des in dieser Hinsicht unzureichend untersuchten Familienmaterials nicht entschieden werden. Dem vergleichsweise geringeren psychoorganischen Abbau der Spätform der PME des Typs Lafora und insbesondere der degenerativen PME- und DCM-Krankheitsgruppen entspricht eine verminderte Mucopolysaccharidspeicherung des ZNS bzw. eine fehlende oder nur mäßige Degeneration der Großhirnrinde.

Das EEG spiegelt als Hirnfunktionsdiagramm diese Verhältnisse wider: Die Früh- oder Hauptform der PME des Typs Lafora geht mit vorwiegend schweren Allgemeinveränderungen, die Spätform der PME des Typs Lafora mit vorwiegend mäßigen Allgemeinveränderungen und die Krankheitsgruppen der degenerativen PME und DCM gehen mit vorwiegend leichteren Allgemeinveränderungen einher. In der Regel sind die episodischen psychischen Verschlechterungen an Verschlechterungen des EEG (Dysrhythmie- und Krampfaktivitätszunahme) gebunden.

Neben den neurologischen, genetischen, biochemischen und pathomorphologischen dienen die aufgezeigten psychopathologischen Merkmale der praktischen Differentialdiagnose der PME- und DCM-Krankheitsgruppen (s. Kapitel 8).

Ein Sonderproblem stellen psychopathologische Auffälligkeiten unter den sicher oder fraglich heterozygoten Blutsverwandten der Kranken mit autosomal recessiv erblichen PME- und DCM-Formen dar. Tatsächlich treten in der Blutsverwandtschaft der Kranken mit der autosomal recessiv erblichen Früh- oder Hauptform der PME des Typs Lafora Psychopathien, endoforme und endogene (?) Psychosen leicht gehäuft auf. (Bei den anderen autosomal recessiv erblichen Krankheitsformen ist die Zahl der Blutsverwandten mit zureichenden Angaben für eine solche Beurteilung durchweg zu klein.)

Nun sind Epilepsien, EEG-Veränderungen oder Myoklonien gegenüber psychopathologischen Auffälligkeiten unter den Blutsverwandten der Kranken mit autosomal recessiv erblichen PME-Formen von vornherein in höherem Maße als klinische Heterozygotenmanifestationen verdächtig (vgl. SEKINO et al., 1956; SARLIN et al., 1960; KOCH, 1966; PRATT, 1967). Andererseits ist aber auch eine Kombination psychopathologischer Auffälligkeiten und manifester oder *latenter* „einfacher" Epilepsien möglich. Dies trifft bei der Früh- oder Hauptform der PME des Typs Lafora zumindest auf zwei Eltern mit Psychopathie bei manifester Epilepsie (LAFORA u. GLUECK, 1911) bzw. mit atypischer Psychose bei epileptischen EEG-Veränderungen (SCHNABEL u. SEITELBERGER, 1968) zu. Von der Mehrzahl der anderen psychopathologisch auffälligen Blutsverwandten liegen EEG-Befunde jedoch nicht vor. Es läßt sich daher die Annahme einer solchen Kombination in den betreffenden Fällen weder ausschließen noch erhärten.

Andere Erfahrungen stützen indessen unsere Annahme. Geht man nämlich umgekehrt von Kranken mit „einfachen" Epilepsien aus, so finden sich unter deren Kindern und sonstigen Blutsverwandten Psychopathien und Psychosen gegenüber der Durchschnittsbevölkerung vermehrt (CONRAD, 1939; KOCH, 1963). Und hier gilt es als sehr wahrscheinlich, daß diese Anomalien „in einem genetischen Zusammenhang mit der Krampfbereitschaft stehen" (KOCH, S. 178).

Schließlich könnte das spezifische Gen der Haupt- oder Frühform der PME des Typs Lafora auch innerhalb der genetischen Systeme der depressiven und schizophrenen Psychosen eine (z. B. Schwellenwert-wirksame) Rolle spielen. Bei einer anderen gleichfalls autosomal recessiv erblichen Krankheit, der Phenylketonurie, drängen sich solche Vermutungen jedenfalls auf: Denn hier kommen unter den sicher heterozygoten Eltern der Kranken depressive Psychosen leicht gehäuft vor (PENROSE, 1935).

7.2. Myoklonische Varianten der drei nachinfantilen Formen der amaurotischen Idiotie (MVI)

7.2.1. Spätinfantile MVI

Bei rund ⅓ der hierher gehörigen 34 Fälle leiten psychische Veränderungen, allein oder zusammen mit anderen Symptomen, die Krankheit ein. In der Regel zeigen die Kinder bis zum Krankheitsbeginn im Alter von meist 2—4 Jahren eine normale psychische und motorische Entwicklung. Fall 2 von ALLEGRANZA et al. (1968) allerdings lernte nach einer Geburtsasphyxie spät gehen und überhaupt nicht sprechen. Aber auch der Fall von RICHARDSON u. BORNHOFEN (1968) war, trotz normaler Geburt, bereits vor dem klinischen Krankheitsbeginn psychisch auffällig: Das Mädchen blieb unsauber, und es spielte nicht so wie seine Geschwister. Der von HADDENBROCK (1950) mitgeteilte Kranke bzw. der Proband der eigenen Sippe 28 lernte nach normaler Geburt erst mit 2 Jahren gehen, war schwer erziehbar, widerstrebend und einzelgängerisch. Möglicherweise bildeten diese leichteren psychischen Auffälligkeiten Vorläufer der bald danach klinisch ausbrechenden Krankheit. Es ist dies um so wahrscheinlicher, als „Eigensinn", Trotzverhalten und sonstige affektive und Antriebs-Störungen sowie psychischer Entwicklungsstillstand häufig erst retrospektiv von den behandelnden Ärzten als Krankheitssymptome erkannt werden. So beschreiben MARCHAND et al. (1956) ein Brüderpaar mit unstetem, reizbarem, widersetzlichem und boshaftem Verhalten im Krankheitsbeginn. Bei einem anderen Kranken (LIEBERS, 1927) traten neben den „Krämpfen" Zustände von Unruhe und Erregung auf; zugleich wurde der Junge unsauber. Der Kranke HADDENBROCKS (1950) bzw. der Proband unserer Sippe 28 bot wechselweise Zustände von „Schlafsucht" und motorischer Unruhe. Intellektuelles Leistungsversagen etwas älterer Kinder zwingt bereits im Krankheitsbeginn zum Schulabbruch (SEITELBERGER et al., 1966, Fall 6).

Mit den i. e. S. psychopathologischen können sich auch vegetative Symptome verbinden: So wurden bei dem Kranken von RICHTER u. PARMELEE (1935) Unsauberkeit und Inappetenz, bei der Probandin unserer Sippe 24 stilles, teilnahmsloses Verhalten und ebenfalls Inappetenz beobachtet.

Stellen epileptische Anfälle und/oder Myoklonien die ersten klinischen Krankheitssymptome dar, so folgen psychische Veränderungen ausnahmslos schon bald nach. Der typische Krankheitsverlauf führt nach einem kurzen Stadium vorwiegender affektiver und Antriebs-Störungen (s. o.) in ein Stadium rasch fortschreitenden allgemeinen psychoorganischen Abbaus. Die Kinder werden zunehmend stumpfer, stiller und gleichgültiger. Ihr psychomotorisches Ausdrucksverhalten verarmt („leerer Gesichtsausdruck"), und ihre Kontaktfähigkeit und emotionale Ansprechbarkeit lassen nach. Spätestens zu diesem Zeitpunkt machen sich Denk- und Reaktionsverlangsamung, Auffassungserschwerung und Konzentrationsstörungen bemerkbar. Der Sprachschatz schrumpft, und auch die Verständigung mit den Kranken ist beschränkt. Mehr und mehr bedürfen die Kinder der Fremdanregung, um irgendetwas zu tun. Sie sind längst unsauber und müssen meist auch schon gefüttert werden.

Nun ergreift der hirnorganische Abbau die statomotorischen Funktionen: Die Kinder können bald nicht mehr gehen, dann nicht mehr stehen und zuletzt kaum mehr allein sitzen. Sie werden dauernd bettlägerig und pflegebedürftig. Sprachreste in Form einzelner affektbesetzter Worte („Mama") bestehen oft noch einige Zeit. Schließlich erfolgt nur noch Lallen oder unartikuliertes Schreien. Zustände ängstlicher Erregung wechseln mit solchen stumpfer Apathie ab (RICHARDSON u. BORNHOFEN, 1968).

Die inzwischen erblindeten Kranken, die nach Sprachverlust vorübergehend noch auf Zuspruch mimisch reagieren, reagieren zuletzt auf akustische Reize mit Schreckverhalten, auf Schmerzreize mit Abwehrbewegungen und Schreien oder Wimmern. In diesem Stadium der psychischen Vita minima sind die Kranken völlig apathisch und häufig auch somnolent. Zustände tiefer Bewußtseinstrübung werden beobachtet (KLINKEN-RASMUSSEN u. VAN DYGGVE, 1965). Der Fall von LENNOX (1960) blieb über 14 Monate in einem Koma-ähnlichen Dauerzustand. Die meisten Kranken sterben nach 2- bis 5jährigem Krankheitsverlauf im Alter von 4—8 Jahren.

Unter 30 sicher heterozygoten Eltern der Kranken finden sich ein Trinker und ein reizbarer Psychopath mit Haftstrafe wegen Tochterinzests. Unter den fraglich heterozygoten, sonstigen Blutsverwandten sind als psychopathologische Auffälligkeiten Idiotie, Oligophrenie, verzögerte Sprachentwicklung, Suicid und Alkoholismus hervorzuheben.

7.2.2. Juvenile MVI

Das bevorzugte Erkrankungsalter liegt hier zwischen 7 und 10 Jahren. 7 von 14 einschlägigen Fällen zeigen im Krankheitsbeginn u. a. psychische Veränderungen. Bei Fall 2 von WATSON u. DENNY-BROWN (1953, 1955) beispielsweise machten sich nach normaler Kindheitsentwicklung im Alter von 8 Jahren Konzentrationsstörungen, Desinteresse an der Schularbeit und eine Persönlichkeitsveränderung bemerkbar. Der Junge mußte daher in eine Sonderschule versetzt werden. In ganz ähnlicher Weise war bei seinem älteren Bruder (Fall 1) in der 3. Grundschulklasse ein krankheitsbedingter Leistungsrückgang eingetreten.

DIEBOLD et al. (1968) beobachteten bei dem Probanden ihrer Sippe 1 zunehmende Lernschwierigkeiten, Gedächtnisstörungen, Wesensänderung, Kontaktschwäche und Pseudoneurasthenie während der ersten Grundschulklassen. Die Versetzung in eine Sonderschule war unumgänglich. Seine jüngere Schwester wurde in einem frühen Krankheitsstadium erfaßt. Auch bei ihr kennzeichnet ein schulisches Leistungsversagen den Krankheitsbeginn. Die Untersuchung des 8jährigen Mädchens ergab eine Auffassungserschwerung, eine Merkschwäche, eine Antriebsminderung sowie ein vergröbertes, schwerfälliges psychomotorisches Ausdrucksverhalten. Der psychische Entwicklungsstillstand bzw. -rückgang gibt sich in Intelligenztests als ein Absinken des Quotienten von Intelligenz-/Lebensalter zu erkennen (WATSON u. DENNY-BROWN, 1953, 1955, Fall 2).

Im weiteren Krankheitsverlauf erreichen die Störungen der Auffassung, der Merk- und Erinnerungsfähigkeit sowie des abstrakten Denkens (Rechnen!) solche Ausprägungsgrade, daß die langsam erblindenden Kinder auch nicht mehr in Sonderschulen gefördert werden können. Wahrnehmung, Vorstellung und Sprache verarmen. Mehr und mehr tritt ein agrammatischer Sprachzerfall hervor, oft begleitet von einer eigenartig hastigen — nicht sicher nur neurologisch gestörten — Artikulation mit Wort- und Silbenwiederholungen. Unter den Persönlichkeitsveränderungen überwiegen Antriebsmangel, affektive Indifferenz und Stumpfheit. Sich selbst überlassen, sitzen die Kranken untätig und teilnahmslos herum. Insbesondere nach großen epileptischen Anfällen weicht diese affektive Indifferenz zeitweise einer reizbaren und weinerlichen Verstimmung (ROGALSKI, 1910). Selten beobachtet man in diesem Krankheitsstadium psychotische Episoden. Fall 2 von WATSON u. DENNY-BROWN (1953, 1955) entwickelte lediglich optische Halluzinationen.

Die in ihrem Denken, ihren Reaktionen und Bewegungen hochgradig verlangsamten Kranken werden zunehmend bettlägerig und pflegebedürftig. Manchmal bleibt erstaunlich lange eine Restorientierung bestehen. Auch beantworten die meisten Kranken einfache Fragen noch sinngemäß mit „ja" oder „nein". Schließlich aber beschränken sich sprachliche Äußerungen auf bloßes Lallen. In diesem Endstadium der Krankheit läßt sich ein Kontakt mit den Kranken nicht mehr herstellen. Auf Berührung reagieren die Kranken mit Abwehr- und Schreckverhalten. Zwangslachen und -weinen stellen sich ein (DIEBOLD et al., 1968, Proband der Sippe 1). Häufig geht dem Tod der Kranken — im Alter von 14—18 Jahren — ein Zustand anhaltender Apathie bzw. funktioneller Decerebration voraus (ZEMAN u. DONAHUE, 1968).

Unter 10 sicher heterozygoten Eltern — mit zureichenden Angaben — der Kranken finden sich keine psychischen Auffälligkeiten. Im übrigen wies der ältere Bruder des Probanden der Sippe 1 von DIEBOLD et al. (1968) neben einer symptomatischen Epilepsie eine Oligophrenie auf. Ein Onkel (mütterlicherseits) der beiden Geschwisterfälle von GREENFIELD u. HOLMES (1925) war mit einem angeblich geburtstraumatischen „psychischen Defekt" behaftet.

7.2.3. Adulte MVI

²/₃ der einschlägigen 19 Fälle erkranken im Alter zwischen 13 und 34 Jahren. 9 von ihnen zeigen u. a. psychische Veränderungen im Krankheitsbeginn. In der Regel sind die Kranken in der Kindheit, Jugend und im frühen Erwachsenenalter psychisch unauffällig. Die Kranke von SEITELBERGER u. NAGY (1958) hatte eine Schneiderlehre, der Proband unserer Sippe 30 sogar ein Hochschulstudium abgeschlossen. Die beiden Geschwisterfälle von BERGENER u. JUNGKLAASS (1968) allerdings mußten wegen schlechter Leistungen mehrere Grundschulklassen wiederholen, und der jüngere Bruder wurde in eine Sonderschule versetzt.

Die krankheitsbedingten psychischen Veränderungen betreffen auch hier die Persönlichkeit und/oder die Intelligenz. Bei der Kranken von MEYER (1931) traten zunächst Gedächtnisstörungen, Interessenverarmung, Antriebsminderung und — bereits in diesem frühen Krankheitsstadium — Zwangsweinen auf. Ähnliche psychopathologische Ausfallserscheinungen beobachteten auch VAN BOGAERT u. KLEIN (1955) bei zwei Geschwistern (II, 3 und II, 4) ihrer Sippe XI. Sexuelle Haltlosigkeit mit Schwängerung und Luesinfektion kennzeichnen die ersten psychischen Veränderungen der von SEITELBERGER u. NAGY (1958) mitgeteilten Kranken. Der Proband unserer Sippe 30 entwickelte im Krankheitsbeginn ein „lebenslustiges" und verschwenderisches Verhalten. „Nervosität", ständiges Grimassieren, Leistungsrückgang mit häufigem Arbeitsstellenwechsel und unsinnigen Ausgaben, sexuelle Entgleisungen und Impulsivhandlungen stellen bei den beiden Geschwisterfällen von BERGENER u. JUNGKLAASS (1968) die ersten psychoorganischen Abbausymptome dar.

Mit Ausnahme zweier Fälle (CARMICHAEL, 1954; FINE et al., 1960) führt der Krankheitsverlauf sonst durchweg zu hirnorganischen psychischen Veränderungen. In drei Fällen (GREENFIELD, 1951, Fall III; MOSCHEL, 1954; PALLIS et al., 1967) läßt sich deren Schweregrad an Hand der psychopathologischen Angaben nicht näher bestimmen. Insgesamt aber erscheint die Psychopathologie der myoklonischen Variante der adulten amaurotischen Idiotie recht vielgestaltig.

In einzelnen Fällen ergeben sich Schwierigkeiten hinsichtlich der psychopathologischen Klassifizierung der Intelligenzdefekte. So beschrieben VAN BOGAERT u. BORREMANS (1937) einen Kranken — aus einer Geschwisterschaft mit mehreren Kranken — als „debil". Denselben Kranken beurteilen später jedoch VAN BOGAERT u. KLEIN

(1955; Sippe XI; Fall II, 3) ausdrücklich als „dement", und sie heben die langsame Progredienz der psychischen Veränderungen im 47jährigen Krankheitsverlauf hervor. Auch SEITELBERGER u. NAGY (1958) bezeichnen den Intelligenzdefekt ihres Falles in einem mittleren Krankheitsstadium als Debilität.

Entsprechend dem leichteren Ausprägungsgrad und der geringen Progredienz der Demenz beherrschen in anfänglichen und mittleren Krankheitsstadien oft Persönlichkeitsveränderungen das psychopathologische Bild. So zeigte der Kranke von KUFS (1931) eine Wesensänderung mit Nervosität und vermehrter Reizbarkeit sowie Depressions- und Erregungszustände. Gleichwohl blieb er nach Krankheitsbeginn noch 6 Jahre als Lehrer berufsfähig. Und auch die bereits erwähnte Kranke von SEITELBERGER u. NAGY (1958) fiel in den ersten sechs Krankheitsjahren vor allem durch sexuell haltloses, aggressives, streitsüchtiges, reizbares, zeitweise auch läppisch-euphorisches Verhalten auf. Im Gegensatz dazu kam es bei dem Kranken CHRISTIANs (1968) innerhalb weniger Monate zu einem allgemeinen psychoorganischen Abbau.

Die Mehrzahl der Fälle läßt von Krankheitsbeginn an oder schon bald danach hirnorganische Veränderungen der Persönlichkeit *und* der Intelligenz erkennen. Erhöhte Reizbarkeit, Pseudoneurasthenie, Affekt- und Stimmungslabilität verbinden sich mit Merk-, Konzentrations-, Auffassungs-, Urteils- und Kritikschwäche. Wortfindungsstörungen und Paraphasien leiten oft den langsam fortschreitenden Sprachzerfall ein. Der Proband unserer Sippe 30 litt außerdem an einer Schlafstörung im Sinne einer Schlaf-Wach-Umkehr, die einen Barbituratabusus mit sekundärer Verstärkung der neuropsychiatrischen Symptomatik bedingte.

Bemerkenswert häufig werden die chronischen hirnorganischen psychischen Veränderungen von akuten endoformen oder exogenen psychotischen Episoden begleitet. Vorab sind hier die psychopathologisch gut dokumentierten Geschwisterfälle von BERGENER u. JUNGKLAASS (1968) zu nennen. Bei ihnen wurden im Krankheitsverlauf übereinstimmend akustische Halluzinationen (einschließlich imperativer Stimmen), Größenideen, inadäquates, manieriertes, verschrobenes sowie wechselweise katatoniform erregtes, aggressives und stuporöses Verhalten beobachtet. Bei beiden diagnostizierte man eine „Pfropfschizophrenie". Unter Elektroschock- und Psychopharmakabehandlung klangen diese schizoformen Psychosen vorübergehend ab. Beide Geschwisterfälle gelangten übrigens erstmals nach Suicidversuchen zur Aufnahme in einer psychiatrischen Klinik. Daneben boten der Kranke von VAN BOGAERT (1952) bzw. der Fall II, 10 der Sippe XI von VAN BOGAERT u. KLEIN (1955) eine paranoidhalluzinatorische und die Kranke von FATTOVICH (1954) eine paranoide Psychose mit Verfolgungsideen. Die letztere Kranke hatte außerdem Auren mit optischen Halluzinationen (Feuer) und gelegentlich nach großen epileptischen Anfällen Dämmerzustände mit heftiger Angst, psychomotorischer Getriebenheit und optischen Halluzinationen (Menschen, Dämonen). Bei Fall II, 3 der Sippe XI erwähnen VAN BOGAERT u. KLEIN lediglich optische Halluzinationen. Demgegenüber imponiert der psychopathologische Aufnahmebefund des Kranken von CHRISTIAN (1968) als exogene amentiell-delirante Psychose mit Orientierungsverlust, Verwirrtheit und psychomotorischer Unruhe. Dieser Zustand wurde bald von einem apathischen, zeitweise auch negativistischen Verhalten mit ständigem Grimassieren und Echolalie abgelöst.

In den späten Krankheitsstadien treten affektive Indifferenz, Stumpfheit und Antriebsmangel mehr und mehr hervor. Die Kranken sind in ihrem Denken verlangsamt und weitgehend auf ihre körperlichen Bedürfnisse eingeengt. Kontakt und emotionale Ansprechbarkeit lassen nach. Nicht selten beschränken sich sprachliche Äußerungen auf wenige stereotype Worte. Die zeitweise bettlägerigen Kranken werden zuletzt pflegebedürftig. Nach 8- bis 18jährigem Krankheitsverlauf sterben die meisten von ihnen im Alter zwischen 28 und 55 Jahren.

Von 16 sicher heterozygoten Eltern — mit zureichenden Angaben — litt die Mutter des Probanden unserer Sippe 30 im Alter an „erheblichen Geistesstörungen". Die Mutter des Kranken von Pallis et al. (1967) war alkoholsüchtig. Unter den fraglich heterozygoten, sonstigen Blutsverwandten kommen Fälle mit „verschwendungssüchtigem" und „schlafsüchtigem" Verhalten, mit nicht näher bezeichneter psychischer Auffälligkeit und psychiatrischer Anstaltsbehandlung vor.

7.2.4. Besprechung der Ergebnisse

Zunächst sei betont, daß sich die „myoklonischen" und „nichtmyoklonischen Varianten" der drei nachinfantilen Formen der amaurotischen Idiotie hinsichtlich ihrer Psychopathologie ebensowenig wie hinsichtlich ihrer sonstigen Klinik, Myoklonien ausgenommen, unterscheiden.

Zwischen den myoklonischen Varianten der drei nachinfantilen Formen der amaurotischen Idiotie selbst jedoch bestehen erhebliche psychopathologische und auch sonstige klinische Unterschiede. Zum einen nehmen der Schweregrad und die Progredienz des psychoorganischen Abbaus im Krankheitsverlauf von der spätinfantilen über die juvenile zu der adulten Form hin ab. Zum anderen zeigt der psychoorganische Abbau — und dieser Unterschied hängt mit dem erstgenannten eng zusammen — altersabhängige Besonderheiten. Je früher nämlich der Krankheitsprozeß einsetzt, desto eher und schwerer werden elementare Funktionen betroffen. Daher gehen bei der spätinfantilen Form in einer Phase kindlicher Hirnreifung psychischer und statomotorischer Abbau fließend ineinander über. Dem späteren Krankheitsbeginn gemäß, bleiben bei der juvenilen Form die statomotorischen Funktionen weitgehend erhalten. Hier erfaßt der Abbau eher die Sprache und Intelligenz. Bei der adulten Form schließlich beobachtet man einen psychoorganischen Abbau der Persönlichkeit und Intelligenz, wie er auch sonstige degenerative Hirnkrankheiten des Erwachsenenalters begleitet. Diese altersabhängigen Besonderheiten, die mehr sind als alterstypische „Färbungen", müssen bei der Beurteilung der Psychopathologie der drei nachinfantilen Formen der amaurotischen Idiotie berücksichtigt werden.

Von einem solchen Standpunkt aus erscheint die Schwere des psychoorganischen Abbaus der spätinfantilen und der juvenilen Form in etwa vergleichbar. Die Progredienz des Abbaus im Krankheitsverlauf ist allerdings bei der letzteren Form geringer. Die adulte Form hingegen läßt in einigen Fällen einen eindeutig progredienten psychoorganischen Abbau vermissen, und insgesamt herrschen hier auch in späten Krankheitsstadien mittlere Schweregrade vor.

Darüber hinaus zeichnet sich bei den drei Krankheitsformen eine unterschiedliche Häufigkeit endoformer und exogener Psychosen ab. Infolge des primär niedrigen Entwicklungsstandes und des sekundär rasch progredienten psychoorganischen Abbaus der spätinfantilen Form kann über das Erleben der Kranken nichts Verläßliches gesagt werden. Erinnert sei jedoch an die im Kindesalter durchweg geringe Psychosenhäufigkeit. Bei der juvenilen Form — myoklonische und nichtmyoklonische Varianten gemeinsam betrachtet — gehen die Meinungen der Autoren auseinander. Nach Sjögrens (1931) klinisch-genetischen Untersuchungen an einem großen Krankengut gehören Sinnestäuschungen und Wahnideen nicht zum klinischen Bild der juvenilen amaurotischen Idiotie. Demgegenüber sah Jervis (1959) unter 9 Fällen 4 mit Schizophrenieverdächtigen psychotischen Symptomen in einem frühen Krankheitsstadium. In dem bisher veröffentlichten Literaturmaterial der myoklonischen Variante der juvenilen amaurotischen Idiotie sind lediglich optische Halluzinationen des Falles 2 von WATSON u. DENNY-BROWN (1953, 1955) belegt.

Umgekehrt scheinen bei der adulten amaurotischen Idiotie insbesondere endoforme Psychosen häufig aufzutreten. Neben mehreren Fällen mit paranoiden bzw. paranoid-halluzinatorischen Psychosen finden sich hier auch zwei Geschwisterfälle mit Psychosen, die klinisch als „Pfropfschizophrenie" diagnostiziert wurden (BERGENER u. JUNG-KLAASS, 1968). Die Autoren deuten die „Pfropfschizophrenie" im Unterschied zur Kombination von Schwachsinn und paranoiden oder katatonen Symptomen als „Krankheitseinheit" (teilweise verschiedener Ätiologie). Dagegen ist jedoch einzuwenden, daß die verschiedenen schizophrenen Untertypen und Randpsychosen erbbiologisch einander offenbar vertreten können (vgl. LUXENBURGER, 1939; DIEBOLD, 1972). Es erscheint daher unserem derzeitigen Wissensstand angemessener, bei „schizophrenen" Symptomen organischer Psychosen von „schizoformen Psychosen" im Sinne ALSENs (1960) zu sprechen. Dabei wird man (auch) an eine Aktivierung schizophrener Anlagen durch den organischen Hirnprozeß denken müssen.

Die unterschiedlichen pathomorphologischen ZNS-Veränderungen der drei nachinfantilen Formen der amaurotischen Idiotie erklären zumindest teilweise deren psychopathologischen Verschiedenheiten. Die spätinfantile Form weist den schwersten Grad von generalisierter Lipoidspeicherung und Schafferscher Zelldegeneration des ZNS auf. Bei der juvenilen Form sind oft Hirnstamm und Rückenmark, bei der adulten Form ist meist die Großhirnrinde weniger betroffen. Die vorwiegend mittleren Demenzgrade der adulten Form stehen mit deren geringerer Großhirnrindenbeteiligung in Einklang. (Die im Vergleich zur spätinfantilen und juvenilen Form leichteren EEG-Allgemeinveränderungen der adulten Form spiegeln diese Zusammenhänge wider.) Offen bleibt jedoch die Frage nach den pathomorphologischen und funktionellen Substraten der hier auftretenden Psychosen.

Auffällig ist das (leicht gehäufte?) Vorkommen von Oligophrenien unter den fraglich heterozygoten Blutsverwandten der Kranken mit den myoklonischen Varianten der drei nachinfantilen Formen der amaurotischen Idiotie. Im übrigen treffen auch hier sinngemäß die Ausführungen zu, die wir zur Frage eventueller psychopathologischer Heterozygotenmanifestationen bei der recessiv erblichen Früh- oder Hauptform der PME des Typs Lafora im Abschnitt 1.4 dieses Kapitels machten.

Weit besser als bei den Krankheitsgruppen der PME und DCM lassen sich die aufgezeigten psychopathologischen neben den sonstigen klinischen, genetischen und pathomorphologischen Merkmalen der drei nachinfantilen MVI zur praktischen Differentialdiagnose heranziehen (s. Kapitel 8).

Zwar mündet der Krankheitsverlauf aller erblichen Speicher- und Degenerationsprozesse des ZNS in ein *unspezifisches psychoorganisches Syndrom* (M. BLEULER, 1969); andererseits aber gibt gerade dieser Krankheitsverlauf so viele differentialdiagnostische Kriterien (Erkrankungsalter, Art, Ausprägung und Progredienz der klinischen Symptomatik usw.) an die Hand, daß häufig mit rein klinischen Mitteln bereits eine Diagnose sehr wahrscheinlich gemacht werden kann.

Aufgabe künftiger Untersuchungen bleibt es, durch Datenanalysen möglichst großer Materialien u. a. auch psychopathologische Symptomen-Verlaufsmuster der verschiedenen Krankheitsformen der erblichen myoklonisch-epileptisch-dementiellen Kernsyndrome zu erarbeiten. Solche Untersuchungen setzen jedoch eine allgemein bessere psychopathologische Datendokumentation (z. B. nach Art des AMP-Systems, SCHARFETTER, 1971) voraus.

8. Differentialdiagnose

8.1. Die erblichen myoklonisch-epileptisch-dementiellen Kernsyndrome und die exogenen dementiellen und/oder epileptischen und/oder myoklonischen Syndrome

Stets sollte zuerst die Frage der *Erbbedingtheit* oder *Exogenie* des jeweiligen Krankheitsbildes geklärt werden. Dazu dienen neuropsychiatrische und genetische Befunderhebungen. Insbesondere bei Einzelfällen ohne nachweisbare Blutsverwandtschaft der Eltern muß Exogenie — mit Hilfe neurologischer und psychiatrischer Untersuchungsmethoden — sorgfältig ausgeschlossen werden.

Andererseits ist das Vorkommen eines Krankheitsbildes beispielsweise unter Geschwistern nicht ohne weiteres als ein Beweis seiner Erbbedingtheit anzusehen. Denn zweifellos haben exogene Noxen eine erhöhte Chance, in gleicher oder ähnlicher Umwelt lebende Geschwister zu treffen. Die Erfahrung lehrt jedoch, daß dies bei so komplexen Krankheitsbildern wie den myoklonisch-epileptisch-dementiellen Syndromen äußerst selten der Fall ist.

Grundzüge der Klinik, Ätiologie und Differentialdiagnose der einschlägigen exogenen Syndrome wurden bereits anderenorts dargestellt (DIEBOLD, 1968, Abschnitte II, III, IV). Hierher gehören das myoklonisch-astatische Petit mal (KRUSE, 1968), die myoklonische Epilepsie (MUSKENS, 1926; LENNOX, 1945) bzw. die kombinierte Impulsiv-Petit mal- und Grand mal-Epilepsie (JANZ, 1954, 1963), die Epilepsia partialis continua (KOSCHEWNIKOFF, 1895), die kombinierten symptomatischen Myoklonien und Epilepsien sowie die symptomatischen Myoklonien.

Während bei dem myoklonisch-astatischen Petit mal die exogenen Fälle (66%) überwiegen, sind sie bei der myoklonischen Epilepsie bzw. der kombinierten Impulsiv-Petit mal- und Grand mal-Epilepsie anscheinend in der Minderzahl. Genauere klinisch-genetische Untersuchungen stehen hier jedoch noch aus. Die neuropathologischen Befunde der bisher veröffentlichten Fälle von Epilepsia partialis continua Koschewnikoff machen cortical-subcorticale Schädigungen (Entzündungen, Tumoren, Blutungen usw.) als Ursachen des Krankheitsbildes wahrscheinlich. Bei den kombinierten symptomatischen Myoklonien und Epilepsien sowie den symptomatischen Myoklonien finden sich unter den ätiologischen Faktoren mit abnehmender Häufigkeit (der Beschreibung): Hirnentzündungen, Hirntraumen und Hirnintoxikationen, bzw. Hirnentzündungen, Hirntraumen, Hirngefäßprozesse, Hirnhypoxämien, Hirnintoxikationen und Hirntumoren.

Nicht berücksichtigt wurden in der erwähnten früheren eigenen Arbeit: der Fall von HOSOTTE (1951) mit Myoklonien, Grand mal-Epilepsie und cerebellaren Symptomen vermutlich nach Herpes-Zoster-Encephalitis; Fall 2 von URECHIA et al. (1942) mit rhythmischen Myoklonien nach Geburtsasphyxie; 6 Fälle von KIRCHHOF (1948) mit postapoplektischen, postencephalitischen usw. Myorhythmien der Skeletmuskulatur; 1 Fall von Kirchhof (1962) mit Myoklonien an Armen und Beinen nach Quecksilberinhalationsvergiftung; 3 Fälle von Silfverskiöld (1962) mit rhythmischen Myoklonien der Glieder vermutlich nach Encephalitis; 2 Fälle von Dyken u. Colar (1968) mit „Polymyoklonie", einschließlich der äußeren Augenmuskeln, vermutlich infolge gestörter Immunabwehr; die Fälle spinaler Myoklonien bei Virusencephalomyelitis usw. (s. Kapitel 1).

8.2. Die verschiedenen Krankheitsformen der erblichen myoklonisch-epileptisch-dementiellen Kernsyndrome

Ist die Exogenie eines Krankheitsbildes mit Sicherheit oder hoher Wahrscheinlichlichkeit auszuschließen, so sollte anhand der genetischen Familien- und Sippenbefunde eine Erbgangshypothese aufgestellt werden. Da die Mehrzahl der einschlägigen Krankheitsformen offenbar einfachen Mendelschen Erbgängen folgt, beziehen sich alle weiteren differentialdiagnostischen Erörterungen auf *recessiv* oder *dominant erbliche Krankheitsgruppen*. Innerhalb der verschieden erblichen, hier aus den histologisch gesicherten und teilweise den am meisten ähnlichen klinisch wahrscheinlichen Fällen gebildeten Krankheitsgruppen lassen sich unterscheiden:

1. Recessiv erbliche Krankheitshauptgruppe: a) Früh- oder Hauptform der PME des Typs Lafora, b) Spätform (einschließlich der „acorpusculären" Form) der PME des Typs Lafora, c) PME des degenerativen Typs, d) DCM bei Zahnkern-Bindearmatrophie, e) DCM-ähnliche Krankheitsformen bei sonstigen Kleinhirnatrophien, f) spätinfantile MVI, g) juvenile MVI, h) adulte MVI.

2. Dominant erbliche Krankheitshauptgruppe: a) PME des degenerativen Typs, b) DCM bei Zahnkern-Bindearmatrophie, c) DCM-ähnliche Krankheitsformen bei sonstigen Kleinhirnatrophien.

Differentialdiagnostische Kriterien wollen wir aus dem Vergleich wichtiger klinischer Daten des Krankheitsbeginns, des Krankheitsverlaufes, des Sterbealters und der Krankheitsdauer der verschiedenen Krankheitsformen ableiten.

1. Recessiv erbliche Krankheitshauptgruppe

Krankheitsbeginn: a) 6—20, bei ²/₃ der Fälle 12—17 Jahre, vorzugsweise mit Epilepsien und/oder Myoklonien (5.1.3.1.1); b) 13—33 Jahre, mit Epilepsien und/oder Myoklonien (5.1.3.1.2 u. 5.1.3.1.3); c) 3—18, bei ²/₃ der Fälle 10—14 Jahre, vorzugsweise mit Epilepsien und/oder Myoklonien (5.1.3.2.1); d) 2—20, meist unter 10 Jahren, vorzugsweise mit cerebellaren Gang- und/oder Sprachstörungen und/oder Intentionstremor der Hände und/oder Myoklonien und/oder Epilepsien (5.1.3.3.1); e) Kleinkindesalter und 11 Jahre, mit Epilepsien (?) bzw. cerebellaren Gang- und Sprachstörungen bzw. Myoklonien (5.1.3.3.2, Fälle von Dam u. Moller sowie Matthews); f) 1—6, bei ²/₃ der Fälle 2—3¹/₂ Jahre, vorzugsweise mit psychischen Veränderungen und/oder Epilepsien (6.3.1); g) 4—16, bei ²/₃ der Fälle 7—10 Jahre, vorzugsweise mit psychischen Veränderungen und/oder Sehstörungen (6.3.2); h) 3—59, bei ²/₃ der Fälle 13—34 Jahre, vorzugsweise mit psychischen Veränderungen und/oder cerebellaren Sprach- oder Gangstörungen (6.3.3).

Demnach ist ein Erkrankungsalter unter 10 Jahren für beide DCM-Formen sowie die spätinfantile und juvenile MVI, ein Erkrankungsalter über 10 Jahren für die 3 PME-Formen und die adulte MVI typisch. Mit steigendem Erkrankungsalter erhöht sich die Wahrscheinlichkeit einer Zugehörigkeit zur Spätform der PME des Typs Lafora oder zur adulten MVI. Epilepsien und Myoklonien sind uncharakteristische

Erstsymptome; sie finden sich bei den 3 PME-Formen, den DCM-(ähnlichen) Formen (und der spätinfantilen MVI). Psychische Veränderungen kommen als Erstsymptome am ehesten bei den 3 MVI, cerebellare Erstsymptome am ehesten bei den DCM-(ähnlichen) Formen und der adulten MVI vor; das meist höhere Erkrankungsalter der letzteren gibt einen differentialdiagnostischen Anhalt. Sehstörungen als Erstsymptom zeigt nur die juvenile MVI.

Krankheitsverlauf: a) Epileptisch-myoklonisch-psychisches Leitsyndrom, cerebellar-extrapyramidal-pyramidal-ophthalmologisches Anhangsyndrom; EEG in Spätstadien: schwere Allgemeinveränderungen, sehr häufige spontane Krampfströme (Einzelspikes, atypische Spike-Waves, Polyspikes, Polyspike-Waves); b) epileptisch-myoklonisch-psychisches Leitsyndrom, cerebellar-pyramidales Anhangsyndrom; EEG in Spätstadien: mäßige Allgemeinveränderungen, mäßig häufige Krampfströme (Einzelspikes, atypische Spike-Waves, Polyspike-Waves); c) epileptisch-myoklonisch-psychisches Leitsyndrom, cerebellar-extrapyramidal-pyramidales Anhangsyndrom; EEG in Spätstadien: variable, eher mäßige Allgemeinveränderungen, häufige spontane Krampfströme (Einzelspikes, atypische Spike-Waves, Polyspikes, Polyspike-Waves); d) (spino-)cerebellar-myoklonisch-epileptisch-psychisches Leitsyndrom, extrapyramidal-pyramidales Anhangsyndrom; EEG in Spätstadien: leichte bis mäßige Allgemeinveränderungen, mäßig häufige spontane Krampfströme (Einzelspikes, atypische Spike-Waves, Polyspike-Waves); e) epileptisch-pyramidal-psychisch-myoklonisches (atypischerweise) und cerebellar-epileptisch-myoklonisch-psychisches Syndrom, bzw. (spino-)cerebellar-myoklonisch-epileptisches Syndrom; EEG der Probandin von MATTHEWS in einem Frühstadium: Beta-EEG, sehr häufige spontane Krampfströme (Polyspikes, Polyspike-Waves); f) psychisch-myoklonisch-epileptisch-cerebellar-ophthalmologisch-pyramidales Leitsyndrom, extrapyramidal-bulbäres Anhangsyndrom; EEG in Spätstadien: mäßige bis schwere Allgemeinveränderungen, mäßig häufige spontane Krampfströme (biphasische Spikes, atypische Spike-Waves, seltene Polyspike-Waves); g) psychisch-myoklonisch-epileptisch-cerebellar-ophthalmologisches Leitsyndrom, pyramidal-extrapyramidal-bulbäres Anhangsyndrom; EEG in Spätstadien: mäßige bis schwere Allgemeinveränderungen, inkonstante, eher seltene spontane Krampfströme (biphasische Spikes, atypische Spike-Waves, Polyspike-Waves); h) cerebellar-myoklonisch-psychisch-extrapyramidal-pyramidales Leitsyndrom, epileptisch-hirnnerval-ophthalmologisches Anhangsyndrom; EEG in Spätstadien: leichte bis mäßige Allgemeinveränderungen, keine oder seltene spontane Krampfströme.

Es fällt auf, daß die Leitsyndrome von den 3 PME-Formen (3 Symptome) über die DCM (4 Symptome) — die DCM-Gruppe e) ist wegen zu kleiner Fallzahlen nicht verwertbar — zu den 3 MVI (5—6 Symptome) an Symptomenzahl zunehmen. Die Anhangsyndrome hingegen variieren in allen Gruppen zwischen 2 und 4 Symptomen. Deutliche Ähnlichkeiten zeigen die Leitsyndrome der 3 PME-Formen. Die Ausprägung der bei diesen 3 PME-Formen etwa relativ gleich häufigen Leitsymptome (Epilepsien, Myoklonien und psychische Veränderungen) ist jedoch bei der Spätform des Typs Lafora und der PME des degenerativen Typs im Vergleich zur Früh- oder Hauptform des Typs Lafora erheblich schwächer. Cerebellare Symptome finden sich bei allen 3 PME-Formen nur in den Anhangsyndromen. Umgekehrt stehen (spino-)cerebellare Symptome im Vordergrund des klinischen Bildes der DCM (d); daneben bestimmen Myoklonien, Epilepsien und psychische Veränderungen, deren Ausprägung am ehesten der PME des degenerativen Typs ähneln, ihr Leitsyndrom. Weitgehend übereinstimmend in relativer Häufigkeit und Ausprägung enthalten die Leitsyndrome der spätinfantilen und juvenilen MVI psychische Veränderungen, Myoklonien, Epilepsien sowie cerebellare, ophthalmologische (und pyramidale) Symptome. Die rasche Progredienz der psychischen und die ophthalmologischen Veränderungen (Opticusatrophie und/oder tapetoretinale Degeneration) sind gegenüber den PME- und DCM-Formen differentialdiagnostisch richtungweisend. Schwieriger ist die Differentialdiagnose von adulter MVI und DCM (d); bei beiden werden in ähnlicher relativer Häufigkeit und Ausprägung cerebellare Symptome, Myoklonien und psychische Veränderungen, bei der ersteren jedoch häufiger extrapyramidale Symptome, insbesondere Hyperkinesen, beobachtet.

Der Schweregrad der EEG-Veränderungen geht dem der Demenz in etwa parallel. So sieht man in Krankheitsendstadien der Früh- oder Hauptform der PME des Typs Lafora regelmäßig schwere Allgemeinveränderungen, in solchen der Spätform hingegen mäßige und in solchen der PME des degenerativen Typs — bei großer Variabilität — am ehesten ebenfalls mäßige Allgemeinveränderungen. Bei allen 3 PME-Formen treten spontane Krampfströme (Einzelspikes, atypische Spike-Waves, Polyspikes, Polyspike-Waves) auf, am meisten bei der Früh- oder Hauptform des Typs Lafora. Bei den DCM-(ähnlichen) Formen (d, e) überwiegen in Endstadien die leichten bis mäßigen Allgemeinveränderungen; daneben finden sich wechselnd häufige spontane Krampfströme (Einzelspikes, atypische Spike-Waves, Polyspike-Waves). Mäßige bis schwere Allgemeinveränderungen zeigen die spätinfantile und juvenile MVI, im Unterschied zur Früh- oder Hauptform der PME des Typs Lafora jedoch im allgemeinen weniger spontane Krampfströme (insbesondere Polyspike-Waves). Die Allgemeinveränderungen der adulten MVI sind denen der DCM-Formen am ehesten ähnlich; spontane Krampfströme (insbesondere Polyspike-Waves) kommen hier jedoch kaum vor.

Sterbealter und Krankheitsdauer: a) 16—24, bei $^2/_3$ der Fälle 18—22 (Mittelwert: 20,1) Jahre bzw. 1—16, bei $^2/_3$ der Fälle 3—10 (Mittelwert: 6,2) Jahre; b) 63, 45, 42, 37 bzw. 28, 9, 20 Jahre; c) 8—58, bei $^2/_3$ der Fälle 23—55 (Mittelwert: etwa 30) Jahre bzw. $2^1/_2$—45, bei $^2/_3$ der Fälle 9—25 (Mittelwert: 18) Jahre; d) 36, 32, 48, 17 bzw. 30, 24, 28, 11 Jahre; e) 5;6, 15, 17 bzw. 3 (?), 12 (?), 6 Jahre; f) 4—9;6, bei $^2/_3$ der Fälle 4—7;5 (Mittelwert: 6;5) Jahre bzw. 1—6;6, bei $^2/_3$ der Fälle 2—5 (Mittelwert: 3;7) Jahre; g) 11—26, bei $^2/_3$ der Fälle 14—18 (Mittelwert: 17) Jahre bzw. 3—19, meist 3—8 Jahre; h) 27—62, bei $^2/_3$ der Fälle 28—55 (Mittelwert: 43) Jahre bzw. $^1/_2$—45, meist 8—18 Jahre.

Hinsichtlich des Sterbealters und der Krankheitsdauer lassen sich am ehesten miteinander vergleichen: die Früh- oder Hauptform der PME des Typs Lafora und die juvenile MVI (a, g), die Spätform der PME des Typs Lafora und die adulte MVI (b, h), die PME des degenerativen Typs und die DCM bei Zahnkern-Bindearmatrophie (c, d). Die spätinfantile MVI (f) nimmt mit ihrem niedrigen Sterbealter und der kurzen Krankheitsdauer eine Sonderstellung ein. Die kleine Fallzahl der DCM-ähnlichen Krankheitsformen bei sonstigen Kleinhirnatrophien (e) beschränkt die Vergleichsmöglichkeiten.

Sonstige differentialdiagnostische Kriterien: Bei Verdacht auf die Früh- oder Hauptform der PME des Typs Lafora sollte zumindest Muskel-, Rectum- oder Lebergewebe (Biopsie!) auf Mucopolysaccharid-Einlagerungen histologisch untersucht und außerdem die Mucopolysaccharid-Harnausscheidung biochemisch bestimmt werden. Bei normalem Ausfall der Untersuchungen ist eine PME dieses Typs jedoch nicht ausgeschlossen. Ähnliches gilt für die Spätform der PME des Typs Lafora. Der Nachweis einer Plasmavacuolisierung von Lymphocyten des peripheren Blutausstriches bei Kranken und ihren Blutsverwandten bekräftigt die Diagnose einer spätinfantilen oder juvenilen, vielleicht auch adulten MVI.

2. Dominant erbliche Krankheitshauptgruppe (s. S. 136)

Krankheitsbeginn: a) 7—55, bei $^2/_3$ der Fälle 20—45 Jahre, mit Myoklonien und/oder Epilepsien (5.1.3.2.1, Sippe 16 von VOGEL et al. bzw. eigene Sippe 5; 5.2.1.2); b) Kindheit, Jugend oder auch später, mit Tremor, cerebellaren Gang- und Sprachstörungen, Myoklonien oder Epilepsien (5.1.3.3.1, Sippe von DELAUNOIS bzw. DE BARSY et al.; 5.2.2.3 a, eigene Sippe 18); c) frühe Kindheit, mit Grand mal-Epilepsie (5.1.3.3.2, Probandin von MYLE u. VAN BOGAERT, vielleicht auch Proband von HÄNEL u. BIELSCHOWSKY).

Ähnlich wie in der recessiv erblichen Hauptgruppe ist auch hier ein Krankheitsbeginn in früher Kindheit am ehesten für DCM-(ähnliche) Formen (b, c) typisch. Aber
auch ein Krankheitsbeginn in der Jugend oder noch später ist möglich. Das Erkrankungsalter der PME streut sehr breit, von der späten Kindheit bis ins höhere Erwachsenenalter. Myoklonien und/oder Epilepsien können in allen 3 Gruppen Erstsymptome
sein. Cerebellare Erstsymptome hingegen treten nur bei den DCM-(ähnlichen) Formen
auf.

Krankheitsverlauf: a) Epileptisch-myoklonisch-psychisches Leitsyndrom, pyramidal-cerebellares (?) Anhangsyndrom; EEG in Spätstadien: vorwiegend leichtere Allgemeinveränderungen und mäßig häufige oder seltene spontane Krampfströme (Einzelspikes, atypische Spike-
Waves, Polyspike-Waves); b) cerebellar-myoklonisch-epileptisch-psychisches Syndrom; EEG
(eigene Sippe 18): vorwiegend leichte bis mäßige Allgemeinveränderungen und mäßig häufige,
seltene oder fehlende spontane Krampfströme (Einzelspikes, atypische Spike-Waves, Polyspike-Waves); c) cerebellar-myoklonisch-psychisch-epileptisches Syndrom bzw. cerebellar-epileptisch-myoklonisch-psychisch-pyramidales Syndrom; keine EEG-Befunde.

Epilepsien, Myoklonien und leichtere psychische Veränderungen bilden das Leitsyndrom der PME; selten finden sich leichte Pyramiden- und offenbar noch seltener
cerebellare Symptome. Demgegenüber beherrschen bei den DCM-(ähnlichen) Formen
cerebellare Symptome weitgehend das klinische Bild; Myoklonien, Epilepsien, psychische Veränderungen und evtl. auch Pyramidensymptome vervollständigen die
Symptomatik (kleine Fallzahlen). Trotz der klinischen Verschiedenheiten zeigen PME
und DCM (eigene Sippe 18) im EEG übereinstimmend vorwiegend leichte bis mäßige
Allgemeinveränderungen sowie mäßig häufige, seltene oder auch fehlende spontane
Krampfströme (Einzelspikes, atypische Spike-Waves, Polyspike-Waves).

Krankheitsdauer und Sterbealter: a) 23—75, die Hälfte der Fälle 45—70 bzw. meist mehr
als 20 Jahre; b) 39—78, häufig 40—50 Jahre bzw. vermutlich meist mehr als 20 Jahre; c) 27
(Suicid!) bzw. 25 Jahre sowie 31 und nach 50 bzw. 30 und ? Jahre.

Das Sterbealter der PME und der DCM (a, b) liegt offenbar häufig über 50 bzw.
40 Jahren. Bei den DCM-ähnlichen Formen (c) beträgt das Sterbealter 27 (Suicid!),
31 und mehr als 50 Jahre. Über 20jährige Krankheitsverläufe scheinen hier nicht
selten zu sein.

8.3. Die erblichen myoklonisch-epileptisch-dementiellen Kernsyndrome und die sonstigen erblichen dementiellen und/oder epileptischen und/oder myoklonischen Syndrome

Klinische Ähnlichkeiten mit den erblichen myoklonisch-epileptisch-dementiellen
Kernsyndromen können u. a. folgende gleichfalls erbliche Syndrome zeigen:

Recessiv erbliche Krankheitsgruppe: Hallervorden-Spatzsche Krankheit, Friedreichsche Ataxie (evtl. zusammen mit Myoklonien oder Grand mal-Epilepsie oder
ophthalmologischen Veränderungen), hepatolenticuläre Degeneration Westphal-
Strümpell-Wilson.

Dominant erbliche Krankheitsgruppe: Essentielle Myoklonie, Creutzfeldt-Jakob-
sche Krankheit, P. Mariesche Ataxie (evtl. zusammen mit Myoklonien oder ophthalmologischen Veränderungen), akute intermittierende familiäre cerebellare Ataxie,
hereditärer Tremor, Chorea Huntington (evtl. zusammen mit Ataxie oder Myoklonien).

Bezüglich zusammenfassender Darstellungen dieser Krankheitsformen sei auf
Handbuchbeiträge von BECKER (1966) und KOCH (1966) verwiesen.

HODSKINS u. YAKOVLEV (1942) beschrieben eine PME-ähnliche Symptomatik bei einem Fall mit histologisch gesicherter *Hallervorden-Spatzscher Krankheit*. Hier machten sich mit 12 Jahren Gangstörungen bemerkbar. Mit 17 Jahren traten „epileptische" Anfälle, dann Myoklonien an den Armen, im Schultergürtel, am Kopf und an den Beinen, später schwere, allgemeine, proximal betonte Muskelrigidität, Maskengesicht, Beugekontrakturen, Pyramidenzeichen und Demenz auf. Mit 30 Jahren starb die Kranke. Eine Schwester der Mutter litt an „Epilepsie". — Andere Fälle von Hallervorden-Spatzscher Krankheit mit Retinitis pigmentosa (DERCUM, 1925; WINKELMAN, 1932; URECHIA et al., 1950) müssen differentialdiagnostisch gegenüber der juvenilen amaurotischen Idiotie bzw. deren myoklonischer Variante abgegrenzt werden. Für Hallervorden-Spatzsche Krankheit typische Laborbefunde sind nach KÖRNYEY (1964) erhöhte Kupfer- bei normaler Aminosäurenharnausscheidung und normale Leberfunktionswerte.

Bei DCM mit zusätzlichem Friedreich-ähnlichem Syndrom ist differentialdiagnostisch stets die *Friedreichsche Ataxie* (evtl. zusammen mit Myoklonien oder Grand mal-Epilepsie) in Betracht zu ziehen. Meist beginnt die Friedreichsche Ataxie zwischen 4—20 Jahren mit cerebellaren Gangstörungen. Später treten Ataxie der Arme, Hände und des Rumpfes, Dysarthrie, Nystagmus, Patellar- und Achillessehnenareflexie, Tiefensensibilitätsstörungen, insbesondere der distalen Gliedabschnitte, häufig auch sogenannte Friedreichfüße, Hohlhände, Kyphoskoliose und distale Muskelatrophien (namentlich der kleinen Handmuskeln) und Cardiopathien auf. Bei einer mittleren Krankheitsdauer von 16 Jahren beträgt das durchschnittliche Sterbealter 26,5 Jahre (BELL u. CARMICHAEL, 1939). Auch hier werden Fälle mit tapetoretinaler Degeneration und/oder Opticusatrophie beobachtet (FRANCESCHETTI u. KLEIN, 1948; BAMATTER et al., 1961). Die Differentialdiagnose gegenüber der amaurotischen Idiotie ist um so schwieriger, als außer dem klinischen sogar das histologische Bild der beiden Krankheitsformen ähnlich sein kann (HALLERVORDEN, 1936; SEITELBERGER, 1954; ULE, 1957). Bei persönlicher Nachuntersuchung von 6 Fällen klinisch wahrscheinlicher Friedreichscher Ataxie konnten wir die in früheren Befunden vermerkten Myoklonien bzw. „fibrillären Muskelzuckungen" nur einmal bestätigen.

Weniger problematisch erscheint die Differentialdiagnose gegenüber der *hepatolenticulären Degeneration Westphal-Strümpell-Wilson*. Das Haupterkrankungsalter liegt hier im 2. Lebensjahrzehnt, meist zwischen 16—20 Jahren (HASSLER, 1953; EICKE, 1957). Die typische klinische Symptomatik besteht in Rigor, Akinese, Amimie, Wackeltremor, Dysarthrie sowie Wesensänderung und Demenz mit Zwangslachen und -weinen. Daneben werden auch (andere) extrapyramidale Hyperkinesen beobachtet. R. HUNT (1914, 1922) berichtete über einen Fall mit generalisierter Dyssynergie sowie Haltungs- und Intentionstremor, bei dem die klinische Diagnose einer „Dyssynergia cerebellaris progressiva" gestellt worden war; er erwies sich histologisch als hepatolenticuläre Degeneration. WOHLFART u. HÖÖK (1951) erwähnen bei ihren Fällen 11, 12 und 13 mit hepatolenticulärer Degeneration rhythmische Bewegungen der Unterarme (Pro- und Supination), der Hände (Beugung und Streckung in den Handgelenken) und des Kopfes bzw. „Flügelschlagen" bzw. ständige, rhythmische Myoklonien des rechten Musculus quadriceps. Ein Fall des eigenen Ausgangsmaterials bot, ähnlich wie Fall 1 von WOHLFART u. HÖÖK, rhythmische Pro- und Supinationsbewegungen des rechten Unterarmes. Die Diagnose einer hepatolenticulären Degeneration stützt sich auf den Nachweis einer Leberverhärtung und -funktionsstörung, eines Kayser-Fleischerschen Cornealringes, eines erniedrigten Kupferserumspiegels sowie einer erhöhten Kupfer-, Aminosäuren-, Glucose- und Phosphatharnausscheidung. Alle diese Symptome sind primäre und sekundäre Folgen des genbedingten Coeruloplasminmangels.

Dominant erbliche Krankheitsgruppe

Vorwiegend komplexe Myoklonien im Gesicht, am Hals, an den Schultern, Oberarmen und Oberschenkeln kennzeichnen das wahrscheinlich unregelmäßig dominant erbliche Krankheitsbild der *essentiellen Myoklonie* (BECKER u. WIESER, 1964; FELDMANN u. WIESER, 1964; SCHAEFER u. WIESER, 1964). Das Erkrankungsalter liegt zwischen 5—20 Jahren. Die durchschnittliche Lebenserwartung erscheint nicht herabgesetzt. Pathomorphologische Befunde sind bislang nicht bekannt. Das Fehlen sonstiger neuropsychiatrischer und elektroencephalographischer Veränderungen ermöglicht eine klare differentialdiagnostische Abgrenzung von den erblichen myoklonisch-epileptisch-dementiellen Kernsyndromen.

Schwieriger ist die klinische Differentialdiagnose gegenüber der wahrscheinlich dominant erblichen *Creutzfeldt-Jakobschen Krankheit*, bei der auch Myoklonien auftreten können. Meist beginnt diese Krankheit im 4.—5. Lebensjahrzehnt mit psychischen Veränderungen, zu denen sich extrapyramidale, cerebellare, Pyramiden- und bulbäre Symptome hinzugesellen. In den Endstadien werden häufig ängstliche Verstimmungszustände, Wahnideen und Halluzinationen beobachtet. Bei rascher Progredienz beträgt die Krankheitsdauer im allgemeinen nur wenige Jahre.

Von besonderem differentialdiagnostischen Interesse sind die unter der Gruppendiagnose der dominant erblichen *P. Marieschen Ataxie* zusammengefaßten Krankheitsformen der cerebellaren Ataxie des Typs Holmes, der späten systematischen Kleinhirnrindenatrophie des Typs Marie-Foix-Alajouanine und der olivo-ponto-cerebellaren Atrophie des Typs Menzel. Die beiden erstgenannten Formen zeigen weitgehend übereinstimmend eine Atrophie der Kleinhirnrinde, insbesondere der oberen Kleinhirnhälfte und der ihr funktionell zugeordneten Strukturen der unteren Oliven (GREENFIELD, 1954). Das Erkrankungsalter der drei Formen liegt zwischen 20—40 bzw. meist im 6. Lebensjahrzehnt bzw. zwischen 20—50 Jahren. Cerebellare Gangstörungen und Standunsicherheit sind in der Regel die ersten Krankheitssymptome. Außer dem vorwiegend statischen cerebellaren Syndrom finden sich bei den drei Krankheitsformen Dysarthrie, Intentionstremor, Spastik der Beine, Demenz, eventuell Rigor und Hypokinese oder extrapyramidale Hyperkinesen, vereinzelt auch leichtere Myoklonien bzw. Dysdiadochokinese, Schreibstörungen, Nystagmus, Kopftremor, Achillessehnenareflexie, Pyramidenzeichen und meist nur leichtere psychische Veränderungen bzw. Dysmetrie, Dysarthrie, Blasenstörungen, Parkinsonismus, Ruhetremor, choreatiforme Hyperkinesen, Pyramidenzeichen, psychische Veränderungen und gelegentlich leichte Myoklonien. Bei 2 von 10 als P. Mariesche Ataxie klinisch diagnostizierten Fällen des eigenen Ausgangsmaterials konnten die Vorbefunde „fibrillärer Muskelzuckungen" durch die persönliche Nachuntersuchung bestätigt werden. — Schwierig ist die Differentialdiagnose von P. Mariescher Ataxie mit tapetoretinaler Degeneration und/oder Opticusatrophie (FRANCESCHETTI u. KLEIN, 1948; BAMATTER et al., 1961) und fraglich oder wahrscheinlich dominant erblicher juveniler oder adulter amaurotischer Idiotie (s. Abschnitt 6.5). Stärkere psychische Veränderungen finden sich am ehesten bei amaurotischer Idiotie. Recessiver Erbgang schließt die Diagnose einer P. Marieschen Ataxie aus.

In diesem Zusammenhang ist auch das von HILL u. SHERMAN (1968) beschriebene, dominant erbliche Krankheitsbild der *„akuten intermittierenden familiären cerebellaren Ataxie"* anzuführen. 35 Mitglieder aus 5 Generationen einer Sippe boten von Kleinkindesalter an in Krankheitsepisoden von je 10—31 Tagen Dauer cerebellare Gangstörungen, Rumpfataxie, Ataxie der Arme, Intentionstremor, Dysarthrie und Aphonie, gelegentlich auch Kopfschmerzen, Erbrechen und Nystagmus (im Jugendalter) bzw. cerebellare Gangstörungen, Dysarthrie und Intentionstremor (im Erwachsenenalter). Bei zwei Fällen traten außerdem choreatiforme Hyperkinesen, bei einem Fall Myoklonien, bei einem weiteren Fall „epileptische" Anfälle auf. In der Zeit zwischen den Krankheitsepisoden waren alle betroffenen Individuen neuropsychiatrisch unauffällig. 3 Genträger blieben klinisch gesund. Es ist möglich, jedoch nach sonstigen genetischen Erfahrungen wenig wahrscheinlich, daß das Krankheitsbild nur in dieser Sippe vorkommt.

Der dominant erbliche *„essentielle Tremor"* ist insofern differentialdiagnostisch interessant, als bei Fällen von DCM neben Intentions- und Haltungs- auch Ruhetremor auftreten (s. Abschnitt 5.2.2.3a) bzw. bei Fällen von PME durch leichte Myoklonien der Hände und Finger vorgetäuscht werden kann (CASTAIGNE et al., 1967). Ein bei psychischer Erregung, körperlicher Anstrengung oder Ermüdung zunehmender Ruhetremor (4—7/sec) der Hände und Arme, häufig auch des Kopfes, der Lippen, der Zunge und Augenlider, seltener der Beine und des Rumpfes, vereinzelt auch des Kehlkopfes, ist für „essentiellen Tremor" typisch. Nach ELSÄSSER (1941) erkrankt mehr als die Hälfte der Fälle vor dem 20. Lebensjahr; nach LARSSON u. SJÖGREN (1960) hingegen liegt das durchschnittliche Erkrankungsalter bei 50 Jahren. In einzelnen Sippen wurden Fälle mit zusätzlichen Myoklonien (GRAUPNER, 1897; VELANDER, 1931; ELSÄSSER, 1941) oder anderen extrapyramidalen Hyperkinesen beobachtet. 17 (von 81) Fälle von LARSSON u. SJÖGREN wiesen eine leichte Rigidität auf. Die Mehrzahl der Fälle bleibt jedoch frei von sonstigen neuropsychiatrischen Symptomen. 4 persönlich nachuntersuchte Fälle des eigenen Ausgangsmaterials entsprachen in ihrer Symptomatik dem typischen klinischen Bild.

Schließlich sei auf die offenbar sehr seltene Kombination von dominant erblicher *Chorea Huntington* und *cerebellarer Ataxie* hingewiesen (H. LENZ, 1939). Diese Kombination verdient Beachtung, da unter den Literatur- und eigenen Fällen von DCM und P. Mariescher Ataxie nicht selten die Fehldiagnose einer Chorea Huntington wiederkehrt. Im übrigen scheinen Myoklonien bei Chorea-Huntington-Fällen (vgl. GASTAUT, 1968) nur selten vorzukommen. Jedenfalls fanden DIEBOLD u. RONGE (1969) bei der symptomstatistischen Auswertung der Krankengeschichten von 62 Erbchoreatikern keine Hinweise auf Myoklonien.

9. Eugenik

Zunächst zur Frage der Merkmalshäufigkeiten. HARENKO u. TOIVAKKA (1961) errechnen für wahrscheinlich recessiv erbliche PME eine Häufigkeit von 1:30 000 Lebendgeburten bzw. 1:140 000 Einwohner Finnlands. DCM-Fälle werden in diesem Krankengut vermißt. Weitere Schätzungen der PME-Häufigkeit liegen bislang nicht vor.

GASTAUT u. REMOND (1952) fanden unter 74 200 electroencephalographisch untersuchten Fällen der Nervenklinik der Salpêtrière Paris und des EEG-Zentrallabors der Krankenanstalten Marseille 7 mit PME und 3 mit DCM. Das entspricht Häufigkeiten von 0,0094% PME und 0,004% DCM = 9,4 und 4:100 000. Da die Auslese nicht auf die Gesamtbevölkerung bezogen wurde, ist diese PME-Häufigkeit nicht mit der von HARENKO u. TOIVAKKA angegebenen vergleichbar. Bemerkenswert erscheint jedoch das *Häufigkeitsverhältnis* von 2:1 bei PME und DCM. Dasselbe Häufigkeitsverhältnis findet sich im Gesamtmaterial der bisher bekannten, klinisch wahrscheinlichen PME- und DCM-Fälle (s. Abschnitt 5.2.3). Und auch das durch Umfragen der Jahre 1961 und 1968 gewonnene Gesamtmaterial der Psychiatrischen Universitätsklinik Heidelberg zeigt ein ähnliches Häufigkeitsverhältnis: Hier stehen 53 PME-Fällen 22 DCM-Fälle gegenüber. Diese Befunde scheinen die größere Seltenheit der DCM- im Vergleich zu den PME-Krankheitsformen zu belegen.

Bei der Frage der Häufigkeiten von PME und DCM in der Bundesrepublik Deutschland ist davon auszugehen, daß beide Diagnosen in dem eine Bevölkerung von 2,2 Millionen Einwohner umfassenden Genetikregister des Humangenetischen Institutes der Universität Münster nicht vertreten sind (vgl. VON VERSCHUER, 1962). Dies läßt darauf schließen, daß beide Krankheitsbilder (im Münsterland) entweder tatsächlich sehr selten vorkommen oder aber selten richtig diagnostiziert werden.

Fehldiagnostizierte PME- und DCM-Fälle waren am ehesten in der Gruppe der „erblichen Ataxien" zu vermuten. Eine Durchsicht der Befundkarten ergab bei einer Reihe dieser Fälle Hinweise auf „Myoklonien", „fibrilläre Muskelzuckungen" und/oder Epilepsien. Zur weiteren diagnostischen Klärung wurden deshalb originale klinische Befundunterlagen beigezogen, und 9 der insgesamt 23 (nur teilweise noch lebenden) Fälle haben wir persönlich nachuntersucht. Dabei konnten wir mehrfach „fibrilläre Muskelzuckungen" an den Händen und Oberschenkeln bestätigen. Nur ein als „Friedreichsche Ataxie" diagnostizierter, bereits verstorbener Fall erwies sich als klinisch wahrscheinliche DCM mit unklarem Erbgang (s. eigene Sippe 23).

Nähme man mit HARENKO u. TOIVAKKA eine Häufigkeit der (überwiegend autosomal recessiv erblichen) PME von 1:140 000 und ferner ein Häufigkeitsverhältnis der PME und DCM von 2:1 an, so wäre die Häufigkeit der (überwiegend autosomal dominant erblichen) DCM mit 1:280 000 anzusetzen. Das entspräche der 3,57- bzw. 1,78fachen Häufigkeit der (autosomal dominant erblichen) P. Marieschen Ataxie, die in dem für die Bundesrepublik Deutschland am ehesten repräsentativen Genetikregister Münster mit 0,2:100 000 angegeben wird. Es ist jedoch unwahrscheinlich, daß rund eineinhalb- bis dreieinhalbmal so häufige Krankheitsbilder überhaupt nicht diagnostiziert werden. Dies um so mehr, als einschlägige fehldiagnostizierte Fälle in der Gruppe der „erblichen Ataxien" des Genetikregisters offenbar nicht in nennenswerter Zahl enthalten sind. Mit anderen Worten: Die Häufigkeit der DCM dürfte unter jener der P. Marieschen Ataxie liegen, größenordnungsmäßig vermutlich zwischen 1:500 000 und 1:1 000 000. Bei einem angenommenen Häufigkeitsverhältnis der PME und DCM von 2:1 ergäbe sich eine Häufigkeit der PME von 1:250 000 bis 1:500 000. Demnach kämen die PME zumindest im Münsterland etwa zwei- bis dreieinhalbmal seltener als in Finnland vor. — Berechnungen von Gen- und Heterozygotenhäufigkeiten einzelner Krankheitsformen sind anhand dieser größenordnungsmäßig groben Häufigkeitsschätzungen von Krankheitsgruppen selbstverständlich nicht möglich.

Unter den nachinfantilen amaurotischen Idiotien wurde bislang die juvenile Form genetisch am meisten beforscht. SJÖGREN (1931) ermittelte eine Homozygoten- oder Merkmalshäufigkeit von 0,0038% = 1:26 316, eine Genhäufigkeit von 0,6% und eine Heterozygotenhäufigkeit von 1,2%. RAYNER (1952, 1962) hingegen gab eine Homozygoten- oder Merkmalshäufigkeit von 0,0023% = 1:43 478, eine Genhäufigkeit von 0,48 und eine Heterozygotenhäufigkeit von 1% an. Häufigkeitsschätzungen der spätinfantilen und adulten amaurotischen Idiotie liegen nicht vor. Abgesehen von ihrer nosologischen Problematik (s. Abschnitt 6.4), fehlt auch jeder Anhalt zur Schätzung der Häufigkeit der myoklonischen Varianten unter den drei nachinfantilen Formen der amaurotischen Idiotie.

Sicher sind die erblichen myoklonisch-epileptisch-dementiellen Kernsyndrome relativ selten und daher von nur geringem populationsgenetischem Interesse. Andererseits dürfte die absolute Zahl der Kranken in der gesamten Weltbevölkerung, da zumindest einzelne dieser Syndrome unter allen drei Großrassen vorkommen, beträchtlich sein.

Die genetische Beratung bei den erblichen myoklonisch-epileptisch-dementiellen Kernsyndromen stimmt im wesentlichen mit der bei sonstigen autosomal recessiv und dominant erblichen Krankheitsformen überein (vgl. FUHRMANN u. VOGEL, 1968). Besonderes Interesse gilt (fraglichen oder wahrscheinlichen) Heterozygotenmanifestationen bei unvollständiger Recessivität oder Dominanz mit schwankender Expressivität. Dies soll an 3 Modellsituationen erläutert werden:

1. Genetische Beratung bei Vorkommen neuropsychiatrischer Krankheiten oder Auffälligkeiten in der Blutsverwandtschaft der Ratsuchenden.

2. Genetische Beratung bei Vorkommen klinisch wahrscheinlicher oder histologisch gesicherter, recessiv erblicher myoklonisch-epileptisch-dementieller Syndrome in der Blutsverwandtschaft der Ratsuchenden.

3. Genetische Beratung bei Vorkommen klinisch wahrscheinlicher oder histologisch gesicherter, dominant erblicher myoklonisch-epileptisch-dementieller Syndrome in der Blutsverwandtschaft der Ratsuchenden.

Ad 1: Diese Modellsituation entspricht einer beliebigen genetischen Eheberatung. Und hier wird man insbesondere bei (evtl. gehäuftem) Vorkommen von einfachen, „genuinen" Epilepsien und/oder Myoklonien und/oder EEG-Anomalien und/oder verschiedenartigen Psychopathien und/oder Schizophrenie-ähnlichen oder sonstigen Psychosen und/oder Oligophrenien u. a. *auch* an klinische Heterozygotenmanifestationen der myoklonisch-epileptisch-dementiellen Syndrome denken müssen. Wünschenswert, aber wohl nur selten praktikabel erscheint die neuropsychiatrische und elektroencephalographische Untersuchung dieser auffälligen Sippenmitglieder, um schwer erkennbare Abortivformen und (unregelmäßig) dominanten Erbgang, soweit möglich, auszuschließen. In jedem Falle aber sollten die Ehepartner einer solchen

Untersuchung unterzogen werden. Darüber hinaus wird man bei ihnen nach einer Erhöhung der Mucopolysaccharid-Harnausscheidung (möglicher Homo- und Heterozygotenbefund bei PME des Typs Lafora) sowie nach einer Plasmavacuolisierung der Lymphocyten des peripheren Blutausstriches (möglicher Homo- und Heterozygotenbefund bei amaurotischer Idiotie) fahnden. Bei positivem Ausfall dieser Untersuchungen ist Heterozygotie wahrscheinlich, umgekehrt bei negativem Ausfall Homozygotie des Normalallels keineswegs sicher. Von Blutsverwandtenehen, insbesondere Ehen zwischen Vettern und Basen 1. Grades, wird man unter Hinweis auf das Erkrankungsrisiko der Kinder bei wahrscheinlicher oder möglicher Heterozygotie der Partner abraten oder aber eine Beschränkung der Kinderzahl empfehlen. Der letztere Rat gilt hier auch für nicht blutsverwandte Ehepartner.

Ad 2: Bei Vorkommen eines klinisch wahrscheinlichen oder histologisch gesicherten, offenbar recessiv erblichen myoklonisch-epileptisch-dementiellen Syndroms in der Blutsverwandtschaft der Ratsuchenden sollte, ähnlich wie in Situation 1, vor allem nach Heterozygotenbefunden gefahndet werden. Die genetische Beratung ist davon abhängig, ob es sich bei dem Kranken a) um ein Kind, b) ein Geschwister, c) einen Elternteil oder d) einen sonstigen Blutsverwandten der Ratsuchenden handelt. In Situation a) ist von weiteren Kindern unter Hinweis auf das Erkrankungsrisiko von 25% abzuraten. In Situation b) ist das Erkrankungsrisiko der Ratsuchenden an der Streuung des Erkrankungsalters des jeweiligen myoklonisch-epileptisch-dementiellen Syndroms abzuschätzen. Beispielsweise ist eine Erkrankung an PME der Früh- oder Hauptform des Typs Lafora jenseits des 20. Lebensjahres sehr unwahrscheinlich. Von Blutsverwandtenehen, insbesondere Ehen zwischen Vettern und Basen 1. Grades, sollte unter Hinweis auf das Erkrankungsrisiko der Kinder von 25% bei wahrscheinlicher oder möglicher Heterozygotie der Partner abgeraten oder aber eine Beschränkung der Kinderzahl empfohlen werden. In den Situationen c) und d) ist das Erkrankungsrisiko der Ratsuchenden, sofern nicht Blutsverwandtschaft der Eltern vorliegt, durchweg als sehr gering zu veranschlagen, jedoch sollte auch hier von Blutsverwandtenehen abgeraten oder aber eine Beschränkung der Kinderzahl empfohlen werden. Bei nicht blutsverwandten, klinisch gesunden Ehepartnern und neuropsychiatrisch unauffälliger Sippe des einen Partners steht in den Situationen b), c) und d) einem Kinderwunsch nichts entgegen.

Ad 3: Bei Vorkommen eines klinisch wahrscheinlichen oder histologisch gesicherten, offenbar dominant erblichen myoklonisch-epileptisch-dementiellen Syndroms in der Blutsverwandtschaft der Ratsuchenden muß insbesondere nach Heterozygoten-Teilmanifestationen bzw. Abortivformen geforscht werden. Im Unterschied zur Modellsituation 2 wird man hier das Erkrankungsgrundrisiko von Geschwistern und Kindern der Kranken gleichermaßen mit 50% ansetzen. Auch bei Leichtkranken ist unter Hinweis auf dieses Erkrankungsrisiko und die variable Ausprägung der Symptomatik von Kindern abzuraten. Und selbst bei klinisch gesunden Individuen aus der näheren Blutsverwandtschaft sollte im Hinblick auf eine eventuelle Spät- oder gar unregelmäßige Manifestation eine Beschränkung der Kinderzahl empfohlen werden. Zwar verringert sich mit steigendem Lebensalter das Erkrankungsrisiko, eine obere Altersgrenze aber kann nicht angegeben werden. Sicher ist das Erkrankungsrisiko um so kleiner, je mehr klinisch gesunde Generationen mit hohem Sterbealter zwischen den Ratsuchenden und der betroffenen Linie der Sippe liegen. Das Überspringen vieler Generationen erscheint mit der Annahme eines monogen-dominanten Erbganges nicht vereinbar. Blutsverwandtenehen, allerdings ohne Betonung der Ehen zwischen Vettern und Basen 1. Grades, sind hier ebenfalls als ungünstig zu beurteilen.

10. Zusammenfassende Schlußbetrachtungen und Anregungen für künftige Untersuchungen

Die vorliegende Untersuchung gilt der Nosologie der unter dem Titel der erblichen myoklonisch-epileptisch-dementiellen Kernsyndrome zusammengefaßten Krankheitsbilder der progressiven Myoklonusepilepsien (PME), der Dyssynergia cerebellaris myoclonica (DCM) und der myoklonischen Varianten der drei nachinfantilen Formen der amaurotischen Idiotie (MVI); sie schließt thematisch an eigene frühere, gemeinsam mit F. VOGEL, H. HÄFNER u. E. SCHALT durchgeführte Untersuchungen (1965, 1967, 1968 a, 1968 b) an.

Kapitel 1: Begriffsbestimmung, Klassifikation und Pathophysiologie der Myoklonien. Myoklonien sind *unwillkürliche,* blitzartig (wie bei elektrischer Reizung) oder doch rasch ablaufende Kontraktionen einzelner quergestreifter Muskelteile, Muskeln oder Muskelgruppen. Die Schwierigkeiten einer befriedigenden Klassifikation der Myoklonien ergeben sich aus den wechselnden Beziehungen ihrer klinischen, elektrophysiologischen und ätiologischen Merkmale. Auch gegen GASTAUTs (1968) neuesten Klassifikationsvorschlag sind hinsichtlich der erblichen myoklonisch-epileptisch-dementiellen Kernsyndrome Einwände zu erheben. So stellt die Gruppierung in Krankheitsformen mit spontanen und solche mit provozierten bzw. provozierbaren Myoklonien eine idealtypische Abstraktion dar. Ausschließlich spontane *oder* provozierte bzw. provozierbare Myoklonien im gesamten Krankheitsverlauf werden hier kaum beobachtet, und es scheint oft mehr eine Frage des Krankheitsstadiums als der Krankheitsform (beispielsweise PME oder DCM) zu sein, ob die spontanen oder provozierten bzw. provozierbaren Myoklonien überwiegen. Außerdem ist die Kennzeichnung der Myoklonien dieser Krankheitsgruppen als „zeitweise aussetzend" („intermittentes") wenig informativ. Es wird daher vorgeschlagen, bei Intervallen von Monaten oder Wochen von *episodischen,* bei Intervallen von Tagen von *wechselnden,* bei Intervallen von Stunden oder Minuten von *ständigen* Myoklonien zu sprechen. Es wird weiterhin eine Unterteilung in lokalisierte (= einzelne oder mehrere Bereiche der quergestreiften Muskulatur betreffende) und generalisierte (= praktisch die gesamte quergestreifte Muskulatur betreffende) Myoklonien vorgeschlagen. Diese und sonstige Merkmalsdifferenzierungen (elementar-komplex, einseitig-beidseitig, symmetrisch-asymmetrisch, synchron-asynchron, rhythmisch-arrhythmisch, vgl. WEINGARTEN, 1957) erlauben eine hinreichend genaue klinische Beschreibung der Myoklonien.

Die Pathophysiologie der Myoklonien wird am Beispiel experimenteller und klinischer Befunde besprochen. Neueste Untersuchungsergebnisse von HALLIDAY (1967, 1968) lassen sich dahingehend zusammenfassen: Es gibt 1. einen pyramidalen, 2. einen extrapyramidalen Typ von Myoklonien, 3. segmentale Myoklonien. Klinische und elektrophysiologische Merkmale der beiden Myoklonietypen sind: 1. blitzartig oder doch rasch ablaufende Muskelzuckung, im EEG begleitet von zentralen oder diffusen Spikes oder beidseitigen Polyspike-Wave-Komplexen oder fast sinusoidalen zentralen Nachentladungen, im EMG von einer kurzen hypersynchronen Entladung; 2. klinisch vergleichsweise langsamere Muskelzuckung, im EEG nur bei subakuter sklerosierender Leukencephalitis einhergehend mit pseudorhythmischen langsamen Wellengruppen, im EMG mit einer ausgedehnten, in ihrer Amplitude erst ansteigenden, dann abfallenden Entladung. Die segmentalen Myoklonien sind spinalen Ursprungs und von höheren motorischen Zentren weitgehend unabhängig (vgl. CASTAIGNE et al., 1967; SCHENCK, 1969 b). Funktionelle oder morphologische Schädigungen der Neuronensysteme zwischen Nucleus ruber, Olive, Zahnkern und Nucleus ruber (Guillain-Mollaretsches Dreieck bzw. Rückmeldekreis 1) sowie zweier weiterer „vermaschter" Rückmeldekreise mit dorsomedialen Thalamuskernen bzw. Area 4 und 6 der Großhirnrinde als höchstgelegenen Schaltstellen können, zusammen mit der Substantia reticularis des Hirnstamms, als Schrittmacher der pyramidalen und extrapyramidalen Myoklonien angesehen werden. Die experimentellen und klinischen Befunde widersprechen der Annahme eines einheitlichen pathophysiologischen Mechanismus der Myoklonien.

Kapitel 2: Erbliche und exogene dementielle und/oder epileptische und/oder myoklonische Syndrome. Die einfachen myoklonischen Syndrome sind meist exogen, die kombinierten myoklonisch-epileptischen Syndrome teils exogen, teils erblich, die kombinierten myoklonisch-epileptisch-dementiellen Syndrome meist erblich bedingt. Innerhalb der erblichen Krankheitsgruppen lassen sich Krankheitsformen mit weitgehend obligatem myoklonisch-epileptisch-dementiellem Syndrom (= myoklonisch-epileptisch-dementielle Kernsyndrome) und solche mit fakultativem myoklonisch-epileptisch-dementiellem Syndrom (= myoklonisch-epileptisch-dementielle Randsyndrome) unterscheiden.

Kapitel 3: Geschichte der erblichen myoklonisch-epileptisch-dementiellen Kernsyndrome. Die Problemgeschichte wird am Beispiel vier verschiedener Krankheitsgruppen aufgezeigt: 1. der PME mit intracerebraler Speicherung von Mucopolysacchariden als pathomorphologischem Hauptbefund, 2. der PME mit degenerativen Veränderungen extrapyramidaler und cerebellarer Neuronensysteme als pathomorphologischem Hauptbefund, 3. der DCM mit degenerativen Veränderungen cerebellarer Neuronensysteme als pathomorphologischem Hauptbefund, 4. der myoklonischen Varianten der drei nachinfantilen Formen der amaurotischen Idiotie.

Kapitel 4: Fragestellung, Material und Untersuchungsgang. Die Fragestellung lautet: Welche Krankheitsformen oder -gruppen lassen sich innerhalb der erblichen myoklonisch-epileptisch-dementiellen Kernsyndrome abgrenzen, welche pathomorphologischen, genetischen und klinischen Merkmale zeigen sie, und welche ihrer Merkmale erlauben eine differentialdiagnostische Unterscheidung?

Untersuchungen im Sinne der Fragestellung setzen ein größeres Material voraus. Es wurden daher alle einschlägigen Literaturfälle — insbesondere des Zeitraumes 1900—1970 — erfaßt, eigene Fälle außerdem durch eine Umfrage an allen größeren psychiatrischen, neurologischen und pädiatrischen Krankenanstalten der Bundesrepublik Deutschland, einzelnen Krankenanstalten der Schweiz und Österreichs sowie aufgrund bestimmter Diagnosen aus dem Genetikregister des Humangenetischen Institutes der Universität Münster hinzugewonnen.

Alle verfügbaren klinischen und pathomorphologischen Befundunterlagen der eigenen Fälle wurden beigezogen. Die noch lebenden Kranken suchten wir in den Krankenanstalten oder zu Hause auf. Bei diesen, den Eltern, Geschwistern, Kindern und sonstigen Blutsverwandten nahmen wir eine neuropsychiatrische und elektroencephalographische Untersuchung (im EEG-Bus des Institutes für Anthropologie und Humangenetik der Universität Heidelberg) vor. Anhand dieser Befunde und der Angaben wurde ein meist 3 Generationen umfassender Stammbaum der Sippe angefertigt. Bei schon verstorbenen Kranken bemühten wir uns um die Erfassung möglichst vieler naher Blutsverwandten.

Das Gesamtmaterial gliedert sich, seinem Informationswert entsprechend, in 1. histologisch gesicherte und 2. klinisch wahrscheinliche Fälle. Unter den letzteren besitzen die Geschwister- und/oder Sippenfälle den höheren Informationswert. Bei den Einzelfällen fehlen Informationen über die intrafamiliäre Variabilität des Krankheitsbildes, und oft kann bei ihnen aufgrund der mitgeteilten klinischen und genetischen Befunde auch Exogenie nicht ausgeschlossen werden. Die Untersuchung beschränkt sich bei den myoklonischen Varianten der drei nachinfantilen Formen der amaurotischen Idiotie auf die histologisch gesicherten (Geschwister- und Einzel-)Fälle, bei PME und DCM erstreckt sie sich darüber hinaus auf die klinisch wahrscheinlichen Geschwister- und/oder Sippenfälle sowie Einzelfälle *mit* Blutsverwandtschaft der Eltern.

Dieses Material wurde nach pathomorphologischen und/oder genetischen und klinischen Gesichtspunkten gruppiert und einer systematischen Datenauswertung unterworfen (Abschnitte 5.1.1. / 5.1.2. / 5.1.3. / 5.2.1. / 5.2.2. / 6.1. / 6.2. / 6.3. / 7.1.1. / 7.1.2. / 7.1.3. / 7.2.1. / 7.2.2. / 7.2.3.). Die Daten der histologisch gesicherten Fälle der PME, DCM und MVI wurden sodann miteinander (Abschnitte 5.1.4. / 6.4. / 7.1.4. / 7.2.4.), die der klinisch wahrscheinlichen mit denen der histologisch gesicherten Fälle der PME und DCM verglichen (Abschnitt 5.2.3.). Schließlich wurden anhand der Daten der histologisch gesicherten und teilweise auch klinisch wahrscheinlichen Fälle aller Krankheitshauptgruppen differentialdiagnostische und eugenische Kriterien erarbeitet (Kapitel 8/9).

Teilkapitel 5.1: Ergebnisse der pathomorphologischen, genetischen und klinischen Datenauswertung sowie Datenvergleich der histologisch gesicherten PME- und DCM-Fälle.

Gruppe 1. PME-Formen mit intracerebraler Speicherung von Mucopolysacchariden als pathomorphologischem Hauptbefund

Hier stehen 68 Fällen der Früh- oder Hauptform 3 Fälle der Spätform des Typs Lafora und 4 Fälle der „acorpusculären" Form gegenüber.

Pathomorphologie: Die Früh- oder Hauptform zeigt vorwiegend intracelluläre (intraneuronale, selten intragliale) Laforakörperchen des gesamten ZNS, namentlich der Substantia nigra, des Zahnkerns, der (zentralen) Großhirnrinde und des Thalamus. Diese Laforakörperchen, bis zu 10—20 vorzugsweise im Perikaryon der Nervenzellen gelegen, lassen typischerweise eine homogene Kern- und eine radiäre Schalenzone erkennen. Histochemisch handelt es sich um (saure) Mucopolysaccharide oder (pathologische) Polysaccharide. Elektronenmikroskopisch bestehen sie meist aus fadenförmigen Strukturen von 50—100 Å, deren Beziehungen zu den Zellorganellen noch umstritten sind. Bei der Spätform finden sich vergleichsweise weniger Laforakörperchen, vor allem in Substantia nigra, Thalamus, Pulvinar, Hypothalamus, Nucleus amygdalae und Kleinhirnkernen. Hier liegen sie vorzugsweise in den Nervenzellfortsätzen und im Neuropil. Im Neuropil lassen sich außerdem homogene Substanzablagerungen nachweisen. Histochemisch werden sie als neutrale und saure Mucopolysaccharide oder als Gemisch von Polysacchariden und Proteinen bzw. als Glykoproteine (letztere bei dem Fall von Dastur et al., 1965) angesprochen. Diffuse Speicherung neutraler Mucopolysaccharide in den Nerven- und Gliazellen, insbesondere des Putamens und Ammonshornes, kennzeichnet die „acorpusculäre" Form. Laforakörperchen liegen hier ausschließlich im Neuropil der weißen Substanz. Bei allen drei PME-Formen sind auch sonstige Organe von der Mucopolysaccharidspeicherung betroffen: Leber, Herz, Skeletmuskel, Nieren, Milz, Nebenniere, Aorta, Spinalnerven, Plexus myentericus, Retina bei der Früh- oder Hauptform; Leber und Herz bei der Spätform (zit. nach BERGENER u. GERHARD, 1970); Leber, Herz, Niere, Skeletmuskel und Gefäßwände bei der „acorpusculären" Form. Da erst von verhältnismäßig wenigen Fällen pathomorphologische Befunde auch peripherer Organe vorliegen, wird man zur Bestimmung des (formtypischen?) „Verteilungsmusters" des Speicherungsprozesses weitere Fallberichte abwarten müssen.

Genetik: Autosomal-recessiver Erbgang ist bei allen drei Formen wahrscheinlich. Durchweg sind die Eltern nicht gleichartig krank. Bei der Früh- oder Hauptform stehen 39 Einzelfällen 29 Geschwisterfälle beiderlei Geschlechts gegenüber. In 58% sind die Eltern miteinander blutsverwandt. Bei der Spätform finden sich 2 Geschwisterfälle und 1 Einzelfall, vermutlich zufällig alle drei männlichen Geschlechts. Keine Blutsverwandtschaft der Eltern. Die 4 Geschwisterfälle beiderlei Geschlechts der „acorpusculären" Form entstammen zwei miteinander blutsverwandten Elternpaaren einer Sippe. Fragliche klinische Heterozygotenbefunde sind bei der Früh- oder Hauptform sowie der Spätform u. a. einfache Epilepsien, verschiedenartige Psychopathien und Psychosen. (Der Retinitis pigmentosa eines Falles der „acorpusculären" Form und mehrerer seiner neuropsychiatrisch gesunden Geschwister lag wahrscheinlich Homozygotie eines unabhängigen recessiven Genotyps zugrunde. In dieser Sippe traten *außerhalb* der Inzuchtlinien 2 Fälle mit Epilepsien auf.) Einen wahrscheinlichen biochemischen Homo- und Heterozygotenbefund stellt die erhöhte, heparitinsulfathaltige Mucopolysaccharid-Harnausscheidung der Früh- oder Hauptform und der „acorpusculären" Form dar. Die Früh- oder Hauptform wird unter allen drei Großrassen angetroffen.

Klinik: Die Krankheit beginnt bei der Früh- oder Hauptform im Alter von 6—20, meist 12—17 Jahren, bei der Spätform im Alter von 17—33 Jahren, bei der „acorpusculären" Form im Alter von 13—15 Jahren, bei allen drei Formen vorwiegend mit Epilepsien und/oder Myoklonien. Der Krankheitsverlauf der Früh- oder Hauptform ist durch ein epileptisch-myoklonisch-psychisches Leitsyndrom und ein cerebellar-extrapramidal-pyramidal-ophthalmologisches Anhangsyndrom, der der Spätform und der „acorpusculären" Form übereinstimmend durch ein epileptisch-myoklonisch-psychisches Leitsyndrom und ein cerebellar-pyramidales Anhangsyndrom gekennzeichnet. *(Leitsyndrom = relative Symptomhäufigkeiten von 100—51%, Anhangsyndrom = relative Symptomhäufigkeiten von 50—1%.)* Das EEG zeigt in späten Krankheitsstadien bei der Früh- oder Hauptform durchweg schwere Allgemeinveränderungen und (sehr) häufige spontane Krampfströme, bei der Spätform und der „acorpusculären" Form mäßige Allgemeinveränderungen und mäßig häufige spontane Krampfströme. Krampfströme sind bei allen drei Formen: Einzelspikes, atypische Spike-Waves, Polyspikes und Polyspike-Waves. Das Sterbealter und die Krankheitsdauer betragen bei der Früh- oder Hauptform 16—24, meist 18—22 bzw. 1—16, meist 3—10 Jahre, bei der Spätform und der „acorpusculären" Form 63, 45, 42, 37, bzw. 28, 9 und 20 Jahre. Die Spätform und die „acorpusculäre" Form ähneln einander hinsichtlich der geringeren Speicherungsintensität der Mucopolysaccharide im ZNS, der schwächeren Symptomenausprägung und des längeren Krankheitsverlaufes. Die Annahme einer von den bekannten Mucopolysaccharidosen und Glykogenosen mit ZNS-Beteiligung (vgl. MCKUSICK et al., 1965; HOLMES et al., 1960) verschiedenen, *ZNS-betonten Mucopolysaccharidose* mit 2 (3?) genetisch selbständigen Varianten hat einige Wahrscheinlichkeit. Multiple Allelie? Heterogenie? Gröbere dysostotische Veränderungen, wie sie für die bisher bekannten Mucopolysaccharidosen typisch sind, wurden bei der PME des Typs Lafora bisher nicht beobachtet.

Gruppe 2: PME-, DCM- und DCM-ähnliche sowie schwer klassifizierbare Krankheits-(sonder-)formen mit degenerativen Veränderungen extrapyramidaler und/oder cerebellarer Neuronensysteme als pathomorphologischem Hauptbefund

Eine Reihe einschlägiger Fälle ist wegen fehlender oder unzureichender klinischer und/oder genetischer und/oder pathomorphologischer Angaben nicht näher klassifizierbar. Das verbleibende Material verteilt sich auf: 1. wahrscheinlich autosomal recessiv erbliche PME mit degenerativen Veränderungen cerebellarer und/oder extrapyramidaler Neuronensysteme als pathomorphologischem Hauptbefund: 17 Fälle; 2. wahrscheinlich autosomal dominant erbliche PME mit degenerativen Veränderungen extrapyramidaler und cerebellarer Neuronensysteme als pathomorphologischem Hauptbefund: 6 Fälle; 3. wahrscheinlich autosomal dominant erbliche PME-Sonderform (?) mit degenerativen Veränderungen der Großhirnrinde (unvollständiger neuropathologischer Befund): 3 Fälle; 4. wahrscheinlich unregelmäßig autosomal dominant erbliche PME-Sonderform mit Choreoathetose: 6 Fälle; 5. wahrscheinlich autosomal recessiv erbliche DCM mit Zahnkern-Bindearmatrophie als pathomorphologischem Hauptbefund: 5 Fälle; 6. wahrscheinlich autosomal recessiv erbliche (atypische) DCM mit Zahnkern-Bindearmatrophie als pathomorphologischem Hauptbefund: 2 Fälle; 7. wahrscheinlich autosomal dominant erbliche DCM mit Zahnkern-Bindearmatrophie als pathomorphologischem Hauptbefund: 4 Fälle; 8. vermutlich autosomal recessiv erbliche DCM-ähnliche Krankheitsformen mit degenerativen Veränderungen sonstiger cerebellarer Neuronensysteme als pathomorphologischem Hauptbefund: 2 bzw. 2 (3) Fälle; 9. wahrscheinlich unregelmäßig autosomal dominant erbliche DCM-ähnliche Krankheitsformen mit degenerativen Veränderungen sonstiger cerebellarer Neuronensysteme als pathomorphologischem Hauptbefund: 2 (11) bzw. 1 (3) Fälle; 10. wahrscheinlich X-chromosomal-recessiv erbliche Sonderform (?) mit cerebello-olivärer und dentato-rubraler Atrophie: 2 (8) Fälle; 11. wahrscheinlich autosomal recessiv erbliche Sonderform (?) mit degenerativen Veränderungen cerebellarer und extrapyramidaler Neuronensysteme als pathomorphologischem Hauptbefund: 2 Fälle; 12. vermutlich autosomal recessiv erbliche Sonderform (?) mit degenerativen Veränderungen cerebellarer und extrapyramidaler Neuronensysteme sowie intraneuronalen „Laforakörperchen" der Mittelhirnhaube als pathomorphologischem Hauptbefund: 1 Fall; 13. vermutlich autosomal recessiv erbliche Sonderform (?) mit degenerativen Veränderungen cerebellarer und extrapyramidaler Neuronensysteme sowie extracellulären „Laforakörperchen" in Putamen und Olive als pathomorphologischem Hauptbefund: 1 Fall; 14. wahrscheinlich autosomal dominant erbliche Sonderform (?) mit Kleinhirnrinden- und Zahnkernatrophie, Hallervorden-Spatzscher Krankheit und Neurofibromatose: 8 Fälle.

In Anbetracht der Vielzahl der durch Ziffern gekennzeichneten Krankheitsformen oder -gruppen sollen wichtige Daten nachfolgend nur stichwortartig wiedergegeben werden.

Pathomorphologie: 1. Degenerative Veränderungen vorzugsweise der zentralen Kerne bzw. des Thalamus, des Caudatums, des Putamens oder des Corpus Luysi, sodann mit abnehmender Häufigkeit: der Oliven, des Zahnkerns, der Kleinhirnrinde, der Großhirnrinde, des Nucleus ruber, der Substantia nigra, der Brückenkerne, der Gollschen oder Hinterstränge, der Vorder- oder Hinterhörner des Rückenmarks, der Medulla oblongata, der Hirnnervenkerne, der unteren Bindearme, des Nucleus emboliformis, der spinocerebellaren Bahnen, der Clarkeschen Säule und Spinalganglien;

150

2. degenerative Veränderungen insbesondere des Ammonshornes, der Großhirnrinde, der zentralen Kerne, des Pallidums und der Vordersäule des Rückenmarkes; 3. degenerative Veränderungen der dritten Pyramidenzellschicht (unvollständiger neuropathologischer Befund); 4. Status marmoratus des Striatums und cerebro-oliväre Degeneration; 5. Zahnkern-Bindearmatrophie, degenerative Veränderungen der Hinterstränge, der Oliven, des Nucleus ruber, des Pallidums, der Kleinhirnrinde, der Brücken-, Vestibularis- und Hinterstrangkerne, der Clarkeschen Säule und Pyramidenbahnen; 6. Zahnkern-Bindearmatrophie, degenerative Veränderungen der Großhirnrinde und des Thalamus; 7. Zahnkern-Bindearmatrophie, degenerative Veränderungen des Dachkerns, des Nucleus emboliformis, des Nucleus ruber, der Substantia nigra, des Pallidums, des Corpus Luysi, der unteren Oliven, der Hinterstrangkerne, der Hinterstränge, der Clarkeschen Säule, der Vorderseitenstränge (ohne Pyramidenbahnen) und der Vorderhörner; 8. degenerative Veränderungen der Kleinhirnrinde, des Zahnkerns, des Kleinhirnmarks und der Oliven, bzw. der Kleinhirnrinde, des Zahnkerns, des Thalamus, des Nucleus ruber, der Hirnstammkerne, der Großhirnrinde, der Pyramidenbahnen und der Clarkeschen Säule, bzw. der Kleinhirnrinde, des Zahnkerns und des Dachkerns; 9. degenerative Veränderungen der Kleinhirnrinde sowie der Hinter- und Seitenstränge; 10. cerebellar-oliväre und dentato-rubrale Degeneration; 11. degenerative Veränderungen des Zahnkerns, des Nucleus ruber, der unteren Oliven, der Groß- und Kleinhirnrinde; 12. Kleinhirnrindenatrophie, degenerative Veränderungen des Pallidums sowie intraneuronale „Laforakörperchen" der Mittelhirnhaube; 13. Degeneration der temporalen Großhirnrinde, des Wurms und der basalen Hemisphärenteile des Kleinhirns, des Zahnkerns und der Oliven sowie extracelluläre „Laforakörperchen" in Putamen und Olive; 14. Kleinhirnrinden- und Zahnkernatrophie, Hallervorden-Spatzsche Krankheit und Neurofibromatose.

Genetik: 1. 9 Geschwister- und 9 Einzelfälle beiderlei Geschlechts. Eltern nicht gleichartig krank, zu 50% miteinander blutsverwandt. Fragliche klinische Heterozygotenbefunde: u. a. Epilepsien, Psychopathien. Europide und mongolide Großrasse. 2. 6 Fälle beiderlei Geschlechts in 3 aufeinanderfolgenden Generationen. Eltern der Kranken nicht miteinander blutsverwandt. 3. 3 Fälle beiderlei Geschlechts in 3 aufeinanderfolgenden Generationen. Keine Blutsverwandtschaft der Eltern der Kranken. 4. 6 Fälle beiderlei Geschlechts in mehreren Generationen. Eltern der Kranken nicht miteinander blutsverwandt. 5. 3 Einzelfälle und 2 (eineiige?) Zwillinge. Eltern nicht gleichartig krank, nicht miteinander blutsverwandt. Fraglicher klinischer Heterozygotenbefund: (Grand mal?) Epilepsie. 6. 2 (3) Geschwisterfälle. Gesunde Eltern. Fraglicher biochemischer Homozygotenbefund: Erhöhte Xanthurensäure-Harnausscheidung. 7. 4 Fälle beiderlei Geschlechts in 3 aufeinanderfolgenden Generationen. Eltern der Kranken nicht miteinander blutsverwandt. 8. 2 Geschwisterfälle. Gesunde Eltern. Fraglicher klinischer Heterozygotenbefund: „Epilepsie". — 2 (3) Geschwisterfälle. Gesunde, nicht miteinander blutsverwandte Eltern. 9. 11 Fälle beiderlei Geschlechts in 3 Generationen mit neuropsychiatrischen Anomalien und/oder Kyphoskoliose; nur 2 Geschwisterfälle mit DCM-ähnlichem Krankheitsbild. 4 Genträger klinisch gesund. Eltern der Kranken nicht miteinander blutsverwandt. 10. 8 Fälle ausschließlich männlichen Geschlechts in verschiedenen Generationen einer Sippe. Klinisch gesunde Mütter der Kranken, alle miteinander blutsverwandt. 11. 2 Geschwisterfälle. Gesunde, miteinander blutsverwandte Eltern. 12. Einzelfall. Gesunde Eltern. 13. Einzelfall. „Keine familiäre Disposition". 14. 8 Fälle beiderlei Geschlechts in 3 aufeinanderfolgenden Generationen. Eltern der Kranken nicht miteinander blutsverwandt.

Klinik: 1. Krankheitsbeginn: 3—18, meist 10—14 Jahre, vorwiegend mit Epilepsien oder Myoklonien; epileptisch-myoklonisch-psychisches Leitsyndrom, cerebellar-extrapyramidal-pyramidal-spinales Anhangsyndrom; EEG in späten Krankheitsstadien: Variable, eher mäßige Allgemeinveränderungen und häufige spontane Krampfströme; Sterbealter: 8—58, meist 23—35 Jahre; Krankheitsdauer $2^{1}/_{2}$—45, meist 9—25 Jahre. 2. Krankheitsbeginn: 7—15 Jahre, mit Epilepsien oder Myoklonien; epileptisch-myoklonisch-psychisches Leitsyndrom, pyramidal-cerebellares Anhangsyndrom; EEG in späten Krankheitsstadien: Vorwiegend leichte bis mäßige Allgemeinveränderungen und mäßig häufige spontane Krampfströme; Sterbealter: 26, 29, 34 Jahre; Krankheitsdauer: 16, 17, 27 Jahre. 3. Krankheitsbeginn: 17, 19, 25 Jahre, mit Myoklonien; epileptisch-myoklonisch-psychisch-hirnnervales (Ptosis) Syndrom; kein EEG-Befund; Sterbealter: 2×22 und 46 Jahre; Krankheitsdauer: 5, 3 und 21 Jahre. 4. Krankheitsbeginn: 2—10 Jahre; choreoathetotisch-myoklonisch-epileptisches Syndrom; kein EEG-Befund; Sterbealter: 15, 18, 21 Jahre. 5. Krankheitsbeginn: 6—20 Jahre, häufig in der Kindheit, mit (spino-)cerebellaren Symptomen, teilweise zusammen mit Myoklonien; (spino-)cerebellar-myoklonisch-epileptisches Leitsyndrom, psychisch-extrapyramidal-pyramidales Anhangsyndrom; EEG in späten Krankheitsstadien: Leichte bis mäßige Allgemeinveränderungen, spontane Krampfströme; Sterbealter: 17, 32, 36, 48 Jahre; Krankheitsdauer: 11, 24, 28 und 30 Jahre. 6. Krankheitsbeginn: 2 Monate, mit Myoklonien; myoklonisch-cerebellar-psychisches Syndrom; EEG: Allgemeinveränderungen, keine Krampfströme; Sterbealter: 11 Monate und $4^{1}/_{2}$ Jahre; Krankheitsdauer: 9 Monate und $4^{1}/_{3}$ Jahre. 7. Krankheitsbeginn: 14 Jahre, mit cerebellaren Symptomen und Myoklonien; cerebellar-myoklonisch-epileptisch-psychisches Syndrom; EEG: Mäßige Allgemeinveränderungen, spontane Krampfströme; Sterbealter: 39, 40, 42 Jahre; Krankheitsdauer: 15 Jahre. 8. Krankheitsbeginn: Kindheit bzw. 11 Jahre, mit Epilepsie (?), cerebellaren Symptomen, Myoklonien; epileptisch-pyramidal-psychisch-myoklonisches (atypischerweise), bzw. cerebellar-epileptisch-myoklonisch-psychisches Syndrom, bzw. (spino-)cerebellar-myoklonisch-epileptisch-psychisches Syndrom; EEG in frühem Krankheitsstadium: β-EEG, sehr häufige spontane Krampfströme; Sterbealter: 5, 6, 15, 17 Jahre; Krankheitsdauer: 3 (?), 12 (?), 6 Jahre. 9. Krankheitsbeginn: (Frühe) Kindheit, mit (Grand mal-) Epilepsie, cerebellaren Symptomen; cerebellar-myoklonisch-psychisch-epileptisches Syndrom, bzw. cerebellar-epileptisch-myoklonisch-psychisch-pyramidales Syndrom; kein EEG-Befund. Sterbealter: 27 (Suicid!) bzw. 31 und über 50 Jahre(n); Krankheitsdauer: 25, 30 und ? Jahre. 10. Krankheitsbeginn: 10 und 16 Monate, mit cerebellaren Smptomen; cerebellar-pyramidal-ophthalmologisch-psychisch-extrapyramidal-epileptisches, bzw. cerebellar-extrapyramidal-psychisches Syndrom; EEG in fortgeschrittenen Krankheitsstadien: Allgemeinveränderungen, Herdbefund; Sterbealter: $6^{3}/_{4}$ Jahre; Krankheitsdauer: 6 Jahre. 11. „DCM mit Epilepsie und psychischen Störungen" (keine Befundeinzelheiten). 12. Krankheitsbeginn: 59 Jahre, mit Myoklonien; myoklonisch-cerebellar-psychisches Syndrom; EEG in frühem Krankheitsstadium: Leichte Allgemeinveränderungen und Krampfströme bei Hyperventilation; Sterbealter: 71 Jahre (Suicid!); Krankheitsdauer: 12 Jahre. 13. Krankheitsbeginn: 3 Jahre, mit „Krämpfen" und psychischen Veränderungen; cerebellar-psychisch-epileptisch-myoklonisches Syndrom; EEG: Mäßige bis schwere Allgemeinveränderungen, spontane Krampfströme; Sterbealter: 19 Jahre; Krankheitsdauer: 16 Jahre. 14. Krankheitsbeginn: 52, 40, 27 Jahre, mit cerebellaren Symptomen, Myoklonien; cerebellar-myoklonisches Leitsyndrom, extrapyramidales Anhangsyndrom; kein EEG-Befund; Sterbealter: 67, 63 (Fliegerangriff!), 55 Jahre; Krankheitsdauer: 15, 23, 28 Jahre.

Von den vorstehenden 14 Syndromen lassen sich 6 in drei Untergruppen mit typischen pathomorphologischen und klinischen Befunden zusammenfassen:

Untergruppe a: Recessiv oder dominant erbliche PME-Formen mit degenerativen Veränderungen extrapyramidaler und cerebellarer Neuronensysteme als pathomorphologischem Hauptbefund (Syndrome 1 und 2).

Untergruppe b: Recessiv oder dominant erbliche DCM-Formen mit Zahnkern-Bindearmatrophie als pathomorphologischem Hauptbefund (Syndrome 5 und 7).

Untergruppe c: Recessiv oder dominant erbliche DCM- oder DCM-ähnliche Krankheitsformen mit degenerativen Veränderungen sonstiger cerebellarer Neuronensysteme als pathomorphologischem Hauptbefund (Syndrome 8 und 9).

Zur weiteren nosologischen Klärung bedarf es einer Untersuchung der intra- und interfamiliären Variabilität dieser Syndrome. Von je 2 Geschwisterfällen der Untergruppen a und c (Syndrome 1 und 8) liegen pathomorphologische Befunde vor. Diese sind bei den beiden ersteren hinsichtlich Verteilung und Ausprägung der degenerativen Veränderungen einander sehr ähnlich, die der beiden letzteren hingegen sind deutlich verschieden (= intrafamiliäre Variabilität). Die nicht miteinander blutsverwandten Fälle der einzelnen Syndrome zeigen unterschiedliche Grade von Ähnlichkeit und Verschiedenheit (= interfamiliäre Variabilität). Fast durchweg sind jedoch, unabhängig vom Erbgang, die PME-Fälle hinsichtlich des stärkeren Befalls der *extrapyramidalen,* die DCM-Fälle hinsichtlich des stärkeren Befalls der *cerebellaren* Neuronensysteme einander ähnlich.

Diesen pathomorphologischen (extrapyramidalen-cerebellaren) Schwerpunktsunterschieden entsprechen im klinischen Bild vor allem Unterschiede der Häufigkeit und Ausprägung der cerebellaren Symptome. Geschwisterfälle und nicht miteinander blutsverwandte Fälle der einzelnen Syndrome verhalten sich hinsichtlich Krankheitsbeginn und Krankheitsverlauf überwiegend homotypisch (intra- und interfamiliäre Variabilität).

Es bestehen jedoch auch Überschneidungen der klinischen Merkmalsvariabilität der PME- und DCM-Gruppen: Eine DCM kann wie eine PME mit Epilepsien und/oder Myoklonien beginnen, andererseits kann eine PME in fortgeschrittenen Krankheitsstadien ähnliche cerebellare Symptome wie eine DCM entwickeln. Umgekehrt aber ist ein Krankheitsbeginn mit vorwiegend kinetischen (spino-)cerebellaren und Friedreich-ähnlichen Symptomen bzw. das Freibleiben von cerebellaren Symptomen im Krankheitsverlauf nahezu pathognomonisch für DCM bzw. PME. Die Annahme verschiedener Krankheitsgruppen erscheint daher vorläufig gerechtfertigt. (Der Datenvergleich mit den klinisch wahrscheinlichen Fällen bestätigt diese Annahme; s. Teilkapitel 5.2.)

Vom pathomorphologischen Standpunkt wird man die PME mit leichteren oder schwereren degenerativen Veränderungen einzelner Zwischen- und Mittelhirnkerne, der Oliven, des Zahnkerns und der Kleinhirnrinde heuristisch einem bislang noch nicht beschriebenen Typ kombinierter *extrapyramidal-cerebellarer Systematrophie* zuordnen. In Anbetracht des oft wenig „systematischen" Charakters dieser Atrophien könnte man auch von einem „abiotrophischen Prozeß" i. S. GOWERS' sprechen. Die DCM mit Zahnkern-Bindearmatrophie als pathomorphologischem Hauptbefund darf in Anlehnung an HALLERVORDEN (1936) und ULE (1957) den *systematischen Atrophien der Kleinhirnkerne* zugerechnet werden. Hier verrät die häufige Beteiligung der Hinter- und Seitenstränge des Rückenmarks die nosologische „Nähe" zu den spinoponto-cerebellaren Systematrophien (WELTE, 1939). Die DCM oder DCM-ähnlichen Krankheitsbilder mit degenerativen Veränderungen sonstiger cerebellarer Neuronensysteme als pathomorphologischem Hauptbefund schließlich gehören wahrscheinlich zur Gruppe der *olivo-ponto-cerebellaren* oder *cerebello-olivären Atrophien.* Die Gegenbeispiele von Fällen mit Friedreichscher Strangatrophie des Rückenmarks und kombinierter Zahnkern-Bindearmatrophie, mit olivo-ponto-cerebellaren, cerebello-olivären oder sonstigen Kleinhirnatrophien *ohne* das klinische Bild der DCM lassen auf eine zusätzliche funktionelle Komponente schließen, die, wie auch der degenerative Prozeß selbst, offenbar erblich bedingt ist. Die DCM-(ähnlichen)Formen erscheinen demnach als genetisch selbständige Varianten oder Biotypen der genannten Systematrophien (vgl. PRATT, 1967).

Die nosologische Stellung der restlichen 8 Syndrome ist nicht mit demselben Wahrscheinlichkeitsgrad bestimmbar. Die Mehrzahl von ihnen läßt an eine Zugehörigkeit zur Gruppe der *atypischen, vorwiegend extrapyramidal-cerebellaren Systematrophien* denken (vgl. VERHAART, 1958).

Hinsichtlich der biochemischen Grundstörungen der degenerativen, lichtmikroskopisch von jeder Substanzspeicherung freien Prozesse sind bei den recessiv erblichen Krankheitsformen in erster Linie primäre (Nerven-) Zelleiweißstoffwechselstörungen, bei den dominant erblichen Krankheitsformen primäre (Nerven-) Zelleiweißstrukturveränderungen (mit sekundären Stoffwechselstörungen?) zu vermuten. Eine vereinzelt pathologische Aminoacidurie ist hier vielleicht ein erster Hinweis.

Teilkapitel 5.2: Ergebnisse der genetischen und klinischen Datenauswertung sowie Datenvergleich der klinisch wahrscheinlichen und histologisch gesicherten PME- und DCM-Fälle.

Genetische und klinische Ähnlichkeiten bedeuten selbstverständlich nicht die Identität mit dem jeweils verglichenen, histologisch gesicherten Syndrom.

1. Klinisch wahrscheinliche PME-Fälle

a) Wahrscheinlich autosomal-recessiv erbliche PME-Fälle

aa) 16 PME-Geschwister- und 2 Einzelfälle (mit Blutsverwandtschaft der Eltern) mit kürzerem Krankheitsverlauf und vorwiegend schwerer Symptomenausprägung. Krankheitsbeginn, Krankheitsverlauf, EEG-Befunde, Sterbealter, Häufigkeit der Blutsverwandtschaft unter den Eltern der Kranken und fragliche klinische Heterozygotenbefunde sind denen der autosomal recessiv erblichen Früh- oder Hauptform der PME des Typs Lafora sehr ähnlich.

ab) 50 PME-Geschwisterfälle und 1 PME-Einzelfall (mit Blutsverwandtschaft der Eltern) mit längerem Krankheitsverlauf und vorwiegend leichter Symptomenausprägung. Krankheitsbeginn, Krankheitsverlauf, EEG-Befunde, Sterbealter, Häufigkeit der Blutsverwandtschaft unter den Eltern der Kranken sind am ehesten denen der autosomal recessiv erblichen PME mit degenerativen Veränderungen extrapyramidaler und cerebellarer Neuronensysteme als pathomorphologischem Hauptbefund ähnlich. Als fragliche klinische Heterozygotenbefunde sind Epilepsien, Myoklonien, Psychosen und Psychopathien anzusehen. Ein fraglicher biochemischer Homozygotenbefund ist die leicht erhöhte Aminoacidurie zweier Fälle.

ac) Die 14 PME-Geschwister- und 4 Einzelfälle LUNDBORGS. Es bestehen Ähnlichkeiten hinsichtlich des Krankheitsbeginns, des epileptisch-myoklonisch-psychischen Leitsyndroms im Krankheitsverlauf und der fraglichen klinischen Heterozygotenbefunde mit der autosomal recessiv erblichen PME mit degenerativen Veränderungen extrapyramidaler und cerebellarer Neuronensysteme als pathomorphologischem Hauptbefund. Cerebellare Symptome werden hier allerdings völlig vermißt; Psychosen treten seltener, extrapyramidale Symptome häufiger auf. Auch liegen das Sterbealter und die Krankheitsdauer im oberen Extrembereich höher. 16 von 18 Eltern waren alle miteinander blutsverwandt.

ad) Die 24 PME-Geschwister- und 21 Einzelfälle HARENKOS *und* TOIVAKKAS, *die eine zwanglose Zuordnung zu einer der vorstehenden Gruppen nicht erlauben.* Krankheitsbeginn, epileptisch-myoklonisch-psychisches Leitsyndrom im Krankheitsverlauf, EEG-Befunde sowie fragliche klinische Heterozygotenbefunde sind denen der autosomal recessiv erblichen PME mit degenerativen Veränderungen extrapyramidaler und cerebellarer Neuronensysteme als pathomorphologischem Hauptbefund ähnlich. Cerebellare Symptome sind hier jedoch seltener; auch liegen Sterbealter und Krankheitsdauer im oberen Extrembereich und den Mittelwerten niedriger.

b) 39 wahrscheinlich autosomal dominant erbliche PME-Fälle

Es bestehen Ähnlichkeiten hinsichtlich des Krankheitsbeginns (teilweise), des Krankheitsverlaufes, der EEG-Befunde, des Sterbealters und der Krankheitsdauer mit der autosomal dominant erblichen PME mit degenerativen Veränderungen extrapyramidaler und cerebellarer Neuronensysteme als pathomorphologischem Hauptbefund. Das Überspringen einer Generation von Merkmalsträgern wird beobachtet. Keine Blutsverwandtschaft der Eltern der Kranken.

c) Fraglich unregelmäßig autosomal dominant erbliche PME-Fälle

Hier sind nicht selten sogar zwei Generationen von Merkmalsträgern übersprungen. Keine Blutsverwandtschaft der Eltern der Kranken. Abortivformen oder „formes frustes" kommen vor.

d) Fragliche PME-Sonderformen

Eine vermutlich autosomal dominant erbliche PME-Form mit Retinitis pigmentosa, eine vermutlich autosomal recessiv erbliche PME-Form mit Opticusatrophie sowie eine weitere, wahrscheinlich autosomal recessiv erbliche PME-Form mit Taubstummheit.

e) 60 PME-Geschwister- und Einzelfälle (?) mit unklarem Erbgang

Teils fehlen hier genetische oder klinische Angaben über weitere Fälle in der Blutsverwandtschaft der Kranken, teils finden sich neuropsychiatrische Erkrankungen oder Anomalien (Myoklonien, Epilepsien, Psychopathien), die an autosomal dominante Heterozygotenmanifestationen — bei stark schwankender Expressivität — denken lassen.

f) PME-Einzelfälle ohne Blutsverwandtschaft der Eltern

Diese Fälle bleiben außer Betracht.

2. Klinisch wahrscheinliche DCM- und DCM ähnliche Fälle

a) 18 wahrscheinlich autosomal recessiv erbliche DCM-Geschwister- und 2 Einzelfälle (mit Zugehörigkeit zu einer DCM-Sippe oder mit Blutsverwandtschaft der Eltern)

Diese Fälle sind in Krankheitsbeginn, Krankheitsverlauf und EEG-Befunden der autosomal recessiv erblichen DCM mit Zahnkern-Bindearmatrophie als pathomorphologischem Hauptbefund ähnlich. Fragliche klinische Heterozygotenbefunde sind hier

u. a. Sehnenhypo- oder -areflexie, Blickrichtungsnystagmus und Dysdiadochokinese.
6 von 18 Eltern waren miteinander blutsverwandt. 1 Fall blieb bis zum Zeitpunkt der
Untersuchung frei von cerebellaren Symptomen. 1 Fall verstarb nach kurzer Krankheitsdauer im Alter von 6 Jahren. Bei der Mehrzahl der Fälle beträgt die Krankheitsdauer zum Zeitpunkt der Untersuchung mehr als 10 Jahre.

b) 3 Geschwister- und 6 Einzelfälle (?) der autosomal recessiv erblichen Friedreichschen Ataxie mit Myoklonien

Diese Fälle lassen sich klinisch nicht sicher von DCM-Fällen mit Friedreich-ähnlichem Syndrom der Gruppe 2 a unterscheiden.

c) Fraglich oder wahrscheinlich autosomal dominant erbliche DCM-Fälle

*ca) 24 DCM-Sippenfälle — ohne Grand mal-Epilepsie — ohne Friedreich-ähn-
liches Syndrom.* Histologisch gesicherte, i. e. S. klinisch vergleichbare Fälle fehlen.
Kinetische cerebellare Symptome, insbesondere der Hände und Arme, beherrschen das
klinische Bild. Keine psychischen oder elektroencephalographischen Veränderungen.
Die Lebenserwartung erscheint nicht verkürzt. Überspringen einer Generation von
Merkmalsträgern wird beobachtet.

*cb) 7 DCM-Sippenfälle — ohne Grand mal-Epilepsie — mit Friedreich-ähnlichem
Syndrom.* Auch hier fehlen histologisch gesicherte, i. e. S. vergleichbare Fälle. Das
Krankheitsbild ist durch vorwiegend kinetische cerebellare Symptome, betont an
Armen und Händen, evtl. zusammen mit Friedreich-ähnlichem Syndrom, leichtere
psychische und (teilweise) elektroencephalographische Veränderungen gekennzeichnet.
Überspringen einer Generation von Merkmalsträgern ist offenbar möglich.

*cc) 20 DCM-Sippenfälle — mit Grand mal-Epilepsie — ohne Friedreich-ähnliches
Syndrom.* Es bestehen klinische Ähnlichkeiten mit der vermutlich autosomal dominant
erblichen DCM-ähnlichen Krankheitsform mit degenerativen Veränderungen cerebellarer Neuronensysteme als pathomorphologischem Hauptbefund (HÄNEL u. BIEL-
SCHOWSKY, 1915). Abortivformen mit episodischen „Kopfzuckungen" scheinen vorzukommen.

*cd) 10 DCM-Sippenfälle — mit Grand mal-Epilepsie — mit Friedreich-ähnlichem
Syndrom.* Die klinische Symptomatik dieser Fälle ist wiederum der vermutlich autosomal dominant erblichen DCM-ähnlichen Krankheitsform mit degenerativen Veränderungen cerebellarer Neuronensysteme als pathomorphologischem Hauptbefund
(HÄNEL u. BIELSCHOWSKY, 1915) am ehesten ähnlich. Die Merkmalsmanifestation kann
ganz unterbleiben.

d) 40 fraglich oder wahrscheinlich autosomal dominant erbliche DCM-ähnliche Fälle

20 Fälle zeigen ein stärker ausgeprägtes statisches cerebellares Syndrom und
Rumpfasynergie; sie ähneln darin der vermutlich autosomal dominant erblichen
DCM-ähnlichen Krankheitsform mit degenerativen Veränderungen cerebellarer
Neuronensysteme als pathomorphologischem Hauptbefund (MYLE u. VAN BOGAERT,
1949). Die klinische Symptomatik der restlichen 20 Fälle ist am ehesten der autosomal
dominant erblichen DCM mit Zahnkern-Bindearmatrophie als pathomorphologischem
Hauptbefund vergleichbar.

e) 11 (17) DCM-Fälle mit unklarem Erbgang

Unter den Blutsverwandten der Kranken finden sich leichtere neuropsychiatrische
Anomalien (u. a. „Lidflattern", „Gesichtszuckungen"), die autosomal dominanten

Heterozygotenmanifestationen — bei stark schwankender Expressivität — entsprechen könnten.

f) 4 fragliche DCM-Sonderformen mit wahrscheinlich autosomal dominantem Erbgang

1. Ataxie der Beine und nächtliche Myoklonien, 2. nächtlicher generalisierter Tremor und/oder Myoklonien, vorwiegend kinetische cerebellare Symptome, teilweise zusammen mit Friedreich-ähnlichem Syndrom, Grand mal-Epilepsie sowie leichte psychische und elektroencephalographische Veränderungen, 3. vorwiegend kinetisches cerebellares Syndrom, Wesensänderung, Psychose, Muskelhypertonie und Myoklonien, 4. cerebellare Ataxie und/oder Taubheit und/oder Myoklonien und/oder Epilepsien, teilweise zusammen mit Krampfströmen im EEG.

g) 24 DCM-Einzelfälle ohne Blutsverwandtschaft der Eltern

Diese Fälle bleiben außer Betracht.

Der Vergleich wichtiger genetischer und klinischer Daten der klinisch wahrscheinlichen und histologisch gesicherten Fälle der PME und DCM bestätigt die Heterogenie dieser Krankheitsgruppen. Durchweg sind die verschieden erblichen PME-Gruppen einander klinisch ähnlicher als die gleichartig erblichen PME- und DCM-Gruppen. Die klinische Homotypie unter Geschwisterfällen ist deutlich. Aber auch bei den stärker variierenden dominant erblichen Sippenfällen besteht keine nennenswerte Überschneidung hinsichtlich der nosologisch richtungweisenden cerebellaren Symptomatik. Cerebellare Symptome, bei den dominant erblichen PME-Formen in der Regel fehlend, bei den recessiv erblichen PME-Formen in späteren Krankheitsstadien selten nachweisbar, stehen bei den DCM-Formen beider Erbgänge im Vordergrund des klinischen Bildes. Die Unterteilung der letzteren Fälle nach dem Vorhanden- oder Nichtvorhandensein einer Grand mal-Epilepsie (BECKER, 1966) und/oder eines Friedreich-ähnlichen Syndroms (DIEBOLD, 1968) erscheint jedoch nosologisch fragwürdig. Denn diese Gruppierung orientiert sich an der Symptomatik der Ausgangsfälle, und nur ein Teil der Sekundärfälle stimmt darin überein. Die klinische Variabilität der autosomal dominant erblichen PME- und DCM-Formen ist groß, und nicht selten kommen „formes frustes" vor. Öfter wird auch eine Generation von Merkmalsträgern übersprungen. In der autosomal dominant erblichen DCM-Gruppe finden sich Krankheitsformen, die klinisch als eine Kombination mit P. Mariescher Ataxie imponieren. Eine Klärung der nosologischen Stellung der verschiedenen fraglichen Sonderformen der PME und DCM wird erst aufgrund histologischer Zusatzbefunde möglich sein.

Im klinisch wahrscheinlichen Gesamtmaterial beträgt das Häufigkeitsverhältnis der PME- und DCM-Fälle 2:1 (344:175), das der autosomal recessiv und dominant erblichen PME-Fälle 1½:1 (136:92), das der autosomal recessiv und dominant erblichen DCM-Fälle 1:6 (20:120). Auch dieser Befund spricht für die Annahme verschiedener Krankheitsgruppen.

Kapitel 6: Die drei nachinfantilen MVI. Pathomorphologie, Genetik und Klinik der drei nachinfantilen Formen der amaurotischen Idiotie lassen charakteristische Unterschiede zwischen den Fällen *mit* und *ohne* (beschriebene) Myoklonien nicht erkennen. Die biochemische Definition der in dieser Gruppe zusammengefaßten Lipoidosen ist bisher erst ansatzweise gelungen. Neuere Befunde stützen die Vermutung, daß es sich um Ceroidlipofuscinosen (LOWENTHAL u. ZEMAN, 1968; ZEMAN u. DONAHUE, 1968) und/oder GM-2-Gangliosidosen mit partiellen Hexosaminidase-A-Defekten (PILZ, 1970) handeln könnte. SEITELBERGERs et al. (1966) Annahme einer Gangliosid-

freien Lipoidose mit kugeligen, eiweißhaltigen Zelleinschlüssen (= „Myoklonuskörperchen vom Proteintyp") als eines genetisch selbständigen Biotyps der amaurotischen Idiotie erscheint fragwürdig. Die Kennzeichnung dieser Fälle als „myoklonische Varianten" ist mißverständlich und daher unzweckmäßig. Vielmehr muß diese Kennzeichnung vorläufig *klinischen Krankheitstypen* vorbehalten bleiben, deren nosologische Stellung jedoch erst nach biochemischer Definition der drei nachinfantilen Formen der amaurotischen Idiotie wird geklärt werden können. Derzeit steht nur soviel fest: Myoklonien sind nicht wie bei PME und (weniger) bei DCM ein obligates Symptom der drei nachinfantilen Formen der amaurotischen Idiotie. Zweifellos aber beanspruchen die Fälle *mit* Myoklonien (= myoklonische Varianten) ein großes differentialdiagnostisches Interesse.

Spätinfantile MVI

Pathomorphologie: Generalisierte Schaffersche Zelldegeneration sowie intraneuronale und -gliale Lipoidspeicherung, insbesondere der Kleinhirnrinde. Die gespeicherten Lipoide haben körnige Struktur, histochemisch enthalten sie ein Gangliosid und eine Glykolipoid-Proteinverbindung mit geringer Beimengung von Sphingomyelin. Daneben finden sich bei vielen Fällen kugelige Zelleinschlüsse, die histochemisch einer Proteinverbindung mit einem Lipoid- und Kohlenhydratanteil entsprechen.

Genetik: 21 Einzelfällen stehen 17 Geschwisterfälle gegenüber. 11% der Eltern sind miteinander blutsverwandt. Fragliche oder wahrscheinliche klinische Heterozygotenbefunde: u. a. Epilepsien, „Tics", Oligophrenie, Psychopathien; Vacuolisierung des Lymphocytenplasmas (letztere auch bei Homozygoten).

Klinik: Krankheitsbeginn: 1—6, meist 2—2½ Jahre, vorzugsweise mit psychischen Veränderungen und/oder Epilepsien. Psychisch-myoklonisch-epileptisch-cerebellar-ophthalmologisch-pyramidales Leitsyndrom, extrapyramidal-bulbäres Anhangsyndrom. EEG in späten Krankheitsstadien: Mäßige und schwere Allgemeinveränderungen sowie mäßig häufige spontane Krampfströme. Sterbealter: 4—9;6, meist 4—7;5 Jahre. Krankheitsdauer: 1—6;6, meist 2—5 Jahre.

Juvenile MVI

Pathomorphologie: Vergleichsweise schwächer ausgeprägte Schaffersche Zelldegeneration und Lipoidspeicherung. Meist ist jedoch die Kleinhirnrinde gleich stark, der Hirnstamm und das Rückenmark sind häufig weniger stark, einzelne Hirnabschnitte kaum betroffen.

Genetik: Es finden sich 11 Geschwister- und 3 Einzelfälle. 33% der Eltern sind miteinander blutsverwandt. Fragliche oder wahrscheinliche klinische Heterozygotenbefunde: Epilepsien, Oligophrenie; Vacuolisierung des Lymphocytenplasmas (letztere auch bei Homozygoten).

Klinik: Krankheitsbeginn: 4—16, meist 7—10 Jahre, vorzugsweise mit psychischen Veränderungen und/oder Sehstörungen. Psychisch-myoklonisch-epileptisch-cerebellar-ophthalmologisches Leitsyndrom, pyramidal-extrapyramidal-bulbäres Anhangsyndrom. EEG in späteren Krankheitsstadien: Mäßige und schwere Allgemeinveränderungen, eher seltene spontane Krampfströme. Sterbealter: 11—26, meist 14—18 Jahre. Krankheitsdauer: 3—19, meist 3—8 Jahre.

Adulte MVI

Pathomorphologie: Vergleichsweise am schwächsten ausgeprägte Schaffersche Zelldegeneration und Lipoidspeicherung. Hauptsitz sind die motorischen Kerne des Hirnstamms und Rückenmarks sowie das Ammonshorn und die Kleinhirnrinde. Die Großhirnrinde ist meist nur gering, einzelne Hirnabschnitte sind kaum oder gar nicht betroffen.

Genetik: 11 Einzelfällen stehen 8 Geschwisterfälle gegenüber. 28%/o der Eltern sind
miteinander blutsverwandt. Fragliche klinische Heterozygotenbefunde: Psychopathien,
sonstige psychische Auffälligkeiten; Vacuolisierung des Lymphocytenplasmas (?).

Klinik: Krankheitsbeginn: 3—59, meist 13—34 Jahre, vorzugsweise mit psychischen Veränderungen und/oder cerebellaren Symptomen. Cerebellar-myoklonisch-
psychisch-extrapyramidal-pyramidales Leitsyndrom, epileptisch-hirnnerval-ophthalmologisches Anhangsyndrom. EEG in späten Krankheitsstadien: Leichte bis mäßige Allgemeinveränderungen, kaum spontane Krampfströme.

Fragliche Sonderformen der amaurotischen Idiotie mit und ohne Myoklonien

Hierher gehört eine wahrscheinlich ebenfalls autosomal-recessiv erbliche Form der
spätinfantilen MVI. Krankheitsbeginn: 4—5 Jahre, mit Myoklonien. Krankheitsverlauf: Myoklonisch-psychisch-cerebellar-epileptisch-extrapyramidales Syndrom. Sterbealter: 6—7 Jahre. Pathomorphologie: Intracytoplasmatische, vereinzelt auch intranucleäre (?), Polysaccharid-haltige Zelleinschlüsse sehr unterschiedlicher Form (nicht
identisch mit Laforakörperchen) des ZNS sowie des neurovegetativen und lymphatischen Systems. Verhältnismäßig geringe Lipoidspeicherung in den Ganglienzellen
der Groß- und Kleinhirnrinde. Fragliche klinische Heterozygotenbefunde: Psychopathien, Oligophrenie. Die Eltern der Kranken waren möglicherweise miteinander
blutsverwandt.

Im übrigen scheint in mehreren Sippen mit histologisch gesicherter juveniler und/
oder adulter amaurotischer Idiotie (unregelmäßiger) autosomal-dominanter Erbgang
vorzuliegen (darunter auch ein Fall mit Myoklonien).

*Kapitel 7: Psychopathologie der erblichen myoklonisch-epileptisch-dementiellen
Kernsyndrome.* Man findet hier chronischen psychoorganischen Abbau der Intelligenz
und Persönlichkeit, akute bzw. episodische exogene und endoforme Psychosen sowie
reaktive psychische Störungen. Die verschiedenen Krankheitsformen oder engeren
Krankheitsgruppen unterscheiden sich vor allem hinsichtlich der Schweregrade und der
Progredienz des psychoorganischen Abbaus sowie der Häufigkeit begleitender Psychosen. So sind rasch progredienter psychoorganischer Abbau der Intelligenz und Persönlichkeit (mit Störungen der Konzentration, der Auffassung, des Gedächtnisses, der
Kritik, des Urteils, des Affekts und Antriebs) sowie häufige exogene und endoforme
Psychosen (amentiell-delirante Episoden, Dämmerzustände, paranoid-halluzinatorische
Episoden, depressiv-dysphorische Verstimmungszustände) typisch für die autosomal
recessiv erbliche Früh- oder Hauptform der PME des Typs Lafora. Zu Zeiten seltener
epileptischer Anfälle und häufiger Myoklonien treten die psychischen Veränderungen
stärker hervor. In den Krankheitsendstadien werden wechselweise euphorische Indolenz oder stumpfe Apathie und triebhafte Enthemmung oder leichte Bewußtseinstrübung beobachtet. Zwangsaffekte stellen sich ein. Demgegenüber kennzeichnen geringere Schweregrade und langsamere Progredienz des psychoorganischen Abbaus sowie seltenere episodische Psychosen die Psychopathologie der autosomal recessiv erblichen Spätform der PME des Typs Lafora und der autosomal recessiv erblichen
„acorpusculären" Form. Bei den meist langsam progredienten, autosomal recessiv
oder dominant erblichen degenerativen PME- und DCM-Formen schließlich können
chronische psychoorganische Veränderungen der Persönlichkeit — ohne sichere Be-

teiligung der Intelligenz — das psychopathologische Verlaufsbild beherrschen. Die Schweregrade der vorwiegenden EEG-Allgemeinveränderungen korrelieren mit denen des psychoorganischen Abbaus. Unter den Blutsverwandten der autosomal recessiv erblichen Früh- oder Hauptform der PME des Typs Lafora kommen Psychopathien, endoforme und endogene (?) Psychosen anscheinend leicht gehäuft vor. — „Myoklonische" und „nichtmyoklonische Varianten" der drei wahrscheinlich autosomal recessiv erblichen nachinfantilen Formen der amaurotischen Idiotie unterscheiden sich hinsichtlich ihrer Psychopathologie ebensowenig wie hinsichtlich ihrer sonstigen Klinik (Myoklonien ausgenommen). Dagegen unterscheiden sich nach Schweregrad und Progredienz des psychoorganischen Abbaus sowie Häufigkeit begleitender Psychosen die drei nachinfantilen MVI untereinander. Schweren, rasch progredienten hirnorganischen Abbau (einschließlich der Statomotorik) und keine sicheren Psychosen beobachtet man bei der spätinfantilen MVI, ebenfalls schweren, jedoch langsamer progredienten psychoorganischen Abbau und mäßig häufige Psychosen bei der juvenilen MVI. Bei der adulten MVI schließlich herrschen mittlere Demenzgrade vor, und einzelne Fälle lassen eindeutig progredienten psychoorganischen Abbau sogar vermissen. Auffallend häufig begleiten insbesondere schizoforme Psychosen den Krankheitsverlauf der adulten MVI; Verwechslungen mit „Pfropfschizophrenien" sind hier leicht möglich. Auch bei den drei nachinfantilen MVI korrelieren die Schweregrade der vorwiegenden EEG-Allgemeinveränderungen mit denen des psychoorganischen Abbaus. Unter den Blutsverwandten der Kranken finden sich (leicht gehäuft?) Oligophrene.

Kapitel 8: *Differentialdiagnose der erblichen myoklonisch-epileptisch-dementiellen Kernsyndrome.* A. Differentialdiagnose gegenüber exogenen dementiellen und/oder epileptischen und/oder myoklonischen Syndromen. B. Differentialdiagnose ihrer verschieden erblichen Krankheitsformen. C. Differentialdiagnose gegenüber sonstigen erblichen dementiellen und/oder epileptischen und/oder myoklonischen Syndromen.

Ad A

Stets ist zuerst die Frage der Erbbedingtheit oder Exogenie des jeweiligen Krankheitsbildes zu klären. Bezüglich der weiteren Differentialdiagnose gegenüber exogenen dementiellen und/oder epileptischen und/oder myoklonischen oder ähnlichen Syndromen wird auf eine eigene frühere Arbeit (DIEBOLD, 1968) verwiesen.

Ad B

1. Recessiv erbliche Krankheitsgruppe. Erkrankungsalter unter 10 Jahren spricht am ehesten für DCM, spätinfantile oder juvenile MVI, Erkrankungsalter über 10 Jahren am ehesten für PME und adulte MVI. Cerebellare bzw. ophthalmologische Erstsymptome sind für DCM bzw. juvenile MVI typisch. Epilepsien und Myoklonien hingegen sind uncharakteristische Erstsymptome.

Im Krankheitsverlauf bestimmen Epilepsien (vor allem Grand mal), Myoklonien und psychische Veränderungen das Leitsyndrom der PME; die Symptomenausprägung ist bei der Früh- oder Hauptform im allgemeinen stärker als bei der Spätform des Typs Lafora und der PME des degenerativen Typs. Cerebellare Symptome finden sich im Anhangsyndrom aller drei PME-Formen. (Spino-)cerebellare Symptome, Myoklonien, Epilepsien (vor allem Grand mal) und psychische Veränderungen bilden das Leitsyndrom der DCM. Die spätinfantile und juvenile MVI zeigen übereinstimmend als Leitsyndrom psychische Veränderungen, Myoklonien, Epilepsien (vor allem Grand mal), cerebellare, ophthalmologische (und Pyramiden-)Symptome. Tapetoretinale

Degeneration und/oder Opticusatrophie der beiden letzteren Syndrome sind nur beschränkt (s. Abschnitt 5.2.1.4) brauchbare differentialdiagnostische Kriterien gegenüber PME und DCM. Schwierig ist die Differentialdiagnose zwischen DCM (mit Zahnkern-Bindearmatrophie als pathomorphologischem Hauptbefund) und adulter MVI, da cerebellare Symptome, Myoklonien und psychische Veränderungen in beiden Leitsyndromen angetroffen werden. Extrapyramidale Symptome, insbesondere Hyperkinesen, treten jedoch häufiger bei der adulten MVI als der DCM auf. Neben spontanen Krampfströmen kennzeichnen mäßige und schwere Allgemeinveränderungen in späten Krankheitsstadien die EEGs der Früh- oder Hauptform der PME des Typs Lafora sowie der spätinfantilen und juvenilen MVI, leichte und mäßige Allgemeinveränderungen die EEGs der Spätform der PME des Typs Lafora, der PME des degenerativen Typs, der DCM und der adulten MVI. Die Krampfstromaktivität scheint bei der juvenilen und adulten MVI am schwächsten zu sein.

Tod unter 10 Jahren ist am ehesten für die spätinfantile MVI, Tod um 20 Jahre am ehesten für die Früh- oder Hauptform der PME des Typs Lafora oder die juvenile MVI, Tod um 30 Jahre am ehesten für PME des degenerativen Typs oder DCM (mit Zahnkern-Bindearmatrophie als pathomorphologischem Hauptbefund), Tod über 40 Jahren am ehesten für die Spätform der PME des Typs Lafora oder die adulte MVI typisch.

2. Dominant erbliche Krankheitsgruppe. Ein Krankheitsbeginn in früher Kindheit spricht auch hier am ehesten für DCM. Das Erkrankungsalter der PME streut sehr breit, von der späten Kindheit bis ins höhere Erwachsenenalter. Cerebellare Erstsymptome sind für DCM typisch. Myoklonien und/oder Epilepsien (vor allem Grand mal) hingegen kommen als Erstsymptome nicht nur bei PME vor.

Im Krankheitsverlauf stellen Epilepsien (vor allem Grand mal), Myoklonien und psychische Veränderungen das Leitsyndrom der PME dar; selten werden hier Pyramiden- und noch seltener cerebellare Symptome beobachtet. Bei DCM hingegen beherrschen die (insbesondere kinetischen) cerebellaren Symptome das klinische Bild; daneben finden sich Myoklonien, Epilepsien (vor allem Grand mal), psychische Veränderungen und evtl. Pyramidensymptome. Das EEG enthält bei PME und DCM übereinstimmend vorwiegend leichte und mäßige Allgemeinveränderungen sowie seltene oder mäßig häufige spontane Krampfströme; Krampfströme können aber auch bei einzelnen Untersuchungen ganz fehlen.

Das in dieser Krankheitsgruppe meist höhere Sterbealter und der langsam progrediente Krankheitsverlauf bieten keine differentialdiagnostischen Kriterien.

Ad C

1. Recessiv erbliche Krankheitsgruppe. Besprechung der Differentialdiagnose gegenüber der Hallervorden-Spatzschen Krankheit, der Friedreichschen Ataxie und der hepatolenticulären Degeneration Westphal-Strümpell-Wilson.

2. Dominant erbliche Krankheitsgruppe. Besprechung der Differentialdiagnose gegenüber der essentiellen Myoklonie, der Creutzfeldt-Jakobschen Krankheit, der P. Marieschen Ataxie, der akuten intermittierenden familiären Ataxie, dem essentiellen Tremor und der Chorea Huntington.

Kapitel 9: Eugenik der erblichen myoklonisch-epileptisch-dementiellen Kernsyndrome. Die Häufigkeit der DCM in der Bundesrepublik Deutschland wird (ohne Erbgangsdifferenzierung) größenordnungsmäßig auf 1:500 000 bis 1:1 000 000 geschätzt. Die Häufigkeit der PME (gleichfalls ohne Erbgangsdifferenzierung) scheint höher zu liegen, größenordnungsmäßig vermutlich zwischen 1:250 000 bis 1:500 000.

Die juvenile amaurotische Idiotie kommt in Schweden in einer Häufigkeit von 1 : 26 000 bis 1 : 50 000 vor. Anhaltspunkte zur — wenn auch nur größenordnungsmäßigen — Schätzung der Häufigkeiten der myoklonischen Varianten unter den drei nachinfantilen Formen der amaurotischen Idiotie fehlen.

Die genetische Beratung wird an 3 Modellsituationen erörtert: 1. Vorkommen neuropsychiatrischer Krankheiten oder Auffälligkeiten in der Blutsverwandtschaft der Ratsuchenden, 2. Vorkommen klinisch wahrscheinlicher oder histologisch gesicherter, recessiv erblicher myoklonisch-epileptisch-dementieller Syndrome in der Blutsverwandtschaft der Ratsuchenden, 3. Vorkommen klinisch wahrscheinlicher oder histologisch gesicherter, dominant erblicher myoklonisch-epileptisch-dementieller Syndrome in der Blutsverwandtschaft der Ratsuchenden.

Da einfache „genuine" Epilepsien und/oder Myoklonien und/oder EEG-Anomalien und/oder verschiedenartige Psychopathien und/oder Schizophrenie-ähnliche oder sonstige Psychosen und/oder Oligophrenie fragliche klinische Heterozygotenbefunde der erblichen myoklonisch-epileptisch-dementiellen Kernsyndrome darstellen, wird man die Ratsuchenden (evtl. auch sonstige Blutsverwandten) zunächst neuropsychiatrisch und elektroencephalographisch untersuchen. Man wird auf diese Weise schwer erkennbare Abortivformen bei (unregelmäßig) autosomal dominantem Erbgang mit stark schwankender Expressivität oder präklinische Krankheitsstadien auszuschließen versuchen. Zur Bestimmung der Heterozygoten sollte man bei Verdacht auf die Früh- oder Hauptform der PME des Typs Lafora oder auf die MVI auch nach einer Erhöhung der Mucopolysaccharid-Harnausscheidung und einer Lymphocytenplasmavacuolisierung fahnden.

Im übrigen orientiert sich die genetische Beratung an dem bei allen autosomal recessiv oder dominant erblichen Krankheiten gegebenen Erkrankungsgrundrisiko von 25% bei Kindern heterozygoter, klinisch nicht gleichartig kranker Eltern, bzw. von 50% bei Geschwistern und Kindern eines heterozygoten, klinisch gleichartig kranken Elters.

Anregungen für künftige Untersuchungen: Histologisch (evtl. schon durch Muskel-, Rectum- oder Leberbiopsie) gesicherte Einzel- und Geschwisterfälle myoklonisch-epileptisch-dementieller Kernsyndrome sollten wegen ihres seltenen Vorkommens auch in Zukunft stets mitgeteilt werden. Dabei ist jedoch zu berücksichtigen, daß die Genetik neben der Pathomorphologie und der Klinik eine *gleichrangige nosologische Dimension* darstellt, und daß Hinweise wie „FA o. B." oder dergleichen keineswegs genügen. Ein erheblicher Teil der Literaturfälle ist aus diesem Grunde nicht oder nur beschränkt verwertbar. In ihrer Pathomorphologie und Klinik völlig übereinstimmende, oder besser: nicht unterscheidbare, erbliche Krankheitsbilder sind trotzdem verschieden hinsichtlich ihrer biochemischen Grundstörungen, wenn sie heterogen, also beispielsweise teils autosomal recessiv, teils autosomal dominant erblich sind. Dies trifft für die myoklonisch-epileptisch-dementiellen Kernsyndrome, vermutlich sogar einschließlich der MVI, zu.

Es sollten möglichst viele Sippenmitglieder, zumindest aber die nächsten Blutsverwandten (Eltern, Geschwister, Kinder) neuropsychiatrisch und elektroencephalographisch untersucht, und es sollte aufgrund dieser Befunde und der Angaben ein mindestens 3 Generationen umfassender Stammbaum angefertigt und der Veröffentlichung beigegeben werden. Eine solche Materialdokumentation würde künftige nosologische Untersuchungen sehr erleichtern.

Mehr Aufmerksamkeit sollte in Zukunft den myoklonisch-epileptisch-dementiellen Kernsyndromen des degenerativen Typs geschenkt werden. Die bislang vorliegenden

Befunde lassen eine Fülle verschiedener Krankheitsformen vermuten. Sicher ist bei nachweisbarer Erblichkeit Vorsicht geboten bezüglich der Klassifizierung als „unspezifischer degenerativer Veränderungen". Geneffekte sind stets spezifisch und hier nicht nur mit klassischen Systematrophien des ZNS vereinbar.

Eine endgültige nosologische Klärung all dieser Syndrome ist jedoch erst von der Biochemie zu erhoffen. Diese Forschungen werden sich bei den PME des Typs Lafora auf den Mucopolysaccharid-, bei allen Formen der amaurotischen Idiotie auf den Lipoidstoffwechsel der (Nerven-)Zellen richten müssen. Einige Befunde lassen (primäre oder sekundäre) Eiweißstoffwechselstörungen der Nervenzellen bei den myoklonisch-epileptisch-dementiellen Kernsyndromen des degenerativen Typs vermuten. Die biochemische Definition dieser Syndrome bleibt unabdingbare Voraussetzung einer in Zukunft vielleicht möglichen kausalen Behandlung im Sinne einer Kompensation der pathologischen Geneffekte.

11. Kasuistischer Anhang

11.1. Histologisch gesicherte Fälle der progressiven Myoklonusepilepsien (PME)

11.1.1. Wahrscheinlich autosomal-recessiv erbliche Geschwister- und Einzelfälle der Früh- oder Hauptform der PME des Typs Lafora

Sippe 1

IV, 12: Karin v. H., Probandin, geb. 6. 6. 1936, gest. 11. 9. 1958 (22³/₁₂ J.).
(KG-Nr. 61628, Jg. 1953, AK Ochsenzoll, Hamburg-Langenhorn; vgl. SEITELBERGER et al., 1964, Fall 4.)
Klinik- bzw. Anstaltsaufenthalte: 6. 10. 1951—2. 1. 1952; 13. 6.—20. 7. 1953; 22. 10. 1953 bis 6. 4. 1954; 9. 1. 1956—11. 9. 1958.
Anamnese: Normale Geburt, unauffällige Kindheitsentwicklung. Volksschulbesuch bis zur 7. Klasse, in unteren Klassen gute Leistungen. Mit 12 Jahren klagte Patientin über „große bunte Kreise" vor den Augen, angeblich nicht anfallsweise. Dann Auftreten „ohnmachtsartiger Zustände" ohne Krampferscheinungen. Mit 13 Jahren erster typischer Grand mal-Anfall (am Tag). Zunehmende Anfallshäufigkeit, mit 14 Jahren fast tägliche Grand mal-Anfälle.
Krankheitsverlauf: Oktober 1951: Unter Medikation von Comital Grand mal-Anfälle nur kurzfristig seltener, dann erneute Anfallshäufung. Außerdem „fast ständig" Absencen (?). Psychisch: Verlangsamt, „klebrig". Diagnose: Idiopathische Epilepsie.
Juni 1953: Zwischenzeitlich unter Medikation von Uten Grand mal-Anfälle seltener. Patientin ist jedoch ständig müde, apathisch. Bei Klinikaufnahme bewußtseinsgetrübt, unvollständig orientiert, verlangsamt. Nach Cardiazolschock Bewußtseinsaufhellung. Deutliche organische Wesensänderung (verlangsamt, umständlich, haftend). Mehrfache Dämmerzustände. Medikamentöse Umstellung auf Comital. Diagnose einer genuinen Epilepsie mit erheblicher organischer Wesensänderung bestätigt.
Oktober 1953: Muskelzuckungen etwa seit Frühjahr 1952, an den Händen beginnend; allmähliche Ausbreitung und Verstärkung, Gangstörungen, Stürze. Seit mehreren Monaten frei von Grand mal-Anfällen (Angaben einer älteren Schwester der Patientin). Ständige Zuckungen der gesamten Körpermuskulatur, insbesondere der Arme und Hände. Verstärkung der Zuckungen am Morgen, bei Willkürbewegungen, bei Erregung. Beim Gehen Einknicken, plötzlicher Tonusverlust? Neurologisch: Ataxie (?), Romberg negativ. Psychisch: Hochgradig verlangsamt, Demenz.
Dezember 1953: Zuckungen auch der Sprach-, Atem- und Schlundmuskulatur. Tageweise Zuckungen weniger und schwächer, insbesondere nach Grand mal-Anfällen. Nachts öfter Attacken von heftigen Zuckungen. Im Schlaf frei von Zuckungen. Neurologisch: Hypotonie der Gliedmaßenmuskulatur. Psychisch: Schwerfällig, perseverierend, dement, zeitweise negativistisch. Januar 1954: Augenhintergrundskontrolle o. B. Gelegentlich nach Grand mal-Anfällen heftige Zuckungen mit schleudernden Gliedmaßenbewegungen. Patientin klagt über Sehstörungen („kleine bunte Ringe"). Parpanit ohne Einfluß auf Zuckungen. PSR und ASR beiderseits gesteigert. Muskeltonus der unteren Extremitäten fraglich erhöht. März 1954: Nächtlicher Erregungszustand, will ihren Vater gesehen haben.
Januar 1956: Zwischenzeitlich weiterhin Grand mal-Anfälle, seit 3 Monaten gehäuft auftretend (ein bis mehrere Anfälle pro Tag). Im letzten Jahr häufige „Verwirrtheitszustände".

Seit 2 Jahren kaum mehr allein gehfähig, muß in einem Rohlstuhl gefahren werden (Angaben einer älteren Schwester der Patientin, die auf den Untersucher einen etwas verlangsamten, „epileptoiden" Eindruck macht). Ständige „fibrilläre Zuckungen der Muskulatur". Undeutliche Sprache. Psychisch: Bewußtseinsgetrübt, euphorisch-dement. Dämmerzustand wird mit 2 Cardiazolschocks unterbrochen. 16./17. 1. 1954: Nächtliche Serie von 5 Grand mal-Anfällen. Februar 1956: Zeitweise motorisch sehr unruhig, schreit laut, schlägt um sich. Kann ohne Unterstützung weder gehen noch stehen. Anämie. April 1956: Ständige Zuckungen, seltene Grand mal-Anfälle, schwere Demenz. Juni 1956: Tagelang anhaltende Dämmerzustände mit Bewußtseinstrübung, Erregung und aggressivem Verhalten. Oktober 1956: Zuckungen an den Gliedmaßen betont. „Intentionstremorartige Bewegungsstörung" der Arme. Pflegebedürftigkeit. Wechselnde Stimmungslage, bald apathisch, bald gereizt und aggressiv. Februar 1957: Ständige Zuckungen, seltenere Grand mal-Anfälle. Juni 1957: Zunehmende Beugekontrakturen in Hüft- und Kniegelenken. Gelegentliche Grand mal-Anfälle und Dämmerzustände. Dezember 1957: Fortschreitende Abmagerung. August 1958: Beugekontrakturen auch der Arme, hochgradige Abmagerung, Atrophie der Muskulatur, ständige Zuckungen, besonders der Arme und Oberschenkel, schwere Demenz, Decubitalulcera. 11. 9. 1958: Eintritt des Todes unter den Zeichen des Kreislaufversagens bei Bronchitis.

Laborbefunde: Liquor: 26. 1. 1956: Zucker 78 mg-%; Nonne und Pandy negativ. $^1/_3$ Zellen. Eiweiß, Normomastixreaktion und WaR o. B. EEG und EMG: Februar 1954: Hochamplitudige (150—200 µV) 2—3/sec-Deltawellen über allen Ableitepunkten. Gruppen von Krampfwellen, meist in Abständen von 2—3 Sekunden. Muskelzuckungen synchron mit stärker ausgeprägten Krampfwellen auftretend.

Pathomorphologische Befunde: Intraplasmatische Laforakörperchen der Nervenzellen des Gehirns. Keine Bevorzugung bestimmter Rindengebiete des cerebralen Cortex. Betzsche Zellen der vorderen Zentralwindung frei von Veränderungen. Stärker betroffen sind: Thalamuskerne, Kleinhirnrinde, Zahnkern sowie die Hinterstrangkerne. Die Plexus chorioidei sind frei von Veränderungen. Basophile Substanzanhäufungen in Leber und Herzmuskel.

IV, 13: Margit v. H., geb. 25. 7. 1938, gest. 13. 2. 1959 (20$^6/_{12}$ J.).

(KG-Nr. 80412, Jg. 1956, AK Ochsenzoll, Hamburg-Langenhorn.)

Klinik- bzw. Anstaltsaufenthalte: 12. 2.—6. 7. 1957; 29. 1.—14. 5. 1958.

Anamnese: Geburt normal, Kindheitsentwicklung unauffällig. Mit 7 Jahren Masern und doppelseitige Lungenentzündung. Volksschulbesuch bis zur 7. Klasse, in unteren Klassen gute Leistungen. Mit 13$^1/_2$ Jahren erster „ohnmachtsartiger Zustand" ohne Krampferscheinungen: Lag ruhig da, „verdrehte die Augen", erlangte Bewußtsein wieder nach etwa 10 min. Wiederholung solcher Anfälle in etwa zweimonatigen Abständen. Mit 15 Jahren Fahrradunfall mit Gehirnerschütterung infolge „epileptischen Anfalles". Mit 15$^1/_2$ Jahren erster typischer Grand mal-Anfall, dem Muskelzuckungen vorangingen. Wiederholung solcher typischer Grand mal-Anfälle in unregelmäßigen Abständen von Tagen bis 1—2 Monaten. Seither Muskelzuckungen, zunächst der Gliedmaßen, auch ohne nachfolgende Grand mal-Anfälle. Allmähliche Ausbreitung auf die gesamte Körpermuskulatur und Verstärkung. Rückgang der Interessen, Gedächtnisstörungen, Wesensänderung. Häufige weinerlich-nörgelige Verstimmungen mit Selbstmordgedanken. Dabei jedoch ohne Krankheitseinsicht. Seit dem 18. Lebensjahr kaum mehr allein bewegungsfähig.

Krankheitsverlauf: Februar 1957: Bewußtseinsklar, wendet sich dem Untersucher zu, weint. Langsame, dysarthrische, kloßige Sprache, Demenz. Ständige Zuckungen der atrophischen Gliedmaßenmuskulatur. Muskeltonus und Eigenreflexe infolge ständig einschießender Zuckungen nicht sicher beurteilbar. Ataxie beim FNV und KHV, Dysdiadochokinese. Astasie, Abasie. Juli 1957: Unter Medikation von Zentropil Muskelzuckungen schwächer, Patientin kann sich zeitweise selbständig etwas bewegen. Diagnose: Myoklonusepilepsie.

Januar 1958: Nach der Entlassung längere Zeit mit Unterstützung etwas bewegungsfähig, dann erneute Verschlechterung mit häufigen Grand mal-Anfällen und Muskelzuckungen (Angaben des Vaters). Patientin ist bewußtseinsklar, jedoch unvollständig orientiert. Euphorischdement. Starke psychomotorische Verlangsamung. Kloßige, verwaschene Sprache. Muskelzuckungen schwächer und seltener als bei der vorangehenden Klinikaufnahme. Trotzdem Abasie. Medikamentöse Umstellung auf Glyboral forte und später auf Apydan. Grand mal-Anfälle in 2- bis 5tägigen Abständen, meist nachts oder gegen Morgen, gelegentlich in Serien von 2—3 Anfällen, weiterhin auftretend. Ständige, tageweise schwächere Muskelzuckungen ohne wesentliche Bewegungseffekte. Bald flach-euphorische, bald gereizte oder depressiv gefärbte Stimmungslage. Diagnose: Myoklonusepilepsie mit fortgeschrittener Wesensänderung.

Die Kranke blieb nach der Entlassung bis zu ihrem Tode am 13. 2. 1959 in elterlicher Pflege. Soll keine Kontrakturen entwickelt haben. Dementieller Abbau angeblich nicht so schwer wie bei der älteren Schwester, jedoch häufigere gereizte und depressiv gefärbte Verstimmungszustände.

Keine Autopsie.

Kein EEG-Befund, keine sonstigen Laborbefunde.

IV, 11: R. v. H., geb. 1932. Wirkt psychomotorisch etwas verlangsamt, „epileptoid“.

III, 5: W. v. H., geb. 22. 11. 1904. Arbeiter. Alkoholabusus, sonst neuropsychiatrisch o. B.

EEG: Normales (9—10/sec) Alpha-EEG.

Eindeutig vacuolisierte Lymphocyten: Keine.

III, 10: H. v. H.: geb. 7. 9. 1907. Hausfrau. Neuropsychiatrisch o. B.

EEG: Normales (9—10/sec) Alpha-EEG.

Eindeutig vacuolisierte Lymphocyten: Keine.

I, 2 und II, 6: Angeborene Taubstummheit.

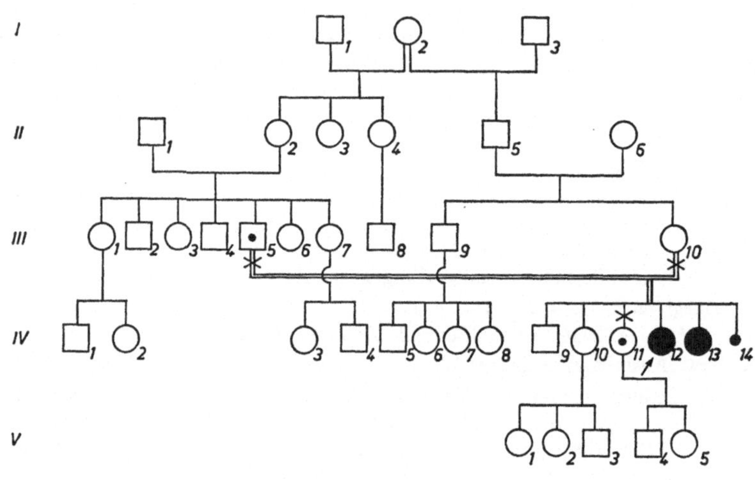

■ ● = PME/DCM mit Grand mal-Epilepsie / nachinfantile MVI

▦ ⊛ = DCM ohne Grand mal-Epilepsie

▨ ⊕ = Epilepsien (meist vom Grand mal-Typ) in der Kindheit

▬ ⬗ = Epilepsien (meist vom Grand mal-Typ) in der Kindheit und/oder Jugend und/oder im Erwachsenenalter

▦ ⊛ = Myoklonien und/oder Händetremor und/oder leichte cerebellare Symptome

⊡ ⊙ = Sonstige neuropsychiatrische, evtl. auch elektroencephalographische Auffälligkeiten

✕ = Persönlich untersucht

↗ = Proband(in)

166

Sippe 2

III, 5: Werner S., Proband, geb. 9. 8. 1932, gest. 23. 8. 1954 (22 J.).
(KG-Nr. 57662/4, Jg. 1952, AK Ochsenzoll, Hamburg-Langenhorn; vgl. SEITELBERGER et al., 1964, Fall 1.)
Klinik- bzw. Anstaltsaufenthalte: 9. 8.—13. 8. 1952; 17. 6.—1. 7. 1953; 1. 7.—6. 7. 1953; 13. 7. 1953—23. 8. 1954.

Anamnese: Normale Geburt, unauffällige Kindheitsentwicklung. Volksschulbesuch, durchschnittliche Leistungen. Mit 12 Jahren — nach der Flucht — wegen „hochgradiger Erschöpfung" 4 Monate in Lazarettbehandlung; konnte nicht mehr „richtig stehen". Bald danach Aufnahme im Krankenrevier des Lagers, klagte über Herzbeschwerden. Nach der Umsiedlung Beginn einer Bäckerlehre, die der Patient abbrechen mußte, da er die Hitze nicht vertrug. Dann als Bauarbeiter tätig. Mit 15—16 Jahren erste Absencen (nach Schilderung der Mutter) und „Krampfzustände in Armen und Beinen". Mit 18—19 Jahren erste Grand mal-Anfälle, durchschnittlich 2 Anfälle pro Woche.

Krankheitsverlauf: August 1952: Klinikaufnahme wegen epileptischen Dämmerzustandes. Leichte Bewußtseinstrübung, Denkverlangsamung. Allgemeiner körperlicher und neurologischer Befund o. B. Abklingen des Dämmerzustandes innerhalb von 2 Tagen. Danach „typische epileptische Wesensänderung" deutlich. Annahme einer genuinen Epilepsie. Medikamentöse Einstellung auf Comital L.

Juni 1953: In der Zwischenzeit Grand mal-Anfälle, Absencen und kurzdauernde Dämmerzustände. Seit Ende des Jahres 1952 auffällig wesensverändert (Angaben der Mutter). Klinikaufnahme wegen länger anhaltenden Dämmerzustandes. Patient erschien benommen, war desorientiert und psychomotorisch verlangsamt. Neurologisch: Taumelnder Gang, Schwanken und Fallneigung beim Romberg. Augenhintergrund o. B. Rasche Bewußtseinsaufhellung nach einem Grand mal-Anfall. Infolge schwerer Wesensänderung auf offener neurologischer Abteilung nicht tragbar. Diagnose einer genuinen Epilepsie bestätigt.

Juli 1953: Klinische Aufnahme im epileptischen Dämmerzustand, der wiederum nach einem Grand mal-Anfall abklingt. Patient drängt aus dem Bett, beschimpft die Pfleger, behauptet, man habe ihn geschlagen. Diagnose: Genuine Epilepsie, Dämmerzustand, erhebliche Wesensänderung. Verlegung in eine psychiatrische Anstalt, da Dauerasylierung unumgänglich erscheint.

Mitte Juli 1953: Bei der Anstaltsaufnahme bewußtseinsgetrübt, unvollständig orientiert, mototrisch unruhig, bald plump-zutraulich, bald gereizt-mißtrauisch. Auch außerhalb der häufig wiederkehrenden (stunden- und tagelang anhaltenden) Dämmerzustände sehr verlangsamt, schwerfällig, perseverierend. Gedächtnisstörungen. Patient ist völlig krankheitsuneinsichtig, drängt auf Entlassung. Meist gegen Abend und in der Nacht nehmen die motorische Unruhe, die Reizbarkeit und die Umdämmerung zu. Der Patient wird dabei zeitweise sehr laut und aggressiv gegenüber Mitpatienten und Pflegern. Nicht selten sind solche umdämmerten Erregungszustände von Brechreiz oder Erbrechen gefolgt. Juli 1953: Erstmalig „kleine Zuckungen". Flüchtige Wahnideen: Hält sich für einen Jünger Jesu. September 1953: Deutlicher dementieller Abbau. November 1953: Patient ist etwas ruhiger, weniger häufig umdämmert. Januar 1954: Euphorische Demenz. Häufige Grand mal-Anfälle (am Tag und in der Nacht). Täglich mehrfache „Petits maux" und Absencen. März—April 1954: Unter Medikation von Apydan und Citrullamon weniger Grand mal-Anfälle. Schwere Wesensänderung und Demenz. Im Wachzustand fast ständige Zuckungen der gesamten Körpermuskulatur. Nur im tiefen Schlaf frei davon. Dabei keine Bewußtseinstrübung. Abgehackte Sprache infolge Zuckungen der Sprachmuskulatur. Gelegentlich blitzartiger Tonusverlust, Patient knickt dabei ein, stürzt aber nicht. Erstmalig Verdacht auf progressive Myoklonusepilepsie. Mai 1954: Zuckungen oft „salvenweise gehäuft". Fortschreitender psychischer Abbau. Parkinsonistische Symptome: Angedeuteter Rigor, Amimie, Salbengesicht. Juni 1954: Schweres epileptisches Haftsyndrom. Fast ständig leicht umdämmert. Juli 1954: Häufigere Grand mal-Anfälle. Zuckungen heftiger, „gröber", von Medikation (Homburg 606) unbeeinflußt. Schwankende Bewußtseinslage. Depressive Wahnideen: Befürchtet, hingerichtet zu werden. Körperlicher Verfall, Furunkulose. 12. 8. 1954: Erbrechen von kaffeesatzähnlicher Flüssigkeit und frischem Blut. 20. 8. 1954: Apathisch. Bronchopneumonie. Eintritt des Todes unter den Zeichen des Kreislaufversagens.

Laborbefunde: Liquor: 16. 7. 1953: Gesamteiweiß 1,1; Globuline 0,3; Albumine 0,8; Eiweißquotient 0,37. Bei Normomastixreaktion Linkszacke: 1/II, 3/VI, 5/I. 5/3 Zellen; WaR negativ. 29. 9. 1953: Gesamteiweiß 1,2; Globuline 0,4; Albumine 0,8; Eiweißquotient 0,5.

Normomastixreaktion o. B. 13/3 Zellen; WaR negativ. 16. 7. 1953: Gesamteiweiß: 24 mg %;
25. 9. 1953: 27 mg %. Kein EEG-Befund.

Pathomorphologische Befunde: Makroskopisch: Gehirn o. B. Mikroskopisch: Intraplasmatische, konzentrische Laforakörperchen, vor allem in der motorischen Großhirnrinde, dem
Pallidum, der Substantia nigra, dem Thalamus, den Kleinhirnkernen, den reticulären Haubenkernen. Außerdem finden sich in den Leberparenchymzellen und in Herzmuskelfasern umschriebene intraplasmatische, basophile Substanzanhäufungen. Auch im Plexus chorioideus abnorme Substanzablagerung. Elektronenmikroskopisch (Dr. T. Wanko): Eine Gruppe von kleinen (bis zu 4 μ Durchmesser) und eine Gruppe von größeren Zelleinschlüssen unterscheidbar.
In den ersteren sind fadenförmige, etwa 100 Å dicke Strukturen netzartig, in den letzteren
gleiche Strukturen büschelweise angeordnet. Räumliche Beziehungen zu den Zellorganellen sind
nicht erkennbar.

III, 4: Mit 25 Jahren im Krieg gefallen; angeblich gesund.

III, 6: Mit 40 Jahren bei Betriebsunfall tödlich verunglückt; angeblich gesund.

II, 4: Lina S., 60 Jahre. Hausfrau. Neuropsychiatrisch o. B. Angeblich nie ernstlich krank.
Kein EEG-Befund.

II, 6: Fritz S., 68 Jahre. Arbeiter. Seit vielen Jahren „Bandscheibenbeschwerden". Wirkt
vorgealtert, ist schwerhörig. Neuropsychiatrisch o. B.

Kein EEG-Befund.

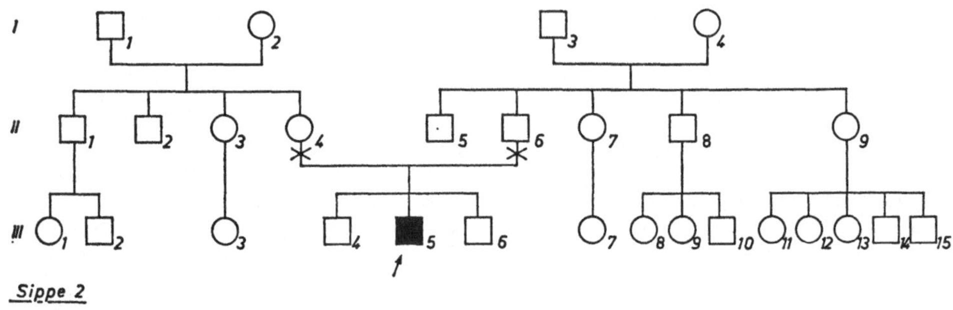

Sippe 2

Sippe 3

IV, 2: Irmgard F., Probandin, geb. 14. 7. 1929, gest. 22. 8. 1948 (19½ J.).
(KG der Anstalt Bethel; vgl. Sippe 5 von VOGEL et al., 1965.)
Anstaltsaufenthalt: 3. 11. 1947—22. 8. 1948.

Anamnese: Geburt normal. Frühkindliche Entwicklung unauffällig. Übliche Kinderkrankheiten. 4 Klassen Volksschule, 5 Klassen höhere Schule; Rückgang der anfänglich guten Schulleistungen nach Krankheitsbeginn. Mit 14—15 Jahren erste Muskelzuckungen und „ausfahrende Bewegungen" der Hände. Allmähliche Zunahme und Ausbreitung der Muskelzuckungen
auf die Beine. Einknicken in den Knien und Stürze (ohne oder mit nur sekundenlanger Bewußtseinstrübung). Häufiges Schwindelgefühl, Klagen über schlechtes Sehen. Mit 17 Jahren erster
typischer Grand mal-Anfall. Trotz Behandlung mit Luminal Wiederholung der Grand mal-Anfälle, zunächst in 2—3monatigen, später in 4—6wöchigen Abständen, ausschließlich am Tag.
Verstärkung der Muskelzuckungen vor den Grand mal-Anfällen. Ab 15 Jahren zunehmend
langsamer, umständlicher, stumpf; zeitweise dysphorisch verstimmt.

Krankheitsverlauf: November 1947: Anstaltsaufnahme zur diagnostischen Abklärung und
Therapie. Körperlich o. B. Neurologisch: „Viele und heftige Zuckungen", „ausfahrende Bewegungen". Bei seelischer Erregung Zunahme der Muskelzuckungen. Psychisch: Ängstlich,
weinerlich. Behandlung mit Luminal und Citrullamon. Fast ständige, heftige Muskelzuckungen, vor allem des Gesichts und der Gliedmaßen; häufiges Einknicken in den Knien und
Stürze. Muskelzuckungen tageweise wechselnd häufig und stark. An Tagen mit nur schwachen
oder ohne Muskelzuckungen gute Bewegungsfähigkeit. Bei stärkeren Muskelzuckungen taumelnder, unsicherer Gang. Mehrere Grand mal-Anfälle pro Monat. Gelegentliches Erbrechen.
Während der letzten 4 Lebensmonate zeitweise rhythmische Zuckungen der Oberlippe und der

Zunge, später auch logoklonisches Silbenstammeln. Ernährungsschwierigkeiten. Zeitweise Somnolenz. Lallende, kaum verständliche Sprache. Körperlicher Verfall. Schreizustände. Eintritt des Todes am 22. 8. 1948 unter den Zeichen des Herz- und Kreislaufversagens.

Laborbefunde: Liquor: Dezember 1947: o. B.
PEG: Dezember 1947: Frontal- und parietalbetonter Hydrocephalus externus.
Pathomorphologischer Hirnbefund: Makroskopisch: o. B. — Mikroskopisch: Myoklonuskörperchen (keine Befundeinzelheiten).

IV, 6: Mit 2 Jahren an Nierensarkom gestorben.
IV, 1; IV, 5; IV, 7: Angeblich gesund.
III, 8: Wilhelm F., geb. 16. 12. 1893. Postangestellter a. D. Mit 67 Jahren angeblich zweimaliger Zustand von Bewußtlosigkeit bzw. Bewußtseinstrübung (?). Neuropsychiatrisch o. B. EEG: 1963: Regelmäßiges 8/sec-Alphawellen-EEG. Keine Seitenunterschiede. Kein Herdbefund.
III, 9: Emilie F., geb. 7. 4. 1902. Hausfrau. Keine besonderen Erkrankungen. Neuropsychiatrisch o. B.
III, 2: Mit 55 Jahren angeblich an multipler Sklerose gestorben.

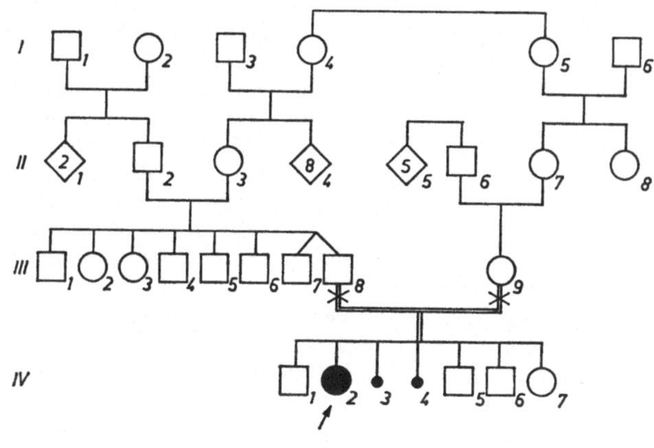

Sippe 3

Sippe 4

III, 1: Joachim K., Proband, geb. 25. 8. 1941, gest. 17. 6. 1963 (21^{10}/$_{12}$ J.).
(KG der Neurochirurgischen Univ.-Klinik Köln, KG der Univ.-Nervenklinik München, KG der Univ.-Nervenklinik Erlangen; vgl. Sippe 11 von VOGEL et al., 1965.)
Klinik- bzw. Anstaltsaufenthalte: 5. 9.—26. 10. 1957; 10. 6.—19. 6. 1958; 4. 2.—25. 2. 1959; 10. 5—12. 7. 1959; 26. 10. 1960—15. 1. 1961.
Anamnese: Geburt normal. Frühkindliche Entwicklung unauffällig. Übliche Kinderkrankheiten. 4 Klassen Volksschule, Besuch der höheren Schule. Etwa ab 14 Jahren Rückgang der Schulleistungen, in der 4. Klasse sitzengeblieben. Mit 15 Jahren erster Grand mal-Anfall am Tag. Von da ab zunehmend langsamer, „verträumt“. Weiterer Rückgang der Schulleistungen, vorzeitige Ausschulung. Mit 15^9/$_{12}$ und 16 Jahren zweiter und dritter (tonischer?) Grand mal-Anfall. Etwa mit 16 Jahren erste Muskelzuckungen der Hände. Gelegentliches Einknicken in den Knien beim Stehen oder Gehen; auffallende manuelle Ungeschicklichkeit.
Krankheitsverlauf: September 1957: Klinikaufnahme zur diagnostischen Abklärung und Therapie. Körperlich o. B. Neurologisch: Regellose, ständig wechselnde Muskelzuckungen des gesamten Körpers, betont im Gesicht. Beim Stehen häufiges Einknicken in den Knien. Psychisch: Schwankende Bewußtseinslage, absenceartige Zustände, wirkt dann sehr verlangsamt. Auslösung von Grand mal-Anfällen durch seelische Erregung (z. B. Besuch der Eltern). Achromycin-Kur. Unter Behandlung mit Apydan und Tridione seltenere Muskelzuckungen. Gleichzeitig „frischer“, attent; geringe Intelligenz. Diagnose: Myoklonusepilepsie bei Leukencephalitis?

Juni 1958: Klinikaufnahme zur weiteren diagnostischen Abklärung und Therapie. Zwischenzeitlich seit etwa 6 Monaten erneut häufiges Einknicken in den Knien beim Gehen. Trotz Einnahme von Glyboral forte Grand mal-Anfälle. Gelegentliches Erbrechen. Linksseitige Kopfschmerzen. Körperlich o. B. Neurologisch: Leichte Hypertonie der Armmuskulatur rechts. Rossolimo rechts positiv. Fast ständige Muskelzuckungen des gesamten Körpers. „Skandierende" Sprache. Psychisch: Verlangsamt, apathisch; hochgradige Merkschwäche. Behandlung mit Glyboral forte. Diagnose: Myoklonusepilepsie (nach Encephalitis?).

Februar 1959: Klinikaufnahme wegen Zustandsverschlechterung. Zwischenzeitlich trotz Einnahme von Glyboral forte weiterhin Grand mal-Anfälle in unregelmäßigen Abständen von einer bis mehreren Wochen. Häufige Muskelzuckungen; Einknicken in den Knien und Stürze. Zunehmende Apathie. Körperlich o. B. Neurologisch: KHV ataktisch. Unsicherer Gang infolge einschießender Muskelzuckungen. Ständige Muskelzuckungen des Kopfes, der Arme, der Finger und der Beine, meist ohne oder mit nur kleinen Bewegungseffekten, gelegentlich mit ausfahrenden Bewegungen. Psychisch: Bewußtseinstrübung; Kontakt nicht herstellbar. Diagnostische Hirnbiopsie (s. pathomorphologischer Hirnbefund). Behandlung mit Mesantoin. Ständige Muskelzuckungen und absenceartige Zustände. Bettlägerigkeit. Pflegebedürftigkeit. Diagnose: Myoklonusepilepsie.

Mai 1959: Klinikaufnahme wegen psychotischer Erscheinungen. Zwischenzeitlich meist bewegungsunfähig, bettlägerig, pflegebedürftig. 8 Tage vor Klinikeinweisung gehäufte Grand mal-Anfälle nach Absetzen von Mesantoin. Danach ohne Unterstützung etwas gehfähig. Auftreten psychotischer Erscheinungen mit ängstlicher Unruhe, Wahnhaftigkeit (Personenverkennungen, Vergiftungsideen) und optischen Halluzinationen. Körperlich o. B. Neurologisch: Links angedeutetes Zehenspreizphänomen. FNV infolge Muskelzuckungen abweichend. Ständige Muskelzuckungen des gesamten Körpers, insbesondere bei Willkürbewegungen. Beim Gehen plötzliches Einknicken in den Knien. Psychisch: Unvollständig orientiert, ängstlich-unruhig, wahnhaft (müsse zur Beerdigung seines Freundes, habe einen Mercedes gewonnen); verlangsamt, perseverierend, stimmungslabil (bald weinerlich, bald erregt-aggressiv). Bis zur Entlassung unverändert anhaltende Wahnhaftigkeit.

Oktober 1960: Klinikaufnahme wegen weiterer Zustandsverschlechterung (unvollständige Zwischenanamnese). Neurologisch: Steigerung der Eigenreflexe links, links positiver Trömner, Zehenspreizphänomen links. Ständige, durch Willkürbewegungen und mechanische Reize an Häufigkeit und Stärke zunehmende Muskelzuckungen des gesamten Körpers. Psychisch: Meist leicht bewußtseinsgetrübt, hochgradig verlangsamt, psychotische Inhalte nicht nachweisbar. Diagnose: Symptomatisches Anfallsleiden, Toxoplasmose.

Weiterer Krankheitsverlauf nach Angaben der Eltern: Seltene typische Grand mal-Anfälle; atypische generalisierte Anfälle mit Verstärkung der Muskelzuckungen und kurzdauerndem Bewußtseinsverlust in 2- bis 3wöchigen Abständen, tagsüber und nachts. Gelegentliche Verwirrtheitszustände nach Anfallshäufung. Etwa ab 20 Jahren ständig paranoid-wahnhaft (glaubte sich von den Eltern vergiftet). Ständige, regellose Muskelzuckungen des gesamten Körpers, zeitweise mit größerem Bewegungseffekt (z. B. Hochschleudern des Körpers aus dem Liegen). Kaum mehr bewegungsfähig. Schluckstörungen. Körperlicher Verfall. Pneumonie. Plötzlicher Eintritt des Todes am 17. 6. 1963. Keine Autopsie.

Laborbefunde: EEG: 5. 9. 1957: Grundaktivität von 3—4/sec-Wellen hoher Amplitude. Seltene diffuse Theta-Wellen. Über den vorderen Hirnabschnitten häufige schnelle Beta-Wellen. In Abständen von 3—4 Sekunden pseudorhythmische Gruppen von 3—3,5/sec-Spike-Waves bzw. Polyspike-Waves mit frontaler Betonung. — 25. 10. 1957: Bei unveränderter Grundaktivität paroxysmale Krampfstromgruppen in Abständen von 2—3 Sekunden. Polyspike-Wave-Komponente etwas geringer. — 11. 3. 1958: Grundaktivität von 2,5—4/sec-Wellen hoher Amplitude. Sehr seltene diffuse Theta-Wellen. Paroxysmale Polyspike-Wave-Gruppen ohne auffallende Periodizität. — 1. 6. 1958: Grundaktivität von 3—4/sec-Wellen (50—150 µV). Fast kontinuierliche, hochgespannte, bilateral synchrone Polyspike-Waves und Krampfstromvarianten. — 27. 10. 1960: Grundaktivität von 3,5—4/sec-Wellen hoher Amplitude. Ununterbrochen auftretende, frontal betonte Krampfstromvarianten. — 16. 12. 1960: Nur geringgradiges Zurücktreten der Krampfströme.

Liquor: 1957: Geringe Pleocytose; 1958: O. B.

PEG: 1958: Linkes Vorderhorn etwas plump, sonst o. B.

CAG: Linksseitig o. B.

Toxoplasmose-Reaktion: 1960: Sabin-Feldman-Test und KBR positiv.

Pathomorphologischer Hirnbefund: Biopsiematerial: Myoklonuskörperchen (keine Befund-einzelheiten).

III, 2 und III, 3: Angeblich gesund.

II, 3: Georg K., geb. 3. 8. 1905. Zahntechniker. Keine besonderen Erkrankungen. Neuropsychiatrisch o. B.

EEG: 1963: Normales (10—11/sec) Alpha-EEG mit Einstreuung frontal betonter Beta-Wellen; einzelne steilere Abläufe.

II, 4: Gerda K., geb. 1907. Hausfrau. Keine besonderen Erkrankungen. Neuropsychiatrisch o. B.

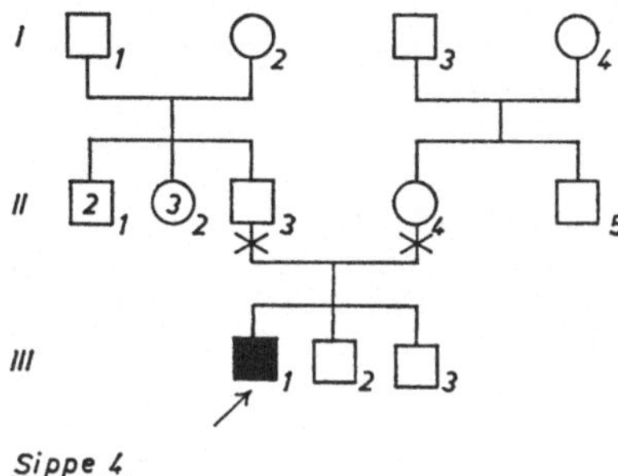

11.1.2. Wahrscheinlich autosomal dominant erbliche PME-Fälle mit degenerativen ZNS-Veränderungen

Sippe 5

III, 2: Ludwig S., Proband, geb. 10. 8. 1923, gest. 30. 5. 1958 (34⁹/₁₂ J.).

(KG der Anstalt Bethel; vgl. Sippe 16 von VOGEL et al., 1965.)

Anstaltsaufenthalte: 19. 7. 1939—29. 8. 1940; 10. 3. 1946—30. 5. 1958.

Anamnese: Geburt normal. Frühkindliche Entwicklung unauffällig. Mit 7 Jahren Einschulung, schlechte Leistungen, Versetzung in Hilfsschule. Etwa gleichzeitig mit Einschulung erste „Krämpfe" mit Bewußtlosigkeit. Trotz Behandlung mit Bromural und Luminal Wiederholung solcher Krämpfe in zunehmend kürzeren, zuletzt in einwöchigen Abständen. „Ab und zu Zuckungen der Arme und Beine." Starke Stimmungsschwankungen. Ab 14 Jahren als Hilfsarbeiter tätig.

Krankheitsverlauf: Juli 1939: Anstaltsaufnahme zur diagnostischen Abklärung und Therapie. Körperlich o. B. Neurologisch: Fein- bis mittelschlägiger Tremor der Finger. „Grobschlägiges" Zittern bei feineren Bewegungen (Zuknöpfen usw.). Psychisch: „Gutartig", „weich", leicht debil. Bei starken Lichtreizen (z. B. Sonnenlicht) Auslösung von Stürzen. Öfter Kopfschmerzen und Schwindelgefühl. 4 Grand mal-Anfälle in einem Jahr. Diagnose: Genuine Epilepsie.

März 1946: Anstaltsaufnahme wegen Zustandsverschlechterung. Zwischenzeitlich nach der Entlassung 9 Monate lang als Hilfsarbeiter tätig. Von da ab (etwa ab 18 Jahren) arbeitsunfähig infolge häufiger Muskelzuckungen. Im Laufe der Jahre Zunahme der Muskelzuckungen; zuletzt häufige Stürze (ohne Bewußtseinsverlust). Gelegentliches Schwindelgefühl. Seltene Grand mal-Anfälle in mehrmonatigen Abständen. Mit 18 Jahren mehrwöchige psychotische Episode mit optischen Halluzinationen (Mäuse, Schlangen, Blut). Körperlich o. B. Neurologisch: Fast ständige, arrhythmische, vorwiegend asymmetrische, asynergische Muskelzuckungen der Gliedmaßen, des Gesichts und der Zunge. Auslösung bzw. Verstärkung bei Willkürbewegungen (einschließlich Sprechen) und seelischer Erregung. Abgehackte Sprache. Koordination bei fortdauernden Muskelzuckungen nicht prüfbar. Psychisch: Lebhaft, stimmungsausgeglichen; leichte Debilität. Behandlung u. a. mit Luminal, Scilloral und Zentropil. Bei stärkeren Muskelzuckungen kaum bewegungsfähig, bettlägerig. Bei schwächeren oder aussetzenden

Muskelzuckungen gut bewegungsfähig. Gleichbleibend sehr seltene Grand mal-Anfälle (0—3 pro Jahr). Häufige dysphorische Verstimmungszustände („schwieriger Charakter"), vermehrte Reizbarkeit, gelegentlich (verbal-)aggressives Verhalten. Dysphorische Verstimmungszustände und stärkere Muskelzuckungen zeitlich meist zusammenfallend. Etwa ab 32 Jahren weitere Zustandsverschlechterung. Fast täglich stärkere Muskelzuckungen, häufig mit Bewegungsunfähigkeit und Bettlägerigkeit; länger anhaltende dysphorische Verstimmungszustände, häufigeres aggressives Verhalten, Demenz. Mit 34 Jahren Suicidversuch. Während der letzten 4 Lebenswochen Zwangslachen und -weinen. Pneumonie. Eintritt des Todes am 30. 5. 1958 unter den Zeichen des Herz- und Kreislaufversagens. Diagnose: Myoklonusepilepsie.

Pathomorphologischer ZNS-Befund: Makroskopisch: Gehirn o. B. — Mikroskopisch: Erhebliche Ganglienzellausfälle im Sommerschen Sektor des Ammonshornes. Degenerative Ganglienzellveränderungen und -ausfälle mäßigen Grades im Pallidum, in den zentralen Kernen und den Vordersäulen des Rückenmarks. Herdförmige Ganglienzellichtung von Groß- und Kleinhirnrinde. Pseudokalk im Pallidum.

III, 3: Ingeborg S., geb. 1. 4. 1932, gest. 22. 1. 1962 (29⁹/₁₂ J.).

(KG der Anstalt Bethel.)

Anstaltsaufenthalt: 28. 8. 1947—3. 4. 1960.

Anamnese: Geburt normal. Frühkindliche Entwicklung unauffällig. Volksschulbesuch, schlechte Leistungen, zweimal sitzengeblieben. Mit 12 Jahren erste Muskelzuckungen („Händezittern"). Mit 14 Jahren — kurz vor der Menarche — erster typischer Grand mal-Anfall gegen Abend. Wiederholung der Grand mal-Anfälle zunächst in 1—3wöchigen Abständen. Unter Behandlung mit Luminal längere Zeit anfallsfrei, jedoch massenhaft „Zuckungen". Gelegentliche Verstimmungszustände.

Krankheitsverlauf: August 1947: Anstaltsaufnahme zur diagnostischen Abklärung und Therapie. Körperlich o. B. Neurologisch: „Händetremor", „häufige blitzartige Zuckungen". FNV, FFV „sehr unsicher". Psychisch: Ängstlich, „sehr nervös"; Konzentrations- und Merkfähigkeitsschwäche; IQ 0,87. Behandlung mit Luminal, Zentropil, Citrullamon, Megaphen und Brom. Grand mal-Anfälle in unregelmäßigen Abständen von mehreren Wochen und Monaten, häufig serienweise. Muskelzuckungen wechselnd häufig und stark, im Laufe der Jahre allmählich zunehmend. Während der Tage mit stärkeren Muskelzuckungen Einknicken in den Knien beim Gehen oder Stürze, zeitweise auch Bettlägerigkeit. Psychische Beeinflussung der Muskelzuckungen sehr deutlich: Bei seelischer Erregung Zunahme, bei zielgerichtetem Wollen — zumindest zeitweise — Abnahme der Muskelzuckungen („kann sich zusammenreißen"). Bei nur schwachen und seltenen oder aussetzenden Muskelzuckungen uneingeschränkte Bewegungsfähigkeit. Allmählich fortschreitende Demenz, Wesensänderung. Häufige dysphorisch-depressive Verstimmungszustände, vor allem zu Zeiten stärkerer Muskelzuckungen; vermehrte Reizbarkeit, aggressives Verhalten. Entlassung nach Hause auf eigenen und Wunsch der Mutter. Diagnose: Myoklonusepilepsie.

Weiterer Krankheitsverlauf nach Angaben der Mutter: Häufige Muskelzuckungen des gesamten Körpers, betont an den Armen, Händen und im Gesicht, insbesondere morgens nach Erwachen sowie bei Willkürbewegungen und seelischer Erregung. Konnte die hohe Haustreppe nicht mehr heruntersteigen, saß den ganzen Tag im Lehnstuhl. Fieberhafte Erkrankung Anfang des Jahres 1962. Eintritt des Todes am 12. 10. 1962 kurz nach Einlieferung in ein Allgemeinkrankenhaus.

Keine Autopsie.

Laborbefunde: Liquor: 3. 9. 1947: Einschließlich Kolloidkurven o. B.

PEG: 1. 9. 1947: o. B.

EEG: 9. 10. 1958: Fehlender Alpha-Rhythmus. Grundaktivität von 6—7/sec-Wellen. Einstreuung von diffusen 2—3/sec-Delta-Wellen mit parieto-occipitaler Betonung. In Abständen von wenigen Sekunden hochgespannte 4—5/sec Spike-Waves, klinisch begleitet von Zuckungen der Arme und des Kopfes.

II, 9: Ludwig S., geb. 10. 5. 1900 (persönliche Untersuchung im Mai 1963: 63 Jahre).

(KG der Landesheilanstalt Warstein, KG der Anstalt Bethel.)

Anstaltsaufenthalte: 27. 6. 1928—9. 11. 1929; 24. 7. 1930—19. 6. 1931; 12. 6. 1946—23. 3. 1951.

Anamnese: Geburt normal. Frühkindliche Entwicklung unauffällig. Volksschulbesuch, schlechte Leistungen, dreimal sitzengeblieben. Mit 15 Jahren erster Grand mal-Anfall morgens nach Erwachen. Wiederholung von Grand mal-Anfällen in unregelmäßigen Abständen von mehreren Wochen, Monaten oder gar Jahren. Mit zunehmendem Lebensalter eher seltenere

Grand mal-Anfälle. Bald nach dem ersten Grand mal-Anfall erste Muskelzuckungen der Hände („nervös in den Händen"), der Arme und des Gesichts. Gleichzeitig erste Gedächtnisstörungen. Lehre als Former nicht abgeschlossen; als Zechenarbeiter tätig. Im Laufe der Jahre allmähliche Zunahme der Muskelzuckungen. Daher Arbeitsstellenwechsel.

Krankheitsverlauf: Juni 1928: Anstaltsaufnahme zur diagnostischen Abklärung und Therapie. Körperlich o. B. Neurologisch: „Fortgesetzte Zuckungen in beiden Facialisgebieten, besonders an den Mundwinkeln", „Stottern". Psychisch: Über die Debilität hinausgehende Demenz. Muskelzuckungen tageweise wechselnd häufig und stark, selten mit Stürzen („wie vom Blitz getroffen"), häufiger „Tremor" der Finger, gelegentliches nächtliches „Zusammenfahren". 1—3 Grand mal-Anfälle pro Monat. Nach einem abortiven Grand mal-Anfall einstündiger Dämmerzustand. Schlafstörungen, Kopfdruck, Schwindelgefühl beim Gehen und Flimmern vor den Augen. Behandlung mit Promonta. Diagnose: Epilepsie, Myoklonie.

Juli 1930: Anstaltsaufnahme wegen gehäufter, zuletzt fast täglicher Grand mal-Anfälle nach Absetzen von Brom und Luminal. Häufige Muskelzuckungen, insbesondere morgens nach Erwachen. Auslösung von ruckartigen Kopfbewegungen bei Lichtreizen (z. B. beim Vorbeigehen an einem sonnenbeschienenen Lattenzaun). Neurologisch: Beim Sprechen „kleine ungeordnete, fast choreatische Muskelzuckungen im Mundbereich und an den Armen. Bei Augenschluß Lidflattern. Bei seelischer Erregung Auslösung bzw. Verstärkung der „Gesichtszuckungen", insbesondere im Mundbereich. Nach mehrfachem Handschluß Zuckungen der Musculi interossei. Gelegentliches „Spannungsgefühl" in den Beugesehnen der Hand ohne Zuckungen. Stimmungslabilität, häufige dysphorische Verstimmungszustände, vermehrte Reizbarkeit, Hypochondrismen. Öfter Bauchschmerzen, gelegentliches Erbrechen. Behandlung mit Luminal. Diagnose: Symptomatische Epilepsie.

Juni 1946: Anstaltsaufnahme wegen Zustandsverschlechterung. Zwischenzeitlich Grand mal-Anfälle in großen Abständen, meist nachts aus dem Schlaf heraus. Etwa ab 40 Jahren Muskelzuckungen des gesamten Körpers, im Gesicht, an den Armen und Händen betont. Muskelzuckungen insbesondere vor den Grand mal-Anfällen zunehmend. „Blasenschwäche." Alkoholabusus, vermehrte Reizbarkeit, Jähzorn, sexuelle Enthemmung, Schlafstörungen. Körperlich o. B. Neurologisch: Allgemeine Hyperreflexie. Gelegentliche „ausfahrende Bewegungen des ganzen Körpers oder einzelner Extremitäten". Muskelzuckungen im Mundbereich, vor allem beim Sprechen, und in den Oberschenkeln. Schlecht artikulierte, stolpernde Sprache. Zeitweise Gangunsicherheit. Psychisch: Verlangsamt, stumpf, schwerfällig; Gedächtnisstörungen; mittelschwere Demenz. Gelegentliche Grand mal-Anfälle, zuvor jeweils Verstärkung der Muskelzuckungen. Diagnose: Myoklonusepilepsie. Invalidisierung.

Persönliche Untersuchung im Mai 1963: Zwischenzeitlich keine weitere Zustandsverschlechterung. Zeitweise stärkere Muskelzuckungen des Gesichts und der Gliedmaßen mit Bewegungsbehinderung. Dann wieder tage- und wochenlang weitgehend frei von Muskelzuckungen. An solchen „guten" Tagen uneingeschränkt bewegungsfähig. Seltene Grand mal-Anfälle. Einnahme von Luminal. Körperlich o. B. Neurologisch: Während des Sprechens leichte Muskelzuckungen des Gesichts, insbesondere der Mundwinkel. Fibrilläre Bewegungsunruhe der Zunge. Abgehackte, schlecht artikulierte, stolpernde Sprache. Unregelmäßiger leichter „Händetremor". Leichte Gangunsicherheit infolge vereinzelt auftretender Muskelzuckungen. Keine sicheren cerebellaren Symptome. Psychisch: Stumpf-subeuphorisch; kritik- und urteilsschwach, Gedächtnisstörungen; mittelschwere Demenz.

Laborbefunde: EEG: Mai 1963: Mäßig ausgeprägter 8—10/sec-Alpha-Rhythmus mit starker Beta-Welleneinstreuung, insbesondere in den vorderen Ableitungen. Häufige, temporo-zentral betonte 4—5/sec-Spike-Waves. Generalisierte 8—10/sec-Einzelspikes. Hyperventilation: Zunahme der Dysrhythmie. Photostimulation: Ab Reizfrequenz 4/sec fragliche kontinuierliche Spike-Waves, klinisch von Muskelzuckungen begleitet; vorzeitiger Abbruch.

II, 10: Heinrich S., geb. 17. 4. 1903 (persönliche Untersuchung im Mai 1963: 60¹/₁₂ Jahre). Kein Klinikaufenthalt wegen neuropsychiatrischer Symptomatik.

Anamnese: Geburt und frühkindliche Entwicklung angeblich normal. Volksschulbesuch, schlechte Leistungen, einmal sitzengeblieben. 3 Jahre Gärtnerlehre. Dann bis Ende 1962 durchgehend als Zechenarbeiter tätig. Invalidisierungsantrag wegen „Schwindelanfällen", „Gangunsicherheit", „Nervosität" und „Vergeßlichkeit". Mit 61 Jahren kurzdauernde „Ohnmacht" nach einem Schwindelanfall. Sonst angeblich keine Zustände von Bewußtlosigkeit usw.

Persönliche Untersuchung im Mai 1963: Körperlich o. B. Neurologisch: Beim Sprechen zunehmend stärkere Muskelzuckungen des Gesichts, insbesondere der Mundwinkel. Zeitweise Lidflattern. Während der neurologischen Untersuchung sichtlich erregt: Spontane arrhythmische, asymmetrische, asynchrone, vorwiegend asynergische Muskelzuckungen des gesamten Körpers, betont im Gesichts-, Hals- und Schultergürtelbereich, meist ohne Bewegungseffekte. Vereinzelte blitzartige Beuge- oder Streckbewegungen der Arme. Bei Prüfung der passiven Beweglichkeit der Gliedmaßen Einschießen von Muskelzuckungen („Spasmus mobilis"). In der Oberschenkelmuskulatur ständige fibrilläre Muskelunruhe. Abgehackte, schlecht artikulierte, zeitweise schwer verständliche Sprache. Gelegentliches Ausstoßen grunzender Laute bei Beteiligung der Atemmuskulatur. FNV infolge der Muskelzuckungen abweichend, ataktisch. Etwas breitbeiniger, unbeholfener Gang. Ungerichtetes Schwanken beim Seiltänzergang. Steigerung der Eigenreflexe. Rasch erschöpfbarer Patellar- und Fußklonus beiderseits. Psychisch: Verlangsamt, stumpf-euphorisch; erschwerte Auffassung und Umstellung, Konzentrations- und Gedächtnisstörungen, vorzeitige Ermüdbarkeit; leichte bis mittelschwere Demenz.

Laborbefunde: EEG: Mai 1963: Mäßig ausgeprägter 8—9/sec-Alpha-Rhythmus mit Übergreifen auf die vorderen Ableitungen. Sehr starke Beta-Welleneinstreuung. Mäßig häufige Gruppen frontaler 4—8/sec-Wellen. Fragliche generalisierte Einzelspikes. Hyperventilation: Amplitudenzunahme und Zwischenwellenaktivierung. Photostimulation: Bei höheren Reizfrequenzen fragliche unregelmäßige Spike-Waves.

III, 15: Friedhilde S., geb. 8. 12. 1926, gest. 15. 6. 1953 (26⁶/₁₂ J.).
(KG der Heilanstalt Warstein.)
Anstaltsaufenthalte: 24. 3. 1950—7. 1. 1951; 12. 11. 1951—25. 6. 1952; 26. 3.—15. 6. 1953.

Anamnese: Geburt normal. Mit 6 Monaten „Fieberkrämpfe". Sonst frühkindliche Entwicklung unauffällig. Volksschulbesuch, schlechte Leistungen, insbesondere nach Krankheitsbeginn, zweimal sitzengeblieben. Mit etwa 10 Jahren erster Grand mal-Anfall. Trotz Behandlung mit Antikonvulsiva Wiederholung von vorwiegend nächtlichen Grand mal-Anfällen, zunächst in mehrmonatigen, nach der Menarche (mit 13 Jahren) in zunehmend kürzeren, zuletzt einwöchigen Abständen. Etwa mit 10¹/₂ Jahren erste Muskelzuckungen der Hände, Arme und des Gesichts. Im Laufe der Jahre Zunahme der Muskelzuckungen. Gedächtnisstörungen. Mit 23 Jahren Geburt eines unehelichen Kindes.

Krankheitsverlauf: März 1950: Anstaltsaufnahme zur diagnostischen Abklärung und Therapie. Körperlich: Mäßiger Allgemeinzustand. Neurologisch o. B. Psychisch: Verlangsamt, weitschweifig; Gedächtnisstörungen, erhebliche Kritik- und Urteilsschwäche. Behandlung mit Luminal und Comital. Beobachtung vieler „Absencen" und „Äquivalente" mit plötzlichen heftigen Muskelzuckungen der Arme und des Kopfes, teilweise mit Stürzen und fraglicher Bewußtseinstrübung. Daneben auch Grand mal-Anfälle. Diagnose: Genuine Epilepsie.

November 1951: Anstaltsaufnahme nach Suicidversuch. Zwischenzeitlich weiterhin etwa 1 Grand mal-Anfall pro Woche. Körperlich und neurologisch o. B. Psychisch: Sehr verlangsamt, antriebsgemindert, stumpf, dement. Behandlung mit Comital L und Luminal. Häufige Muskelzuckungen der Arme und Beine mit Stürzen und kurzdauernder Bewußtseinstrübung. Weniger häufige Grand mal-Anfälle, meist 2 Anfälle nacheinander. Zeitweise dysphorische Verstimmungszustände, vermehrte Reizbarkeit. Diagnose: Genuine Epilepsie.

März 1953: Anstaltsaufnahme wegen gehäufter Grand mal-Anfälle und zeitweiliger Erregungszustände. Körperlich: Mäßiger Allgemeinzustand. Gegenüber 1952 unveränderter neuropsychiatrischer Befund. Behandlung mit Comital, Luminal und Megaphen. Häufige „Schwindelanfälle" und Muskelzuckungen mit Stürzen und Verletzungen. Häufige Grand mal-Anfälle, serienweise. Während der letzten 4 Lebenswochen zunehmend apathisch, bettlägerig. Pneumonie. Eintritt des Todes am 15. 6. 1953 unter den Zeichen des Herz-Kreislaufversagens.

Keine Autopsie.

Kein EEG-Befund, keine sonstigen Laborbefunde.

IV, 3: Ursula S., geb. 20. 9. 1948 (persönliche Untersuchung im Mai 1963 und November 1968: 14⁸/₁₂ und 20²/₁₂ J.).
(KG des Johannesstifts Niedermarsberg, KG des Westfäl. Landeskrankenhauses Warstein.)
Anstaltsaufenthalte: 16. 1. 1963—30. 11. 1966. Ab 30. 11. 1966.

Anamnese: Geburt und frühkindliche Entwicklung unauffällig. Volksschulbesuch, sehr schlechte Leistungen, dreimal sitzengeblieben. Erster Grand mal-Anfall mit 9 Jahren. Wiederholung von Grand mal-Anfällen in unregelmäßigen, seit dem 13. Lebensjahr (Menarche) in etwa 4wöchigen Abständen. Mit etwa 14 Jahren erste Muskelzuckungen des Gesichts. Zunehmende sexuelle Verwahrlosung, Herumtreiberei.

Krankheitsverlauf: Januar 1963: Anstaltsaufnahme zur diagnostischen Abklärung und Therapie. Körperlich o. B.: Neurologisch: Fragliche Bradydiadochokinese. PSR und ASR links etwas lebhafter als rechts. Psychisch: Enthemmt, distanzlos, wichtigtuerisch, debil (IQ nach

HAWIK: 65). Behandlung mit Glyboral, Opilon, Bellergal und Melleril. Weiterhin Auftreten von 1—2 Grand mal-Anfällen pro Monat. Zeitweise aufsässiges, oppositionelles Verhalten, zweimaliges Entweichen aus der Anstalt. Diagnose: Familiäre Epilepsie.

November 1966: Anstaltsverlegung. Im wesentlichen unveränderter neuropsychiatrischer Befund. Psychisch: IQ: 60; Perseverationen, Umstellungserschwerung, triebhaft-ungesteuertes Verhalten, Affektinkontinenz. Häufige dysphorische Verstimmungszustände, mehrfaches Entweichen aus der Anstalt. Uneheliche Schwangerschaft, Entbindung. Behandlung mit Apydan. Insgesamt eher seltenere Grand mal-Anfälle. Diagnose: Myoklonusepilepsie.

Persönliche Untersuchungen: Mai 1963: Körperlich o. B. Neurologisch: Bei seelischer Erregung und Augenschluß zeitweise fibrilläre Bewegungsunruhe der Gesichtsmuskulatur. Psychisch: Freundlich, „backfischhaftes" Verhalten; Debilität. — November 1968: Körperlich o. B. Neurologisch: Seltene spontane, arrhythmische, asymmetrische, asynchrone, vorwiegend asynergische Muskelzuckungen der Schultergürtel-Armmuskulatur. Bei Willkürbewegungen und Augenschluß Auslösung bzw. Verstärkung gleichartiger Muskelzuckungen der Arme, der Hände, des Schultergürtels, des Nackens und des Gesichts. Wenige und schwache Muskelzuckungen der Beine. Nur Seiltänzergang leicht unsicher. Sprache etwas abgehackt und undeutlich. Psychisch: Stumpf-subeuphorisch, krankheitsuneinsichtig; erhebliche Kritik- und Urteilsschwäche; über die Debilität hinausgehende Demenz leichteren Grades.

Laborbefunde: PEG: Februar 1963: Fragliche Vergröberung des linken Seitenventrikels und des 3. Ventrikels.

EEG: Juli 1962: Grundaktivität von 6—7/sec-Wellen (30—70 µV). Hyperventilation: Aktivierung von langsamen Theta- und Delta-Wellen. Keine Krampfströme. — Mai 1963: Fehlender Alpha-Rhythmus. Grundaktivität von unregelmäßigen 5—7/sec-Wellen (30—70 µV) mit häufigem Übergang in generalisierte, hochamplitudige Wellengruppen und -serien gleicher Frequenz, vereinzelt mit Amplitudenanstieg auf 250 µV und mit steilem Ablauf. Hyperventilation: Rasche Amplitudenzunahme und Auftreten von unregelmäßigen Spike-Waves. Photostimulation: Keine wesentliche Veränderung. — November 1968: Grundaktivität von 5—6/sec-Wellen (30—100 µV) mit occipital betonter Alpha- und Beta-Welleneinstreuung. Sehr häufige Gruppen und längere Serien hochamplitudiger (120—150 µV), steiler Zwischenwellen. On- und Off-Effekt o. B. Hyperventilation: Zunahme der langsamen Wellen. Keine sicheren Krampfströme.

Eindeutig vacuolisierte Lymphocyten: Keine.

III, 11: Heinrich B., geb. 20. 9. 1923. Handwerker. Keine besonderen Erkrankungen. Neuropsychiatrisch o. B.

EEG: 1963: 11—12/sec-Alpha-EEG mit Beta-Welleneinstreuung. Häufige Gruppen temporal betonter steiler Zwischenwellen.

III, 12: Herta D., geb. 6. 3. 1925. Hausfrau. Keine besonderen Erkrankungen. Neuropsychiatrisch o. B.

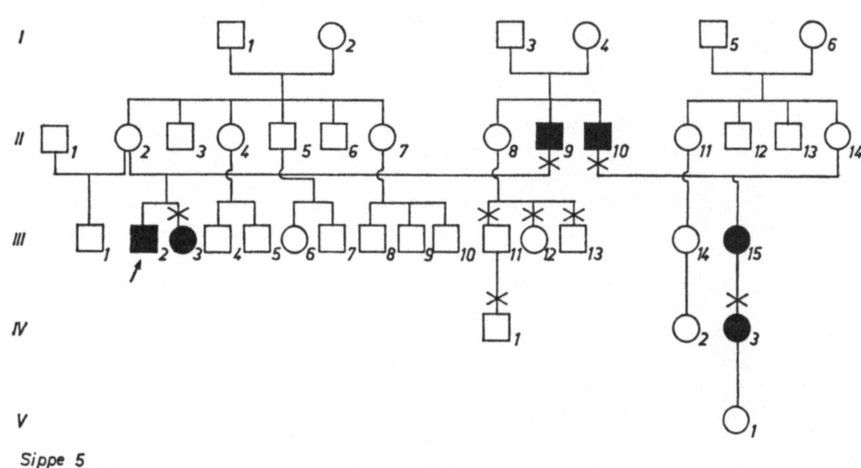

Sippe 5

EEG: 1963: Normales (9—11/sec) Alpha-EEG. Ziemlich häufige temporal betonte Gruppen steiler Zwischenwellen.

III, 13: Friedrich B., geb. 11. 4. 1933. Journalist. Keine besonderen Erkrankungen. Neuropsychiatrisch o. B.

EEG: Alpha-EEG mit diffuser Beta-Welleneinstreuung.

IV, 1: Heinrich B., geb. 20. 5. 1956. Keine besonderen Erkrankungen. Neuropsychiatrisch o. B.

EEG: Normales kindliches Alpha-EEG.

11.1.3. Ein PME-Einzelfall mit degenerativen Veränderungen der unteren Oliven

Sippe 6

II, 2: Dietlinde E., Probandin, geb. 29. 7. 1934, gest. 10. 7. 1957 (23 J.).
(Arztbericht der Psychiatrischen und Nervenklinik der Univ. Hamburg, KG des AK Ochsenzoll, Hamburg-Langenhorn, KG der Psychiatrischen und Nervenklinik der Univ. Kiel, Arztbericht des Landeskrankenhauses Schleswig; vgl. Dissertation von K. vom Bauer, 1960.)
Klinik- bzw. Anstaltsaufenthalte: Februar—März 1954; 19. 2.—2. 6. 1955; 2. 6. 1955 bis 9. 5. 1956; 22. 5.—11. 9. 1956; 11. 9. 1956—Mai 1957; 9. 7.—10. 7. 1957.
Anamnese: Geburt angeblich normal. Als uneheliches Kind seit 2. Lebensjahr bei Pflegeeltern. Frühkindliche Entwicklung unauffällig. Mit 10 Jahren Diphtherie. Am 8. 1. 1953 Geburt eines unehelichen Kindes. 1953/54: Stationäre internistische Behandlung wegen Cystopyelitis. Damals erste Krampfanfälle. (Gelegentliche „Zuckungen" des Kopfes von der Pflegemutter schon „viele Jahre" vorher beobachtet.)
Krankheitsverlauf: Februar 1954: Klinikaufnahme wegen Anfallshäufung: Diagnose: „Myoklonusepilepsie mit psychogenen Anfällen".
Februar 1955: Zwischenzeitlich als Stationshilfe gearbeitet. Klinikaufnahme im Status epilepticus. In der Folgezeit fast tägliche „Anfälle": Zuckungen der Muskulatur der rechten Gesichtsseite und des rechten Beines mit nachfolgendem Hochziehen der Beine, Herumwälzen in Hockstellung auf die rechte Körperseite und Verdrehen der Augen nach oben. Daneben kurzdauernde Absencen und Dämmerattacken mit Wälz- und Drehbewegungen des Körpers, Aufsetzen und ratlosem Umhersehen. Häufige Kopfschmerzen, mehrfaches Erbrechen. Psychisch: Euphorisch, kritikschwach; psychogene und demonstrative Verhaltensweisen. Medikamentöse Einstellung auf Zentropil. Diagnose: Myoklonusepilepsie.
Juni 1955: Anstaltsunterbringung wegen Therapieresistenz der Anfallssymptomatik. Psychisch: Bewußtseinsklar, orientiert, euphorisch; Denkablauf verlangsamt, schwerfällig. Ständige „tickartige" Bewegungsunruhe des Gesichts beim Sprechen. Auch die Hände in ständiger „zuckender-ruckender" Bewegung. Neurologisch: Trömner- und Knipsreflex beiderseits positiv. Dysdiadochokinese. FNV: Grob ataktisch, fast „psychogen" wirkend. Außer den erwähnten Zuckungen ohne Bewußtseinstrübung folgende Anfallsformen: Zuckungen der Muskulatur des Gesichts und der Arme, rechts stärker als links, Schnauzkrampf, Verdrehen der Augen, dann entweder Übergang in Grand mal-Anfall mit Bewußtlosigkeit oder aber in psychomotorischen Erregungssturm mit heftigen Wälz-, Schnell- und Beugebewegungen und tiefer Bewußtseinstrübung. Auffallend rasche Reorientierung. In der Folgezeit fast tägliche Zuckungen — stärkere Zuckungen von Bewußtseinstrübung begleitet —, weniger häufige psychomotorische Erregungszustände und eher seltene typische Grand mal-Anfälle. Unter der Medikation von SEE, Zentropil und Megaphen Muskelzuckungen und Anfälle seltener. Stimmungslage wechselnd. Meist flach-euphorisch, dann zeitweise auch depressiv, hoffnungslos, verzweifelt („mir kann niemand helfen") oder aber larmoyant, dysphorisch-reizbar. Muskelzuckungen und Anfälle weitgehend von psychischen Einflüssen abhängig. Ärger, Wut usw. wirken meist auslösend. Auch „psychogen anmutende" Verhaltensweisen sind zu beobachten. Entlassung nach Hause in gebessertem Zustand. Diagnose: Hirnorganisches Anfallsleiden.
Mai 1956: Klinikaufnahme wegen erneuter Anfallshäufung. Medikamentöse Umstellung zunächst auf Comital und Megaphen, später auf Mylepsin. Anfallstypen: 1. Absenceähnliche Paroxysmen mit Starre des Gesichts und Zucken des linken Mundwinkels oder aber reine

Absencen. 2. Atypische Grand mal-Anfälle mit Initialschrei, Anbeugen der Beine in Hüft- und Kniegelenken (Reit- oder Hockstellung), schwacher tonischer und ausgeprägter klonischer Phase. 3. Im Anschluß an solche Grand mal-Anfälle häufig psychomotorische Erregungszustände mit Drängen aus dem Bett, eigenartigem Heulen, Wortiterieren und autoaggressivem Verhalten (beißt sich in die Hände, schlägt die Hände gegen das Gesicht); Dauer dieser Zustände etwa 20 Sekunden. Patientin ist dann schlagartig wieder bei vollem Bewußtsein. Meist gruppenweises Auftreten der verschiedenen Anfallsformen. In anfallsfreien Zeiten ohne „epileptische Wesensänderung". Daneben zeitweise (!) extrapyramidale (Muskelhypertonie, Propulsion) und cerebellare (Ataxie, Dysmetrie) Symptome nachweisbar.

September 1956: Anstaltsverlegung. Neurologisch: Muskelzuckungen, unsicherer Stand, „stepperartiger" Gang, Fallneigung nach hinten beim Romberg. Psychisch: Kein „echter Intelligenzdefekt". Verstimmungszustände und Anfallshäufung (meist nachts). Kurzdauernde Dämmerattacken. Im weiteren Krankheitsverlauf epileptische Wesensänderung deutlich.

Juli 1957: Erneute Klinikaufnahme. Nach Entlassung im Mai 1957 zunächst gutes Befinden. Habe sogar in einer Gärtnerei gearbeitet. Dann Anfallshäufung (Angaben der Pflegemutter). Patientin ist tief bewußtlos, Temperaturerhöhung auf 38,4° C, Tachykardie. Eintritt des Todes am 10. 7. 1957 unter den Zeichen des Herz-Kreislaufversagens bei Lungenödem.

Laborbefunde: Liquor, PEG und linksseitiges CAG: März 1955: o. B.

EEG: März 1955: Keine eindeutigen epileptischen Veränderungen (Auswertung durch Artefakte erschwert). — 25. 5. 1956: Mäßig ausgeprägter, unregelmäßiger 11—12/sec-Alpha-Rhythmus mit Übergang in 4—7/sec-Theta- und 1—3/sec-Delta-Wellen über allen Ableitepunkten. Gelegentlich frontal betonte, krampfwellenähnliche Abläufe. Kein sicherer Herdbefund. — 2. 6. 1956: 6—7/sec-Theta-Wellen-Grundrhythmus, wenige Alpha-Wellen. Keine steilen Wellen, keine krampfstromverdächtigen Abläufe.

Pathomorphologischer Befund (Dissertation von K. vom Bauer): Makroskopisch: Gehirn o. B. Mikroskopisch: Hauptbefund: Hochgradige Fasergliose der unteren Oliven bei unregelmäßigen, insgesamt mäßigen Ganglienzellausfällen. Leichte Ganglienzellausfälle der Groß- und Kleinhirnrinde und des Thalamus.

I, 1: Soll als Jude im Konzentrationslager umgekommen sein. Keine weiteren Angaben.

I, 2: Soll aus Ostpreußen gestammt haben. Keine weiteren Angaben.

II, 1: Fritz M., geb. 1932. Angeblich nie ernstlich krank, schlechte Schulleistungen. Debilität, sonstiger neuropsychiatrischer Befund o. B.

III, 1: Hans-Jürgen M., geb. 8. 1. 1953. Geburt normal. Verzögerte Sprachentwicklung (3½ Jahre). Schlechte Schulleistungen. Debilität, sonstiger neuropsychiatrischer Befund o. B.

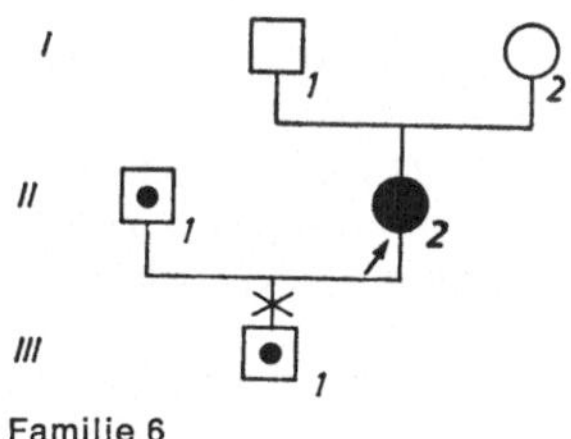

Familie 6

11.2. Klinisch wahrscheinliche Fälle der progressiven Myoklonusepilepsien (PME) und Dyssynergia cerebellaris myoclonica (DCM)

11.2.1. Wahrscheinlich autosomal recessiv erbliche PME-Fälle

11.2.1.1. PME-Geschwisterfälle mit längerem Krankheitsverlauf und vorwiegend leichter Symptomenausprägung

Sippe 7

VI, 10: Adolf B., Proband, geb. 17. 2. 1935 (persönliche Untersuchung im November 1963: 28⁹/₁₂ Jahre).

(KG der Anstalt Bethel, KG des Landeskrankenhauses Gütersloh, KG des Landeskrankenhauses Benninghausen; vgl. Sippe 9 von VOGEL et al., 1965.)

Anstaltsaufenthalte: 5. 6.—21. 9. 1951; 19. 8.—5. 12. 1953; 30. 9. 1955—14. 1. 1956; 16. 9. bis 19. 11. 1958; 28. 1.—1. 6. 1963; 1963—1965; ab 1967.

Anamnese: Geburt normal. Frühkindliche Entwicklung unauffällig. Mit 4—5 Jahren nachts zeitweise sehr unruhig, sah „etwas Schwarzes". Volksschulbesuch, gute Leistungen. Mit 13 Jahren erste Muskelzuckungen „am ganzen Körper" (ohne Bewußtseinsverlust). Mit 14 Jahren auffallende Ermüdbarkeit beim Gehen. Mit 15 Jahren erster Grand mal-Anfall am Tag. Wiederholung von Grand mal-Anfällen zunächst in mehrmonatigen, dann in kürzeren Abständen. Allmähliche Zunahme der Muskelzuckungen der Gliedmaßen, des Kopfes und des Rumpfes.

Krankheitsverlauf: Juni 1951: Anstaltsaufnahme zur diagnostischen Abklärung und Therapie. Körperlich und neurologisch o. B. Psychisch: Leicht verlangsamt, umständlich; IQ: 0,81. Häufige linksseitig beginnende oder linksseitig betonte, heftige Muskelzuckungen des Gesichts, der Arme und des Oberkörpers, meist mit Bewegungseffekten (Arme, Oberkörper und Kopf werden ruckartig angehoben); dabei gelegentlich leichte Bewußtseinstrübung. Seltenere und schwächere Muskelzuckungen der Beine. Epileptasid-Kur. Diagnose: Genuine Epilepsie.

August 1953: Anstaltsaufnahme wegen Zustandsverschlechterung. Zwischenzeitlich unter Einnahme von Luminal Grand mal-Anfälle in 6monatigen Abständen. Als Bauhilfsarbeiter tätig. Ab 17 Jahren stärkere Muskelzuckungen der Beine, meist morgens beim Erwachen. Nachlassen des Gedächtnisses. Körperlich und neurologisch o. B. Psychisch: Verlangsamt, schwerfällig, antriebsgemindert. Fast tägliche, regellose Muskelzuckungen des ganzen Körpers, teilweise mit größeren Bewegungseffekten. Zeitweise Schlafstörungen infolge anhaltender Muskelzuckungen. Behandlung mit Luminal, Zentropil, Coffeminal und Mesantoin ohne Einfluß auf die Muskelzuckungen. Unter Phenuronmedikation anhaltender Rückgang der Muskelzuckungen. Danach „sehr frisch und leistungsfähig". Sehr seltene Grand mal-Anfälle. Diagnose: Myoklonusepilepsie.

September 1955: Anstaltsaufnahme zur medikamentösen Neueinstellung. Zwischenzeitlich nach Entlassung 6 Monate als Bauhilfsarbeiter tätig. Dann Häufung von Grand mal-Anfällen und Muskelzuckungen (der Arme, Beine und des Kopfes) nach Umstellung der antikonvulsiven Medikation. Körperlich o. B. Neurologisch: Regellose Muskelzuckungen der Gliedmaßen, insbesondere der Beine, gelegentlich symmetrisch, synchron an den Beinen oder Armen und mit Bewegungseffekten. Muskelzuckungen auch der Zunge. Monopedales Stehen, Zehen-, Hacken- und Seiltänzergang nicht möglich. Psychisch: Verlangsamt, schwerfällig, haftend, hilflos-bedrückt. Muskelzuckungen oft während der Beobachtung vom Gesicht (Mund-, Augenbereich) auf die Arme oder den Rumpf übergreifend. Verstärkung der arrhythmischen, vorwiegend asymmetrischen, asynchronen, asynergischen Muskelzuckungen bei seelischer Erregung. Muskelzuckungen gelegentlich nachts so heftig, daß Patient aufschreit. Unter Behandlung mit Mysoline, Prominal und Coffein seltene und schwache Muskelzuckungen. FNV später etwas „unsicher", Sprache manchmal angedeutet „skandierend". Diagnose: Myoklonusepilepsie Unverricht-Lundborg; Verdacht auf Dyssynergia cerebellaris myoclonica R. Hunt.

September 1958: Anstaltsaufnahme nach Schlägerei mit einem jüngeren Bruder. Zwischenzeitlich arbeitsunfähig zu Hause. Unter Einnahme von Mylepsin und Prominal angeblich völlig anfallsfrei. Körperlich o. B. Neurologisch: Stärkere Sprachstörungen, sonst gegenüber der Klinikaufnahme von 1955 unveränderter neuropsychiatrischer Befund.

Januar 1963: Anstaltsaufnahme wegen Zustandsverschlechterung. Zwischenzeitlich unter
Einnahme von Mylepsin und Prominal nur sehr seltene Grand mal-Anfälle, jedoch ständig
„zitternde Arme und Beine". Dysphorische Verstimmungszustände, vermehrte Reizbarkeit,
aggressives Verhalten. Neurologisch: Feinschlägiger rotatorischer Nystagmus beim Blick nach
rechts. BHR nicht sicher auslösbar. CR links fehlend. Patellar- und Fußklonus rechts. Leichte
Hypertonie der Gliedmaßenmuskulatur mit einschießenden Muskelzuckungen. FNV, FFV,
KHV mit „starkem Intentionstremor". Sprachstörungen infolge Muskelzuckungen. Psychisch:
Verlangsamt, haftend, perseverierend; subdepressive Grundstimmung, vermehrte Reizbarkeit,
leichte Demenz. Verstärkung der Muskelzuckungen insbesondere durch seelische Erregung.
Unter Behandlung mit Prominal, Mylepsin und Taxilan Rückgang der Muskelzuckungen; dann
ohne Unterstützung gehfähig. Diagnose: Myoklonusepilepsie.

August 1963: Anstaltsaufnahme nach Schlägerei mit der Mutter. Zwischenzeitlich in häus-
licher Pflege. Zunehmende Wesensänderung mit äußerst reizbarem, aggressivem, zeitweise auch
mißtrauischem Verhalten. Sehr häufige Kopfschmerzen, gelegentliches Augenflimmern und
Schwindelgefühl. Gegenüber Januar 1963 unveränderter neuropsychiatrischer Befund.

Persönliche Untersuchung im November 1963: Bei ruhigem Liegen spontane, vorwiegend
fibrilläre Muskelzuckungen des Gesichts, der Arme und Beine, die beim Sprechen zunächst im
Gesicht, dann auch an den Armen und Beinen, vor allem in den rumpfnahen Abschnitten, sich
verstärken. Beim Vorstrecken der Zunge gleichfalls fibrilläre Muskelzuckungen. Langsame, abgehackte, undeutliche Sprache. Bei Prüfung der passiven Beweglichkeit einschießende Zuckungen der Gliedmaßenmuskulatur („Spasmus mobilis"). FNV mit ausfahrenden, „hüpfenden"
Bewegungen der Arme. KHV zielsicher. Beim Entlangfahren der Ferse an der Schienbeinkante
gleichfalls einschießende Muskelzuckungen mit ausfahrenden, „hüpfenden" Bewegungen der
Beine. Breitbeiniger Stand und Gang; beim Gehen und später beim Hinlegen erhebliche Verstärkung der generalisierten, vorwiegend asymmetrischen, asynchronen, asynergischen Muskelzuckungen. Psychisch: Verlangsamt, stumpf-subeuphorisch, Gedächtnisstörungen, Kritik- und
Urteilsschwäche; leichte bis mittelschwere Demenz.

Weiterer Krankheitsverlauf: 1966 in elterlicher Pflege. Sonst durchgehend in Anstalts-
behandlung. 1963—1965: Tageweise wechselnde Muskelzuckungen, die bei Willkürbewegungen
und seelischer Erregung deutlich zunehmen. „Ataktische Gesamtmotorik". Meist bettlägerig.
Psychisch: Wechselweise stumpf-euphorisch und gereizt-aggressiv. Fühlt sich den anderen
Kranken gegenüber zurückgesetzt. 1967—1969: Etwa gleichbleibender neuropsychiatrischer
Befund. 1968 zwei „kleine Anfälle". 1963—1965 und 1967—1969 kein sicherer Grand mal-
Anfall beobachtet. Behandlung mit Prominal, Luminal und Mylepsin.

Laborbefunde: EEG: 1951: Allgemeinveränderungen und sehr häufige Einzelspikes und
Spike-Waves. — 1953: Allgemein- und Hyperventilationsveränderungen. Paroxysmale genera-
lisierte Krampfstromgruppen, parietal und präzentral betont. — 1955: Vorherrschen von
Zwischen- und Delta-Wellen. Fast kontinuierliche Krampfströme mit Spikes und atypischen
Spike-Waves. — März 1963: Mäßige Allgemein- und Hyperventilationsveränderungen,
Krampfstromparoxysmen. Linksseitiges, temporal und temporobasal betontes Überwiegen
langsamer Zwischenwellen. Linksbetonung auch einzelner generalisierter Spike-Waves. —
November 1963: Gering ausgeprägter 8—9/sec-Alpha-Rhythmus. Längere Serien von unregelmäßigen 6—7/sec-Zwischenwellen (30—60 µV) mit frontal betonter Beta-Welleneinstreuung.
Mäßig häufige, generalisierte 4—5/sec-Wellen, einzeln und in kleinen Gruppen, teilweise mit
vorgelagerten kleinen Spikes. HV: Zunahme der Dysrhythmie. Photostimulation: Ab Reizfrequenz 6/sec fast kontinuierliche atypische Spike-Waves; vorzeitiger Abbruch. Meist subklinischer Ablauf der Krampfströme.

VI, 15: Heidemarie B., geb. 24. 5. 1953 (persönliche Untersuchungen im November 1963
und November 1968: 10⁶/₁₂ und 15⁶/₁₂ Jahre).

(KG der Anstalt Bethel, Arztbrief der Neurologischen Abteilung des Johannes-Kranken-
hauses Bielefeld.)

Klinik- bzw. Anstaltsaufenthalte: 19. 10.—29. 11. 1967; 16. 4.—19. 4. 1968; 3. 9.—7. 12. 1968.

Anamnese: Geburt normal. Leicht verzögerte psychomotorische Entwicklung. Volksschulbesuch, gute Leistungen. In den beiden letzten Klassen Schreibstörungen. Mit etwa 8 Jahren
gelegentliche Unsicherheit bzw. Ungeschicklichkeit beim Hantieren. Psychisch: „Empfindlich",
leicht kränkbar, mißtrauisch.

Persönliche Untersuchung im November 1963: Körperlich o. B. Neurologisch: Fragliche
Bradydiadochokinese. Spontane, arrhythmische, asymmetrische, asynchrone Zuckungen einzel-

ner Fasern und Bündel der Arm- und Beinmuskulatur, die kaum sichtbar, jedoch gut tastbar sind. Psychisch: Beginnende Wesensänderung, keine Demenz.

Krankheitsverlauf: Oktober 1967: Zwischenzeitlich Zunahme der Muskelzuckungen: Zunächst etwa zweimal wöchentlich anfallsweises, dann fast tägliches Auftreten der Muskelzuckungen. Mit 14 Jahren erster (nächtlicher) typischer Grand mal-Anfall. Wiederholung solcher (nächtlicher oder morgendlicher) Grand mal-Anfälle in 4—8wöchigen Abständen. Sprachstörungen. Zunehmende Gedächtnisstörungen, Verlangsamung. Klinische Aufnahme zur diagnostischen Abklärung und Therapie. Neurologisch o. B. Häufige „Impulsiv-Petit mal"-Anfälle, insbesondere bei seelischer Erregung. Psychisch: Verlangsamung, Konzentrationsstörungen, Kritikschwäche. Behandlung mit Petnidan und Mylepsin. Diagnose: Petit mal-Epilepsie.

April 1968: Klinische Aufnahme nach Tablettensuicidversuch (Pyknolepsin, Librium). Gegenüber 1967 unveränderter neuropsychiatrischer Befund.

September 1968: Anstaltsaufnahme zur weiteren diagnostischen Abklärung und Therapie. Neurologisch: Endstellungsnystagmus beim Blick nach links, mimische Facialisschwäche rechts. FNV, KHV leicht unsicher. Psychisch: Rechenschwäche, depressive Verstimmungsneigung. Fast tägliche Muskelzuckungen aller Gliedmaßen. Wiederholte nächtliche Grand mal-Anfälle. Unter Behandlung mit Mylepsin, Petinutin, Petnidan und Valium seltenere Muskelzuckungen.

Persönliche Untersuchung im November 1968: Bei ruhigem Liegen nur seltene spontane Muskelzuckungen einzelner Gliedmaßen. Bei Willkürbewegungen und seelischer Erregung Auftreten heftiger, symmetrischer, synchroner, synergischer Muskelzuckungen der Arme und des Kopfes mit Bewegungseffekten (Abheben des Kopfes von der Unterlage und greifartigen Bewegungen der Arme). Während solcher heftiger Muskelzuckungen ist die Patientin zwar bei Bewußtsein, jedoch nicht ansprechbar. Während der EEG-Ableitung bei Augenschluß vermehrt auftretende spontane Muskelzuckungen. Psychisch: Kritik- und Urteilsschwäche, Gedächtnis- und Konzentrationsstörungen, Affektlabilität.

Laborbefunde: EEG: November 1963: Unregelmäßiger 8—9/sec-Alpha-Rhythmus. Gruppen und Serien hochgespannter (80—250 µV) 3—5/sec-Wellen, meist mit vorgeschalteten Spikes. Hyperventilation: Rasche Zunahme der langsamen Wellen und Krampfströme. — Oktober 1968: Grundaktivität von unregelmäßigen 6—9/sec-Wellen. Generalisierte Gruppen von Spike-Waves. Occipitale Einzelspikes und Polyspikes. Generalisierte Polyspike-Waves von 1—2 Sekunden Dauer mit Zusammenzucken. HV: Zunahme der Krampfströme und der Muskelzuckungen. Aktivierung der Krampfströme bei Augenschluß. — November 1968: Mäßig ausgeprägter, unregelmäßiger 8—9/sec-Alpha-Rhythmus mit Einstreuung sehr zahlreicher 6—7/sec-Zwischenwellen. Normaler On- und Off-Effekt. Mäßig häufige Gruppen vorwiegend generalisierter, hochgespannter, atypischer 5—6/sec-Spike-Waves oder Doppelspike-Waves, klinisch meist von Muskelzuckungen begleitet.

Echoencephalogramm: 1968: Mittelstrukturen um 1 mm nach links verschoben. 3. Ventrikel von 4 mm Weite.

Serummucoproteine: 1968: 48 mg-%.

Muskelbiopsiematerial: 1968: Histologischer Befund o. B.

Eindeutig vacuolisierte Lymphocyten: Keine.

VI, 16: Rosemarie B., geb. 30. 8. 1956 (persönliche Untersuchung im November 1963: 7³/₁₂ Jahre).

Persönliche Untersuchung im November 1963: Keine Myoklonien, keine sonstige neuropsychiatrische Symptomatik.

Nur unzureichende Angaben über klinischen Krankheitsbeginn und -verlauf. Soll an „nächtlichen Zuckungen im Bett" leiden. Bisher keine stationäre Behandlung. Medikamentöse Einstellung auf Petnidan und Zentropil.

Laborbefunde: EEG: November 1963: Grundaktivität von unregelmäßigen 7—8/sec-Wellen mit occipitalen Amplituden bis zu 250 µV, sehr häufig mit steilem Ablauf. Einstreuung von bioccipitalen 2,5—4/sec-Wellen. 1 Gruppe generalisierter, atypischer 4—5/sec-Spike-Waves hoher Amplitude (über 250 µV). November 1969: „Allgemeinveränderungen im Sinne einer Dysrhythmie mit deutlichen Zeichen einer allgemein gesteigerten zentralnervösen Erregbarkeit."

V, 3: Gottfried P., geb. 6. 1. 1920, gest. 31. 7. 1945 (25⁶/₁₂ J.). Geburt und frühkindliche Entwicklung normal. Volksschulbesuch, gute Leistungen. Mit 15 Jahren erster — nach Schilderung der Mutter — typischer Grand mal-Anfall. Etwa gleichbleibende Anfallshäufigkeit (1—2 pro Jahr), ausschließlich am Tag. Bald danach erste Muskelzuckungen der Hände und — weniger — des Gesichts. Zunehmende manuelle Ungeschicklichkeit, gelegentliche Sprachstörungen. Weiterhin als Verkäufer berufstätig. Mit 22 Jahren kurzzeitiger Wehrdienst; Entlassung wegen Anfallshäufung. Unter Behandlung mit Luminal Grand mal-Anfälle und Muskelzuckungen seltener. Mit 24 Jahren Anstaltsaufnahme. Fragliche paranoide Psychose (fühlte sich bedroht), Bettlägerigkeit, rascher körperlicher Verfall. Tod am 31. 7. 1945.

Keine Autopsie.

Kein EEG-Befund, keine sonstigen Laborbefunde.

VI, 8: Elfriede K., geb. 1. 9. 1932. Arbeiterin. Keine besonderen Erkrankungen. Neuropsychiatrisch o. B.

EEG: 1963: Normales (10/sec) Alpha-EEG.

VI, 9: Heinrich B., geb. 14. 12. 1933. Heizungsmonteur. Keine besonderen Erkrankungen. Neuropsychiatrisch o. B.

EEG: 1963: Normales (10—11/sec) Alpha-EEG.

VI, 11: Egon B., geb. 12. 9. 1937. Heizungsmonteur. Keine besonderen Erkrankungen. Neuropsychiatrisch o. B.

EEG: 1963: Normales (11/sec) Alpha-EEG.

VI, 13: Hans B., geb. 15. 1. 1945. Volksschulbesuch, durchschnittliche Leistungen, Polstererlehre. Wegen Einbruchdiebstahls mehrmonatige Jugendstrafhaft. Gelegentliche Kopfschmerzen bei grellem Sonnenlicht. Keine besonderen Erkrankungen. Neuropsychiatrisch sonst o. B.

EEG: 1963: Gut ausgeprägter 9—10/sec-Alpha-Rhythmus mit einzelnen temporal betonten steileren Abläufen.

VI, 14: Adelheid B., geb. 19. 3. 1950. Volksschulbesuch, gute Leistungen. Keine besonderen Erkrankungen. Neuropsychiatrisch o. B.

EEG: 1963: Normales (10—11/sec) Alpha-EEG.

VII, 1: Hans K., geb. 14. 3. 1954. Volksschulbesuch, gute Leistungen. Keine besonderen Erkrankungen. Neuropsychiatrisch o. B.

EEG: 1963: Kindliches Alpha-EEG. HV: Sehr rasches Auftreten langsamer Wellen.

VII, 4: Brigitte B., geb. 24. 1. 1954. Volksschulbesuch, durchschnittliche Leistungen. Keine besonderen Erkrankungen. Neuropsychiatrisch o. B.

EEG: 1963: Kindliches Alpha-EEG mit frontal betonter Beta-Welleneinstreuung und einzelnen steileren Abläufen.

V, 12: Dorothea B., geb. 12. 1. 1911. Hausfrau. Keine besonderen Erkrankungen. Neuropsychiatrisch o. B.

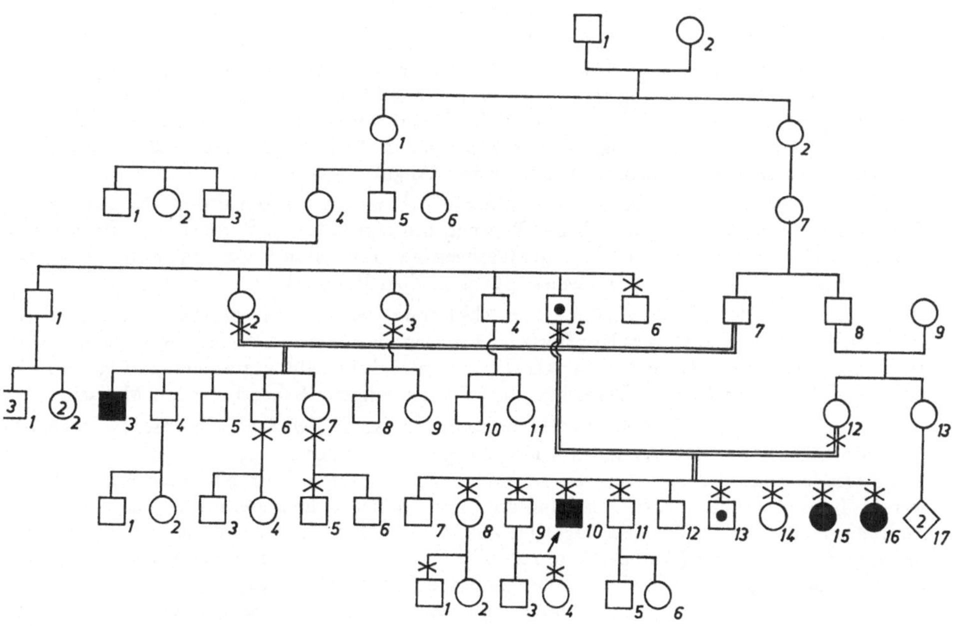

EEG: 1963: Flaches EEG.

IV, 5: August B., geb. 30. 9. 1908. Heizungsmonteur. Keine besonderen Erkrankungen. Alkoholabusus, sonst neuropsychiatrisch o. B.

EEG: 1963: Normales (9—10/sec) Alpha-EEG.

IV, 2: Ottilie P., geb. 4. 10. 1900. Hausfrau. Seit 4 Jahren labile Hypertonie. 1961 zweimaliger „Ohnmachtszustand". Neuropsychiatrisch o. B.

EEG: 1963: Normales (10/sec) Alpha-EEG.

V, 6: Wilhelm P., geb. 31. 3. 1926. Radiotechniker. Keine besonderen Erkrankungen. Neuropsychiatrisch o. B.

EEG: 1963: Normales (9—10/sec) Alpha-EEG.

V, 7: Ingeborg K., geb. 26. 8. 1934. Kaufmännische Angestellte. Seit vielen Jahren migräneartige Kopfschmerzen. Mit 14 Jahren Lungen-Tbc. Neuropsychiatrisch o. B.

EEG: 1963: Normales (10—11/sec) Alpha-EEG.

VI, 5: Hans H., geb. 26. 9. 1953. Volksschulbesuch, schlechte Leistungen. Leichte Debilität.

EEG: 1963: Kindliches Alpha-EEG.

IV, 3: Emma P., geb. 10. 4. 1903. Hausfrau. Keine besonderen Erkrankungen. Neuropsychiatrisch o. B.

EEG: 1963: Normales (10/sec) Alpha-EEG.

IV, 6: Adolf B., geb. 2. 6. 1914. Fernfahrer. Keine besonderen Erkrankungen. Neuropsychiatrisch o. B.

EEG: 1963: Normales (10/sec) Alpha-EEG.

Sippe 8

III, 9: Peter H., Proband, geb. 11. 11. 1950 (persönliche Untersuchung im November 1968: 18 Jahre).
(KG der Anstalt Bethel, KG des Landeskrankenhauses Schleswig.)
Klinik- bzw. Anstaltsaufenthalte: 1. 10.—24. 10. 1964; 30. 9.—31. 10. 1965; 9. 7. 1966 bis 30. 9. 1967; 19. 10. 1967—4. 4. 1968; Sommer 1968.

Anamnese: Geburt normal. Frühkindliche Entwicklung unauffällig. Als Kleinkind doppelseitige Lungenentzündung und rezidivierende Otitis media (Antrotomie). Volksschulbesuch bis zur 7. Klasse, schlechte Leistungen. Mit 12 Jahren erste Muskelzuckungen der Gliedmaßen, vor allem morgens nach Erwachen. Häufiges Fallenlassen von Gegenständen. Fahrige Schrift. In der Schule unkonzentriert, sprunghaft, unruhig, störend. Ambulante neuropsychiatrische Untersuchung: Verdacht auf beginnendes Anfallsleiden (Angaben der Mutter).

Krankheitsverlauf: Oktober 1964: Klinikaufnahme zur diagnostischen Abklärung und Therapie. Körperlich und neurologisch o. B. Augenhintergrund o. B. Psychisch: Erschwerte Auffassung; IQ (nach Kramer): 93. Medikamentöse Einstellung auf Maliasin. Diagnose: Centrencephale Epilepsie in Form eines myoklonischen Petit mals.

September 1965: Klinikaufnahme zur Abklärung der Frage nächtlicher Grand mal-Anfälle. Speichelflecken auf dem Kopfkissen (Angaben der Mutter). Keine Grand mal-Anfälle beobachtet. Neurologisch: Feinschlägiger horizontaler Endstellungsnystagmus. Täglich mehrfache Zuckungen der Gliedmaßenmuskulatur. Fortsetzung der Behandlung mit Maliasin.

Juli 1966: Anstaltsaufnahme zur Befundkontrolle. Keine Zwischenanamnese. Neurologisch: Motorische Unruhe, ausfahrende Schleuderbewegungen, „grobschlägiger Zungentremor", leicht skandierende, „hastig abgehackte" Sprache (in seelisch erregtem Zustand). Psychisch: „Charakterlich äußerst problematisch". Behandlung mit Maliasin und Petnidan. Häufige „kleine Zuckungen" (ruckartige Beugebewegungen der Gliedmaßen und des Rumpfes), insbesondere bei seelischer Erregung (Anrede, Erschrecken), z. T. verbunden mit plötzlichem Tonusverlust und sekundenlanger Bewußtseinstrübung („Zusammensacken"). Ein sicherer Grand mal-Anfall im September 1966. Stimmung wechselnd zwischen moroser Verzagtheit und selbstüberheblicher Euphorie. Diagnose: Cerebrales Krampfleiden centrencephalen Typs.

Oktober 1967: Anstaltsverlegung. Zwischenzeitlich nächtliche Grand mal-Anfälle. Bis zu 20 „kleine Anfälle" (Muskelzuckungen) pro Tag (Angaben der Eltern). Neurologisch: Ständige Muskelzuckungen der Arme und Beine. FNV, FFV, KHV ataktisch, dysmetrisch. Dysdiadochokinese. Gangataxie (mit Unterstützung). Romberg positiv. Abgehackte, stotternde Sprache. Psychisch: Verlangsamt, umständlich, affektlabil, leicht dement. IQ nach HAWIE: 77. Behandlung mit Maliasin und Valium. Muskelzuckungen wechselnd stark, gelegentliche Stürze. Keine sicheren Grand mal-Anfälle. Psychisch: Tageweise gereizt-mißmutige oder verzagt-depressive Verstimmungszustände (Patient bringt die Krankheit mit der seiner verstorbenen Geschwister in Verbindung, ahnt die Schwere seines Schicksals).

September 1968: Erneute Anstaltseinweisung. Keine Zwischenanamnese, keine Befundunterlagen.

Persönliche Untersuchung im November 1968: Bei ruhigem Liegen oder Sitzen nur vereinzelte Muskelzuckungen. Auslösung schwacher, arrhythmischer, asymmetrischer, asynchroner, vorwiegend asynergischer Zuckungen der gesamten Körpermuskulatur, insbesondere der Arme und Beine, durch Willkürbewegungen und seelische Erregung. Gangataxie (ohne Unterstützung). FNV, FFV, KHV: Ataxie, Dysmetrie, leichter Intentionstremor der Endstrecke. Gedehnte, skandierende Sprache. Sprachentgleisungen bei Testworten. Mühsame, wackelige Schrift. Tonus der Muskulatur nicht eindeutig verändert. Psychisch: Verlangsamt, umständlich, leicht dement; gedrückte, hoffnungslose Grundstimmung; ausgeprägtes leidendes Krankheitsbewußtsein. Behandlung mit Maliasin und Valium.

Laborbefunde: EEG: 23. 9. 1964: Unregelmäßige Grundaktivität, wiederholte Gruppen bilateral synchroner Theta-Wellen und sehr unregelmäßiger Spike-Wave-Komplexe. — 8. 7. 1965: Sehr unregelmäßige Grundaktivität, occipital beiderseits Gruppen rhythmischer, amplitudenhöherer 3—4/sec-Wellen. Blockierung durch Augenöffnen, Provokation durch Augenschluß. Mehrfache bilateral synchrone, unregelmäßige Spike-Wave-Komplexe ohne klinische Begleiterscheinungen. — 29. 8. 1966: Sehr unregelmäßige Grundaktivität von 5—8/sec-Wellen in allen Ableitungen. Besonders occipital beiderseits zahlreiche 4/sec-Wellen. Wiederholt bilateral synchrone, z. T. abortive Spike-Wave-Komplexe. — 23. 10. 1967: Grundaktivität von 6—7/sec-Theta-Wellen. Einzelne generalisierte Spike-Wave-Komplexe. Zahlreiche Doppel- und Polyspikes, klinisch von Zuckungen begleitet. Hyperventilation: Deutliche Zunahme der Krampfströme. Photostimulation: Sofortige Reaktion mit starken Zuckungen, Abbruch. — 1. 12. 1967: Gegenüber letzter Vorableitung unveränderte Grundaktivität. Gelegentlicher Übergang in Serien von 5—6/sec-Wellen (bis 75 µV). Hyperventilation: Vermehrt langsame Abläufe, keine Krampfpotentiale. — November 1968: Mäßig ausgeprägter Alpha-Rhythmus mit Einstreuung von 4—7/sec- und Beta-Wellen. Über längere Strecken hin wird der Alpha-Rhythmus von 3—4/sec-Wellen weitgehend ersetzt. In den vorderen Ableitungen einige Gruppen hochamplitudiger 10—14/sec-Wellen. Ziemlich häufige Gruppen generalisierter, bilateral synchroner, frontal betonter, atypischer Spike-Waves, meist subklinisch ablaufend.

Echoencephalogramm: Interhemisphärenspalt geringgradig nach links verlagert (2—3 mm).
Papierelektrophorese: Normale Bluteiweißwerte.
SGOT, GPT, LHD: o. B.
Untersuchung des Harns auf saure Mucopolysaccharide: 5,8 mg/24-Stundenmenge.
Leberbiopsiematerial: Feinkörnige, mit Kongorot anfärbbare Substanzen in einzelnen Kupfferschen Sternzellen.
Eindeutig vacuolisierte Lymphocyten: Keine.
III, 5: Jutta H., geb. 13. 7. 1939, gest. 24. 9. 1959 (20²/₁₂ J.).
(KG des Landeskrankenhauses Schleswig-Hesterberg, KG des Krankenhauses Heiligenhafen.)
Klinik- bzw. Anstaltsaufenthalte: 1949; 14. 8.—17. 11. 1951; 5. 1.—10. 2. 1953; 4. 1. 1954 bis 24. 1. 1958; 24. 1. 1958—24. 9. 1959.

Anamnese: Geburt normal. Frühkindliche Entwicklung unauffällig. Übliche Kinderkrankheiten. Volksschulbesuch, Rückgang der anfänglich guten Leistungen nach Krankheitsbeginn. Mit 9—10 Jahren häufiges Fallenlassen von Gegenständen (z. B. Löffel, Gabel); beim Schreiben Wegrutschen des Federhalters. Häufig Stürze („brach in sich zusammen").

Krankheitsverlauf: 1949: Klinikaufnahme zur diagnostischen Abklärung und Therapie. Angebliche Diagnose: Chorea minor.

August 1951: Klinikaufnahme zur weiteren diagnostischen Abklärung und Therapie. Zwischenzeitlich häufige Stürze. 1950 (mit 11 Jahren) erste nächtliche Grand mal-Anfälle. Zunehmende „Fahrigkeit"; Erziehungsschwierigkeiten (Angaben der Eltern). Häufige „pyknoleptische Absencen" (?) und Grand mal-Anfälle. Psychisch: Enthemmt, unruhig, zappelig; altersgemäße Intelligenzentwicklung. Behandlung mit Comital. Abnahme der Anfallshäufigkeit.

Januar 1953: Klinikaufnahme zur medikamentösen Neueinstellung. Gegenüber 1951 unveränderter neuropsychiatrischer Befund. „Nach wie vor Zuckungen und eine erhebliche Unruhe." Behandlung mit Tridione. Nachlassen der motorischen Unruhe.

Januar 1954: Anstaltseinweisung. Zwischenzeitlich nächtliche Grand mal-Anfälle in 8- bis 14tägigen Abständen. Ständiges „Zittern" und „Kopfschlagen", motorische Unruhe. Rededrang, unverträgliches, trotziges Verhalten (Angaben der Mutter). Körperlich altersgemäße Entwicklung. Neurologisch: Gang, KHV und FNV ataktisch. Skandierende, zeitweise verwaschene Sprache. „Krampfartige Zuckungen." Psychisch: Etwas verlangsamt, beginnende Demenz? Trotz antiepileptischer Behandlung (vorwiegend mit Comital) weiterhin in 8—14 tägigen, oft auch kürzeren Abständen nächtliche Grand mal-Anfälle, gelegentlich in Serien bis zu 6 pro Nacht. Wechselnd starke Zuckungen der gesamten Körpermuskulatur, einschließlich des Gesichts. Verstärkung bzw. Auslösung der Muskelzuckungen vor allem durch Willkürbewegungen und seelische Erregung, aber auch vor den Grand mal-Anfällen und während der Menses. Häufige nächtliche Episoden heftiger generalisierter Muskelzuckungen ohne nachfolgenden Grand mal-Anfall. An Tagen mit stärkeren Muskelzuckungen bettlägerig, pflegebedürftig. An Tagen mit schwächeren Muskelzuckungen etwas gehfähig. Aber auch dann Gangataxie („wackelig", „taumelnd"). Psychisch: Zunehmend „läppisch", distanzlos, enthemmt (Witzeleien, Anzüglichkeiten, Masturbation), häufig euphorisch-laut (Singen inhaltsarmer Phantasietexte auf bekannte Schlagermelodien), zeitweise depressiv-weinerlich oder apathisch-indolent, zeitweise gereizt-aggressiv oder erregt-verwirrt (halluzinierend?). Während der Erregungszustände häufiges Wort- oder Silbenstammeln. Gelegentliches Einnässen (ohne Grand mal-Anfall) oder Einkoten. Ab 1957 fast ständig bettlägerig. Diagnose: „Krankheitsgeschehen aus dem Formenkreis der sogenannten Myoklonusepilepsien".

Januar 1958: Anstaltsverlegung aus familiären Gründen. Körperlich o. B. Neurologisch: Arrhythmische, asymmetrische, asynchrone, vorwiegend asynergische Zuckungen der gesamten Körpermuskulatur, z. T. mit größeren Bewegungseffekten. „Ausfahrende Willkürbewegungen", ataktischer Gang (mit Unterstützung), „stockende Sprache". Psychisch: Unvollständig orientiert, verlangsamt, euphorisch, kritikschwach; Demenz. Gelegentliche Dämmerzustände, sonst gegenüber 1957 unveränderter Befund. Ab 1959 fortschreitender körperlicher Verfall. Harn- und Stuhlinkontinenz. Fast ständige generalisierte Muskelzuckungen. Häufige Grand mal-Anfälle. Geringe Nahrungsaufnahme. Zunehmende Apathie. Eintritt des Todes am 24. 9. 1959 unter den Zeichen des Kreislaufversagens. Diagnose: Symptomatische Epilepsie.

Keine Autopsie.

Laborbefunde: EEG: August 1951: Ausgeprägte Veränderungen eines Krampfleidens. Kein Herdbefund. — 16. 7. 1954: Vorherrschende Aktivität von 4—6/sec-Theta-Wellen mit eingelagerten steileren Abläufen. Dazwischen kürzere Strecken unregelmäßiger 8/sec-Alpha-Wellen. Hyperventilation: Verstärkung der Veränderungen mit zahlreichen Krampfströmen. — Dezember 1954: Deutliche Allgemeinveränderungen mit generalisierten Spike-Wave-Komplexen (ohne klinische Äquivalente).

Liquor: Dezember 1954: o. B.

PEG: Dezember 1954: Symmetrische Erweiterung des Ventrikelsystems (3. Ventrikel ausgenommen).

Toxoplasmose KBR: August 1951: Negativ.

III, 7: Rolf H., geb. 10. 11. 1943, gest. 6. 7. 1961 (18⁴/₁₂ J.).

(KG des Landeskrankenhauses Heiligenhafen.)

Anstaltsaufenthalte: 13. 7.—11. 8. 1956; 22. 1.—6. 3. 1957; 9. 1.—18. 1. 1958; 29. 6. bis 6. 7. 1961.

Anamnese: Geburt normal. Frühkindliche Entwicklung unauffällig. Übliche Kinderkrankheiten. Volksschulbesuch, nach Krankheitsbeginn zunehmend schlechtere Leistungen. Mit 10 Jahren erster nächtlicher typischer Grand mal-Anfall. In der Folgezeit Wiederholung solcher ausschließlich nächtlichen Grand mal-Anfälle, zunächst in mehrmonatigen Abständen. Mit 12 bis 13 Jahren Zunahme der Anfallshäufigkeit (etwa alle 6 Wochen). Seither auch „wackelig auf den Beinen". Wesensänderung. Ambulante antikonvulsive Behandlung erfolglos (Angaben der Mutter).

Krankheitsverlauf: Juli 1956: Anstaltsaufnahme nach Verkehrsunfall mit Commotio cerebri zur diagnostischen Abklärung und Therapie. Körperlicher Entwicklungsrückstand. Neurologisch: Grobschlägiger Blickrichtungsnystagmus, vorwiegend beim Blick nach links. Psychisch: Euphorisch, „läppisch", distanzlos. Unter Behandlung mit Comital gleich häufige typische und „abortive" Grand mal-Anfälle. Diagnose: Symptomatische Epilepsie.

Januar 1957: Klinikaufnahme wegen Befundverschlechterung. Zwischenzeitlich weiterhin nächtliche Grand mal-Anfälle in 3—4wöchigen Abständen. Sommer 1956 (mit 12⁹/₁₂ Jahren) erstmalig Gangstörungen: Häufiges Stolpern und Stürzen, insbesondere beim Treppensteigen. Unsicherheit der Arme. Weiteres Absinken der Schulleistungen. Schwieriges, widersetzliches, „albernes" Verhalten (Angaben der Mutter). Neurologisch: Sehr lebhafte PSR und ASR. FNV zunächst ataktisch, dann seitengleich zielsicher. Psychisch: Pubertierendes Verhalten? Behandlung mit Comital. Abortive Grand mal-Anfälle. Unsicherheit der Beine und Arme (= Ataxie bzw. Dysmetrie), insbesondere bei seelischer Erregung, z. B. bei Beobachtung. Zeitweise freches und unaufrichtiges Verhalten. Diagnose: Symptomatische Epilepsie.

Januar 1958: Anstaltsaufnahme zur Klärung der Frage, ob dem Patienten der Weg zur Schule (= Hilfsschule) zugemutet werden könne. Zwischenzeitlich nächtliche Grand mal-Anfälle in mehrwöchigen Abständen. Morgens sehr müde, abgeschlagen. Einmal auf dem Schulweg gestürzt (Angaben der Eltern). Altersgemäße körperliche Entwicklung. Neurologisch: Bei seelischer Erregung Stottern und „unkoordinierte Bewegungen". Psychisch: Etwas verlangsamt, keine eindeutige Demenz. Bestätigung der Schulfähigkeit. Diagnose: Symptomatische Epilepsie.

Juni 1961: Anstaltsaufnahme wegen Häufung der Grand mal-Anfälle. Zwischenzeitlich zunehmende Gangstörungen (Zwischenanamnese unvollständig). Unter Behandlung mit Pernocton Sistieren der Grand mal-Anfälle. Ständige Muskelzuckungen. Eintritt des Todes am 6. 7. 1961 unter den Zeichen des Kreislaufversagens.

Keine Autopsie.

Laborbefunde: Kein EEG-Befund.

Liquor: 27. 7. 1956: Einschließlich Kolloidkurven o. B. — 2. 2. 1957: Einschließlich Kolloidkurven o. B.

PEG: 26. 7. 1956: Kolbenförmige Erweiterung des linken Seitenventrikels im Bereich des Abgangs des Hinterhorns. — 24. 1. 1957: Gegenüber 1956 unveränderter Befund.

Seroreaktionen auf Lues: August 1956: Liquor und Blut negativ.

II, 4: Werner H., geb. 1. 8. 1912. Berufssoldat. 1950 Rippenfellentzündung. Sonst angeblich keine besonderen Erkrankungen. Neuropsychiatrisch o. B.

EEG: 1968: Normales (8—10/sec) Alpha-EEG.

Eindeutig vacuolisierte Lymphocyten: Keine.

II, 6: Anita H., geb. 31. 7. 1916. Krankenpflegerin. 1939 und 1950 Nierenbeckenentzündung. 1959 Uterusexstirpation. Neuropsychiatrisch o. B.

EEG: 1968: Gut ausgeprägter (9—11/sec) Alpha-Rhythmus mit Einstreuung mäßig häufiger Beta- und weniger Zwischenwellen.

Eindeutig vacuolisierte Lymphocyten: Keine.

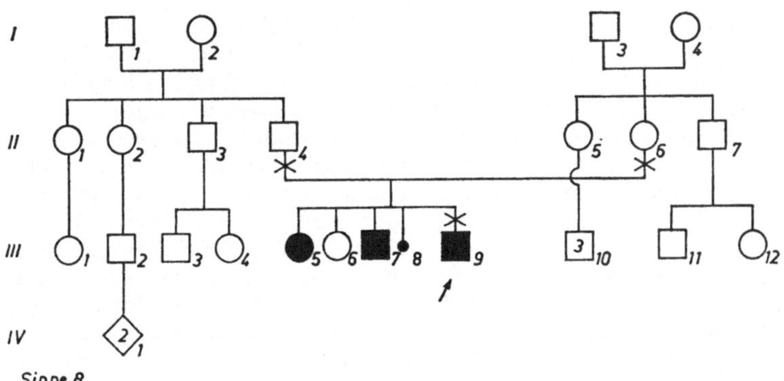

11.2.1.2. PME-Einzelfälle mit längerem Krankheitsverlauf und/oder vorwiegend leichter Symptomenausprägung

Sippe 9

III, 6: Bernhard S., Proband, geb. 24. 4. 1942 (persönliche Untersuchung im November 1968: 26⁷/₁₂ Jahre).

(KG der Psychiatrisch-Neurologischen Univ.-Klinik Innsbruck; vgl. SCHARFETTER u. SCHMOIGL, 1968.)

Klinikaufenthalte: 12. 1.—22. 1. 1955; 6. 10. 1959—23. 2. 1960; 18. 1.—7. 7. 1967.

Anamnese: Geburt normal, frühkindliche Entwicklung unauffällig. Volksschulbesuch, Rückgang der anfänglich durchschnittlichen Leistungen nach Krankheitsbeginn. Mit 11⁵/₁₂ Jahren somnambule Zustände, kurz danach erster typischer Grand mal-Anfall. In der Folgezeit Wiederholung von Grand mal-Anfällen bis zu 20 pro Monat, gelegentlich in Serien bis zu 7 pro Nacht. (Anderen Angaben zufolge sollen die ersten „Anfälle" bereits mit 5—6 Jahren aufgetreten sein.) Mit 12⁵/₁₂ Jahren zusätzliche „blitzartige Zuckungen", meist seitengleich in Armen und Beinen.

Krankheitsverlauf: Januar 1955: Zuckungen der Muskulatur des Gesichts, der Arme und Beine („choreatiforme Unruhe"). Psychisch: Verlangsamt, euphorisch-dement. Neurologisch: Leichter Fingertremor. Dysdiadochokinese, Dysmetrie. Leichte Hypotonie der Arme und Beine. Breitbeiniger, kleinschrittiger Gang. Langsame Sprache. Augenhintergrund o. B. Unter Medikation von Anirrit und Petidione Sistieren der Muskelzuckungen und Grand mal-Anfälle. Diagnose: Sonderform einer idiopathischen Epilepsie.

Oktober 1959: Zwischenzeitlich weiterhin „Krämpfe"; trotzdem auf dem Feld gearbeitet. Bei der versuchsweisen Änderung der Medikation durch den Hausarzt „4 Tage im Krampf", danach „schwache Füße" (Angaben einer Tante des Patienten). Muskelzuckungen ohne Bewußtseinstrübung, vorwiegend der linksseitigen Extremitäten und des Gesichts. Verstärkung dieser Muskelzuckungen bei Willkürbewegungen und seelischer Erregung. Psychisch: Bewußtseinsklar, erheblich verlangsamt; „beträchtliche Demenz". Neurologisch: Endstellungsnystagmus beim Blick nach beiden Seiten. Schlaffer Muskeltonus der Arme. FNV, FFV und KHV dysmetrisch. Dysdiadochokinese. „Babinski-Neigung" beiderseits. Gang angedeutet spastisch-ataktisch. Wegen Schluckstörungen zeitweise Sondenernährung. Nach Grand mal-Anfällen Muskelzuckungen geringer, dann Stehen und Gehen möglich. Dann auch freiere Sprache. Auffallend gut erhaltenes Gedächtnis. Keine emotionale Abstumpfung. Unter Medikation von Prominal, Somnifen und Luminal Grand mal-Anfälle und Muskelzuckungen seltener. Diagnose: Myoklonusepilepsie Unverricht-Lundborg.

Januar 1967: Klinikaufnahme wegen Agranulocytose bei Diphenylhydantoin-Medikation. Medikamentöse Umstellung auf Mysoline. Dabei zunächst häufige Grand mal-Anfälle (alle 1—2 Tage), denen zunehmend heftigere generalisierte Muskelzuckungen vorangehen. Nach erfolgter Umstellung anfallsfreie Intervalle von mehreren Wochen. Muskelzuckungen wechselnd in Häufigkeit und Stärke („gute" und „schlechte" Tage). Schlund- und Ösophagusmuskulatur mitbetroffen (Schluckstörungen). Unter zusätzlicher Valium-Medikation tageweises Freibleiben von Muskelzuckungen. Parkinsonistisch-vorgebeugte Körperhaltung, kleinschrittig-unsicherer Gang. Psychisch: Demenz, meist euphorisch, zeitweise depressiv-weinerlich. Diagnose einer Myoklonusepilepsie Unverricht-Lundborg bestätigt.

Persönliche Untersuchung im November 1968: 26⁷/₁₂jähriger Patient. Wird von den Angehörigen an beiden Armen in das Zimmer geführt. Schleppender, sehr mühsamer Gang. Geht auf den Zehenspitzen (Spitzfußkontrakturen). Nach vorn gebeugte Körperhaltung. Sitzen ist dem Patienten kaum möglich, die Untersuchung erfolgt daher im Liegen. Ständige Zuckungen der Muskulatur des Stammes, der Extremitäten, des Gesichts, der Zunge und des Rachens. Die Zuckungen sind vorwiegend arrhythmisch, asymmetrisch, asynchron, asynergisch, gelegentlich jedoch zeigen sie einen Übergang in eine schnelle rhythmische Bewegungsform, z. B. in der Muskulatur des Unterkiefers, so daß eine tremorartige Hyperkinese entsteht. Verstärkung durch psychische, sensible und sensorische Einflüsse. FNV und KHV pseudoataktisch (Muskelzuckungen). Tonus der Muskulatur infolge der generalisierten ständigen Zuckungen schwer beurteilbar; fragliche Hypertonie des linken Beines. Langsame, dysarthrische Sprache (Muskelzuckungen). Augenhintergrund o. B. Psychisch: Mittelschwere Demenz.

Laborbefunde: EEG: 13. 1. 1955: Gemischte Delta-, Theta- und Alpha-Aktivität. Frontale 3/sec-Delta-Wellen bis zu 200 μV. In Abständen von 20—30 Sekunden generalisierte Doppelspike-Wave-Komplexe (3—4/sec). Daneben multiple Spikes. Mit den Krampfwellen zeitlich zusammenfallend Muskelzuckungen mit Bewegungseffekten (Beugung des Oberkörpers nach vorn, Schütteln der Arme). Bei Hyperventilation Verstärkung der Veränderungen. — 17. 1. 1955: Grundaktivität von 4—7/sec-Theta-Wellen. Kein On-, kein Off-Effekt. Frontale 3/sec-Delta-Wellen. Bei Hyperventilation 2 generalisierte Spike-Wave-Komplexe (300 µV), subklinisch ablaufend. — 23. 11. 1959: 6—7/sec-Theta-Grundrhythmus (bis 80 µV), auf Licht reagierend. Dazwischen häufige generalisierte synchrone Spikes sehr hoher Amplitude, Spike-Wave- und Polyspike-Wave-Komplexe (vereinzelt bis 800 µV). Bei Photostimulation generalisierte Spike-Wave-Komplexe, die klinisch generalisierten Muskelzuckungen entsprechen. — 26. 11. 1959: 5/sec-Theta-Grundrhythmus (bis 100 µV). Sehr häufige kurze Gruppen generalisierter unregelmäßiger Delta- und Theta-Wellen mit bifrontal betonten Spikes (bis 300 µV). Klinisches Äquivalent der Krampfströme: Meist Zuckungen im Mundbereich. — 19. 1. 1967: Delta-Theta-Grundaktivität (50—75 µV). Frontal steile und Spike-ähnliche Abläufe. Photostimulation: Steile Wellen und Spike-Wave-ähnliche Potentiale fronto-temporal beiderseits, klinisch begleitet von Muskelzuckungen. — 7. 3. 1967: Den Muskelzuckungen entsprechen einzelne oder gruppenförmige, frontal betonte Spike-Wave- und Polyspike-Wave-Komplexe (bis zu 600 µV). — 23. 11. 1968: Grundaktivität von unregelmäßigen 5—6/sec-Wellen mit starker Beta-Wellenüberlagerung. Spärliche Alpha-Wellen. Sehr häufige Gruppen generalisierter atypischer Spike-Waves und Polyspike-Waves (200—300 µV). Deutliche Zunahme der Krampfströme bei Augenschluß. Klinisch werden die Krampfströme von regellosen Muskelzuckungen des gesamten Körpers begleitet.

Lues-Reaktionen: 18. 1. 1955: Im Blut und Liquor o. B.

Liquor: 14. 1. 1955: o. B. — 9. 10. 1959. Gesamt-Eiweiß 42 mg %; Albumine 34 mg %; Globuline 8 mg %; Quotient 0,23. 4/3 Zellen. — 18. 1. 1967: o. B. — 9. 3. 1967: Gesamt-Eiweiß 26 mg %; Albumine 22 mg %; Globuline 4 mg %; Quotient 0,18.

PEG: 14. 1. 1955: o. B. — 9. 10. 1959: o. B. — 8. 3. 1967: Fragliche leichte Erweiterung der Ventrikel.

Eindeutig vacuolisierte Lymphocyten: Keine.

II, 2: Anton S., geb. 16. 4. 1914. Waldarbeiter. Bis zum 20. Lebensjahr angeblich insgesamt 3—4 große epileptische Anfälle („das Fallende"). 1941 Finger der linken Hand erfroren, Amputation in Mittelgelenken. Seit 1945 Magenulcusbeschwerden. 1958 Appendektomie. Leichte Debilität, sonst neuropsychiatrisch o. B.

EEG: 1968: Normales (10—11/sec) Alpha-EEG.

Eindeutig vacuolisierte Lymphocyten: Keine.

II, 14: Amalie S., geb. 21. 8. 1922. Hausfrau. 1966 Strumektomie. Neuropsychiatrisch o. B.

EEG: 1968: Alpha-Beta-Misch-EEG (Medikamenteneinnahme: 3×1 Togal).

Eindeutig vacuolisierte Lymphocyten: Keine.

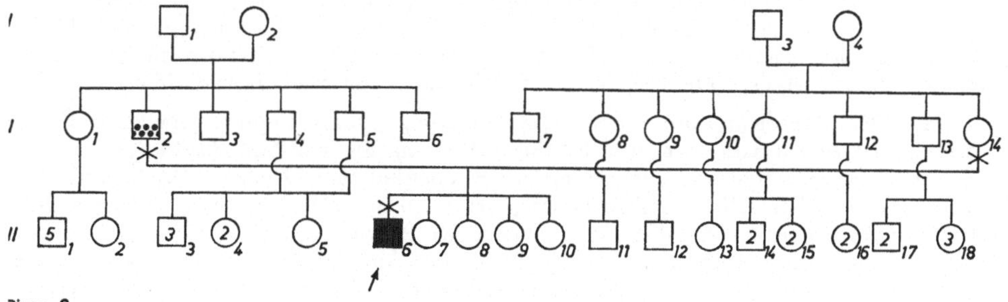

Sippe 9

Sippe 10

III, 2: Franziska G., Probandin, geb. 12. 9. 1941 (persönliche Untersuchung im November 1968: 27²/₁₂ Jahre).

(KG der Univ.-Nervenklinik Erlangen, KG der Heil- und Pflegeanstalt Erlangen.)

Klinik- bzw. Anstaltsaufenthalte: 14. 11. 1957—29. 1. 1958; 3. 10. 1962—15. 2. 1963; 3. 10. bis 1. 11. 1963; 15. 4.—2. 7. 1964; 31. 7.—13. 8. 1964; 12. 9.—6. 11. 1964; 13. 5. 1967—21. 6. 1968; Sept. 1968.

Anamnese: Geburt normal. Frühkindliche Entwicklung unauffällig. Übliche Kinderkrankheiten, Otitis media, Tonsillektomie. Bei längeren Spaziergängen vorzeitig ermüdet. Volksschulbesuch, sehr gute Leistungen. Im Schulalter stumpfes Schädeltrauma (mit dem Hinterkopf auf Eis gestürzt); mehrere Tage Kopfschmerzen, Übelkeit. Berufsschulbesuch, wiederum sehr gute Leistungen. Mit 13—14 Jahren — zur Zeit der Menarche — erstmaliges plötzliches „Zusammensacken" ohne Bewußtseinsstörung. Aufstehen nach wenigen Sekunden ohne Unterstützung möglich. In der Folgezeit Wiederholung dieses „Zusammensackens" mit Stürzen. Mit 15 Jahren erster (Grand mal?) Anfall mit Bewußtlosigkeit. 3 Monate später nächtlicher Grand mal-Anfall. Unter diätetischer (salzloser Kost) und medikamentöser (Kiehnpulver) Behandlung zunächst Sistieren der Grand mal-Anfälle. Mit 15¹/₂ Jahren erste Gangstörungen. Vermehrte Reizbarkeit, Vergeßlichkeit. Mit 16 Jahren „Zittern" der Arme, Hände und Beine (Angaben der Mutter und der Patientin).

Krankheitsverlauf: November 1957: Klinikaufnahme wegen Häufung atypischer (vorwiegend tonischer) Grand mal-Anfälle (bis zu 10 pro Tag). Neurologisch: Motorische Unruhe mit Muskelzuckungen, vor allem des linken Armes. Bei Willkürbewegungen Verstärkung bzw. gleichseitige Ausbreitung der Muskelzuckungen mit hemiballistischen Schleuderbewegungen des linken Armes und Beines und drehenden Rumpfbewegungen. FNV und KHV links stark, rechts mäßig ataktisch. Psychisch: Leichte Verlangsamung, Konzentrationsschwäche, vermehrte Reizbarkeit. Unter Behandlung mit Glyboral und Hydergin Rückgang der atypischen Grand mal-Anfälle, der Muskelzuckungen und extrapyramidalen Hyperkinesen. Diagnose: Degenerativer Prozeß mit extrapyramidalen Dyskinesien und cerebralen Krampfanfällen.

1962/1963: Zwischenzeitlich wechselndes Befinden. Seit 1960/61 (19.—20. Lebensjahr) Sprachstörungen (Angaben der Mutter und der Patientin). Neurologisch: Heftige Muskelzuckungen, insbesondere bei Willkürbewegungen, mit Übergang in hemiballistische Schleuderbewegungen. Skandierende Sprache. Psychisch: Keine Demenz. Behandlung mit Akineton, Zentropil, Apydan und Luminaletten. Sehr seltene Grand mal-Anfälle. Zur Zeit der Menses „Zunahme der Unruhezustände". Diagnose: Strümpellsche Erkrankung. — Vermehrte Reizbarkeit, Angstzustände, Astasie, Abasie. Häufung der Muskelzuckungen und typischen Grand mal-Anfälle (Angaben der Mutter und der Patientin). Neurologisch: Allgemeine Muskelhypotonie. Choreatiforme, myoklonische und ballistische Spontanbewegungen. Keine eindeutige Seitenbetonung. Beteiligung der Zungen-, Schlund-, Sprach- und Atemmuskulatur. Eß-, Schluck-, zeitweise auch Atemstörungen. Behandlung mit Zentropil, Valium, Akineton und Hexobion. Rückgang der Grand mal-Anfälle und extrapyramidalen Bewegungsunruhe.

1964: Zwischenzeitlich nach Absetzen von Zentropil erneute Häufung von Grand mal-Anfällen und „extrapyramidalen Bewegungsstörungen" (Angaben der Mutter). Neurologisch: Gegenüber 1963 unveränderter Befund. Psychisch: Depressiv gefärbte Stimmungslage. Keine Demenz. Bei versuchsweiser Behandlung mit Valium, Akineton und Helfergin A Häufung von typischen Grand mal-Anfällen. — Verstärkte Bewegungsunruhe (Angaben der Mutter). Medikamentöse Umstellung auf Maliasin, Valium und Haloperidol. Befundbesserung. — Häufung von Grand mal-Anfällen (Angabe der Mutter). Neurologisch: Zusätzliche athetoide Hyperkinesen. Astasie, Abasie, Pflegebedürftigkeit. Behandlung mit Maliasin und Dibutil.

Mai 1967: Zwischenzeitlich weitere Verschlechterung. „Blickkrämpfe": Unwillkürliche Verdrehung der Augen nach oben beim beliebigen Fixieren. Eß- und Schluckstörungen. Bettlägerigkeit, Pflegebedürftigkeit. Abmagerung der Beinmuskulatur. 1964 bis 1966 (einschließlich) keine Grand mal-Anfälle. Klinikeinweisung wegen gehäufter (25) abortiver Grand mal-Anfälle am Aufnahmetag (Angaben der Schwester der Patientin). Schlechter Allgemeinzustand. Bei Berührung oder Ansprache abortive Grand mal-Anfälle: Plötzliches Zusammenzucken, Anheben der Arme (gelegentlich auch des Kopfes), tiefes Luftholen. Dauer dieser Paroxysmen: Wenige Sekunden. Ende Mai 1967 Befundbesserung. Neurologisch: Unerschöpfbarer, mittelschlägiger Horizontalnystagmus beim Blick nach rechts. Mühsame, stoßartige Sprache, starke mimische Mitinnervation. Dysdiadochokinese. FNV: Intentionstremor. KHV: Durch einschießende Muskelzuckungen beeinträchtigt. Astasie, Abasie. Sensibilität o. B. Leichte Atrophie der Unterschenkelmuskulatur. Behandlung mit Maliasin und Luminal. Seltene abortive Grand mal-Anfälle, seltene Muskelzuckungen. Psychisch: Keine Demenz. Oktober 1967: Langsame, skandierende Sprache. Zeitweise stärkere Muskelzuckungen mit Eß- und Schluckstörungen. Wechsel zwischen gereizt-aggressivem und stumpf-euphorischem Verhalten. Gelegentliche Dämmerzustände mit traumhaften Erlebnissen (grüne Waldwiesen, bunte Blumen), meist zu Zeiten mit wenigen Muskelzuckungen. Entlassung nach Hause.

September 1968: Klinikeinweisung wegen häufiger Grand mal-Anfälle und starker Muskelzuckungen (Angaben der Mutter). Gegenüber 1967/68 unveränderter neuropsychiatrischer
Befund.

Persönliche Untersuchung im November 1968: Patientin ist bettlägerig, schlechter Allgemeinzustand. Ausgeprägte Atrophie der Beinmuskulatur. Bei der ersten Kontaktnahme Aus-
lösung eines tonisch-axialen Anfalles: Ruckartiges Anheben der in den Ellenbeugen leicht
gewinkelten Arme, tonische Starre des Körpers, Anheben des Kopfes, starrer Blick, leichte
Cyanose, Klonismen des Gesichts und der Arme. Anfallsdauer von etwa 10—15 Sekunden.
Fragliche Bewußtseinstrübung. Während der Untersuchung mehrmalige Wiederholung dieser
Anfälle. Extrem gedehnte, verwaschene Sprache. Mitinnervation der Gesichtsmuskulatur. FNV:
Starker Intentionstremor. KHV nicht prüfbar. Rechtes Kniegelenk in leichter Beugekontraktur.
Arrhythmische, asymmetrische, asynchrone, vorwiegend asynergische Zuckungen der gesamten
Körpermuskulatur mit Betonung des Oberarm-, Schultergürtel-, Hals- und Nackenbereiches.
Auslösung oder Verstärkung durch Willkürbewegungen, Berührung oder seelische Erregung.
Während der EEG-Ableitung, die liegend erfolgt, mehrfach einschießende Muskelzuckungen
beim Augenöffnen. Psychisch: Soweit beurteilbar, keine schwerere Demenz. Patientin gibt sinn-
volle Antworten. Eine Wesensänderung mit stumpf-subeuphorischer Stimmungslage sowie eine
Kritikschwäche sind wahrscheinlich. Behandlung mit Mylepsin und Luminal.

Laborbefunde: EEG: 24. 1. 1958: Grundaktivität von 14—16/sec-Beta-Wellen mit ausgeprägten Spindeln über den vorderen Hirnabschnitten. — 1962: Vorherrschen von 5—7/sec-
Theta-Wellen. Vermehrte 3—4/sec-Wellen, besonders parietal und präzentral. Häufige positive oder negative steile Wellen. Einzelne Polyspike-Wave-Komplexe. — 1963: Frequenz- und
amplitudenlabile Grundaktivität mit Übergang von Alpha-Wellen in schnellere Abläufe.
Über den vorderen Hirnabschnitten 16—20/sec-Beta-Wellen vorherrschend. Vermehrte Theta-
Wellen. Einzelne paroxysmal-dysrhythmische Wellengruppen mit eingelagerten scharfen Abläufen, vorwiegend über den hinteren Hirnabschnitten. — 1. 10. 1964: Occipitale und parietale
Grundaktivität von ziemlich regelmäßigen 7—8/sec-Wellen. Fronto-präzentral schnelle Beta-
Wellen vorherrschend. Eingestreute 5—7/sec-Theta-Wellen. Einzelne steilere Abläufe. —
12. 10. 1967: Dysrhythmische Delta- und Theta-Wellen vorherrschend, schnellere Wellen ver-
mindert. Vermehrte langsame Wellen über linksseitigen mittleren und hinteren Hirnabschnitten. Einzelne steile, spitze Abläufe mit trägen Nachschwankungen. — 1. 6. 1967: Schnelle
Wellen vorherrschend. Mehrfach kurze, rechtsbetonte Gruppen amplitudenhöherer Theta-
Wellen und scharfer Abläufe über den vorderen und mittleren Hirnabschnitten. — 10. 5. 1968:
Vermehrte langsame Delta-Wellen, besonders über den hinteren Hirnabschnitten. Hyperventilation: Aktivierung der Delta-Wellen, Überlagerung mit steilen Abläufen. — November
1968: Grundaktivität von diffusen 6—7/sec-Zwischenwellen mit starker Beta-Wellenüberlagerung. Spärliche Alpha-Wellen. Mäßig häufige, bitemporale 3—4/sec-Wellen, einzeln und in
kleinen Gruppen. Keine sicheren Krampfströme.

Liquor: 1958: o. B.

PEG: 1958: o. B.

Echoencephalogramm: 30. 5. 1967: Mittelständiges Ventrikelsystem. 3. Ventrikel mit 7 bis
8 mm geringgradig erweitert.

Luesreaktionen: 1958: Im Blut und Liquor o. B.

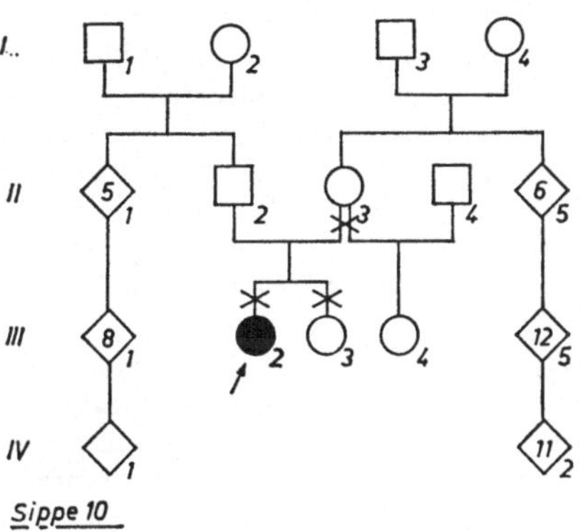

Sippe 10

Leberfunktionsproben: 1958: o. B.
Coeruloplasmingehalt des Blutes: 6. 6. 1967: o. B.
Eindeutig vacuolisierte Lymphocyten: Keine.
III, 3: Christine G., geb. 4. 5. 1943. Krankenschwester. Gelegentliche Kopfschmerzen.
Keine besonderen Erkrankungen. Neuropsychiatrisch o. B.
EEG: 1968: Normales (10—11/sec) Alpha-EEG.
Eindeutig vacuolisierte Lymphocyten: Keine.
II, 2: Mit 25 Jahren im Krieg gefallen. Keine besonderen Erkrankungen.
II, 3: Katharina G., geb. 7. 10. 1921. Hausfrau. Seit dem 40. Lebensjahr Migräne. Sonst
keine besonderen Erkrankungen. Neuropsychiatrisch o. B.
EEG: 1968: Flaches EEG.
Eindeutig vacuolisierte Lymphocyten: Keine.

Familie 11

II, 2: Karl A., Proband, geb. 20. 1. 1949 (persönliche Untersuchung im Februar 1969:
20¹/₁₂ Jahre).

(KG der Heil- und Pflegeanstalt Stetten, KG der Korker Anstalten für nerven- und anfallskranke Kinder und Jugendliche, Bericht der Univ.-Nervenklinik Heidelberg, Bericht der
Abteilung für Klinische Neurophysiologie der Univ. Freiburg.)

Klinik- bzw. Anstaltsaufenthalte: 20. 5. 1965—30. 8. 1966; 31. 8. 1966—2. 2. 1967; ab
2. 2. 1967.

Anamnese: Geburt normal. Mit 4 Wochen Bronchopneumonie und Furunkulose. Frühkindliche Entwicklung sonst unauffällig. Volksschulbesuch, Rückgang der durchschnittlichen Leistungen in den letzten Klassen nach Krankheitsbeginn. Mit 10 Jahren erster typischer Grand
mal-Anfall am Tag (im Schulhof, als ihn ein Schneeball ins Gesicht traf). In der Folgezeit
Wiederholung der Grand mal-Anfälle am Tag in mehrmonatigen Abständen (1—2 pro Jahr).
Mit etwa 12 Jahren erste Muskelzuckungen der Arme und Einknicken in den Knien ohne Bewußtseinsstörung, fast täglich wiederkehrend. Mit 13 Jahren zunehmende Häufigkeit der
Grand mal-Anfälle (1—3 pro Woche oder Monat) und der Muskelzuckungen, vor allem mor-
gens und bei seelischer Erregung. Ambulante neuropsychiatrische Untersuchung: Nach EEG-
Befund krampfbereite Epilepsie diagnostiziert. Sonstiger Befund o. B. Behandlung mit Zentro-
nal und Suxinutin. Seltenere Grand mal-Anfälle, Muskelzuckungen unbeeinflußt (Angaben des
Vaters und des Patienten; poliklinische Befundunterlagen).

Krankheitsverlauf: Mai 1965: Anstaltsaufnahme zur beruflichen Förderung. Ständige
generalisierte Muskelzuckungen. Hypotonie der Muskulatur. Minderung der groben Kraft.
Ataktischer Gang. KHV nicht möglich. Stockende Sprache. Psychisch: Ängstlich-dysphorische
Grundstimmung, Antriebsmangel, IQ nach Hawie: 88. Trotz Behandlung mit Maliasin,
Tegretal und Ospolot zunehmend häufigere, mitunter stundenlang anhaltende Muskelzuckun-
gen, begleitet von Schreien, gelegentlich in einen Grand mal-Anfall übergehend. Berufliche
Förderung nicht möglich. Diagnose: Cerebralorganisches Anfallsleiden mit diffusen Grand mal-
und Impulsiv Petit mal-Anfällen.

August 1966: Klinikaufnahme zur diagnostischen Abklärung und Therapie. Neurologisch:
Leichter horizontaler Endstellungsnystagmus. Gliedmaßenataxie. Sensibilität o. B. Blitzartige,
vorwiegend symmetrische, heftige Muskelzuckungen der Arme, der Schultern oder des ganzen
Oberkörpers, insbesondere morgens, einmal mit Übergang in einen rein tonischen Grand mal-
Anfall. Unter der Behandlung mit Mylepsin, Pyknolepsin und Coffeminal weitgehende Besserung: Keine Grand mal-Anfälle, seltenere, leichtere Muskelzuckungen. Psychisch: Affektlabilität mit zeitweise uneinsichtigem, abweisend-trotzigem Verhalten. Diagnose: Dyssynergia
cerebellaris myoclonica R. Hunt.

Februar 1967: Anstaltsverlegung. Neurologisch: Leichter horizontaler Endstellungsnystagmus. KHV ataktisch. Dysdiadochokinese. Romberg negativ. Langsamer, unsicherer, „un-
harmonischer" Gang. Leichte Unsicherheit beim Zehen- und Hackengang sowie beim Treppensteigen. Langsame, modulationsarme, leicht skandierende Sprache. Psychisch: Verlangsamt, an-
triebsarm. Leichte asymmetrische Muskelzuckungen des Gesichts und der Gliedmaßen. Be-

handlung mit Mylepsin und Pyknolepsin. Seltene Grand mal-Anfälle. Tageweise wechselnd starke Muskelzuckungen.

Persönliche Untersuchung im Februar 1969: Körperlich o. B. Neurologisch: Im ruhigen Liegen mäßig häufige, vorwiegend symmetrische, synchrone Muskelzuckungen der Arme und/oder der Beine mit größeren Bewegungseffekten (wirft die Arme hoch und/oder hebt die Beine ruckartig ab). Bei jeder Willkürbewegung Auslösung von Muskelzuckungen. Beim Sprechen, Öffnen des Mundes und Vorstrecken der Zunge zeitweise nahezu rhythmische Muskelzuckungen des Mund-Kinnbereiches und der Zunge. Tonus der Muskulatur nicht eindeutig beurteilbar ("Spasmus mobilis"), eher hypoton. FNV ataktisch, dysmetrisch, mit mäßigem Intentionstremor; KHV ataktisch, dysmetrisch, mit stärkerem Intentionstremor der Endstrecke (auch bei augenblicksweise schwächeren Muskelzuckungen). Gedehnte, mühsame, modulationsarme, skandierende Sprache. Breitbeiniger Stand. Langsamer, ataktischer Gang mit kleinen Pausen zwischen den einzelnen Schritten. Psychisch: Verlangsamt, umständlich; leichtere Demenz.

Laborbefunde: EEG: 22. 2. 1962: Leichte Allgemeinveränderungen und häufige Gruppen polyphasischer Krampfpotentiale. — 4. 2. 1963: Leichte Allgemeinveränderungen, kurze Gruppen von 3/sec-Spike-Waves, klinisch von Muskelzuckungen begleitet. — 21. 5. 1960: Grundaktivität von 6—7/sec-Zwischenwellen mit Amplituden von 80—200 μV. Mehrfache generalisierte, steile 6/sec-Zwischenwellen mit frontalen Amplituden bis zu 300 μV. Insbesondere über den vorderen Hirnabschnitten Gruppen von scharfen 21/sec-Beta-Wellen. Temporal beiderseits Zwischenwellen (bis zu 250 μV). Hyperventilation: Zunahme der Allgemeinveränderungen; atypische Krampfströme und Polyspikes. — 15. 3. 1966: Grundaktivität von 6/sec-Zwischenwellen mit Amplituden von 60—120 μV. Spärliche Alpha-Wellen. Mehrfache generalisierte, steile, teils krampfwellenähnliche 5—6/sec-Zwischenwellen (bis zu 300 μV). Daneben auch einzelne frontal betonte Spike-Waves. Hyperventilation: Zunahme der Allgemeinveränderungen und der Krampfströme, darunter auch Polyspikes. — 6. 2. 1967: Grundaktivität von 6—7/sec-Zwischenwellen mit Amplituden um 50 μV. Einstreuung unregelmäßiger Alpha- und Beta-Wellen. Rasche Wellen über den mittleren und vorderen Hirnabschnitten stark betont. Einmaliger Ausbruch von raschen, bifrontal betonten Spike-Waves. Hyperventilation und Photostimulation: Ohne wesentliche Veränderungen. — 30. 5. 1967: Leicht allgemeinveränderte, gering verlangsamte Grundaktivität. Häufige spontane, subklinische, bilateral synchrone, irreguläre, rasche Spike-Waves und Doppelspike-Waves. Hyperventilation: Ohne wesentliche Veränderung. Photostimulation: Bereits bei langsamen Reizfrequenzen kontinuierliche rasche Spike-Waves und Polyspikes, klinisch von heftigen, generalisierten Muskelzuckungen begleitet. — 30. 9. 1968: Leicht allgemeinveränderte, gering verlangsamte Grundaktivität. Sehr häufige unregelmäßige Spike-Waves, einzeln oder in Gruppen; gelegentliche Polyspikes, stets von Muskelzuckungen begleitet. Ausgeprägte Photosensibilität. Februar 1969: Grundaktivität von unregelmäßigen 6—7/sec-Zwischenwellen mit Beta-Welleneinstreuung. Spärliche Alpha-Wellen. Ziemlich häufige generalisierte Gruppen unregelmäßiger 2,5—4/sec-Wellen. Häufige Serien steiler, bifrontal betonter 5—6/sec-Zwischenwellen (um 200 μV), teilweise mit eingestreuten Spikes oder Doppelspikes. Hyperventilation: Zunahme der steilen Zwischenwellen und Krampfstromgruppen. Meist subklinischer Ablauf der Krampfströme.

Eindeutig vacuolisierte Lymphocyten: Keine.

II, 1: geb. 1943, angeblich gesund.

I, 1: Karl A., geb. 10. 12. 1906. Hilfsarbeiter. Angeblich gesund.

I, 2: Rosa A., Hausfrau. Mit 52 Jahren an Lungenembolie gestorben.

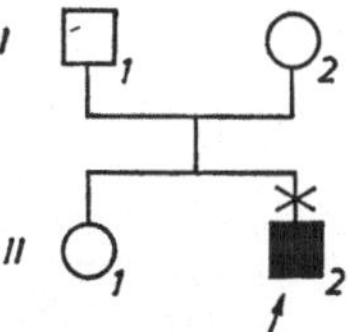

Familie 11

II, 1: Sigurd Z., geb. 5. 3. 1952, gest. 25. 11. 1968 (16⁸/₁₂ J.).
(KG der Univ.-Kinderklinik Heidelberg.)
Klinikaufenthalte: 3. 4.—18. 5. 1963; 1. 3.—14. 3. 1966; 30. 8.—11. 11. 1966.
Anamnese: Als Kleinkind Masern. Mit 7⁵/₁₂ Jahren — nach hochfieberhafter Erkrankung
mit Leibschmerzen und Erbrechen — erste Zuckungen der Lider („Augenzwinkern"). Mit
8 Jahren Übergreifen der Zuckungen auf die Muskulatur des Halses und der Arme (ruckartige
Kopfbewegungen nach hinten, Streckbewegungen der Arme). Häufigkeitszunahme der Zuckungen, insbesondere bei hellem Licht und seelischer Erregung. Rückgang der schulischen Leistungen, „kasperisch-läppisches" Verhalten. Mit 9 Jahren vermutlich erste nächtliche Grand mal-
Anfälle: Der Junge war in 2—3wöchigen Abständen morgens nicht erweckbar, sah sehr blaß
aus. Mit 9⁹/₁₂ Jahren auf dem Schulweg in schneegrellem Sonnenlicht erster Grand mal-Anfall
mit Klonismen des Kopfes und der Extremitäten sowie zweistündiger Bewußtlosigkeit. Einige
Wochen später zweiter Grand mal-Anfall am Tag. Ambulante medikamentöse Einstellung auf
Antiepileptica. Neurologisch: KHV ataktisch. Bei Feinbewegungen (Knöpfen usw.) „fast
choreatische Bewegungsunruhe". Häufige Klagen über Leibschmerzen und Übelkeit.

Krankheitsverlauf: April 1963: Klinikaufnahme wegen weiter auftretender Grand mal-
Anfälle. Intelligenzquotient: 1,02. Medikamentöse Einstellung auf Phenytoin und Lepsinal.
Diagnose: Generalisiertes Anfallsleiden.

März 1966: Zwischenzeitlich fast tägliche Muskelzuckungen und vorwiegend tonische
Grand mal-Anfälle in 2—3wöchigen Abständen. Anhaltende Klagen über Leibschmerzen und
Übelkeit. Mit 11—12 Jahren weiteres Absinken der Schulleistungen. Mit 13 Jahren abendliche
Angstzustände („es kommt alles auf mich zu, aber ich weiß nicht was") und Einschlafstörungen. Muskelzuckungen morgens (nach Erwachen) besonders heftig. Kann ohne Unterstützung
weder aufstehen noch gehen. Ambulante medikamentöse Umstellung auf Suxinutin, Ospolot,
Lepsinal und Nikotinsäureamid ohne therapeutischen Effekt. Mit 13—14 Jahren weitere Verstärkung der Muskelzuckungen: Schleuderbewegungen der Arme, Stürze („wie bei plötzlichem Tonusverlust") nach verschiedenen Seiten, häufig nach hinten, dabei keine Bewußtseinstrübung (zuverlässige Angaben des Vaters). Unter Medikation von Petinutin und Desoxy-
corticosteronacetat kurzfristiges Nachlassen der Muskelzuckungen.

August 1966: Klinikaufnahme wegen erneuter Verschlechterung. Ständige, arrhythmische,
asymmetrische, asynchrone Zuckungen der gesamten Körpermuskulatur. Dadurch Sprech-, Steh-
und Gehunfähigkeit. Neurologisch: Zeigeversuche pseudoataktisch (Muskelzuckungen). Augenhintergrund o. B. Psychisch: Psychomotorische Verlangsamung, Gedächtnisstörungen. Medikamentöse Einstellung auf Mylepsin und Zentropil; anfallsfreie Intervalle von mehreren Wochen.
Unter Behandlung mit Valium (intravenös) und ACTH minutenlanges bzw. tagelanges Verschwinden der Muskelzuckungen und Besserung des EEG-Befundes. Unter Mogadan-Medika-
tion anhaltende Abschwächung der Muskelzuckungen. Verstärkung und Abschwächung der
Muskelzuckungen durch psychische Einflüsse sehr deutlich (Erregung bzw. Beruhigung durch
Injektion unspezifischer Mittel). Diagnose: Progressive Myoklonusepilepsie Unverricht-Lundborg.

Weiterer Krankheitsverlauf: Eintritt des Todes am 25. 11. 1968 (keine weiteren Angaben).

Laborbefunde: EEG: 1960: Epilepsieverdächtige Veränderungen. — 1962: Sichere epileptische Veränderungen. — 1963: Pathologisch gesteigerte kindliche Dysrhythmie, generalisierte
paroxysmale Dysrhythmie. — 1965: Pathologisch gesteigerte kindliche Dysrhythmie, generalisierte paroxysmale Dysrhythmie (generalisierte Krampfbereitschaft, sehr häufige Gruppen
hypersynchroner 3—4/sec-Wellen). — 20. 8., 23. 9. und 26. 10. 1966: Im wesentlichen überein-

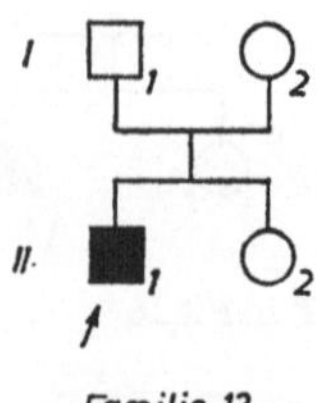

Familie 12

stimmender Befund: Mit und ohne Augenschluß unregelmäßige Grundaktivität aus den Frequenzbereichen des Theta- und Alpha-Bandes. Daneben medikamentös (?) bedingte Beta-Wellen. Vor allem biocciptal zahlreiche langsame Theta- und einzelne Delta-Wellen höherer Amplitude. Häufige, wechselnd lateralisierte oder bilateral synchrone Spikes und irreguläre Spike-Waves. Sehr häufige Gruppen bilateral synchroner, irregulärer Spike-Waves oder Spikes und Sharp-Waves, klinisch begleitet von teils beidseitigen, teils einseitigen Muskelzuckungen.

Liquor: April 1963: 5/3 Zellen. Gesamt-Eiweiß: 28,8 mg %; Albumine 21,6 mg %; Globuline 7,2 mg %; Quotient 0,34. Kolloidkurven o. B.

Blut: Eiweiß- und Ionengehalt o. B.

Leber- und Nierenfunktionsproben o. B.

II, 2: Geb. 1955, angeblich gesund.

I, 1: Fritz Z., Arzt, angeblich gesund.

I, 2: Angeblich gesund.

Sippe 13

III, 5: Jürgen L., Proband, geb. 12. 5. 1957 (persönliche Untersuchung im November 1968: 11⁶/₁₂ Jahre).

(KG der Univ.-Kinderklinik Düsseldorf.)

Klinikaufenthalte: 21. 7.—19. 8. 1965; 25. 4.—16. 6. 1966; 11. 6.—30. 7. 1968.

Anamnese: Steißgeburt. Frühkindliche Entwicklung unauffällig. Als Kleinkind Masern. Mit 6 Jahren stumpfes Schädeltrauma (Sturz aus 1,5 m Höhe auf die linke Kopfseite). Keine krankhaften Folgeerscheinungen. Mit 8¹/₁₂ Jahren erste Muskelzuckungen (Hals und Gliedmaßen), angeblich zunächst 2—3mal pro Tag. Zur gleichen Zeit erste nächtliche Grand mal-Anfälle.

Krankheitsverlauf: Juli 1965: Klinikaufnahme zur medikamentösen Einstellung. Altersgemäße körperliche und geistige Entwicklung. Neurologisch: Sehr lebhafte Eigenreflexe. Rechtsseitiger Fußklonus. Leichter Endstellungsnystagmus beim Blick nach beiden Seiten. Augenhintergrund o. B. Vereinzelte Muskelzuckungen. Etwas undeutliche Sprache. Medikation von Zentropil und Maliasin: Sistieren der nächtlichen Grand mal-Anfälle (mit oralen Automatismen). Zugleich Besserung des EEG-Befundes mit Rückgang des Krampfherdes. Diagnose: Residualepilepsie.

April 1966: Klinikaufnahme zur medikamentösen Neueinstellung. Zwischenzeitlich keine Grand mal-Anfälle, jedoch Gangunsicherheit, Schlaffheit, „Tremor der Lippen und des gesamten Körpers". Neurologisch: Beim FNV „tremorartige Bewegungen". Psychisch o. B. Medikation von Maliasin. Diagnose: Krampfleiden.

Juni 1968: Zwischenzeitlich ambulante medikamentöse Umstellung auf Petinutin und Luminal. Muskelzuckungen des Halses und der Hände seltener, jedoch Klagen über Müdigkeit. Weiterhin durchschnittliche Schulleistungen. Körperlich: Linkskonvexe Skoliose der Brustwirbelsäule. Psychisch: Etwas verlangsamt. Neurologisch: Positiver Babinski beiderseits, Fußklonus beiderseits (rechts erschöpflich, links unerschöpflich). Überstreckbarkeit der Gelenke. Unsicherer Gang. Muskelzuckungen der Gliedmaßen und des Gesichts. Sprach- und Gangstörungen infolge der Muskelzuckungen. Medikamentöse Einstellung auf Mylepsin und Phenhydan. Diagnose: Myoklonusepilepsie Unverricht-Lundborg.

Persönliche Untersuchung im November 1968: In Ruhe nur vereinzelte Muskelzuckungen. Bei Willkürbewegungen und seelischer Erregung Auslösung von Zuckungen der gesamten Körpermuskulatur, insbesondere der Gliedmaßen und des Gesichts. Etwas unsicherer, wahrscheinlich pseudoataktischer Gang (Muskelzuckungen). Patient ist imstande, an der Hand der Mutter eine 4stöckige Treppe ohne besondere Schwierigkeiten herabzusteigen. Sehr eckige, ungelenke, gelegentlich ausfahrende Schrift. Undeutliche, dysarthrische Sprache (Zuckungen der Sprachmuskulatur). Neurologisch: Fußklonus beiderseits, inkonstant positiver Babinski beiderseits. Zeigeversuche infolge einschießender Muskelzuckungen unsicher. Psychisch: Etwas verlangsamt, krankheitsbewußt, leidend. Besucht seit kurzem eine Sonderschule.

Laborbefunde: EEG: 2. 8. 1965: Grundaktivität von schnellen Theta- und langsamen Alpha-Wellen. Biooccipitale Gruppen hochamplitudiger (bis 300 µV) 3,5—4/sec-Wellen. Occipital rechts gehen diesen Gruppen häufig kleine Steilwellen voran. Auch über den sonstigen Ableitepunkten Gruppen von 3—4/sec-Wellen, vereinzelt generalisiert. Unter Hyperventilation Frequenzverlangsamung und Amplitudenzunahme. — 10. 8. 1965: Herdbefund mit rechts occipitalem Maximum. Steilwellenkomponente kaum mehr nachweisbar. Etwas beschleunigte und regelmäßigere Grundaktivität. — 5. 5. 1966: Grundaktivität von unregelmäßigen, schnellen Theta-Wellen. Dazwischen, wechselnd lokalisiert, zahlreiche langsame Wellen, häufig aus dem Delta-Frequenzbereich. Occipitale Serien von 4/sec-Wellen (bis 350 µV); außerdem zahlreiche asynchrone Steilwellen hoher Amplitude. Biparieto-occipital rhythmische Gruppen von 4/sec-Wellen. Dazwischen flachere, unregelmäßigere Zwischenwellen- oder sehr flache Alpha-Wellen-Abschnitte. Hyperventilation: Frequenzverlangsamung und Amplitudenzunahme. Frontale Delta-Aktivität. — 3. 7. 1968: Herdbefund occipital links. Grundaktivität von schnellen Zwischenwellen mit eingestreuten langsameren Wellen. Occipital rechts gut ausgeprägter 9/sec-Alpha-Rhythmus. Einzelne occipitale steilere Abläufe mit frontaler Ausbreitungsneigung. Hyperventilation: Sogenannte stumpfe steile Wellen linksseitig vermehrt. Keine eindeutigen Krampfpotentiale. — November 1968: Fehlender Alpha-Rhythmus. Grundaktivität von unregelmäßigen 6—7/sec-Wellen. Häufige biocciptale 2—3/sec-Delta-Wellen. Ziemlich häufige Gruppen generalisierter, hochamplitudiger, atypischer 4—5/sec-Spike-Waves. Klinisch werden die Krampfströme gelegentlich von regellosen Muskelzuckungen begleitet.

Liquor: August 1965: o. B.

Seroreaktionen auf Toxoplasmose, Listeriose, Lues: Negativ.

Eindeutig vacuolisierte Lymphocyten: Keine.

III, 4: Angeblich gesund.

II, 3: Werner L., geb. 13. 12. 1929. Kraftfahrer. Keine besonderen Erkrankungen. Neuropsychiatrisch o. B.

EEG: 1968: Normales (9—10/sec) Alpha-EEG.

Eindeutig vacuolisierte Lymphocyten: Keine.

II, 4: Margot L., geb. 30. 6. 1929. Hausfrau. 1939 Appendektomie. 1959 Fehlgeburt. Sonst keine besonderen Erkrankungen. Neuropsychiatrisch o. B.

EEG: 1968: Normales (10—11/sec) Alpha-EEG.

Eindeutig vacuolisierte Lymphocyten: Keine.

I, 5: Angeblich zwischen 25 und 28 Jahren an epileptischen Anfällen gestorben.

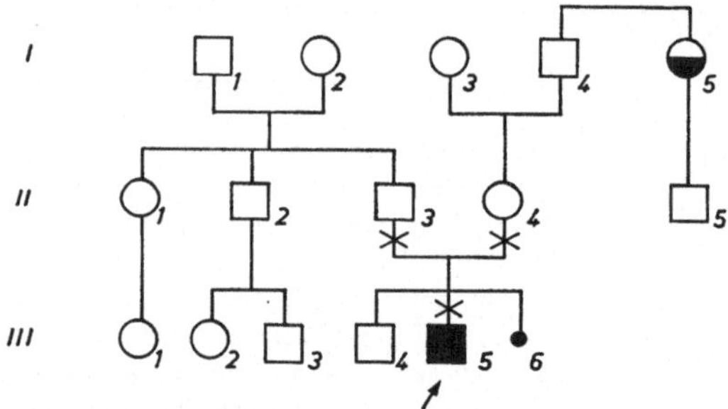

11.2.2. PME-Fälle mit unklarem Erbgang

Sippe 14

III, 11: Alex W., Proband, geb. 20. 7. 1933 (persönliche Untersuchung im November 1968: 35⁴/₁₂ Jahre).

(KG der Neurologischen Univ.-Klinik Würzburg.)

Klinikaufenthalte: Winter 1956; 16. 2.—20. 3. 1964; 1. 10.—9. 10. 1965.

Anamnese: Geburt normal, frühkindliche Entwicklung unauffällig. Mit 2 Jahren Lungenentzündung. Mit 11 Jahren Amputation der Finger III—V der rechten Hand im Mittelgelenk (nach Granatsplitterverletzung). Volksschulbesuch, durchschnittliche Leistungen. Danach in verschiedenen Arbeitsstellen (als Lagerarbeiter, Fabrikarbeiter, Tellerwäscher) tätig. Als Lagerarbeiter häufige leichtere Handverletzungen. Mit 21³/₁₂ Jahren Arbeitsunfall: Linksseitiger Ellen- und Speichenbruch (mit der Hand in Füllmaschine geraten). Kurze Zeit später erster

Grand mal-Anfall am Tag. In der Folgezeit Wiederholung der Grand mal-Anfälle in mehrmonatigen Abständen, ausschließlich am Tag, meist im Laufe des Vormittags (Angaben der Mutter und des Patienten).

Krankheitsverlauf: Winter 1956: Klinikaufnahme zur diagnostischen Abklärung und Therapie. Körperlich und neurologisch o. B. Psychisch: Wirkt unselbständig, retardiert. Behandlung mit Comital und Zentropil. Diagnose: Genuine Epilepsie.

Februar 1964: Zwischenzeitlich Grand mal-Anfälle in 3—4monatigen Abständen, meist am späten Vormittag. Außerdem häufige „kurze Zuckungen" der Arme und/oder des Kopfes. Fußballspielen nicht mehr möglich. Tageweise sehr mürrisches, gereiztes, bösartiges Verhalten (Angaben der Eltern und des Patienten). Neurologisch: Angedeuteter horizontaler Endstellungsnystagmus beim Blick nach beiden Seiten. Bradydiadochokinese. FNV leicht unsicher. Breitbeiniger, unsicherer Gang; Zunahme dieser Unsicherheit insbesondere beim Seiltänzergang. Verwaschene, explosive Sprache. Gesteigerte PSR. Erschöpflicher Fußklonus beiderseits. Rossolimo beiderseits positiv. Ophthalmologisch o. B. Wurmartige Fingerbewegungen beider Hände beim Gehen und bei seelischer Erregung (Muskelzuckungen?). Psychisch: Verlangsamt, stumpf-subeuphorisch, niedrige Intelligenz. Beibehaltung der Medikation von Comital und Zentropil. Diagnose: Myoklonusepilepsie.

Oktober 1965: Zwischenzeitlich nur ein Grand mal-Anfall. Am 17. 9. 1965 Verkehrsunfall mit stumpfem Schädeltrauma (Angaben des Patienten). Neurologisch: Linksseitige periphere Facialisparese. Röntgenaufnahmen (Stenvers, Schüller) des Schädels: Frakturverdächtige Linie links. Sonstiger neuropsychiatrischer Befund gegenüber 1964 unverändert.

Persönliche Untersuchung im November 1968: Zwischenzeitlich sehr seltene Grand mal-Anfälle (1—2 pro Jahr), letzter Anfall am 4. 1. 1968. Gelegentliche Zuckungen des Kopfes oder der Arme („als ob er erschrecke"), vor allem beim Fernsehen. Zunehmende Gangunsicherheit; geht nur noch kürzere Strecken. Fährt viel mit dem Rad; dabei sehr unvorsichtig. Tageweise mürrisches, aufbrausendes, eigensinniges Verhalten. Sitzt meist zu Hause herum, blättert in Illustrierten usw., interessiert sich vor allem für Fußballsport (Angaben der Eltern und des Patienten). Körperlich: Adipositas. Neurologisch: Bei passiven Bewegungen der Gliedmaßen einschließende Muskelzuckungen („Spasmus mobilis"). Bei aktiven Bewegungen sind diese Muskelzuckungen kaum sichtbar, wohl aber in den rumpfnahen Gliedmaßenabschnitten tastbar. Sie bleiben meist ohne Bewegungseffekt. Nur einmal während der EEG-Ableitung ruckartige Beugung des Kopfes, im EEG von Krampfströmen begleitet. Fibrilläre Bewegungsunruhe der Zunge. Bradydiadochokinese. Breitbeiniger, unsicherer, etwas stampfender Gang. Seiltänzergang nur mit Unterstützung möglich. FNV, FFV und KHV o. B. Gedehnte, verwaschene Sprache. Psychisch: Fehlende Krankheitseinsicht, deutliche Kritikschwäche, Einengung der Interessen, leichtere Demenz. Subeuphorische Grundstimmung, zeitweise gereiztes, eigensinniges, schwer lenkbares Verhalten.

Laborbefunde: EEG: 12. 12. 1956: Unregelmäßiger, frequenzlabiler, mit Beta- und Theta-Wellen durchsetzter Alpha-Rhythmus. Über den hinteren Hirnabschnitten deutlichere Theta-Wellen-Dysrhythmie. Hyperventilation: Zunahme der Theta-Wellen und kleine Gruppen von Delta-Wellen. — 22. 1. 1964: Allgemeine Dysrhythmie mit mehrfachen generalisierten, über den hinteren Hirnabschnitten betonten Spike-Wave-Komplexen. Hyperventilation: Zunahme der Dysrhythmie. — 3. 3. 1964: Grundaktivität von unregelmäßigen Zwischenwellen. Paroxysmale kürzere oder längere Delta-Wellen-Gruppen höherer Amplitude. Hyperventilation: Zunahme der Delta-Wellengruppen. — 4. 10. 1965: 6—9/sec-Wellen vorherrschend. Paroxysmale Zwischen- und Delta-Wellengruppen, häufig mit Einzelspikes. Mehrfache Spike-Wave-Komplexe. — November 1968: Grundaktivität von unregelmäßigen 7—9/sec-Wellen (um 50 µV). Seltene Gruppen generalisierter 4—5/sec-Wellen (um 100 µV), teilweise in atypische, angedeutet linksbetonte Spike-Waves übergehend. Hyperventilation: Keine wesentliche Veränderung.

Liquor: 15. 12. 1956: Einschließlich Kolloidkurven o. B.

PEG: 14. 12. 1956: o. B.

Luesreaktionen: Liquor (1956), Blut (1964): Negativ.

Bluteiweißgehalt, Leberfunktionsproben: 1964: o. B.

Zuckerbelastung nach Staub-Traugott: 1964: o. B.

Eindeutig vacuolisierte Lymphocyten: Keine.

III, 12: Heidi M., geb. 9. 1. 1945 (persönliche Untersuchung im November 1968: 23$^{10/12}$ Jahre).

(KG der Neurologischen Univ.-Klinik Würzburg.)

Klinikaufenthalte: 1.9.—28.9.1965; 3.3.—12.3.1966; 5.5.—7.5.1966; 25.10.—28.10.
1966.

Anamnese: Geburt ohne Zange aus Querlage. Frühkindliche Entwicklung unauffällig. Als
Kind Lungenentzündung. Volksschulbesuch, Rückgang der durchschnittlichen Leistungen nach
Krankheitsbeginn. Mit 11 Jahren erster Grand mal-Anfall. In der Folgezeit Wiederholung der
Grand mal-Anfälle in 2—3monatigen Abständen, meist zur Zeit der Menses, ausschließlich am
Tag (später Vor- oder früher Nachmittag). Auslösung angeblich durch seelische Erregung oder
Lichtreize („Blick in die Sonne"). Behandlung mit Zentronal und Brompräparaten. Mit
18 Jahren Heirat. Mit 20 Jahren erste Gangstörungen („unsicher", „wackelig", „wie auf
Eiern"). Seither auch Verlangsamung des Sprechens und Denkens, Ungeschicklichkeit beim
Hantieren. Außerdem fast tägliche Kopfschmerzen, häufige Angstzustände (Angaben der Mut-
ter und der Patientin).

Krankheitsverlauf: September 1965: Klinikaufnahme zur diagnostischen Abklärung und
Therapie. Neurologisch: Angedeutete rechtsseitige Mund-Facialisschwäche. AHV: Rechts Pro-
nation und größeres Schweregefühl. BHV: Rechts größeres Schweregefühl. Muskeltonus allgemein erhöht. Dysdiadochokinese. FNV, KHV ataktisch. Unsicherer, breitbeiniger Gang.
Beim Blindgang und Seiltänzergang ungerichtete Fallneigung. Ungerichtetes Schwanken beim
Romberg. Verwaschene Sprache. Keine Sensibilitätsstörungen. Eigenreflexe des linken Armes
gesteigert. BHR links nicht auslösbar. Psychisch: Verlangsamung, Konzentrationsschwäche,
„leichter Schwachsinn" (?), Affektlabilität. Behandlung mit Mylepsin. Diagnose: Bromismus
bei Epilepsie.

März 1966: Klinikaufnahme wegen Zustandsverschlechterung. Häufigere Grand mal-
Anfälle (3—4 pro Monat). Stärkere Zuckungen („wie beim Erschrecken"), Gangstörungen.
Erste Muskelzuckungen offenbar vor dem 20. Lebensjahr (Angaben der Mutter und der Pa-
tientin). Neurologisch: AHV: Links Absinken, rechts stärkeres Schweregefühl. BHV: Absinken
beiderseits. Muskeltonus allgemein leicht erhöht. Dysdiadochokinese. FNV, KHV ataktisch.
Schwankender, unsicherer, ataktischer Gang. Beim Blind- und Seiltänzergang Verstärkung der
Ataxie, ungerichtete Fallneigung. Ungerichtetes Schwanken beim Romberg. Verwaschene
Sprache. Psychisch: Starke Verlangsamung, Konzentrationsschwäche, vermehrte Ablenkbarkeit,
Affektlabilität. Behandlung mit Luminal. Diagnose: Myoklonusepilepsie.

Mai 1966: Klinikaufnahme zur Befundkontrolle. Neuropsychiatrischer Befund gegenüber
März 1966 unverändert.

Oktober 1966: Klinikaufnahme zur Klärung der Frage einer Schwangerschaftsunter-
brechung (Mens V). Keine Befundverschlechterung. Ablehnung einer Schwangerschaftsunter-
brechung.

Persönliche Untersuchung im November 1968: Zwischenzeitlich Grand mal-Anfälle in
8—10wöchigen Abständen, gelegentliche Anfallshäufung zur Zeit der Menses. Fast tägliche
Zuckungen der Gliedmaßen, insbesondere morgens. Erhebliche Schreibstörungen. Gehen ohne
Unterstützung nicht mehr möglich. Geht kaum noch außer Haus. Kann ihr Kind nicht be-
sorgen. Zeitweise sehr gereiztes Verhalten (Angaben der Mutter und der Patientin). Körperlich: Leichte Adipositas. Neurologisch: Breitbeiniger, sehr unsicherer, hochgradig ataktischer
Gang bei leicht vorgebeugter Oberkörperhaltung. Muß dabei am Arm geführt werden. Muskeltonus fraglich allgemein leicht erhöht (stark verspannt, einschießende Muskelzuckungen). Extrem gedehnte, verwaschene, zu laute Sprache (Mißverhältnis zwischen Atmung und Stimm-
gebung). FNV, FFV, KHV: Ataxie. Dabei einschießende Muskelzuckungen. Fraglicher leichter
Intentionstremor. Im ruhigen Liegen und Sitzen kaum Muskelzuckungen sicht- oder tastbar.
Bei passiven und aktiven Bewegungen sowie bei seelischer Erregung Auslösung arrhythmischer,
asymmetrischer, asynchroner, vorwiegend asynergischer, generalisierter Muskelzuckungen, insbesondere der Gliedmaßen (Gesicht und Abdomen bleiben weitgehend frei). Meist leichtere
Bewegungseffekte. Bei Beklopfen der Patellarsehnen Auslösung von beugesynergistischen
Zuckungen der Gliedmaßen der jeweils gleichen Seite. Während der Untersuchung setzt plötzlich ein ziemlich rascher Tremor des rechten Beines mit Schüttelbewegungen des Fußes ein, der
nach einigen Minuten spontan abklingt. Psychisch Stumpf-euphorische Stimmungslage, fehlende
Krankheitseinsicht, Konzentrations- und Gedächtnisstörungen, erhebliche Kritikschwäche,
leichte bis mittelschwere Demenz.

Laborbefunde: EEG: 2.9.1965: Grundaktivität von Zwischen- und wenigen Alpha-Wellen.
Mehrfache rechtsbetonte isolierte Spikes. Hyperventilation: Ebenfalls geringfügige Rechts-
betonung. — 5.3.1966: Grundaktivität von Zwischen- und wenigen 8/sec-Alpha-Wellen.
Spontane bilateral synchrone Spike-Wave-Komplexe. — 26.10.1966: Grundaktivität wie bei

den Vorableitungen. Mehrfache Polyspike-Wave-Komplexe. — November 1968: Grundaktivität von unregelmäßigen 5—7/sec-Zwischenwellen (30—100 µV). Spärliche Alpha-Wellen. Diffuse, bioccipital betonte 3—5/sec-Wellen und Gruppen generalisierter, temporal betonter, atypischer Spike-Waves. Hyperventilation: Zunahme der Dysrhythmie. Krampfströme meist subklinisch ablaufend.

Liquor: 22. 9. 1965, 10. 5. 1966, 28. 10. 1966: Einschließlich Kolloidkurven o. B.

PEG: 4. 10. 1965: Luftdefekt im Bereich des rechten Hinterhorns und des rechten Trigonums.

Luesreaktionen: 7. 5. 1965, 8. 3. 1966: Im Liquor und Blut negativ.

Eindeutig vacuolisierte Lymphocyten: Keine.

III, 10: Angeblich o. B.

II, 3: Alfons W., geb. 29. 7. 1908 (persönliche Untersuchung im November 1968: $60^4/_{12}$ Jahre).

(KG der Univ.-Nervenklinik Würzburg.)

Volksschulbesuch, durchschnittliche Leistungen, kaufmännischer Angestellter.

1953: Klinikaufnahme wegen progressiver Paralyse. Typische Liquor- und Blutbefunde. Neurologisch: Mimisches Beben in den schlaffen Gesichtszügen, Dysarthrie mit Silbenstolpern bei Testworten, Argyll-Robertson. Psychisch: Stumpf-dement, Orientierungs- und schwere Gedächtnisstörungen. Kombinierte Pyrifer- und Bismogenol-Salvarsan-Behandlung. Defektheilung.

1954: Klinikaufnahme zur Befundkontrolle. Luesreaktionen im Blut und Liquor positiv. Neurologisch: Pupillenreaktion auf Lichteinfall schwächer als bei Naheinstellung. Dysarthrie mit Silbenstolpern bei Testworten. Psychisch: Leichtere Demenz, organische Wesensänderung mit euphorischer Grundstimmung. EEG: Regelmäßiger 9—10/sec-Alpha-Rhythmus. Beta-Wellen über der vorderen Schädelhälfte mit einzelnen hohen Spitzen. Frontal und präzentral zwei kleinere, seitengleiche Gruppen von Zwischenwellen. Hyperventilation: Aktivierung der frontalen Beta-Wellen mit Linksbetonung. Erneute Behandlung abgelehnt.

1966: Neuropsychiatrische Begutachtung nach Unfall (25. 2. 1966) mit fraglicher Hirnkontusion. Neurologisch: Beim Gehen Absinken der rechten Hüfte (Glutäalmuskelparese). PS-Areflexie rechts. Inkonstant positiver Babinski links. Mayerscher Grundreflex links nicht auslösbar. EEG: Grundrhythmus von 9/sec-Alpha-Wellen. Gruppen von Zwischenwellen über allen Ableitepunkten. Gelegentlich langsame Wellen rechts-temporal vermehrt. Vereinzelte steilere Abläufe bei leichter Linksbetonung. Hyperventilation: Langsame Wellengruppen werden aktiviert, darunter auch zwei Gruppen von 3/sec-Delta-Wellen, deutliche Linksbetonung. Diagnose: Kontusionelle Schädigung im Hirnbasisbereich?

Persönliche Untersuchung im November 1968: Seit 1960 halbtags als Portier tätig. Häufige Kopfschmerzen, Verstärkung bei Wetterwechsel. Gelegentliche Einschlafstörungen. Neurologisch: Selten sind angedeutete Zuckungen der Mundwinkel zu beobachten. Noch seltener stellen sich Muskelzuckungen des einen oder anderen Arms oder des Gesichts ein. Deutliche Dysarthrie mit Silbenstolpern bei Testworten. Spontangang o. B. Beim Seiltänzergang zunächst deutliche Ataxie mit ungerichteter Fallneigung. Nach mehrmaligem Üben Bewegungsablauf

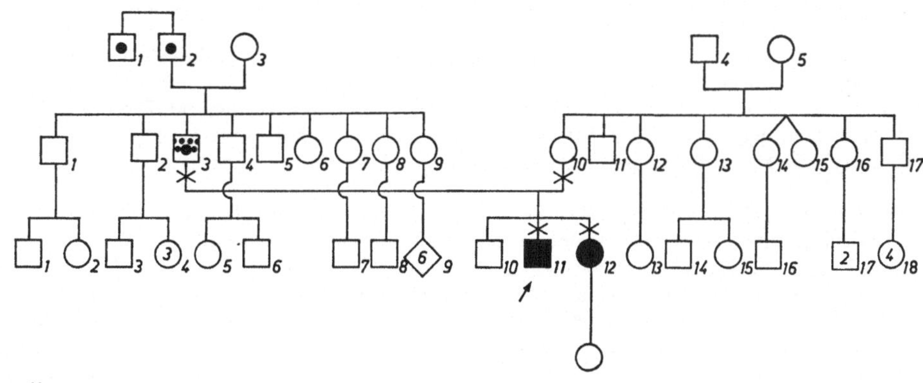

immer noch langsam, jedoch sicherer. Psychisch: Fahriges, unkonzentriertes Verhalten. Teils
weitschweifiger, umständlicher, teils sprunghafter Gedankengang. Gedächtnisstörungen. Leichtere Demenz. Subeuphorische Grundstimmung.
EEG: Normales (9—10/sec) Alpha-EEG.
Eindeutig vacuolisierte Lymphocyten: Keine.
II, 10: Luise W., Hausfrau. Neuropsychiatrisch o. B.
I, 2: Philipp W., geb. 12. 8. 1884, gest. 10. 10. 1947 (63²/₁₂ Jahre).
(KG der Univ.-Nervenklinik Würzburg.)
Selbständiger Kaufmann. 1947 Klinikaufnahme wegen cerebralsklerotischer (?) Verwirrtheit. Krankheitsbeginn mit täglich mehrfachem „Zusammenkrampfen" der Hände. Habe dabei
irgendwelche Gegenstände krampfhaft festhalten müssen. Zunehmende Häufung solcher Zustände. Schlafstörungen, nächtliche Unruhe, Klagen über Kribbeln der Füße. Dann zunehmende Verwirrtheit, weinerliche Verstimmung, Jammern über Ziehen in den Beinen. Schwankende Bewußtseinslage, meist motorisch unruhig, verwirrt. Neurologisch: Linksseitige Mundfacialisschwäche, linksseitige Fibularislähmung mit Sensibilitätsstörungen. Rascher körperlicher
Verfall, Tod an Pneumonie.
I, 1: War im Alter „geistesgestört", beging Suicid.

Sippe 15

V, 7: Helene S., Probandin, geb. 29. 2. 1952 (persönliche Untersuchung im Februar 1969:
17 Jahre).
(KG der Univ.-Nervenklinik Freiburg, KG der Korker Anstalten für nerven- und anfallskranke Kinder und Jugendliche, KG der Univ.-Kinderklinik Freiburg.)
Klinik- bzw. Anstaltsaufenthalte: 5. 5.—27. 5. 1964; 15. 2.—16. 3. 1965; 11. 5.—5. 6. 1965;
6. 7.—20. 8. 1965; ab 15. 8. 1968.
Anamnese: Geburt normal. Mit 2 Monaten Rachitis, Bronchitis, Otitis media, seborrhoisches
Kopfekzem. Frühkindliche Entwicklung sonst unauffällig. Mit 2¹/₂ Jahren Rheumamittel getrunken (Dolorsan), Mundverätzung. Übliche Kinderkrankheiten. Volksschulbesuch, Rückgang
der durchschnittlichen Leistungen nach Krankheitsbeginn. Vorzeitige Ausschulung. Mit
11⁵/₁₂ Jahren erster nächtlicher, typischer Grand mal-Anfall. Etwa 10 Wochen später zweiter
Grand mal-Anfall, dabei Sturz von einer Treppe. Seither bei seelischer Erregung (Erschrecken,
Wut usw.) und bei Lichtreizen (z. B. Anschalten des Lichtes im dunklen Schlafzimmer) heftiges
„Zittern" oder blitzartig ausfahrende Bewegungen ohne Bewußtseinstrübung. Zunehmende
Gang-, Sprach- und Schreibstörungen. Seltene Grand mal-Anfälle. „Dickköpfiges", „streitsüchtiges" Verhalten.
Krankheitsverlauf: Mai 1964: Klinikaufnahme zur diagnostischen Abklärung und Therapie. Neurologisch o. B. Behandlung mit Mylepsin. Diagnose: Genuine Epilepsie mit Photokonvulsibilität.
Februar 1965: Klinikaufnahme zur weiteren diagnostischen Abklärung und Therapie.
Wahrscheinliche Mylepsinüberdosierung. Neurologisch: Unsicherer, ataktischer Gang mit
„Zittern". Zungentremor. „Sensibilitätsstörungen" des rechten Knies. Fehlende BHR. Fußklonus beiderseits. Leichte Atrophie der Handmuskeln (?). Psychisch: IQ nach HAWIK: 85.
Diagnose: Epilepsie unklarer Ätiologie.
Mai 1965: Klinikaufnahme wegen Zustandsverschlechterung: Ataktische Gangstörungen
mit Stürzen, Muskelzuckungen, trotziges, uneinsichtiges Verhalten (wollte u. a. aus dem Fenster steigen). Gegenüber Februar 1965 unveränderter neurologischer Befund. Psychisch: Affektlabil, trotzig, aggressiv; sprunghaftes Denken. Behandlung mit Tegretal, Mylepsin, Valium,
Protactyl. Diagnose: Progressive Myoklonusepilepsie Unverricht-Lundborg.
Juli 1965: Anstaltsverlegung. Unveränderter neuropsychiatrischer Befund. Unter Behandlung mit Mylepsin und Valium „fast anfallsfrei" und seltene Muskelzuckungen. Teilnahme am
Anstaltsunterricht. Betreuung kleinerer Kinder. Gelegentlich „überschießende" Reaktionen.
Entlassung nach Hause.
August 1968: Anstaltsaufnahme wegen Zustandsverschlechterung. Zwischenzeitlich Grand
mal-Anfälle in 1—2monatigen Abständen, öfter kurz vor den Menses. Muskelzuckungen
wechselnd, meist morgens und vor den Grand mal-Anfällen besonders stark. Muß zeitweise
gefüttert werden. Nur bei schwächeren Muskelzuckungen etwas bewegungsfähig. Zunehmende
Demenz: IQ nach HAWIK 1968: 66. Gereizt-aggressives Verhalten, schreit herum, komman-

diert ihre Geschwister. Neurologisch: Hypotone Skeletmuskulatur (Valiumeffekt?). Einschießende Muskelzuckungen „verschiedener Stärke und Häufigkeit, durch Anrede und Intention verstärkt". Rasch erschöpfbare BHR. Stehen und (mehr noch) Gehen ohne Unterstützung nicht möglich. Dysdiadochokinese. Dysarthrische Sprache. Keine Sensibilitätsstörungen. Psychisch: In der Untersuchungssituation ruhiges, angepaßtes Verhalten.

Persönliche Untersuchung im Februar 1969: Körperlich o. B. Neurologisch: Im ruhigen Liegen und Sitzen keine Muskelzuckungen feststellbar. Bei passiven Bewegungen der Gliedmaßen einschießende Muskelzuckungen („Spasmus mobilis"), an den Beinen deutlicher als an den Armen. Bei Abduktion der Arme Muskelzuckungen im Pectoralis ohne nennenswerte Bewegungseffekte. Muskelzuckungen erscheinen in den zur jeweils intendierten Willkürbewegung antagonistischen Muskeln betont. Beim Sprechen, Öffnen des Mundes und Vorstrecken der Zunge Muskelzuckungen des Mund-Kinn-Bereiches und der Zunge. Übergang dieser Muskelzuckungen in nahezu rhythmischen Unterkiefertremor. Gedehnte, mühsame, stoßweise, dysarthrische Sprache. FNV, KHV (stärker) ataktisch, dysmetrisch, mit Intentionstremor, besonders der Endstrecke (auch bei kurzfristig schwächeren Muskelzuckungen). Breitbeiniger, unsicherer Stand mit leichtem Schwanken, das bei Augenschluß kaum zunimmt. Unsicherer, langsamer Gang mit kleinen Pausen zwischen den einzelnen Schritten. Keine Sensibilitätsstörungen. Psychisch: Subeuphorische Stimmungslage. Pubertäre Züge („Backfisch"). Verlangsamung, Konzentrations- und Gedächtnisstörungen, Kritikschwäche; Demenz leichteren Grades.

Laborbefunde: EEG: 30. 8. 1963: Mäßige bis schwere allgemeine Dysrhythmie mit häufigen steilen Wellen wechselnder Lokalisation. Paroxysmale Gruppen polymorpher Spikes, z. T. Spike-Waves. Hyperventilation: Keine wesentliche Veränderung. Photostimulation: Photosensibilität bei nahezu sämtlichen Reizfrequenzen, meist begleitet von Muskelzuckungen. — 6. 5. 1964: Grundaktivität von sehr unregelmäßigen Alpha- und Zwischenwellen. Häufige Gruppen generalisierter steiler Zwischenwellen mit eingestreuten Spikes. Hyperventilation: Keine wesentliche Veränderung. Photostimulation: Nahezu bei jeder Reizfrequenz generalisierte Dysrhythmie mit unregelmäßigen Polyspike-Wave-Komplexen, klinisch meist begleitet von lokalisierten oder generalisierten Muskelzuckungen. — 18. 2. 1965: Spärliche, sehr unregelmäßige Alpha-Wellen. Frontal betonte Beta-Wellen, meist in Gruppen. Überwiegen großer, unregelmäßiger Zwischenwellen. Zahlreiche eingestreute unregelmäßige Krampfwellen wechselnder Lokalisation und Seitenbetonung, gelegentlich in generalisierten Gruppen auftretend. Hyperventilation: Zunahme der Gruppen großer, teilweise steiler Zwischenwellen und der Krampfwellen. — 2. 3. 1965: Wenig ausgeprägter, unregelmäßiger Alpha-Rhythmus. Vereinzelte Beta-Wellen. Häufige Gruppen unregelmäßiger, z. T. steiler Zwischenwellen. Kurze Gruppen von 2—3/sec-Krampfwellen bzw. -varianten. Einzelne steile Delta-Wellen. Hyperventilation: Zunahme der Krampfströme. — 8. 4. 1965: Ruhe- und Hyperventilations-EEG wie bei den Vorableitungen. Photostimulation: Am stärksten bei Reizfrequenzen zwischen 10—20/sec zahlreiche, unregelmäßige Krampfwellen, darunter vereinzelte Polyspike-Wave-Komplexe, klinisch begleitet von heftigen Muskelzuckungen. — 16. 8. 1968: Grundaktivität von teils polymorphen, teils mehr rhythmischen, langsamen Zwischenwellen. Spärliche occipitale Alpha-Wellengruppen. Hyperventilation: Zunahme der langsamen Wellen mit Amplitudenanstieg. Photostimulation: Aktivierung rhythmischer langsamer Zwischen- und Delta-Wellen mit eingestreuten sehr raschen Spikes und Doppelspikes, klinisch mit Muskelzuckungen des Gesichts und der Gliedmaßen einhergehend. — Februar 1969: Grundaktivität von unregelmäßigen 5—7/sec-Zwischenwellen mit starker Beta-Welleneinstreuung. Spärliche Alpha-Wellen. Negativer On- und Off-Effekt. Zahlreiche Einzelspikes in allen Ableitungen. Ziemlich häufige Gruppen generalisierter, hochamplitudiger 4—5/sec-Wellen.

Untersuchung der Nervenleitungsgeschwindigkeit (Medianus, Ulnaris): Mai 1965: o. B.

PEG: März 1965: o. B.

Bluteiweißgehalt: 1966: o. B.

Eindeutig vacuolisierte Lymphocyten: Keine.

V, 8: Roswitha S., geb. 3. 3. 1953 (persönliche Untersuchung im Februar 1969: 15^{11}/$_{12}$ Jahre). (KG der Korker Anstalten für nerven- und anfallskranke Kinder und Jugendliche, Befund der Univ.-Kinderklinik Freiburg.)

Anstaltsaufenthalt: Ab Oktober 1968.

Anamnese: Geburt normal. Frühkindliche Entwicklung unauffällig. Mit 3 Jahren Lungenentzündung. Übliche Kinderkrankheiten. Volksschulbesuch. Nach Krankheitsbeginn Rückgang der guten Leistungen; 6. Klasse wiederholt, vorzeitige Ausschulung. Mit 9 Jahren erster nächtlicher Grand mal-Anfall. Etwa mit 10 Jahren erstmalig „Zittern" (Muskelzuckungen), besonders morgens. Zunehmende Gangstörungen mit Stürzen (ohne Bewußtlosigkeit). Muskelzuckungen wechselnd, morgens und vor den sehr seltenen Grand mal-Anfällen besonders stark. Mit 13 Jahren ambulante neuropsychiatrische Untersuchung: Bei Willkürbewegungen Auslösung von Muskelzuckungen der Gliedmaßen; Muskelzuckungen auch der Lippen und der Zunge. Breitbeiniger, unsicherer Gang. Intentionstremor der Arme. Sensibilität o. B. Psychisch: Verlangsamt, freundlich, stimmungsausgeglichen; IQ nach HAWIK 1966: 74. Herbst 1968: Stärkere Muskelzuckungen, häufige Grand mal-Anfälle (Angaben der Mutter und pädiatrische Befundunterlagen).

Krankheitsverlauf: Oktober 1968: Anstaltsaufnahme. Körperlich o. B. Neurologisch: Bei Willkürbewegungen und seelischer Erregung einschießende „irreguläre, unsystematische" Muskelzuckungen, einschließlich des Gesichts und der Zunge. Zeigeversuche dysmetrisch. Langsame, abgehackte, dysarthrische Sprache. Stehen und Gehen ohne Unterstützung nicht möglich. Sensibilität o. B. Psychisch: Freundlich, zugewandt, stimmungsausgeglichen; leichte Demenz. Behandlung mit Mylepsin, Valium, Depakine.

Persönliche Untersuchung im Februar 1969: Bei jeder Willkürbewegung Auslösung wechselnd starker, arrhythmischer, vorwiegend asymmetrischer, asynchroner, asynergischer Muskelzuckungen der Gliedmaßen mit teilweise größeren Bewegungseffekten. Beim Sprechen, Öffnen des Mundes und Vorstrecken der Zunge Muskelzuckungen des Mund-Kinn-Bereiches und der Zunge. Übergang der Muskelzuckungen in nahezu rhythmischen Unterkiefertremor. Bei passiven Bewegungen der Gliedmaßen einschießende Muskelzuckungen („Spasmus mobilis"); Tonus nicht eindeutig beurteilbar. FNV, KHV (stärker) ataktisch, dysmetrisch, mit Intentionstremor (auch bei augenblicksweise schwächeren Muskelzuckungen). Dysdiadochokinese. Breitbeiniger, unsicherer Stand. Romberg negativ. Gehen ohne Unterstützung nicht möglich. Langsamer, mühsamer, unsicherer Gang mit Pausen zwischen den einzelnen Schritten. Sehr bemühte, hastige, dysarthrische Sprache. Psychisch: Subeuphorische Stimmungslage, pubertäre Züge („Backfisch"); Konzentrations- und Gedächtnisstörungen, Kritikschwäche; leichtere Demenz.

Laborbefunde: EEG: 30. 8. 1963: Grundaktivität von unregelmäßigen Zwischen- und Alpha-Wellen. Häufige, wechselnd lokalisierte, kurze Gruppen von steilen Wellen, Spikes und Spike-Waves. Hyperventilation: Zunahme der langsamen Wellen, der steilen Wellen und der Krampfströme. Photostimulation: Photosensibilität bei nahezu sämtlichen Reizfrequenzen, häufig von Muskelzuckungen begleitet. — 8. 4. 1965: Unregelmäßige Alpha-Wellen. Viele nach frontal hin amplitudengrößere Beta-Wellengruppen. Überwiegen unregelmäßiger großer Zwischenwellen mit occipitalem Amplitudenmaximum. Vereinzelte große occipitale Delta-Wellen. Zahlreiche eingestreute, z. T. generalisierte Gruppen unregelmäßiger großer Krampfwellen bis zu 1,5 Sekunden Dauer. Hyperventilation: Zunahme der generalisierten Krampfwellengruppen. Photostimulation: Längere Serien sehr großer, generalisierter, unregelmäßiger Krampfwellen, begleitet von Muskelzuckungen. — 18. 10. 1968: Grundaktivität von unregelmäßigen raschen Zwischenwellen und Alpha-Wellen mit Amplituden meist über 100 μV. Eingestreute und überlagernde Beta-Wellen. Einzelne Spike-verdächtige Abläufe. Bei Willkürbewegungen Muskelzuckungen, im EEG begleitet von generalisierten, hochamplitudigen, langsamen Wellen mit eingestreuten polymorphen, hypersynchronen Potentialen. Hyperventilation: Aktivierung der Krampfströme und Muskelzuckungen. Photostimulation: Bereits bei einer Reizfrequenz von 6/sec generalisierte Spikes und Steilwellen. — Februar 1969: Grundaktivität von unregelmäßigen 5—7/sec-Zwischenwellen mit starker Beta-Welleneinstreuung. Spärliche Alpha-Wellen. Zahlreiche biooccipitale 2—3/sec-Delta-Wellen. Ziemlich häufige Gruppen generalisierter, hochgespannter 5—6/sec-Wellen mit eingestreuten Spikes oder Doppelspikes. Meist subklinischer Ablauf der Krampfströme.

Eindeutig vacuolisierte Lymphocyten: Keine.

V, 10: Berthold S., geb. 22. 4. 1958. Geburt und frühkindliche Entwicklung unauffällig. Volksschulbesuch, durchschnittliche Leistungen. Auffällig durch motorische Unruhe, „ständig in Bewegung", „Nervosität" und oft unvorsichtiges Verhalten (Sprünge von hohen Mauern, Radfahren an steilen Abhängen usw.).

EEG: 1964: (Nach 25 mg Protactyl) Grundaktivität von 8/sec-Alpha-Wellen mittlerer Amplitude. Vereinzelte occipitale Zwischenwellen. Hyperventilation: Nach 55 Sekunden erste generalisierte, temporal betonte Gruppe sehr hoher, steiler 5/sec-Wellen. Dann mehrfach dysrhythmische steile Abläufe, vor allem bitemporal, weniger parieto-occipital und fronto-präzentral. Photostimulation: Photosensibilität bei Reizfrequenzen von 4—5/sec und bei rasch wechselnden Reizfrequenzen.

Persönliche Untersuchung im Mai 1969 (11¹/₁₂ Jahre): Etwas ungelenke, eckige Schrift. Dysarthrie bei Testworten (seelische Erregung?). Sonst neuropsychiatrisch o. B.

EEG: Gut ausgeprägter, ziemlich regelmäßiger 9—11/sec-Alpha-Rhythmus mit gelegentlicher Einstreuung von Zwischen- und Beta-Wellen. Normaler On- und Off-Effekt. Einzelne steilere Abläufe. Hyperventilation: Zunahme der Zwischenwellen und steileren Abläufe.

V, 6: Loretta S., geb. 2. 1. 1951. Keine besonderen Erkrankungen. EEG: 1964: Normales Alpha-EEG. 1969: Neuropsychiatrisch o. B.

V, 9: Otto S., geb. 11. 5. 1954. Keine besonderen Erkrankungen. EEG: 1964: Altersgemäßer Befund. 1969: Neuropsychiatrisch o. B.

IV, 2: Alfred S., geb. 14. 8. 1922. Volksschulbesuch, knapp durchschnittliche Leistungen. Lagerarbeiter. Langjähriger Alkoholabusus, 1966 Alkoholentziehungskur. Vor der Alkoholentziehungskur grob auffällig durch jähzorniges, aggressives, enthemmtes Verhalten. EEG: 1964: Normales Alpha-EEG.

Persönliche Untersuchung im Mai 1969: Reizbarer, explosibler Psychopath mit leichten paranoiden Zügen. Hält den Untersucher für einen Beauftragten des Sozialamtes, der ihn zum „Säufer" erklären wolle. In der seelischen Erregung mehrfache tickartige Muskelzuckungen des Gesichts- und Halsbereiches, auch mehrfaches, offenbar unwillkürliches Augenzwinkern. Sonst neuropsychiatrisch o. B.

IV, 14: Martha S., geb. 10. 6. 1931. Hausfrau. Keine besonderen Erkrankungen. EEG: 1964: Normales Alpha-EEG. 1969: Neuropsychiatrisch o. B.

V, 2: „Leicht nervös", zittere bei seelischer Erregung mit den Händen. Keine Anfälle mit Bewußtlosigkeit usw.

V, 4: „Komisch."

IV, 5: Nach Schilderung reizbarer, explosibler Psychopath; Alkoholismus.

IV, 6: Erkrankte angeblich im Säuglingsalter an „schweren epileptischen Anfällen". Später auch „Zittern" und Schwierigkeiten beim Treppensteigen. Tod mit 30 Jahren.

III, 6: Hatte angeblich epileptische Anfälle (widersprüchliche Angaben).

II, 6: Hatte angeblich epileptische Anfälle (widersprüchliche Angaben).

II, 5: Hatte angeblich epileptische Anfälle nur in der Jugend.

II, 3: „Epilepsie."

II, 7: „Epilepsie."

III, 11: Zustand nach Meningitis. In einem Pflegeheim gestorben.

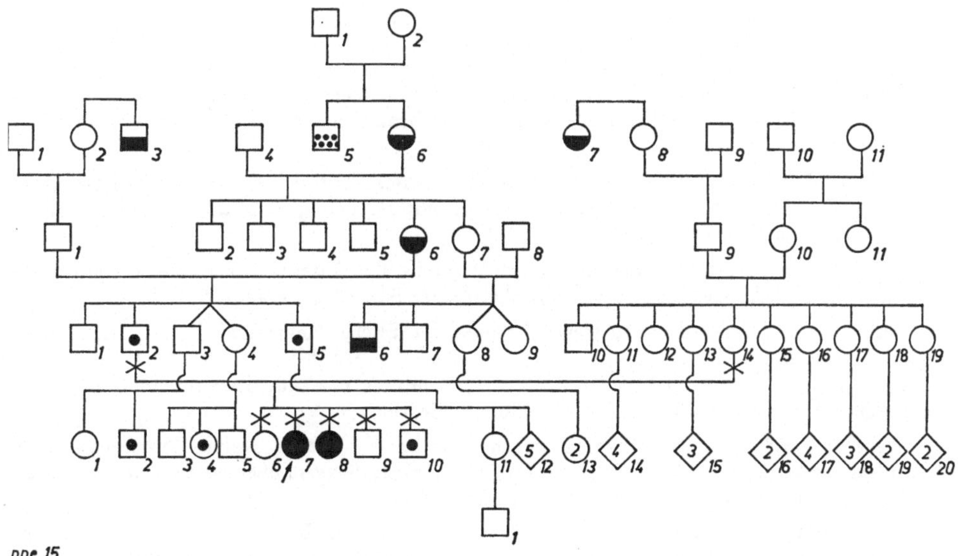

Sippe 16

III, 2: Astrid W., Probandin, geb. 29. 9. 1943 (zum Zeitpunkt der eigenen Untersuchungen 25²/₁₂ Jahre).

(KG der Schweizerischen Anstalt für Epileptische Zürich, KG der Neurologischen Univ.-Poliklinik Zürich, Bericht des Kinderspitals Zürich.)

Klinik- bzw. Anstaltsaufenthalte: 1955; 24. 3.—12. 4. 1958; 10. 3. 1963—21. 8. 1964; 28. 7. 1965—30. 3. 1966; 2. 8.—16. 9. 1966; 17. 7.—21. 8. 1967; 19. 2.—29. 3. 1968; 22. 7.—9. 9. 1968.

Anamnese: Geburt normal. Frühkindliche Entwicklung unauffällig. Übliche Kinderkrankheiten. 4 Klassen Volksschule, dann Hilfsschulbesuch. Mit 8¹/₁₂ Jahren stumpfes Schädeltrauma (mit Kopf auf eisernen Fußabstreifer gestürzt). Mit 9 Jahren erster typischer, nächtlicher Grand mal-Anfall. Vorübergehendes Sistieren der Grand mal-Anfälle unter ambulanter Behandlung mit Antisacer und Tridione (Angaben der Eltern).

Krankheitsverlauf: 1955: Klinikaufnahme zur diagnostischen Abklärung und Therapie. Behandlung mit Luminal und Mesantoin; nur noch ein Grand mal-Anfall, danach jedoch (mit 12 Jahren) erstmalig morgendliches „Zittern" (Muskelzuckungen) beobachtet. Diagnose: Generalisierte Epilepsie unklarer Genese.

März 1958: Klinikaufnahme zur weiteren diagnostischen Abklärung und Therapie. Zwischenzeitlich keine Grand mal-Anfälle, jedoch zunehmend stärkere Muskelzuckungen. Ausfahrende, choreïforme Bewegungen der Arme und Beine, besonders bei Willkürbewegungen. Gangstörungen mit häufigen Stürzen. Außerdem (erstmalig mit 14 Jahren) Sprachstörungen (Angaben der Eltern). Körperlich: Leichte Ichthyosis, doppelseitige Hohlfüße. Neurologisch: Linksbetonte choreatiforme und ataktische Bewegungen. Daneben „typische Symptome einer Myoklonusepilepsie". Psychisch: Leichte Debilität, epileptische Wesensänderung. Behandlung mit Prominal und Mysoline. Diagnose: Myoklonusepilepsie unklarer Genese. Verdacht auf endogen degeneratives Hirnleiden.

März 1963: Anstaltsaufnahme zur medikamentösen Neueinstellung. Zwischenzeitlich sehr seltene Grand mal-Anfälle (0—4 pro Jahr), meist zur Zeit der Menses. Einem dieser Grand mal-Anfälle linksseitiger Jackson-Anfall (Arm und Bein) mit Lähmungsgefühl vorangehend. 1958 (mit 15 Jahren) erste Anfälle mit plötzlichem „Zusammenklappen" („wie ein Taschenmesser"), vor allem bei seelischer Erregung. Dabei keine Bewußtseinsstörung. Zunehmende Wesensänderung mit ausfälligem Verhalten. Zeitweise sehr starker „Tremor" (Muskelzuckungen). 1960 (mit 17 Jahren) ambulante neuropsychiatrische Kontrolluntersuchung: Choreïforme Bewegungen der Arme und Beine, Gangataxie, Dysdiadochokinese, FNV links dysmetrisch, durchgehende Eigenareflexie; „Debilität". Diagnose: Grand mal- und Impulsiv-Petit mal-Epilepsie (Angaben der Eltern, poliklinische Befundunterlagen). Im ruhigen Liegen keine spontanen Bewegungen. Bei jeder (kinetischen und statischen) Aktivität einschießende Zuckungen der gesamten Körpermuskulatur. Gehen nur mit Unterstützung möglich. FNV ataktisch, leichter Intentionstremor. Dysdiadochokinese. KHV ataktisch. Gangprüfungen nicht möglich, Eigenreflexe schwach auslösbar. Behandlung mit verschiedenen Antikonvulsiva (u. a. Mysoline, Luminal, Diphenyl, Chloralhydrat). Sehr seltene Grand mal-Anfälle, Muskelzuckungen anhaltend.

Juli 1965: Anstaltsaufnahme zur Befundkontrolle. Zwischenzeitlich 3 nächtliche Grand mal-Anfälle (Angaben der Eltern). Behandlung mit Diphenyl, Tegretal, Luminal, Maliasin. Sehr seltene Grand mal-Anfälle.

August 1966: Anstaltsaufnahme wegen Urlaubs der Eltern. Keine Zwischenanamnese. „Lebhafte Zuckungen", sonst neuropsychiatrischer Befund unverändert.

Juli 1967: Anstaltsaufnahme wegen Urlaubs der Eltern. Keine Zwischenanamnese. Wechselnd starke Muskelzuckungen des gesamten Körpers, einschließlich des Gesichts und der Zunge. „Progressiver intellektueller Abbau." Behandlung u. a. mit Tegretal, Maliasin, Luminal, Chloral. Diagnose: Progressive Myoklonusepilepsie.

Februar 1968: Anstaltsaufnahme wegen Urlaubs der Eltern. Keine Zwischenanamnese. Ziemlich starke Muskelzuckungen, „zerhackte" Sprache. Klagen über spontanen Urinabgang (Zuckungen des Detrusor vesicae?). Pflegebedürftigkeit.

Juli 1968: Anstaltsaufnahme wegen Urlaubs der Eltern. Keine Zwischenanamnese. Sehr seltene Grand mal-Anfälle, generalisierte Muskelzuckungen. Starke Ataxie, Abasie.

Zustand der Patientin im November 1968 (nach Angaben der Eltern, keine persönliche Untersuchung): Tageweise wechselnd starke Zuckungen der gesamten Körpermuskulatur, Verstärkung insbesondere zur Zeit der Menses, bei Wetterumschlag, bei seelischer Erregung. Muskelzuckungen dann gelegentlich so stark, daß von den Stößen das Bett erschüttert wird. Während solcher „schlechter" Tage bettlägerig und völlig hilflos. Während „guter" Tage zwar nicht ganz frei von Muskelzuckungen, insbesondere nicht morgens nach Erwachen, Patientin kann dann jedoch aufstehen und im Sessel sitzen. Dann auch selbständiges Essen — mit Mühe — möglich. Geistig „interessiert", „aufgeschlossen", „kommt aber nicht mehr mit". Liest viel, hört Radiosendungen (u. a. Kinder- und Schulfunk). Sprachstörungen. Seltene Grand mal-Anfälle.

Laborbefunde: EEG: 1956: Schwere generalisierte Epilepsie, Myoklonustyp. — März 1958: Generalisierte Epilepsie mit hypersynchroner Aktivität: Zahlreiche unregelmäßige 2—5/sec-Polyspike-Wave-Komplexe. Vereinzelte regelmäßige 3/sec-Spike-Wave-Komplexe. — 1. 8. 1963: Ziemlich unregelmäßiger Alpha-Rhythmus. Theta- und Alpha-Dysrhythmie mit eingestreuten Delta-Wellen. Hyperventilation: Scharfe Abläufe, besonders centro-parietal links. — 16. 10. 1963: Unregelmäßiger, meist träger Alpha-Rhythmus. Delta-Theta-Alpha-Wellendysrhythmie. Ziemlich häufige Einzelspikes und Polyspike-Wave-Komplexe in allen Ableitungen, nicht immer von Muskelzuckungen begleitet. Hyperventilation: Zunahme der Krampfströme und Zuckungen. — 20. 1. 1964: Delta-Theta-Alpha-Dysrhythmie, maximal in den hinteren Ableitungen. Generalisierte, synchrone Spikes, daneben auch asynchrone, einseitige Spikes. Hyperventilation: Einige generalisierte Spikes, Theta-Wellengruppen mit generalisierten Spikes. — 18. 11. 1965: Delta-Theta-Alpha-Wellendysrhythmie in allen Ableitungen. Generalisierte schnelle, scharfe Abläufe. Hyperventilation: Einige generalisierte Delta-Theta-Wellen mit Spikes, betont in den vorderen Ableitungen. — 4. 8. 1966: Delta-Theta-Alpha-Beta-Dysrhythmie in allen Ableitungen. Spontan und bei Hyperventilation generalisierte, synchrone Spike-Waves, gelegentlich links betont. Photostimulation: Meist zeitliche Übereinstimmung zwischen Krampfströmen und Zuckungen. — 30. 7. 1968: Delta-Theta-Alpha-Beta-Dysrhythmie in allen Ableitungen, leichte Linksbetonung. Spontan und bei Hyperventilation, bei offenen und geschlossenen Augen einige synchrone, generalisierte Spikes.

Liquor: März 1958: Einschließlich Kolloidkurven o. B. — 1964: Einschließlich Kolloidkurven o. B.

PEG: März 1958: Leichte Asymmetrie der Seitenventrikel (rechts etwas weiter als links). Luesreaktionen: 1963: Liquor o. B.

Blut: Eiweiß- und Coeruloplasmingehalt o. B.

II, 1: Buchdrucker. „Nervös" und leicht reizbar. Angeblich keine besonderen Erkrankungen, insbesondere keine epileptischen Anfälle, keine Muskelzuckungen, keine Gangstörungen.

II, 7: Verkäuferin. Keine besonderen Erkrankungen. Neuropsychiatrisch o. B.

I, 2: Hatte „immer Kopfschmerzen". Bei seelischer Erregung, beispielsweise wenn sie die Kinder schlagen wollte, „keine Kraft", „in sich zusammengesunken". Großes Ruhebedürfnis, Schlaf auch am Tag. Beim Erwecken Muskelzuckungen des Gesichts. Im Alter fragliche Grand mal-Anfälle. Tod mit 79 Jahren, angeblich an Hirntumor.

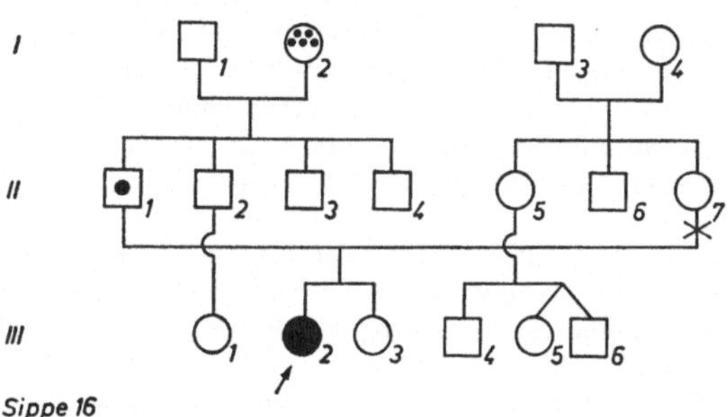

11.2.3. Ein wahrscheinlich autosomal recessiv erblicher DCM-Einzelfall — ohne Grand-mal-Epilepsie — ohne Friedreich-ähnliches Syndrom

Sippe 17

VI, 1: Franz R., Proband, geb. 7. 9. 1952 (persönliche Untersuchung im Januar 1969: $16^4/_{12}$ Jahre).

(KG der Univ.-Kinderklinik Heidelberg; vgl. KRUSE, 1968.)

Klinik- bzw. Anstaltsaufenthalte: 29. 11. 1960—14. 1. 1961; 15. 9. 1968—Januar 1969; Januar 1969.

Anamnese: Geburt normal. Etwas verzögerte frühkindliche Entwicklung. Mit 9 Monaten stumpfes Schädeltrauma (aus Tischhöhe auf die Erde gefallen), „Eindellung" des Schläfen-Scheitelbeinbereiches einer Seite. Mit 5 Jahren Masern, Windpocken. Mit 3 Jahren erstmalig Zittern der Hände, besonders beim Zufassen; dann auch Zittern des Kopfes. 8 Wochen später erste Anfälle mit plötzlichen Stürzen kopfüber nach vorn („fiel wie ein Sack um"). Wiederholung solcher Anfälle in unregelmäßigen Abständen, bis zu 12 pro Tag. Etwa mit 7 Jahren kaum mehr Stürze, sondern meist nur plötzliches Kopfnicken. Häufung dieser Anfälle bei Ermüdung und Wetterwechsel. Besuch der ersten Volksschulklasse, schlechte Leistungen. Nach Krankheitsbeginn unregelmäßige Förderung in Sonderschule (Angaben der Eltern).

Krankheitsverlauf: November 1960: Neurologisch: Allgemeine Muskelhypotonie. Grober Intentionstremor bei den Zeigeversuchen, Wackeltremor des Kopfes. Tremor morgens nach Erwachen und bei seelischer Erregung besonders stark. Etwas unsicherer Gang. Sprache o. B. Augenhintergrund o. B. Psychisch: Lebensalter $8^3/_{12}$ Jahre; Intelligenzalter: $6^2/_{12}$ Jahre; Intelligenzquotient ca. 75. Konzentrations- und Merkschwäche. Unangepaßtes, vorlautes, zeitweise aggressives Verhalten. In mehrtägigen Abständen „kleine" Anfälle: Kopf sinkt plötzlich nach vornüber, kurzdauernde Zuckungen der Arme. Unter Behandlung mit Zentropil und Luminal Rückgang dieser „kleinen" Anfälle. Intentionstremor unvermindert fortbestehend. Diagnose: z. B. Dyssynergia cerebellaris myoclonica R. Hunt; z. B. cerebrale Kinderlähmung, symptomatische Epilepsie.

September 1968: Anstaltseinweisung. Zwischenzeitlich in ständiger ambulanter Behandlung. Unter Medikation von Zentropil, Mogadan und Akineton seltene „kleine" Anfälle mit Kopfnicken und Zuckungen der Arme. August 1967: Ruhe- und Intentionstremor, „Kopfwackeln", skandierende Sprache. Gang ataktisch. Kein Nystagmus. Psychisch: Intelligenzquotient auf ca. 46—49 abgesunken. — Nach Abbau der laufenden Medikation rasche Befundverschlechterung mit häufigen (nicht mehr nur anfallsweise auftretenden) Muskelzuckungen sowie Steh- und Gehunfähigkeit.

Januar 1969: Rückverlegung zur medikamentösen Neueinstellung.

Persönliche Untersuchung im Januar 1969: Bei ruhigem Liegen nur wenige spontane Muskelzuckungen, insbesondere des Nackens, des Halses, der Schultern, der Arme und Hände. Bei Haltungsänderungen bzw. jeder Willkürbewegung Auslösung arrhythmischer, asymmetrischer, asynchroner, vorwiegend asynergischer Muskelzuckungen mit meist nur geringen Bewegungseffekten. Steh- und Gehunfähigkeit. Im Sitzen (während der EEG-Ableitung), insbesondere bei Augenschluß, Einschießen z. T. heftiger Muskelzuckungen im Gesichts-, Hals-, Nacken-, Arm- und Schulterbereich, einzeln und salvenweise. Entstehende Bewegungseffekte: Stirnrunzeln, Kopfnicken, Beugung oder Streckung der Arme, Beugung oder Streckung der Finger. Neurologisch: Zeigeversuche ataktisch mit deutlichem Intentionstremor der Endstrecke. Skandierende, gedehnte, schwerverständliche Sprache. Hypotonie der Gliedmaßenmuskulatur; bei einschießenden Muskelzuckungen „Spasmus mobilis". Pseudorigor der Nackenmuskulatur infolge ständiger Zuckungen der (antagonistischen) Nackenmuskulatur beim Anheben des Kopfes. Psychisch: Verlangsamt, apathisch, zeitweise stumpf-euphorisch; mittelschwere Demenz. Unter medikamentöser Einstellung auf Mogadan allmähliche Befundbesserung mit Rückgang der Muskelzuckungen.

Laborbefunde: EEG: 30. 11. 1960: Fehlender Alpha-Rhythmus. Grundaktivität von unregelmäßigen 6—7/sec-Wellen. Häufige Gruppen hochamplitudiger, parieto-occipitaler 2,5 bis 4/sec-Wellen. Ziemlich häufige generalisierte, synchrone, irreguläre Spike-Waves mit maximaler Dauer von 4 Sekunden. — 28. 12. 1960: Im wesentlichen übereinstimmender Befund. „Kleine" Anfälle (Blinzelbewegungen der Lider) im EEG von den beschriebenen Krampfströmen begleitet. — Ambulante Kontrolluntersuchungen: 21. 3. 1962: Grundaktivität von unregelmäßigen 4—5/sec-Wellen. Postzentral längere Strecken sinusoidaler (meist) 3/sec-Delta-Wellen (bis 200 µV). Mehrfache paroxysmale, generalisierte Delta-Wellengruppen mit eingestreuten Krampfpotentialen. — 6. 8. 1963: Gegenüber der Vorableitung vom 21. 3. 1962 unveränderter Befund. — 3. 7. 1964: Verlangsamte Grundaktivität. In Abständen von 5 bis 20 Sekunden Gruppen generalisierter Delta-Wellen, z. T. mit eingestreuten Spikes. — 23. 4. 1965: Verlangsamte Grundaktivität mit postzentralen Gruppen und langen Zügen rhythmischer sinusoidaler 4/sec-Wellen. In Abständen von 5—10 Sekunden Ausbrüche generalisierter 3—5/sec-Wellen. Flickerlichtstimulation: Ab Frequenz 7/sec Photomyoklonien mit Serien generalisierter Spikes. — 7. 1. 1967 und 17. 4. 1968: Im wesentlichen unveränderter Befund. — Januar 1969: Fehlender Alpha-Rhythmus. Grundaktivität von unregelmäßigen 4—6/sec-Wellen mit starker Beta-Wellenüberlagerung. Ziemlich häufige Gruppen generalisierter, hochgespannter 3/sec-Delta-Wellen, z. T. mit eingestreuten Spikes. Klinisch werden diese Gruppen meist von regellosen Muskelzuckungen, insbesondere des Schultergürtel- und Armbereiches, begleitet. Viele Muskelzuckungen ohne entsprechende EEG-Veränderungen.

Liquor: 15. 12. 1960: Gesamteiweiß 24,0 mg %; Albumine 21,6 mg %; Globuline 2,4 mg %; Quotient 0,11. 4/3 Zellen. Kolloidkurven o. B.

PEG: 15. 12. 1960: o. B.

Luesreaktionen: Im Blut negativ.

Eindeutig vacuolisierte Lymphocyten: Keine.

VI, 2: Maria R., geb. 14. 4. 1957. In 6. Volksschulklasse, durchschnittliche Leistungen. Keine besonderen Erkrankungen. Neuropsychiatrisch o. B.

EEG: 1968: Jugendliches (10—12/sec) Alpha-EEG.

Eindeutig vacuolisierte Lymphocyten: Keine.

V, 1: Angeblich gesund.

V, 5: Anna R., geb. 12. 10. 1930. Hausfrau. Gelegentliche Kopfschmerzen. Keine besonderen Erkrankungen. Neuropsychiatrisch o. B.

EEG: 1968: Normales Niederspannungs-EEG. Bei Hyperventilation geringe Aktivierung von 12/sec-Alpha-Wellen.

Eindeutig vacuolisierte Lymphocyten: Keine.

V, 2: Als Säugling im Alter von 17 Monaten an „Fieberkrämpfen" gestorben.

V, 3: Als Säugling im Alter von 18 Monaten angeblich an hochfieberhaften Masern — ohne Krämpfe — gestorben.

IV, 2 und IV, 3: Beide an „Kinderkrämpfen" gestorben.

IV, 5: Im Alter von 15—16 Jahren an der „fallenden Krankheit" gestorben.

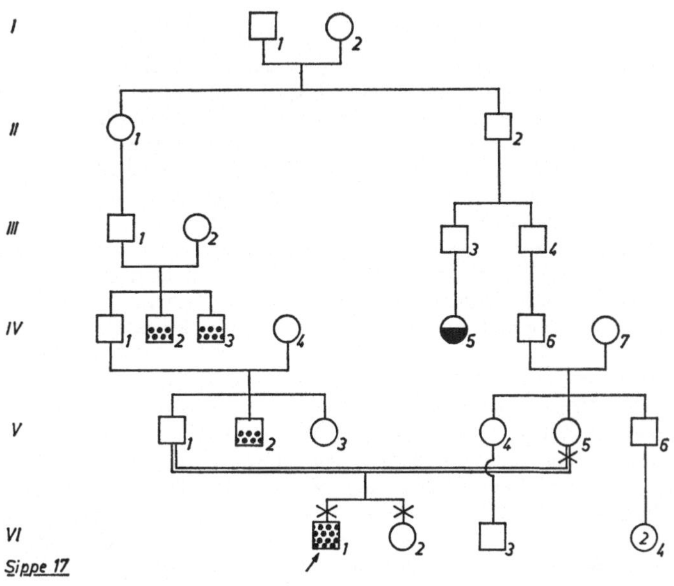

11.2.4. Wahrscheinlich autosomal dominant erbliche DCM-Fälle

Sippe 18

III, 6: Helmut E., Proband, geb. 19. 3. 1940 (persönliche Untersuchung im November 1968: 28⁸/₁₂ Jahre).

(KG der Anstalt Bethel, Bericht der Univ.-Nervenklinik Marburg.)

Klinik- bzw. Anstaltsaufenthalte: 8. 6.—21. 7. 1966; 5. 2.—24. 5. 1968.

Anamnese: Geburt normal. Frühkindliche Entwicklung unauffällig. Volksschulbesuch, schlechte Leistungen, einmal sitzengeblieben. Anschließende Schweißer-Lehre, Prüfung nicht bestanden. Als Kranführer tätig. Mit 18 Jahren Arbeitsunfall (linke Hand in eine Walze geraten), Amputation der ulnaren Finger III—IV in den Grundgelenken. Mit 22 Jahren an einem Nachmittag erster „Anfall" mit Schwindelgefühl, „Zusammensacken" in den Knien und sekundenlangen Zuckungen der Arme ohne Bewußtseinsstörung. In der Folgezeit Wiederholung solcher „Anfälle" in unregelmäßigen Abständen, etwa 20 innerhalb von 3 Jahren. Mit 23 Jahren erste Muskelzuckungen der Arme ohne „Zusammensacken", insbesondere morgens. Außerdem Gedächtnisstörungen (Angaben der Schwester — III, 4 — und des Patienten).

Krankheitsverlauf: Juni 1966: Klinikaufnahme zur diagnostischen Abklärung und Therapie. Körperlich — außer Verstümmelung der linken Hand — und neurologisch (zunächst) o. B. Psychisch: Verlangsamt, „zähflüssig"; leichte Demenz. Behandlung mit Tegretal und Mylepsin. Häufige ruckartige, symmetrische Beugebewegungen der Arme und Beine ohne Bewußtseinstrübung, einmal mit Übergang in Salven von linksbetonten Klonismen, begleitet von Schmatz- und Wischbewegungen, Gähnen und leichter Bewußtseinstrübung. Einige Tage später (mit 26³/₁₂ Jahren) erstmalig ataktische Störungen. Diagnose: Cerebrales Anfallsleiden.

Februar 1968: Anstaltsaufnahme zwecks Heilverfahren. Zwischenzeitliche Zustandsverschlechterung. Tägliche Muskelzuckungen der Arme, des Schultergürtels und der Beine, vereinzelt (1—2mal pro Woche) mit „Zusammensacken" und eventueller leichter Bewußtseinstrübung. Arbeitsunfähigkeit. Gewichtsverlust von 10—15 kg (Angaben der Schwester — III, 4 — und des Patienten). Körperlich: Reduzierter Allgemeinzustand. Neurologisch: Geringe Mundfacialisschwäche links. Muskulatur teils „hypoton", teils „normoton". FNV, FFV und KHV dysmetrisch, mit Intentionstremor. Ungerichtetes Schwanken beim Romberg. Dysarthrische, verwaschene Sprache. Sensibilität o. B. Oppenheim und Gordon rechts angedeutet positiv. Psychisch: Verlangsamt, umständlich, antriebsgemindert. Behandlung mit Tegretal, Mylepsin, Mogadan, Dexinoral retard und ACTH. Tägliche Muskelzuckungen, insbesondere der Arme; gelegentliche Stürze. Zeitweise starke Muskelzuckungen „bei zielgerichteten Bewegungen". Häufiger, stundenlang anhaltender Singultus. Häufige Kopfschmerzen, gelegentliches Erbrechen.

Persönliche Untersuchung im November 1968: Zwischenzeitlich keine Änderung des Befindens. Tageweise wechselnd starke Muskelzuckungen, insbesondere der Gliedmaßen, mit und ohne Stürze. Keine Bevorzugung einer Tageszeit. Keine Anfälle mit Bewußtlosigkeit, Einnässen usw. (Angaben der Schwester — III, 4 — und des Patienten). Körperlich: Mäßiger Allgemeinzustand. Neurologisch: Im ruhigen Liegen und Sitzen keine spontanen Muskelzuckungen feststellbar. Bei jeder Willkürbewegung und bei seelischer Erregung Auslösung arrhythmischer, vorwiegend asymmetrischer, asynchroner, asynergischer Muskelzuckungen der Gliedmaßen und des Schultergürtels. Bei passiver Bewegung der Gliedmaßen Einschießen von Muskelzuckungen („Spasmus mobilis") ohne oder mit nur kleinen Bewegungseffekten. Tonus der Muskulatur daher nicht eindeutig beurteilbar. Stehen und Gehen nur mit Unterstützung möglich. Breitbeiniger, unsicherer Stand mit ungerichtetem Schwanken, das bei Augenschluß etwas zunimmt. Ataktischer, unsicherer Gang mit allseitiger Fallneigung. Dysdiadochokinese. FNV, FFV, KHV ataktisch, mit leichtem Intentionstremor. Dysarthrische, leicht skandierende Sprache. Psychisch: Verlangsamt, antriebsgemindert, stumpf, kritikschwach; leichtere Demenz.

Laborbefunde: EEG: Juni 1966: Mäßige Allgemeinveränderungen und vorwiegend generalisierte Krampfaktivität. — 8. 2. 1968: Grundaktivität von Zwischenwellen, untermischt mit Beta- und Delta-Wellen. Eingestreute 3/sec-Delta-Wellen mit parieto-präzentraler Betonung. Häufige unregelmäßige, frontal betonte Spike-Waves (3—5/sec), vereinzelt in Gruppen zu zweien oder dreien. Keine konstante sichere Seitendifferenz. Hyperventilation: Zunahme der langsamen (Zwischen- und Delta-)Wellen und der Krampfströme mit atypischen Spike-Wave-Komplexen, klinisch einmal von ruckartiger Kopfbeugung begleitet. Photostimulation: Ausgeprägte Photosensibilität. — 8. 3. 1968: Grundaktivität von unregelmäßigen 5—7/sec-Zwischenwellen mit parieto-präzentraler Betonung. Häufige kurze Gruppen generalisierter, langsamer, höheramplitudiger Zwischenwellen. Einzelne generalisierte 3/sec-Delta-Wellen-Gruppen. Eingestreute 10—13/sec-Alpha-Wellen. Über den vorderen Hirnabschnitten viele 18 bis 25/sec-Beta-Wellen. Einzelne generalisierte Zwischenwellengruppen mit Amplituden bis zu 250 μV, betont über den vorderen Hirnabschnitten. Inkonstant temporo-basale Betonung langsamer und höheramplitudiger, z. T. steiler Abläufe. Hyperventilation: Zunahme der langsamen Zwischenwellen- und 3/sec-Delta-Wellengruppen. In diesen Gruppen finden sich einzelne steilere Abläufe, die auf Slow-Spikes verdächtig sind. — November 1968: Fehlender Alpha-Rhythmus. Grundaktivität von unregelmäßigen 5—7/sec-Zwischenwellen mit reichlicher Beta-Welleneinstreuung. Häufige, bifrontal betonte 3—4/sec-Wellen. Negativer On- und Off-Effekt. Häufige kürzere Gruppen generalisierter, bilateral synchroner, irregulärer 2—4/sec-Spike-Waves und Doppelspike-Waves. Subklinischer Ablauf der Krampfströme.

Liquor: Juni 1966: o. B.

PEG: Juni 1966: Geringe Rindenatrophie im dorsalen Parietalbereich.

Linksseitiges CAG: Juni 1966: o. B.

Echoencephalogramm: 1968: Mittelständiger Interhemisphärenspalt. Durchmesser des 3. Ventrikels: 4 mm.

Luesreaktionen: 1968: Im Blut negativ.

Eindeutig vacuolisierte Lymphocyten: Keine.

III, 4: Edith H., geb. 4. 11. 1923 (persönliche Untersuchung im November 1968: 45 Jahre).

Volksschulbesuch, durchschnittliche Leistungen. Hausfrau. Seit dem 27. Lebensjahr „hyperthyreotische" Beschwerden (?). Häufige, vor allem morgendliche Kopfschmerzen. Bei Sonnenlicht Verstärkung der Kopfschmerzen und Schwindelgefühl. Mit 40 Jahren Gangunsicherheit mit häufigem Stolpern, insbesondere in unebenem Gelände. Allmähliche Zunahme der Gangstörungen: Kann nicht mehr schnell gehen („steife Beine"), das Aufrichten aus der gebeugten Körperhaltung fällt schwer. Außerdem „sehr nervös". Gelegentlich unwillkürliche, ausfahrende Bewegungen der Hände mit Fallenlassen oder Wegschleudern von Gegenständen (eigene und Angaben der Tochter — IV, 1 —).

Persönliche Untersuchung im November 1968: Körperlich o. B. Neurologisch: Bradydiadochokinese. Etwas langsame, leicht dysarthrische Sprache mit deutlichem Silbenstolpern bei Testworten. Stand und Spontangang o. B. Insbesondere Seiltänzergang leicht unsicher, ataktisch. Keine spontanen Muskelzuckungen (bei einer früheren ärztlichen Untersuchung waren tickartige Muskelzuckungen im linken Facialisbereich aufgefallen). Bei passiven Bewegungen einschießende leichtere Muskelzuckungen der Beine (angedeuteter „Spasmus mobilis"). Armbewegungen völlig frei. Psychisch o. B.

Laborbefunde: EEG: 13. 3. 1968: Etwas unregelmäßiger 10—11/sec-Alpha-Grundrhythmus mit zahlreichen 6—7/sec-Zwischenwellen. Über den vorderen Hirnabschnitten Beta-Wellen. Mehrfache lange Gruppen generalisierter, hochamplitudiger 3/sec-Delta-Wellen mit einzelnen Spikes. Einzelne kurze Gruppen atypischer Spike-Waves. Häufung der Krampfströme beim Augenöffnen. Hyperventilation: Zunahme der Krampfströme. Photostimulation: Bei Reizfrequenz von 8/sec Auftreten von Spike-Waves (4/sec). Bei Reizfrequenzen in der Höhe des eigenen Alpha-Rhythmus Spike-Waves, Doppel- und Polyspikes, klinisch von kurzdauerndem Zusammenzucken begleitet. — November 1968: Gut ausgeprägter, unregelmäßiger 9—11/sec-Alpha-Rhythmus mit Einstreuung häufiger Zwischenwellen. Normaler On- und Off-Effekt. Mäßig häufige, kürzere Gruppen generalisierter, höhergespannter, unregelmäßiger 3—5/sec-Wellen, meist mit eingeschalteten Spikes oder Doppelspikes. Hyperventilation: Zunahme der langsamen Wellen.

Eindeutig vacuolisierte Lymphocyten: Keine.

III, 5: Inge V., geb. 1937. Angeblich gesund. Keine Gangstörungen, keine Muskelzuckungen, keine epileptischen Anfälle.

EEG: 6. 3. 1968: 9—10/sec-Alpha-Rhythmus mit occipitalem Amplitudenmaximum. Einige Beta-Wellen. Normaler On- und Off-Effekt. Hyperventilation: Nach 2 Minuten Auftreten einer generalisierten Gruppe hypersynchroner, hochamplitudiger 5—6/sec-Zwischenwellen von etwa 1 Sekunde Dauer. Nach Beendigung der Hyperventilation eine zweite gleichartige Gruppe von Zwischenwellen. Photostimulation: Leichtes Mitschwingen, insbesondere über der Occipitalregion, keine Krampfströme.

IV, 1: Liane E., geb. 1950 (persönliche Untersuchung im November 1968: 18 Jahre).

Volksschulbesuch, durchschnittliche Leistungen. Kaufmännische Angestellte. Mit 15 Jahren Gelbsucht. Seit dem 18. Lebensjahr gelegentliches „Einknicken" in den Knien (ohne Stürze) und „Zucken" der Hände und/oder Schultern. Körperlich o. B. Neurologisch: Bradydiadochokinese. Keine Gangstörungen. Stark bemühte, hastige Sprache bei Testworten. Keine spontanen Muskelzuckungen. Bei Prüfung der passiven Beweglichkeit der Arme einzelne einschießende Muskelzuckungen (angedeuteter „Spasmus mobilis"). Psychisch: o. B.

Laborbefunde: EEG: 13. 3. 1968: 10—11/sec-Alpha-Rhythmus mit occipitalem Amplitudenmaximum. Normaler On- und Off-Effekt. Hyperventilation: Generalisierte, frontal betonte, bilateral synchrone Zwischenwellen mit Amplituden bis zu 150 μV. Einzelne 4—5/sec-Wellen mit frontalen Amplituden bis 150 μV. Photostimulation: Leichtes Mitschwingen, insbesondere bei Reizfrequenzen in Höhe des Beta-Bandes. — November 1968: Gut ausgeprägter, leicht unregelmäßiger 9—11/sec-Alpha-Rhythmus mit Beta-Welleneinstreuung. Positiver On- und Off-Effekt. Hyperventilation: Aktivierung von Beta-Wellen und einzelnen bitemporalen Steilwellen.

Eindeutig vacuolisierte Lymphocyten: Keine.

II, 7: Else E., geb. 27. 7. 1897, gest. 1955 (58 Jahre). Etwa mit 50 Jahren zunehmende Gangstörungen mit häufigem Stolpern, Einknicken in den Knien und Stürzen. Daneben auch „Zuckungen", jedoch nicht so ausgeprägt wie bei dem Sohn — III, 6 —. Keine Anfälle mit Bewußtlosigkeit usw. (Angaben der Tochter — III, 4 —). Einmaliger Klinikaufenthalt einige Zeit vor dem Tod. Keine Befundunterlagen.

I, 4: Alkoholiker.

I, 5: Mit etwa 68 Jahren an Diabetes mellitus gestorben.

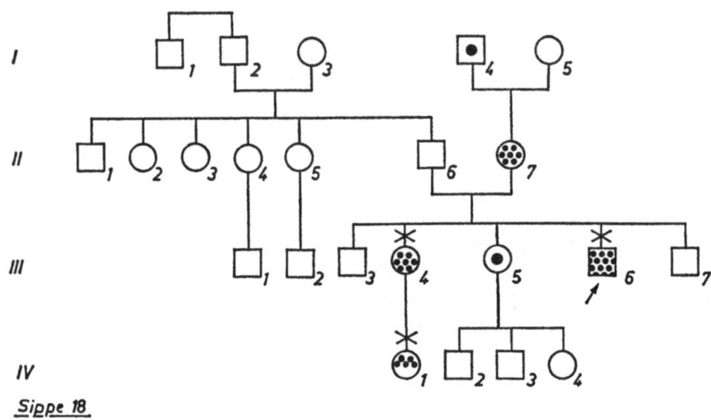

Sippe 19

III, 4: Sieglinde F., Probandin, geb. 22. 5. 1951 (persönliche Untersuchung im November 1968: 17⁶/₁₂ Jahre).

(KG der Städt. Nervenklinik Bremen, Bericht der Anstalt Bethel.)

Klinik- bzw. Anstaltsaufenthalte: 17. 4.—17. 5. 1961; 26. 1.—14. 10. 1968; 14. 10. 1968 bis 5. 5. 1969.

Anamnese: Geburt normal. Frühkindliche Entwicklung unauffällig. Volksschulbesuch, schlechte Leistungen, in 6. Klasse zweimal sitzengeblieben. Danach noch 2 Jahre in Förderschule. Als Kleinkind (ab 2. Lebensjahr) angeblich öfter umgefallen, bewußtlos, cyanotisch, „am ganzen Körper steif", jedoch nicht gekrampft. Mit 9⁶/₁₂ Jahren erster typischer Grand mal-Anfall am Vormittag (in der Schule). In der Folgezeit häufige linksbetonte Stirnkopfschmerzen (Angaben der Mutter und der Patientin).

Krankheitsverlauf: April 1961: Körperlich und neurologisch o. B. Behandlung mit Apydan und Suxinutin. Diagnose: Epilepsie ohne bekannte Ursache.

Januar 1968: Zwischenzeitlich bis 1967 etwa 3—4 Grand mal-Anfälle. 1967 insgesamt 11 Grand mal-Anfälle, meist am späten Vor- oder frühen Nachmittag (nach der Schule), gelegentlich zur Zeit der Menses. November 1967 (mit 16⁶/₁₂ Jahren) erste „Absencen" (Augenblinzeln, Fallenlassen von Gegenständen). Seither auch Gangunsicherheit („taumelig", „wie betrunken"). „Schwieriges Wesen", leicht kränkbar, kontaktscheu. Suicidversuch durch Aufschneiden der Pulsadern (Angaben der Mutter). Körperlich und neurologisch o. B. Psychisch: Verlangsamt, ängstlich; IQ: 89. Behandlung mit Zentropil, Suxinutin, Decentan. Seltenere Grand mal-Anfälle, seltenere „Absencen" mit „perioraler Unruhe, Augenblinzeln und Wischbewegungen im Gesicht". Zeitweise Erregungszustände mit motorischer Unruhe, Wälzbewegungen, Um-sich-Schlagen, Schreien, Nahrungsverweigerung. Erneuter Suicidversuch durch Strangulation. Diagnose: Cerebrales Anfallsleiden (Geburtstrauma? frühkindlicher Hirnschaden?).

Oktober 1968: Anstaltsverlegung. Neurologisch: Armeigenreflexe links lebhafter als rechts. BHR links schwächer auslösbar als rechts. Stärkerer Intentionstremor bei Zielbewegungen. Gang nicht prüfbar, da die Patientin nicht zum Aufstehen zu bewegen ist. Regellos einschießende Zuckungen der gesamten Körpermuskulatur, insbesondere des linken Armes und Beines, z. T. mit choreïformen Bewegungseffekten. Psychisch: Zeitweise moros, negativistisch (Nahrungsverweigerung), zeitweise euphorisch, enthemmt, „albern". Häufige Primitivreaktionen und „psychogene anfallsartige Zustände" mit „Verschlechterung des cerebellaren Bildes". Anhaltende Gangunsicherheit mit „hölzern wirkenden Bewegungen". Behandlung mit Mylepsin, Suxinutin, Akineton, Neurocil. Keine sicheren Grand mal-Anfälle beobachtet. Diagnose: Cerebrales Anfallsleiden unklarer Genese; Verdacht auf Dyssynergia cerebellaris myoclonica R. Hunt.

Persönliche Untersuchung im November 1968: Neurologisch: Fragliche Rumpfataxie: Fällt beim Aufsetzen nach verschiedenen Seiten hin um. Läßt sich, trotz angebotener Unterstützung, nicht zum Aufstehen bewegen. Deutliche Gliedmaßenataxie bei Zielbewegungen. Während der Untersuchung tritt ein ziemlich rascher, rechtsbetonter Tremor beider Beine auf, der nach einigen Minuten spontan abklingt. Dysarthrische, undeutliche Sprache, insbesondere bei Testworten. Muskelzuckungen sind im ruhigen Liegen kaum sichtbar oder tastbar. Bei passiven und aktiven Bewegungen schießen in regelloser Folge leichtere Muskelzuckungen ein, insbesondere in den linksseitigen Gliedmaßen. Keine oder nur geringe Bewegungseffekte. Psychisch: Euphorisch, enthemmt, hysteriform. Debilität bzw. beginnende Demenz (eingehende Prüfung bei mangelnder Mitarbeit nicht möglich). Behandlung mit Zentropil, Suxinutin, Neurocil.

Laborbefunde: EEG: 10. 4. 1961: Grundaktivität von 12/sec-Alpha-Wellen (50—150 µV). Gelegentliche Einstreuung von Theta-Wellen. Bei Augenöffnen mehrfache Aktivierung von 20/sec-Spikes bis zu 130 µV mit 5/sec-Nachwellen. Unregelmäßige hohe Spike-Wave-Komplexe nach Augenschluß. Hyperventilation: 3—7/sec-Delta-, Theta-Wellengruppen mit rechtsbetonter Einlagerung einzelner 15—20/sec-Spikes (200—500 µV). Auch unregelmäßige 12 bis 15/sec-Polyspike-Wave-Komplexe (meist über 500 µV), besonders bei Photostimulation. — 22. 5. 1961: Ziemlich regelmäßiges, gut ausgeprägtes Alpha-EEG mit vereinzelten Spikes innerhalb von Theta-Steilwellengruppen. Gelegentlich linksbetonte Einlagerung von Theta-Wellen. Bei Photostimulation Übergang in unregelmäßige Theta-Delta-Steilwellenfolgen mit initialen Spikes. — 30. 1. 1968: Ziemlich regelmäßiges 8—10/sec-Alpha-Wellen-EEG mit streckenweiser Einlagerung von Delta-Wellen frontal beiderseits, besonders links, einigen Alpha-Theta-Steilwellen und vereinzelten 15/sec-Spikes. — 16. 2. 1968: Leicht dysrhythmisches Alpha-EEG mit mehreren Gruppen von Alpha-Theta-Steilwellen, einigen polymorphen Spike-Wave-Komplexen, vorwiegend links temporal. Photostimulation: Immer wieder auftretende, flickerlichtfrequenzabhängige Myoklonien. — 9. 4. 1968: Stark dysrhythmisches Alpha-EEG. Häufige Frequenzverlangsamung temporal links. Hyperventilation: Verstärkung der Veränderungen. Photostimulation: Spike-Wave- und Polyspike-Wave-Komplexe mit wechselnder Seitenbetonung. — 3. 7. 1968: Etwas unregelmäßiges 8—9/sec-Alpha-EEG mit Einlagerung z. T. gruppierter Theta-Wellen und weniger Alpha-Steilwellen temporo-präzentral links. Deutliche Reaktion auf Photostimulation. — 13. 8. 1968: Leicht dysrhythmisches EEG vom Theta-Typ mit nur streckenweise angedeuteter occipitaler Alpha-Aktivität und konstanter Delta-Welleneinlagerung temporal beiderseits. Einzelne Spikes, Spike-Waves und Spike-Wave-Variants, während und nach der Hyperventilation. — 3. 10. 1968: Dysrhythmisches 9—10/sec-Alpha-Wellen-EEG mit vereinzelten links-temporalen 9/sec-Steilwellen (bis 130 µV). Außerdem 20/sec-Beta-Spitzen und einige generalisierte paroxysmale Spike-Waves, Delta- und Theta-Steilwellen. Deutliche Reaktion auf Photostimulation. — November 1968: Gut ausgeprägter, etwas unregelmäßiger 8—10/sec-Alpha-Rhythmus. Normaler On- und Off-Effekt. Bitemporale, linksbetonte 6—7/sec-Steilwellen. Hyperventilation: Zu Beginn eine kurze Gruppe generalisierter atypischer Spike-Waves und Polyspike-Waves. — Februar 1969: Ohne eindeutig krankhafte Veränderungen.

Eindeutig vacuolisierte Lymphocyten: Keine.

III, 1: Walter F., geb. 5. 11. 1941 (1969: 28 Jahre).

(KG der Städt. Nervenklinik Bremen.)

Klinikaufenthalt: 1962.

Geburt normal. Verzögerte frühkindliche Entwicklung (Laufen erst mit 2¹/₂ Jahren), angeblich Rachitis. Übliche Kinderkrankheiten. 1960 Verkehrsunfall mit Commotio cerebri. Volksschulbesuch, schlechte Leistungen, einmal sitzengeblieben. Friseur-Lehre, später als Kraftfahrer tätig. Seit 1961 verheiratet. Seit Jugendzeit gelegentliches „Kopfzucken" oder „Kopfschütteln", insbesondere bei seelischer Erregung (Angaben der Mutter und des Patienten).

1962 Klinikaufnahme wegen „nervösen Kopfzuckens". Körperlich und neurologisch o. B. Paroxysmale Zustände von „unregelmäßigen Zuck- und Schüttelbewegungen des Kopfes" ohne Bewußtseinsstörung. Sonstige Körpermuskulatur frei von Zuckungen. Psychisch: Stimmungslabilität mit Neigung zu Wutausbrüchen.

Diagnose: „Stimmungslabile, etwas selbstunsichere Persönlichkeit. Verdacht auf Tick."

Laborbefunde: EEG: 1962: Grundrhythmus von regelmäßigen, gut ausgeprägten 9—10/sec-Alpha-Wellen. Einstreuung von Zwischenwellen in den vorderen Ableitungen. On- und Off-Effekt o. B. Hyperventilation und Photostimulation: Keine Veränderung des Kurvenbildes.

Liquor: o. B.

III, 2: Seemann. Etwa seit dem 17. Lebensjahr „Kopfzucken", insbesondere bei seelischer Erregung.

III, 6: Ingo F., geb. 2. 7. 1958 (persönliche Untersuchung im März 1969: 10⁸/₁₂ Jahre).

Geburt normal. Frühkindliche Entwicklung unauffällig. Übliche Kinderkrankheiten. Einschulung mit 7 Jahren. Schlechte Leistungen. Versetzung in Sonderschule. Schlechte Leistungen auch hier in Recht- und Schönschreiben. Sprachschwierigkeiten: Undeutliche Aussprache aller Zischlaute. Ab 10. Lebensjahr zeitweise sehr „schreckhaft", häufig „zusammengefahren", insbesondere bei seelischer Erregung (Rügen usw.). 1967: IQ 95 (Angaben der Mutter und der Hausärztin).

Persönliche Untersuchung im März 1969: Altersgemäße körperliche Entwicklung. Neurologisch: An allen Gliedmaßen, insbesondere an den Armen, bei passiven Bewegungen einschießende Muskelzuckungen („Spasmus mobilis"). Keine sichtbaren spontanen Muskelzuckungen. Allerdings ist während der Untersuchung immer wieder ein offenbar unwillkürliches Bewegungsspiel der Zehen zu beobachten. Beim Vorstrecken der Zunge fibrilläre Bewegungsunruhe. Bei seelischer Erregung in einzelnen Muskeln oder Muskelteilen der Gliedmaßen arrhythmische Zuckungen tastbar. FNV o. B.; KHV in der Endstrecke etwas unsicher. Stand mit geschlossenen Füßen ungerichtet leicht schwankend. Bei Augenschluß keine Verstärkung. Gang „etwas eckig", unharmonisch. Seiltänzergang anfänglich unsicher, nach mehrmaligem Üben sicherer. Deutliche Dysarthrie bei Testworten mit Silbenstolpern und -auslassungen. Sehr mühsame, langsame, eckige, unsichere, oft etwas zittrige Schrift. Abzeichnen von senkrechten und waagrechten Strichen usw. sehr unsicher, wackelig. Beim Schreiben erhebliche motorische Unruhe der Beine. Während der EEG-Ableitung, vor allem bei Augenschluß, mehrfache spontane Muskelzuckungen im Schultergürtel-, Hals- und Nackenbereich, vereinzelt mit leichteren Bewegungseffekten („Kopfzucken"). Psychisch: Niedrige Intelligenz, fraglich beginnende Demenz. Wesensänderung mit aggressiven Verhaltensweisen.

EEG: 1969: Gut ausgeprägter, unregelmäßiger, occipitaler 10—12/sec-Alpha-Rhythmus, der nach frontal hin von 5—7/sec-Zwischenwellen und Beta-Wellen weitgehend ersetzt wird. Einzelne steilere Abläufe in allen Ableitungen. Hyperventilation: Zunahme der langsamen Wellen. Keine Krampfströme. Mehrfache regellose Muskelzuckungen ohne entsprechende EEG-Veränderungen.

Eindeutig vacuolisierte Lymphocyten: Keine.

III, 7: Bärbel F., geb. 28. 1. 1960 (persönliche Untersuchung im März 1969: 9²/₁₂ Jahre).

Geburt normal. Frühkindliche Entwicklung unauffällig. Übliche Kinderkrankheiten. Einschulung mit 7 Jahren, schlechte Leistungen (1967: IQ 92), Zurückstellung. Nochmalige Einschulung mit 8 Jahren. Lernschwierigkeiten. Schlechte Leistungen vor allem in Recht- und Schönschreiben. Gelegentliches Einnässen.

Persönliche Untersuchung im März 1969: Altersgemäße körperliche Entwicklung. Neurologisch: Bei passiven Bewegungen leichte Muskelzuckungen in den Gliedmaßen („Spasmus mobilis") auslösbar, jedoch schwächer als beim Bruder. Spontangang o. B. Seiltänzergang zunächst etwas unsicher, nach mehrmaligem Üben unauffällig. Dysarthrie bei Testworten mit Silbenstolpern und -auslassungen. Schriftbild o. B. Abzeichnen von waag- und senkrechten Strichen usw. gelingt. Während der EEG-Ableitung, insbesondere bei Augenschluß, leichte Bewegungsunruhe. Dabei gelegentliche Zuckungen einzelner Muskelfasern oder -bündel im Lippen-Mund-Bereich. Psychisch: Niedrige Intelligenz. EEG: Gut ausgeprägter, unregelmäßiger 9—11/sec-Alpha-Rhythmus mit Einstreuung von 5—7/sec- und Beta-Wellen, insbesondere in den vorderen Ableitungen. Mäßig häufige Steilwellen, einzeln und in kleinen Gruppen, in allen Ableitungen. Hyperventilation: Zunahme der langsamen und steilen Wellen.

Eindeutig vacuolisierte Lymphocyten: Keine.

III, 5: Wolfsrachen, Hasenscharte, sonst angeblich gesund.

II, 2: Neuropsychiatrisch o. B.

II, 12: Walter F., geb. 1. 3. 1909, gest. 16. 2. 1965 (56 J.). Seemann. Seit Jugendzeit „Kopfzucken", insbesondere bei seelischer Erregung. Keine epileptischen Anfälle. Häufige Magenbeschwerden. Todesursache: Angeblich Carcinom.

II, 3: „Kopfzucken", insbesondere bei seelischer Erregung. Keine epileptischen Anfälle.

II, 6: „Kopfzucken." Keine epileptischen Anfälle.

„Einige" der Geschwister von II, 12 hatten Wolfsrachen und Hasenscharte. Keine weiteren Angaben.

I, 3: Hatte angeblich nur im Kindesalter „Krampfanfälle". Tod mit 68 Jahren.

III, 17: „Lähmung der unteren Körperhälfte" (?).

III, 21: Nach der Schilderung an paranoider Schizophrenie erkrankt.

IV, 3: Mit 2½ Jahren häufige „Krampfanfälle". Angeblich kein „Kopfzucken".

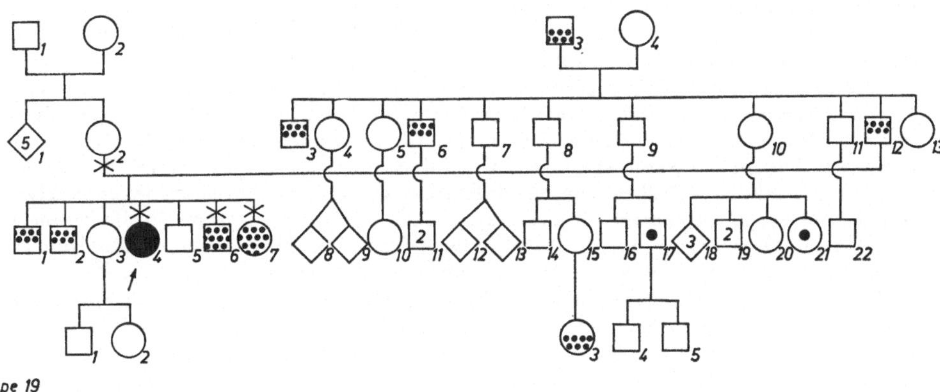

11.2.5. DCM-Fälle mit unklarem Erbgang

Sippe 20

III, 2: Heidemarie G., Probandin, geb. 28. 8. 1941 (persönliche Untersuchung im November 1968: 27³/₁₂ Jahre).

(KG der Neurologischen Klinik rechts der Isar der TU München, Bericht des Max-Planck-Institutes für Psychiatrie München, Bericht des Städtischen Krankenhauses Am Biederstein, München.)

Klinikaufenthalte: 5. 1.—9. 4. 1965; 25. 7. 1966—14. 9. 1966; August 1966—Mai 1967; 2. 11. 1967—25. 11. 1967; 3. 6.—14. 6. 1968; 14. 6.—17. 7. 1968.

Anamnese: Geburt normal. Frühkindliche Entwicklung unauffällig. Volksschulbesuch, durchschnittliche Leistungen. Kaufmännische Lehre. 1955 Tonsillektomie. 1956 Appendektomie. 1960 normaler Partus. Mit etwa 20 Jahren ständige Müdigkeit („Kreislaufstörungen") und leichte Gangunsicherheit („nicht vorangekommen, schwerfällig"). Mit 20—23 Jahren allmähliche Zunahme der Gangstörungen („wie eine alte Frau, wie betrunken"); außerdem Sprachstörungen und Schwäche beider Arme (Angaben der Patientin). Einmaliger Zustand von minutenlanger Bewußtlosigkeit, angeblich ohne Krampfen.

Krankheitsverlauf: Januar 1965: Klinikaufnahme zur diagnostischen Abklärung und Therapie. Neurologisch: Horizontaler, rechtsbetonter Endstellungsnystagmus, angedeuteter

Vertikalnystagmus. Hypotonie der Gliedmaßenmuskulatur. Unsicherer, ataktischer Gang. FNV mit leichtem terminalem Intentionstremor. KHV dysmetrisch. Leicht cerebellare Sprache. Romberg negativ. Sensibilität o. B. Grobe Kraft der rechten Unterschenkelbeuger etwas gemindert. PSR beiderseits gesteigert, klonische Nachzuckungen. Psychisch o. B. Behandlung mit Vitaminen und krankengymnastischen Übungen. Keine Besserung. Diagnose: Heredoataxie P. Marie.

Juli 1966: Klinikaufnahme zur weiteren diagnostischen Abklärung und Therapie. Zwischenzeitlich anhaltende Gang- und Sprachstörungen. Vergeßlichkeit. Gelegentliches Verschwommensehen. Seit Anfang des Jahres 1966 Erwerbsunfähigkeitsrente (Angaben der Patientin). Neurologisch: Endstellungsnystagmus. Ataktischer, stampfender Gang. Gliedkinetische Ataxie mit Intentionstremor. Dysdiadochokinese. Skandierende Sprache. Ungerichtetes Schwanken beim Romberg. PSR gesteigert. Beginnende Maculadegeneration, keine Opticusatrophie. Psychisch: Merkschwäche, „Haften". Mehrfache Absencen. Unter Medikation von Zentropil, Mylepsin und Suxinutin stärkere Nebenerscheinungen. Abbruch der antiepileptischen Behandlung.

August 1966: Klinikaufnahme zur weiteren diagnostischen Abklärung und Therapie. Zwischenzeitlich weiterhin Gang- und Sprachstörungen. Außerdem seit 2 Jahren (seit dem 23. Lebensjahr) „Absencen" und Muskelzuckungen. Zeitweise verschwommenes Sehen (Angaben der Patientin). Neurologisch: Unerschöpfbarer Endstellungsnystagmus, beginnende Maculadegeneration. Gliedkinetische Ataxie. Skandierende, verwaschene Sprache. Hyperreflexie der Beine. Psychisch: Merkschwäche, „Haften". „Häufigere Absencen." Beginn einer antiepileptischen Behandlung, Abbruch wegen stärkerer Nebenwirkungen. Aufgrund der Kombination cerebellarer Symptome mit Muskelzuckungen und Maculadegeneration Diagnose einer Dyssynergia cerebellaris myoclonica R. Hunt.

November 1967: Klinikaufnahme zur Befundkontrolle. Zwischenzeitlich „Absencen" eher seltener (Angaben der Patientin). Unveränderter neuropsychiatrischer Befund.

Anfang Juni 1968: Klinikaufnahme nach Suicidversuch (mit 38 Tabletten Valium zu 10 mg). Zwischenzeitlich häufige Angst- und depressive Verstimmungszustände („satt bis zum Halse"). Gelegentliche Doppelbilder. Erhebliche Gang-, Sprach- und Schreibstörungen (Angaben der Patientin). Nach Abklingen der Valiumintoxikation horizontaler Endstellungsnystagmus. Ataktische Zielbewegungen, ataktischer Gang (nur mit Unterstützung). Hyperreflexie der Beine. „Absencen." Beginnende juvenile Maculadegeneration (Auflockerung des Gewebes und Degenerationsherdchen). Behandlung der Maculadegeneration mit Rovigon. Diagnose: Verdacht auf Dyssynergia cerebellaris myoclonica R. Hunt.

Mitte Juni 1968: Klinikverlegung zur Weiterbehandlung bzw. eventuellen stereotaktischen Operation. Neurologisch: Endstellungsnystagmus, insbesondere beim Blick nach rechts, angedeuteter Vertikalnystagmus. Hypotonie der Gliedmaßenmuskulatur. FNV mit geringem Intentionstremor, terminale Verstärkung. KHV ataktisch, dysmetrisch. Fehlender Rebound der Beine. Romberg: Fallneigung nach allen Seiten. Keine Rumpfataxie. Sensibilität o. B. Juvenile Maculadegeneration beiderseits. Blitzartige Muskelzuckungen in den Oberschenkeln ohne Bewegungseffekt. Psychisch: Stimmungslabilität, Merkfähigkeitsschwäche.

Persönliche Untersuchung im November 1968: Zwischenzeitlich keine Änderung des Befindens. Vergeßlichkeit bzw. Merkfähigkeitsschwäche. Häufige depressive Verstimmungszustände (Angaben der Patientin). Neuropsychiatrischer Befund gegenüber der Voruntersuchung des Jahres 1968 unverändert. Neurologisch: Gangataxie (kann zum Zeitpunkt der Untersuchung ohne Unterstützung gehen). FNV mit leichtem Intentionstremor, in der Endstrecke verstärkt. KHV mit stärkerem Intentionstremor, Dysmetrie. Skandierende, etwas undeutliche Sprache. Feinschlägiger Kopftremor. Bei ruhigem Liegen oder Sitzen keine Muskelzuckungen. Auslösung leichterer, arrhythmischer, asymmetrischer, asynchroner, vorwiegend asynergischer Muskelzuckungen im Bereich der Arme, der Schultern, des Nackens und der Oberschenkel bei Willkürbewegungen und seelischer Erregung. Psychisch: Situationsangepaßtes Verhalten. Depressiv-hoffnungslose Grundstimmung bei deutlichem Krankheitsbewußtsein. Keine Demenz. Keine gröberen mnestischen Störungen.

Laborbefunde: EEG: 27. 7. 1966: Regelmäßiger 10/sec-Alpha-Rhythmus. Häufige Gruppen generalisierter Spike-Wave-Komplexe. Einzelne Gruppen asynchroner, großer Delta-Wellen und eingelagerter Spikes von 1—2 Sekunden Dauer über allen Ableitungen, klinisch begleitet von Zuckungen. Solche Gruppen häufig durch Augenöffnen auslösbar. Hyperventilation: Zunahme der pathologischen Aktivität. — August 1966: Pathologischer Befund mit Spike-Wave-Komplexen. — 5. 9. und 15. 9. 1966: Im wesentlichen übereinstimmender Befund. — 3. 11. und 18. 11. 1966: Etwas unregelmäßiger 10/sec-Alpha-Rhythmus mittlerer bis höherer Amplitude. Guter Blockierungseffekt. Häufige Gruppen von Spike-Wave-Komplexen. Varianten mit großen 2—3/sec-Delta-Wellen und eingelagerten Polyspikes. Augenöffnen und Hyperventilation provozieren diese Gruppen. — 18. 6. 1968: Grundaktivität von unregelmäßigen 8,5—10/sec-Alpha-Wellen. In wechselnden Abständen hochgespannte Krampfstromvarianten und generalisierte Spike-Wave- bzw. Doppelspike-Wave-Komplexe (bis zu 5 Sekunden Dauer). — 5. 7. 1968: Grundaktivität von unregelmäßigen 9—11/sec-Alpha-Wellen (30—100 µV). Spontane Krampfstromvarianten und generalisierte 2,5—3/sec-Spike-Wave-Komplexe mit Amplituden bis 200 µV und bis zu 2 Sekunden Dauer. Hyperventilation: Zunahme der Krampfstromparoxysmen, leichte Betonung rechtstemporal. Photostimulation: Keine wesentliche Aktivierung der Krampfströme. — November 1968: Gut ausgeprägter, etwas unregelmäßiger 10—11/sec-Alpha-Rhythmus (30—150 µV). Normaler On- und Off-Effekt. Einstreuung occipitaler 2,5—4/sec-Wellen. Mäßig häufige Gruppen generalisierter 4—5/sec-Wellen, teilweise mit eingeschalteten, frontal betonten Spikes (meist subklinisch ablaufend).

Eindeutig vacuolisierte Lymphocyten: Keine.

Liquor: Januar 1965: 11/3 Zellen. Gesamt-Eiweiß 28,8 mg %; Quotient 0,33; Kolloidkurven o. B. — August 1966: 96/3 Zellen (Reizpleocytose?), Eiweißgehalt und Kolloidkurven o. B.

PEG: August 1966: Angedeutete Großhirnrindenatrophie.

Luesreaktionen: Im Blut und Liquor negativ.

II, 1: Angeblich gesund; keine Gangstörungen, keine Sprachstörungen usw.

II, 6: Dorothea G., geb. 1920. Volksschule, durchschnittliche Leistungen, Laborantin. Immer schon „sehr nervös". Mit etwa 40 Jahren mehrere Tage anhaltende „psychogene Sprachstörung". Sonst angeblich keine besonderen Erkrankungen.

EEG: 22. 11. 1966: Unregelmäßiger Alpha-Rhythmus mittlerer bis höherer Amplitude. Guter Blockierungseffekt. Gelegentliche (22—24/sec) Beta-Wellen in bipolaren Reihenableitungen. In allen Ableitungen kleinere und größere Gruppen unregelmäßiger 4—5/sec-Theta-Wellen, vor allem nach dem Augenöffnen und während der Hyperventilation. Unter Hyperventilation auch eingelagerte steilere Abläufe.

Persönliche Untersuchung im November 1968: Neuropsychiatrisch o. B.

IV, 1: Peter G., geb. 17. 1. 1960. Geburt normal, frühkindliche Entwicklung unauffällig.

EEG: 16. 9. 1966: Unregelmäßiger 7/sec-Wellen-Grundrhythmus mit Übergang in unregelmäßige Theta- und Delta-Wellen niederer Amplitude. Gelegentliche Gruppen von Theta-Wellen in den bipolaren Längsreihen. Bei Hyperventilation in den vorderen und temporalen Ableitungen Gruppen größerer und steilerer Theta-Wellen.

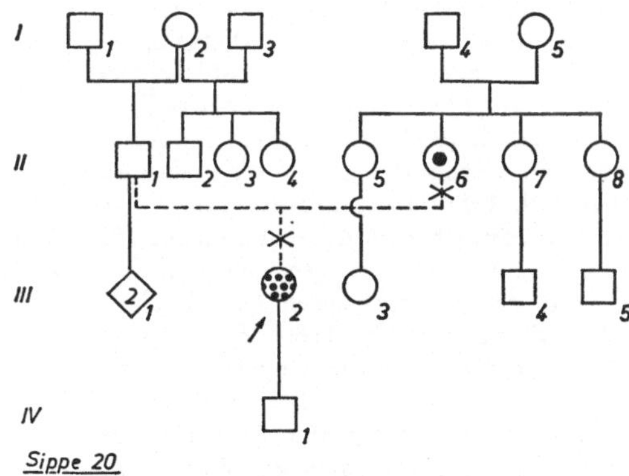

Sippe 20

Sippe 21

IV, 3: Wolfgang S., Proband, geb. 26. 10. 1941 (persönliche Untersuchung im November 1968: 27 Jahre).

(KG der Anstalt Bethel, KG des Krankenhauses Bethanien, Wuppertal-Elberfeld, Bericht der Univ.-Kinderklinik Freiburg, KG der II. Medizinischen Univ.-Klinik München, KG der Neurologischen Klinik und Poliklinik rechts der Isar, TU München.)

Klinik- bzw. Anstaltsaufenthalte: 8. 4.—30. 4. 1954; 3. 6. 1954—Juni 1955; 25. 7. 1955 bis 30. 7. 1961; 3. 4.—13. 5. 1967.

Anamnese: Geburt normal. Frühkindliche Entwicklung unauffällig. Mit 5 Jahren erstmalig Zittern der Hand beobachtet. Auffallende Ungeschicklichkeit bei feineren Bewegungen (Zuknöpfen, Schuhe schnüren usw.). Mit 5—6 Jahren einmaliger Zustand mit plötzlich auftretender Blässe („sah schwerkrank aus"); in der folgenden Nacht lautes Schreien. Häufiges Stolpern und Stürzen (ohne Bewußtseinsstörung). Mit 6 Jahren Einschulung, gute Leistungen. Zittrige, „verkrampfte" Schrift. Mit 9—10 Jahren Muskelzuckungen der Arme, wahrscheinlich ausgelöst durch Lichtreize (beim Vorbeigehen an einem sonnenbeschienenen Lattenzaun). Kurze Zeit später bei einer Zugfahrt an sonnenbeschienenen Bäumen vorbei heftige Muskelzuckungen („schnellte in sich empor"). Zunehmend langsameres, mühsames Schreiben. Mit 12 Jahren erster Grand mal-Anfall morgens beim Aufstehen. In der Folgezeit Wiederholung nächtlicher Grand mal-Anfälle in 4—6wöchigen Abständen. Etwa zur gleichen Zeit erste Sprachstörungen (Angaben der Eltern).

Krankheitsverlauf: April 1954: Klinikaufnahme zur diagnostischen Abklärung und Therapie. Altersgemäße körperliche und geistige Entwicklung. Neurologisch: Leichter Strabismus convergens sinister. Endstellungsnystagmus beim Blick nach beiden Seiten. Fahrige, nicht ganz koordinierte Bewegungen. Etwas unsicherer Gang. Gelegentlich „blitzartiges Zusammenzucken", „choreiforme Mitbewegungen" und „Grimassieren". Behandlung mit Comital und Reorganin. Befundbesserung. Diagnose: Choreiforme extrapyramidale Störungen, wahrscheinlich bei frühkindlichem Hirnschaden.

Juni 1954: Klinikaufnahme zur weiteren diagnostischen Abklärung und Therapie. Neurologisch: Grobe Ataxie mit Intentionstremor der Arme und Beine. Deutliche Gangataxie, geringe Rumpfataxie. Cerebellare Sprache. Sensibilität o. B. Meist morgens stärkere Muskelzuckungen. Zunächst Häufung der Grand mal-Anfälle (bis 3—4 pro Woche). Nach Erhöhung der Comital-Dosis seltenere Grand mal-Anfälle. Wechselnd starke Ataxie, „choreiforme Mitbewegungen" und Muskelzuckungen. Psychisch: Sehr kritisches, „nörglerisches" Verhalten bei guter Intelligenz. Beginnende Wesensänderung? „Neurotischer Überbau" (als Reaktionsbildung auf Erkrankung und Todesangst interpretiert). Frühjahr 1955: Deutlichere Wesensänderung, Minderung der kritischen Urteilsfähigkeit. Diagnose: z. B. Dyssynergia cerebellaris myoclonica R. Hunt (wahrscheinlich); z. B. progressive Myoklonusepilepsie „mit ungewöhnlich starker Beteiligung des cerebellaren Systems" (weniger wahrscheinlich).

Juli 1955: Anstaltseinweisung aus pflegerischen Gründen. Neurologisch: Endstellungsnystagmus beim Blick nach beiden Seiten. Leichte allgemeine Muskelhypotonie. FNV, FFV, KHV ataktisch. Dysdiadochokinese. Gedehnte, zeitweise kaum verständliche Sprache. Erschöpflicher Patellarklonus beiderseits. Muskelzuckungen der Gliedmaßen, des Rumpfes und des Gesichts mit ruckartigen Bewegungseffekten, zeitweise auch im Schlaf anhaltend. Psychisch: Lebhaft, interessiert; zeitweise etwas enthemmt und distanzlos; keine sichere Demenz. 1956: In unregelmäßigen Abständen tageweise stärkere Muskelzuckungen. Öfter widerspenstiges, boshaftes, aggressives Verhalten. Medikation von Zentropil, Luminal und Prominal. Im Mai des Jahres ein Grand mal-Anfall. 1957: Immer wieder durch boshaftes, aggressives Verhalten auffällig. Unter Zugabe von Glyboral forte Muskelzuckungen seltener. Im November des Jahres ein Grand mal-Anfall. 1958: Im März des Jahres ein psychomotorischer Anfall und eine Absence. Seltenere und schwächere Muskelzuckungen. 1959: Keine epileptischen Anfälle beobachtet. Tageweise stärkere Muskelzuckungen, gelegentlich mit größeren Bewegungseffekten (Schleudern der Arme und der Beine, Rucken des Kopfes). Patient ist zu diesen Zeiten bewegungsunfähig, muß gefüttert werden. 1960: Ein „epileptischer" Anfall. Unveränderter Befund. 1961: Keine Befundänderung. Entlassung nach Hause.

April 1967: Klinikaufnahme zur stereotaktischen Operation. Zwischenzeitlich in etwa 7wöchigen Abständen Anfälle von minutenlanger bis mehrstündiger Dauer: Initial öfter Schmatzbewegungen, dann Aufeinanderpressen der Zähne (ohne Zungenbiß), Zuckungen der Arme und Lidflattern, leichte Bewußtseinstrübung, gelegentliches Einnässen, Nachschlaf. Im übrigen Gang-, Gleichgewichts-, Sprach- und Schreibstörungen. Patient klappe oft zusammen „wie ein Taschenmesser" (Angaben der Eltern). Neurologisch: Steh- und Gehunfähigkeit. Gepreßte, extrem gedehnte, zu laute Sprache. Beim Sprechen und — mehr noch — beim Aufrichten aus dem Liegen oder Sitzen starke Muskelzuckungen der Beine, weniger starke des Rumpfes und der Arme; dabei flüchtige Bewußtseinstrübung mit starrem Blick. Fragliche leichte Hypotonie der Beinmuskulatur. Gesteigerte PSR und ASR mit Kloni beiderseits. Sensibilität nur unvollständig prüfbar, Schmerzwahrnehmung anscheinend erhalten. Im Sitzen und Stehen hochgradige Rumpfataxie. Fällt ohne Unterstützung seitlich um, mehrfach nach links und hinten. In Ruhe, insbesondere aber bei stärkerer Intention ständige Muskelunruhe im Mundbereich. Horizontaler, linksbetonter Endstellungsnystagmus mit schneller Komponente nach außen. KHV ataktisch, dysmetrisch. Vorhalteversuche: Deutliche Ataxie mit Schwanken und Absinken einzelner Gliedmaßen. Psychisch: Bewußtseinsklar, orientiert. Wegen der schweren Sprach- und Schreibstörungen Persönlichkeit und Intelligenz nicht eindeutig beurteilbar. Wirkt verlangsamt, stumpf, interessearm, kritikschwach. Wesensänderung und leichtere Demenz wahrscheinlich (klinischer Eindruck mit den Angaben der Eltern übereinstimmend). 26. 4. 1967: Stereotaktische Operation mit einseitiger Coagulation der basalen Anteile des Nucleus ventralis lateralis des Thalamus. Komplikationsloser postoperativer Verlauf. Entlassung nach Hause.

Persönliche Untersuchung im November 1968: Nach der Operation Befundbesserung. Im Jahre 1967 sehr seltene, im Jahre 1968 keine Anfälle der oben beschriebenen Art. Muskelzuckungen insgesamt seltener und schwächer. Gang- und Sprachstörungen jedoch in unverminderter Stärke anhaltend (Angaben der Eltern). Patient ist in einem Schreibtischsessel mit einem breiten Band fixiert, um vor dem Umkippen infolge der Rumpfataxie oder einschießender Muskelzuckungen geschützt zu sein. Die meiste Zeit des Tages verbringt er mit Lesen und Schreiben. Das Schreiben erfolgt äußerst langsam und mühsam. In großen, verwackelten, schwer leserlichen Buchstaben reiht er Worte und Wortfetzen aneinander, die nur teilweise einen Sinn ergeben. Keine spontanen Muskelzuckungen. Beim Aufrichten, Stehen und Gehen — mit Unterstützung — Auslösung von generalisierten Muskelzuckungen, insbesondere der Beine. Der sonstige neuropsychiatrische Befund ist gegenüber dem Jahre 1967 unverändert. Medikation: Mylepsin und Valium.

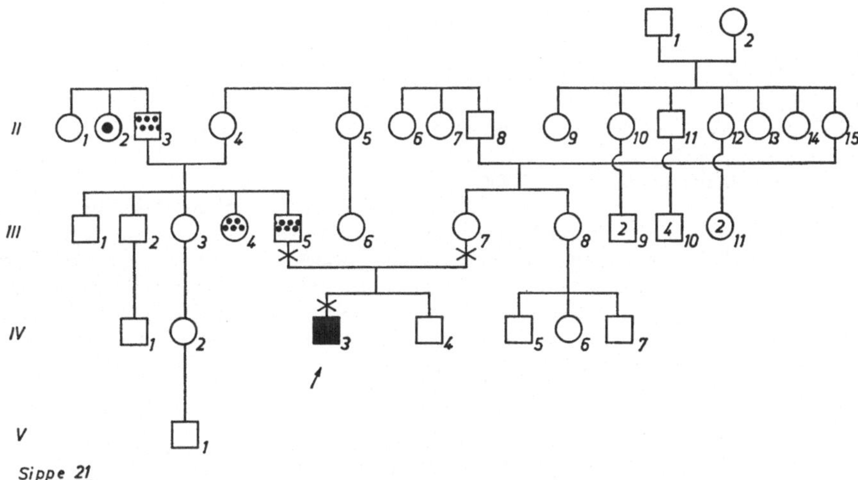

Sippe 21

Laborbefunde: Juli 1954: Allgemeine Dysrhythmie. Spontan und bei Hyperventilation zahlreiche Spike-Wave-Komplexe. — 19. 7. 1955: Schwere Allgemein- und Hyperventilationsveränderungen mit Dysrhythmie. Kein Herdbefund. Atypische (5—6/sec) Spike-Wave-Komplexe. — 27. 7. 1955: Im wesentlichen übereinstimmender Befund. — 21. 1. 1958: Deutliche Allgemeinveränderungen mit einem Grundrhythmus, in dem Wellen hoher Frequenz vorherrschen. In Abständen von 5—20 Sekunden paroxysmale generalisierte Gruppen von Spike-Waves, klinisch meist begleitet von einem Zucken des Gesichts oder einem Zusammenzucken des Körpers. Fehlender On- und Off-Effekt. Provokation von Spikes durch Augenöffnen. — 5. 4. 1967: Sehr unregelmäßiger Grundrhythmus mit 6—10/sec-Wellen. Keine erkennbare Seitendifferenz. Zahlreiche bilateral-synchrone Gruppen von Spike-Waves. — November 1968: Mäßig ausgeprägter 9—10/sec-Alpha-Rhythmus mit Einstreuung zahlreicher langsamer Zwischen- und Delta-Wellen. Häufige generalisierte, bilateral-synchrone, parieto-temporal betonte Einzelspikes, wenige generalisierte atypische Spike-Waves, klinisch begleitet von Muskelzuckungen.

Liquor: 8. 4. 1954: Einschließlich Kolloidkurven o. B.

PEG: 8. 4. 1954: Etwas spitze Vorderhornfigur beiderseits. Entzündliche frühkindliche Hirnschädigung? — 7. 4. 1967: o. B.

Eindeutig vacuolisierte Lymphocyten: Keine.

IV, 4: Rainer S., geb. 1944. Abgeschlossenes Hochschulstudium, Diplomingenieur. Angeblich keine besonderen Erkrankungen.

III, 5: Heinz S., geb. 11. 9. 1913. Volksschulbesuch, gute Leistungen, Bankkaufmann. Im zweiten Weltkrieg Granatsplitterverletzung. Sonst angeblich keine besonderen Erkrankungen. Seit dem frühen Erwachsenenalter gelegentlich beim Kauen und bei seelischer Erregung „nervöse Zuckungen" im Gesichtsbereich bzw. „Lidzwinkertick" (Angaben der Ehefrau und des Hausarztes). Neuropsychiatrisch o. B. (Keine Muskelzuckungen beobachtet.)

EEG: 1968: Flaches EEG. Hyperventilation: Mäßige Aktivierung von Alpha-Wellen.

Eindeutig vacuolisierte Lymphocyten: Keine.

III, 7: Herta S., geb. 1. 12. 1916. Hausfrau. 1947 Diphtherie. 1963 Cholecystektomie. Sonst angeblich keine besonderen Erkrankungen. Neuropsychiatrisch o. B.

EEG: 1968: Normales (9—10/sec) Alpha-EEG.

Eindeutig vacuolisierte Lymphocyten: Keine.

III, 4: Angeblich seit Jugendzeit bei seelischer Erregung starker Tremor der Finger bzw. Hände.

II, 3: Angeblich im späteren Erwachsenenalter starkes Zittern der Finger bzw. Hände (ohne sonstige parkinsonistische Symptome). Entwicklung von Beugekontrakturen der Hände (Dupuytren?). Tod mit 95 Jahren.

II, 2: Rosa B., geb. 26. 1. 1882, gest. 17. 8. 1915. Psychiatrische Anstaltsbehandlung wegen paranoid-halluzinatorischer Schizophrenie. Neurologischer Befund, soweit dokumentiert, o. B.

Sippe 22

III, 4: Michael Z., Proband, geb. 7. 4. 1962 (persönliche Untersuchung im November 1968: $6^7/_{12}$ Jahre).

(KG der Univ.-Kinderklinik Berlin, Bericht der Neurochirurgischen-Neurologischen Poliklinik der Univ. Berlin.)

Klinikaufenthalt: 27. 9.—24. 12. 1968.

Anamnese: Geburt normal. Frühkindliche Entwicklung unauffällig. Mit $2^1/_2$ Jahren erstmalig „Zappeligkeit und ausfahrende Bewegungen beim Essen" beobachtet. Mit 4 Jahren „Zittern und unwillkürliche Bewegungen der Hände", insbesondere bei Lärm (vorbeifliegende Düsenflugzeuge). Unter Behandlung mit Beruhigungsmitteln vorübergehende Besserung. Mit 5 Jahren Wiederauftreten unwillkürlicher Bewegungen der Arme. Außerdem „ruckartige Kopfbewegungen sowie Muskelzittern", vor allem im Nacken- und Schulter-Arm-Bereich. Erneute vorübergehende Befundbesserung. Mit 6 Jahren (nach Einschulung) „sehr zappelig", kann nicht stillsitzen im Unterricht und beim Essen (Angaben der Mutter).

Krankheitsverlauf: September 1968: Klinikaufnahme zur diagnostischen Abklärung und Therapie. Körperlich und geistig altersgemäß entwickelter Junge. Ständige motorische Unruhe. „Unwillkürliche zappelige" Bewegungen der Arme, des Oberkörpers, seltener des Kopfes und Gesichts. Muskelzuckungen des Nackens, der Arme und Beine. FNV, KHV sehr unsicher, mit leichtem Intentionstremor. Romberg: Ungerichtetes Schwanken. Keine Sensibilitätsstörungen. Unter Behandlung mit ACTH deutlicher Rückgang der Muskelzuckungen und der Unsicherheit der Zeigeversuche. Jedoch psychisch auffallend läppisch, distanzlos. Bei Entlassung rechtsbetonte Dysdiadochokinese, Gangataxie mit vorzeitiger Ermüdung, leichter horizontaler und vertikaler Endstellungsnystagmus. Antiepileptische Behandlung mit Tegretal. Diagnose: Dyssynergia cerebellaris myoclonica (R. Hunt).

Persönliche Untersuchung im November 1968: Wenig spontane Muskelzuckungen im Bereich des Kopfes, des Halses, des Nackens, der Arme, des Schultergürtels und der Beine. Auslösung bzw. Verstärkung der Muskelzuckungen durch Willkürbewegungen und seelische Erregung. Neurologisch: Fragliche leichte Hypotonie der Gliedmaßenmuskulatur. Mäßiger Intentionstremor der Endstrecke bei den Zeigeversuchen. Gang etwas unsicher, ataktisch. Sprache angedeutet dysarthrisch (Silbenumstellungen oder -auslassungen). Während der EEG-Ableitung, insbesondere bei Augenschluß, mehrfaches Kopfwackeln. Zittrige, unbeholfene, gelegentlich ausfahrende Schrift. Psychisch o. B.

Laborbefunde: EEG: 29. 11. 1967: Grundaktivität von 8—9/sec-Alpha-Wellen hoher Amplitude. Guter Blockierungseffekt. Nach Augenschluß gelegentliche bioccipital-synchrone, steile Wellen. Herdbefund parieto-occipital rechts mit Gruppen von Theta- und Delta-Wellen. Hier auch bei bipolaren Reihenableitungen steile Wellen mit Phasenumkehr. Hyperventilation: Mäßige Aktivierung. Photostimulation o. B. — 3. 10. 1968: Grundaktivität von etwas unregelmäßigen 10—12/sec-Alpha-Wellen mit einigen Zwischenwellen. Links occipitaler Herdbefund mit Dysrhythmie, Spannungsverminderung und Frequenzverlangsamung gegenüber rechts. — November 1968: Gut ausgeprägter, etwas unregelmäßiger occipitaler 8—10/sec-Alpha-Rhythmus (70—150 μV), der nach frontal hin weitgehend von unregelmäßigen 5—7/sec-Zwischen- und Beta-Wellen ersetzt wird. Häufige generalisierte, atypische 4—5/sec-Spike-Waves und Polyspike-Waves, einzeln und in kürzeren Gruppen, meist subklinisch ablaufend. Normaler On- und Off-Effekt. Hyperventilation: Rasche Zunahme der langsamen Wellen.

Liquor: Oktober 1968: o. B.

PEG: Oktober 1968: 4. Ventrikel leicht erweitert. Vermehrte Füllung der Cisterna magna. Verdacht auf Kleinhirnatrophie.

Blut: Kupfer- und Coeruloplasmingehalt o. B.

Urin: Keine Ausscheidung metachromatischer Substanzen.

Eindeutig vacuolisierte Lymphocyten: Keine.

II, 2: Johann Z., geb. 17. 5. 1940. Volksschulbesuch, durchschnittliche Leistungen. Anstreicher. 1959 Tonsillektomie. Nach Angaben der geschiedenen Ehefrau öfter unwillkürliches „Augenzwinkern". Sonst angeblich keine besonderen Erkrankungen. Neuropsychiatrisch o. B. (Keine Muskelzuckungen beobachtet.)

EEG: 1968: Normales (9—11/sec) Alpha-EEG.

Eindeutig vacuolisierte Lymphocyten: Keine.

II, 8: Monika L., geb. 2. 11. 1942. Verkäuferin. 1948 Commotio cerebri. Sonst angeblich keine besonderen Erkrankungen. Neuropsychiatrisch o. B.

EEG: 1968: Normales (10—11/sec) Alpha-EEG.

Eindeutig vacuolisierte Lymphocyten: Keine.

II, 5: Soll öfter unwillkürliches „Lidflattern" haben.

II, 7: Über 30 Jahre alt; leidet angeblich an Halbseitenlähmung und „Epilepsie".

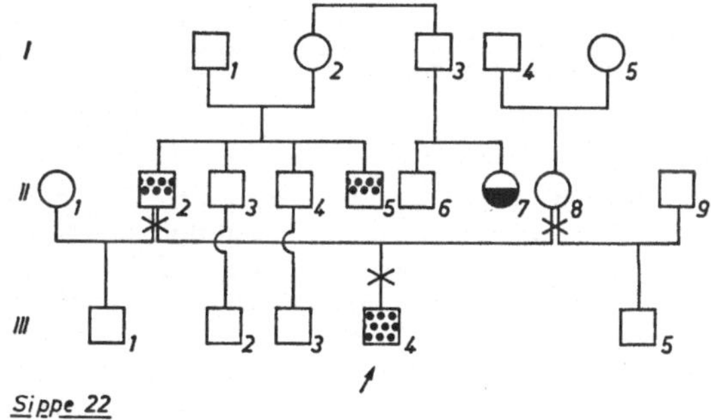

Sippe 23

III, 15: Rita H., Probandin, geb. 30. 11. 1940, gest. 5. 9. 1964 (23⁹/₁₂ J.).

(KG der Univ.-Kinderklinik Münster, KG der Univ.-Nervenklinik Münster, KG der Heil- und Pflegeanstalt Tilbeck, KG des Landeskrankenhauses Lengerich.)

Klinik- bzw. Anstaltsaufenthalte: 26. 7.—20. 12. 1950; 21. 5.—20. 6. 1952; 8. 6. 1953 bis 21. 1. 1954; 8. 8. 1961—5. 9. 1964.

Anamnese: Geburt normal. Frühkindliche Entwicklung unauffällig. Mit 5 Jahren Zittern der rechten Hand, z. B. beim Essen. Allmähliche Verstärkung des Zitterns im Laufe der Jahre. Volksschulbesuch, nach einjähriger Zurückstellung, bis zur 4. Klasse. Vorzeitige Ausschulung nach Krankheitsbeginn. Mit 8⁷/₁₂ Jahren schwere Masernpneumonie. Kurz danach erster nächtlicher Grand mal-Anfall. Wiederholung von Grand mal-Anfällen in 2—10tägigen Abständen. Gleichzeitig häufige nächtliche Zustände mit Aufschreien aus dem Schlaf, Angstgefühl, Kopfschmerzen und Zittern der Hände und Arme. Zunehmende Gangunsicherheit, insbesondere beim Treppensteigen.

Krankheitsverlauf: Juli 1950: Klinikaufnahme zur diagnostischen Abklärung und Therapie. Körperlich: Hohlfüße. Neurologisch: Hypertonie und „Spasmen" der Beinmuskulatur. Unsicherer Gang. FNV, KHV mit Intentionstremor. Psychisch: Ängstlich, weinerlich; IQ nach Binet: 1,0. Wechselnd starker „Tremor" mit zeitweiliger Unfähigkeit, allein zu gehen und zu essen.

Zu Zeiten stärkeren Tremors vermehrt ängstlich und weinerlich. Umgekehrt auch bei jeder seelischen Erregung Verstärkung des Tremors mit Gangunsicherheit. Behandlung mit Glyboral. Diagnose: Krampfanfälle (postencephalitisch?), hypokinetisch-hypertonisches Syndrom.

Mai 1952: Klinikaufnahme zur weiteren diagnostischen Abklärung. Zwischenzeitlich ab 11 Jahren kaum mehr gehfähig. Sprachstörungen („zieht alles in die Länge"). Unter Behandlung mit Zentropil, Zentronal und Luminaletten sehr seltene Grand mal-Anfälle. Neurologisch: „Abgehackte", undeutliche Sprache. Zungenwogen. Ständig einschießende „Spasmen" mit tonischem Streckkrampf oder „Myoklonus" einzelner Gliedmaßen. Bei kurzfristigem Aussetzen der „Spasmen" Muskulatur normoton. Zunahme der „Spasmen" bei Zielbewegungen und seelischer Erregung. Stehen und Gehen ohne Unterstützung nicht möglich. Ataktischer, dysmetrischer Gang mit ungerichteter Fallneigung. Keine Sensibilitätsstörungen. Psychisch: Ängstlich, weinerlich. Behandlung mit Pernocton, Comital und Ephedrin. Rückgang der „Spasmen": Sprache gut verständlich, Gang jedoch weiterhin ataktisch, dysmetrisch. Diagnose: Myoklonusepilepsie-artiges Zustandsbild.

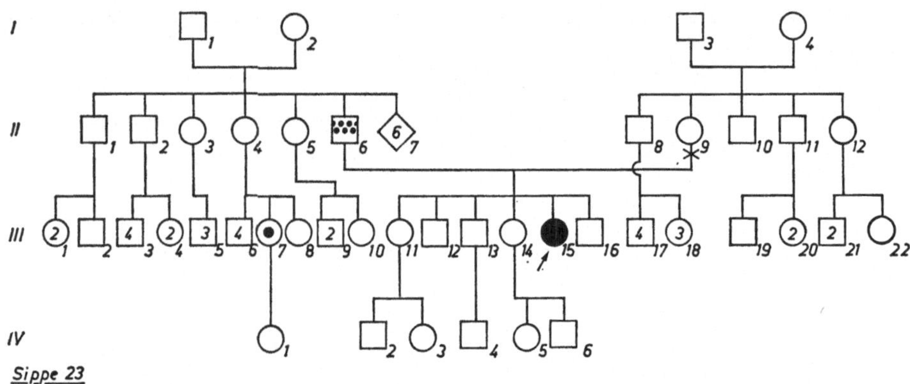

Sippe 23

Juni 1953: Anstaltsaufnahme wegen häufiger Grand mal-Anfälle. Zwischenzeitlich weitere Zustandsverschlechterung mit stärkeren Bewegungsstörungen. Neurologisch: Abgehackte Sprache. Zungenwogen. FNV, KHV ataktisch. Dysdiadochokinese. Romberg: Ungerichtete Fallneigung. Breitbeiniger, unsicherer Gang (nur mit Unterstützung). Ständige Muskelzuckungen des gesamten Körpers, meist ohne Bewegungseffekte. Psychisch: Freundlich, umgänglich, verträglich; keine sichere Demenz. Sehr häufige, ausschließlich nächtliche Grand mal-Anfälle (15—21 pro Monat). Gelegentliches nächtliches Aufschreien ohne nachfolgenden Grand mal-Anfall, dabei motorisch dranghaft, verwirrt. Diagnose: Myoklonusepilepsie (Heredoataxie?).

August 1961: Anstaltsaufnahme als Pflegefall. Zwischenzeitlich erhebliche Zustandsverschlechterung mit Bettlägerigkeit und Pflegebedürftigkeit (unvollständige Zwischenanamnese). Körperlich: Spitz-Hohlfüße. Neurologisch: Inaktivitätsatrophie der gesamten Körpermuskulatur. „Spastische Parese" aller Gliedmaßen mit Hypertonie, links mehr als rechts, an den Beinen stärker als an den Armen. „Athetotische Spontanbewegungen." Erhebliche Dysdiadochokinese. „Weit ausfahrende" Zielbewegungen. Steht mit Unterstützung auf den Zehenspitzen, kann kaum einen Schritt gehen. Hochgradige Sprachstörung mit Ausstoßen „lallender und grunzender Laute". Psychisch: Kontakt herstellbar, reagiert auf Ansprechen mit Lächeln, befolgt einfache Aufforderungen; ruhig, stimmungsausgeglichen. Behandlung mit Mylepsin, Zentropil, Ospolot, Luminal und Petnidan. Zeitweise stärkere Muskelzuckungen des gesamten Körpers ohne Bewußtseinsverlust. 1961 bis Anfang 1964 etwa gleichbleibende Häufigkeit von meist nächtlichen Grand mal-Anfällen (15—20 pro Monat), oft in Serien zu zweien. Daneben mindestens ebenso häufige Zustände stärkerer Muskelzuckungen ohne Bewußtlosigkeit. Grand mal-Anfälle und Muskelzuckungen im letzten Lebenshalbjahr etwas seltener und schwächer. Zuletzt sehr affektlabil, weinerlich. Schluckstörungen. Körperlicher Verfall. Bronchopneumonie. Eintritt des Todes am 5. 9. 1964 unter den Zeichen des Herz-Kreislaufversagens. Keine Obduktion.

Laborbefunde: EEG: 26. 5. 1952: Vorherrschen von unregelmäßigen Zwischenwellen. Häufige kurze Gruppen generalisierter Spike- oder Doppelspike-Waves. Daneben Einzel- und Polyspikes in allen Ableitungen. — 2. 11. 1961: Grundaktivität von unregelmäßigen Zwischenwellen. Generalisierte, synchrone Spike-Wave- und Polyspike-Wave-Komplexe mit Amplituden bis zu 300 µV. Hyperventilation: Zunahme der Krampfströme. — 22. 6. 1962: Gegenüber den Vorableitungen unveränderter Befund.

Liquor: 1950, 1952: o. B.

PEG: 1950: o. B.; 1952: Leichte Erweiterung des 3. Ventrikels.

Luesreaktionen: 1950: Im Blut negativ.

III, 11; III, 12; III, 13; III, 14; III, 16: Angeblich gesund.

III, 7: Leidet an „Sprachstörungen".

II, 6: Bernhard H. Bäcker, später Bergmann. Chronische Asthma-Bronchitis. Mit 57 Jahren „Ruhetremor" (?). Mit 66 Jahren an Magen-Carcinom gestorben.

II, 9: Hedwig H., geb. 1903. Hausfrau. Häufige Kopfschmerzen. Neuropsychiatrisch o. B.

II, 7: Alle 6 im Säuglingsalter angeblich an Asthma-Bronchitis gestorben (?).

I, 2: Hatte angeblich Asthma-Bronchitis, mit 70 Jahren gestorben.

I, 3: Soll sehr „nervös" und ängstlich gewesen sein. Mit 67 Jahren an „Herzfehler" gestorben.

11.3. Histologisch gesicherte Fälle der myoklonischen Varianten der drei nachinfantilen Formen der amaurotischen Idiotie (MVI)

11.3.1. Wahrscheinlich autosomal recessiv erbliche Geschwister- und Einzelfälle der spätinfantilen MVI

Sippe 24

VI, 8: Susanne M., Probandin, geb. 11. 9. 1963, gest. 22. 12. 1968 ($5^3/_{12}$ J.) (persönliche Untersuchung im November 1968: $5^2/_{12}$ J.).

(Bericht der Univ.-Kinderklinik Innsbruck.)

Klinikaufenthalt: 5. 9.—7. 10. 1967.

Anamnese: Geburt normal. Frühkindliche Entwicklung unauffällig. Mit $3^4/_{12}$ Jahren inappetent, still, teilnahmslos; gleichzeitig erste Muskelzuckungen der Gliedmaßen, meist salvenweise in einem Arm oder Bein. Mit $3^6/_{12}$ Jahren Zittern der Hände und ataktische Bewegungsstörungen. Bald danach erster tonischer Grand mal-Anfall. In den folgenden Monaten allmählicher Abbau der Statomotorik und der Sprache. Zunehmende motorische Unruhe, häufiges Schreien, schmatzende Mundbewegungen, leerer Gesichtsausdruck.

Krankheitsverlauf: September 1967: Klinikaufnahme zur diagnostischen Abklärung und Therapie. Körperlich o. B. Neurologisch: „Muskeltonus rigorartig, dazwischen eher hypoton". BHR nicht sicher auslösbar. Beginnende Opticusatrophie, tapetoretinale Degeneration. Ständige motorische Unruhe mit zitternden, ataktischen und „ruckartigen" Bewegungen. Psychisch: Spricht nicht, stößt nur lallende Laute aus, befolgt einfachste Aufforderungen nach mehrfacher Wiederholung. Behandlung mit Mysoline. Diagnostische Rectumbiopsie (s. pathomorphologischer Befund). Einzelne „Propulsiv-Petit mal-", keine Grand mal-Anfälle. Häufiges Schreien. Diagnose: „Myoklonische Variante der cerebralen Lipoidose".

Persönliche Untersuchung im November 1968: Zwischenzeitlich Grand mal-Anfälle in etwa 14tägigen Abständen, gelegentlich mehrere Anfälle nacheinander. Muskelzuckungen im Halbschlaf bzw. beim Erwachen und vor den Grand mal-Anfällen am häufigsten und stärksten. Bewegungsunfähigkeit, Pflegebedürftigkeit. Körperlich: Schlechter Allgemeinzustand. Neurologisch: Kann nicht gehen, nicht stehen, nur mit Unterstützung sitzen (mit leicht vorgebeugtem Oberkörper). Fixiert nicht; schwache Lichtreaktion der Pupillen. Augenhintergrund: Opticusatrophie, tapetoretinale Degeneration. Armmuskulatur links fraglich hyperton. Mäßig häufige, spontane, arrhythmische, asynchrone, asymmetrische Muskelzuckungen der Gliedmaßen, des Halses und des Nackens mit meist kleineren Bewegungseffekten (ruckartige Kopf-, Beuge- oder Streckbewegungen der Arme und Beine), die bei Prüfung der passiven Gliedmaßenbeweglichkeit deutlich vermehrt einschießen. Psychisch: Reagiert kaum, Kontakt nicht herstellbar, häufiges Wimmern und Weinen, schmutzt ein; Idiotie.

Laborbefunde: EEG: September 1967: „Beträchtlich diffus pathologisch mit erheblicher cerebraler Erregbarkeitssteigerung". Keine Seitenunterschiede. — November 1968: Fehlender Alpha-Rhythmus. Grundaktivität von unregelmäßigen 3—6/sec-Wellen vorwiegend hoher Amplitude (100—150 µV). Sehr häufige Gruppen generalisierter, hochgespannter (200—300 µV) 3—4/sec-Wellen, teilweise mit eingestreuten Spikes.

Liquor: 1967: o. B.

PEG: 1967: Leichte Erweiterung der Seitenventrikel.

Blutfettgehalt (Cholesterin, Triglyceride, freie Fettsäuren, Phospholipoide): 1967: o. B.

Eindeutig vacuolisierte Lymphocyten: Keine.

Pathomorphologischer Befund: Rectumbiopsie mit Material des Plexus myentericus: Kleine Bündel unbemarkter Nervenfasern. Geblähte Ganglienzellen mit grobgranulärem, sudanophilem Speichermaterial. Randständige Verdrängung des Zellkerns. Keine Metachromasie. Histochemisch: Schwer lösliches, nichtmetachromatisches Lipoid.

VI, 7: Walter M., geb. 7. 10. 1957, gest. 9. 4. 1963 (5⁶/₁₂ J.).

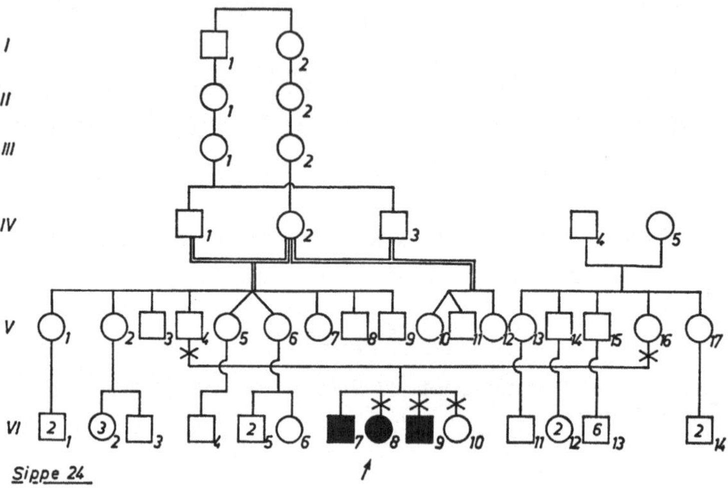

(Bericht der Univ.-Kinderklinik Innsbruck.)

Klinikaufenthalt: 19. 9.—3. 10. 1961.

Anamnese: Geburt normal. Frühkindliche Entwicklung unauffällig. Mit 3⁵/₁₂ Jahren erste Muskelzuckungen. Bald danach (?) erster Grand mal-Anfall. Rückgang der Statomotorik und der Sprache.

Krankheitsverlauf: September 1961: Klinikaufnahme zur diagnostischen Abklärung und Therapie. Körperlich o. B. Neurologisch: Fragliche Pyramidenzeichen beiderseits. Breitbeiniger, ataktischer Gang, ataktische Greifbewegungen. „Myoklonusartige Anfälle mit plötzlichem Zurückwerfen des Kopfes". Psychisch: Kein Kontakt herstellbar, abwehrendes Verhalten. Behandlung mit Suxinutin und Comital. Diagnose: „Epileptiforme (myoklonische) Anfälle bei progredienter Kleinhirnatrophie nach Encephalitis".

Weiterer Krankheitsverlauf nach Angaben der Eltern: Zunehmend häufigere Muskelzuckungen und Grand mal-Anfälle. Fortschreitender Abbau der Statomotorik und der Sprache. Im letzten Lebensjahr kaum mehr sitzfähig, bettlägerig. Wahrscheinlich vollständige Erblindung. Häufige, insbesondere nächtliche Unruhezustände mit Schreien. Ernährungsschwierigkeiten. Körperlicher Verfall. Plötzlicher Eintritt des Todes am 19. 4. 1963.

Keine Autopsie.

Laborbefunde: EEG: 1961: Mittlere bis schwere Allgemeinveränderungen mit „eindeutigen und erheblichen" Zeichen einer centrencephalen Petit mal-Epilepsie.

Liquor: 1961: o. B.

PEG: 1961: Allgemeine Atrophie, insbesondere des Kleinhirns.

VI, 9: Franz M., geb. 19. 6. 1965 (persönliche Untersuchung im November 1968: 3⁵/₁₂ Jahre).

Geburt normal, frühkindliche Entwicklung unauffällig. Mit 3⁵/₁₂ Jahren erster typischer
Grand mal-Anfall. Danach weinerlich verstimmt.

Persönliche Untersuchung im November 1968: Etwas retardiert, sonst neuropsychiatrisch
o. B. Keine Muskelzuckungen.

EEG: Grundaktivität von unregelmäßigen 6—7/sec-Zwischenwellen (30—120 μV). Spärliche Alpha-Wellen. Häufige generalisierte, hochgespannte (200—250 μV) 2—3/sec-Delta-
Wellen, meist einzeln, seltener in Gruppen, gelegentlich mit vorgeschalteten fraglichen Spikes.

Eindeutig vacuolisierte Lymphocyten: Keine.

VI, 10: Geb. 1967. Neuropsychiatrisch o. B.

V, 4: Gottfried M., geb. 1930. Landwirt. Keine besonderen Erkrankungen. Neuropsychiatrisch o. B.

Eindeutig vacuolisierte Lymphocyten: Keine.

V, 16: Rosa M., geb. 1935. Hausfrau. Keine besonderen Erkrankungen. Neuropsychiatrisch
o. B.

EEG: 1968: Normales (10—11/sec) Alpha-EEG mit geringer Beta-Welleneinstreuung.

Eindeutig vacuolisierte Lymphocyten: Keine.

V, 7; V 8; V 9; V, 11: Alle im Säuglingsalter gestorben. Todesursachen unbekannt.

IV, 1: Mit 42 Jahren angeblich an Lungenentzündung gestorben.

Sippe 25

III, 2: Doris H., Probandin, geb. 25. 4. 1963 (persönliche Untersuchung im November
1968: 5⁷/₁₂ Jahre).

(KG der Schweizerischen Anstalt für Epileptische, Zürich, Bericht des Baseler Kinderspitals,
Bericht der Neurologischen Univ.-Klinik Zürich.)

Klinik- bzw. Anstaltsaufenthalte: 17. 1.—31. 1. 1966; 20. 4.—6. 5. 1966; 28. 6.—18. 7. 1966;
ab 27. 7. 1967 (12. 8.—5. 9. 1968).

Anamnese: Bei Geburt cyanotisch. Frühkindliche Entwicklung unauffällig. Mit 2⁷/₁₂ Jahren
inappetent, weinerlich; erster absenceartiger Zustand („starr in die Ecke geschaut"). Häufige
nächtliche Unruhezustände mit Schreien. Mit 2⁹/₁₂ Jahren erster (tonischer?) Grand mal-Anfall.

Krankheitsverlauf: Januar 1966: Klinikaufnahme zur diagnostischen Abklärung und
Therapie. Körperlich und neurologisch o. B. Psychisch: Retardiert, IQ: 63. Behandlung mit
Luminaletten. Diagnose: Symptomatische Epilepsie bei hirnorganischer Schädigung.

April 1966: Klinikaufnahme wegen häufiger Grand mal-Anfälle. Körperlich: Morgens
immer blaue Hände und Nasenspitze. Neurologisch o. B. Behandlung mit Luminal und
Zentropil. Diagnose: Symptomatische Epilepsie.

Juni 1966: Klinikaufnahme zur Befundkontrolle. Zwischenzeitlich täglich 2—3 „Anfälle"
mit kurzdauernden Muskelzuckungen und Stürzen (ohne Bewußtlosigkeit). Körperlich und
neurologisch o. B. Psychisch: „Stark retardiert", fraglich verlangsamt, spricht nur wenig. Behandlung mit Luminal und Zentropil. Diagnose: Symptomatische Epilepsie, Entwicklungsrückstand.

Juli 1967: Anstaltsaufnahme wegen Zustandsverschlechterung. Zwischenzeitlich weiterhin
häufige Grand mal-Anfälle und fast tägliche Muskelzuckungen. Ab 3⁸/₁₂ Jahren rascher Abbau
der Statomotorik und der Sprache. Infektanfälligkeit. Zeitweilige Unruhezustände und Nahrungsverweigerung (Angaben der Mutter und poliklinische Befundunterlagen). Neurologisch:
Kann nicht gehen, nicht stehen, nicht sitzen, nicht den Kopf halten. Tonus der Armmuskulatur
wechselnd, eher hypoton. Spastischer Beugetonus der Beinmuskulatur, Spitzfußstellung. Gesteigerte Eigenreflexe, Fußklonus. „Torsionsdystonische" Bewegungen des Kopfes, „choreo-
athetotische" Bewegungen der Gliedmaßen, insbesondere der Arme. Psychisch: Fixiert nicht,
reagiert auf Schmerzreize nur mit angedeuteten Abwehrbewegungen und leichtem Wimmern.
Behandlung mit Luminal, Tegretal, Mogadan, Valium. Vorläufige Diagnose: Reflexepilepsie.

August 1968: Kurzfristige Klinikverlegung zur weiteren diagnostischen Abklärung. Neurologisch: Linksbetonte, spastische Tetraparese mit Spontankloni der Beine. Gesteigerte Eigenreflexe, positiver Babinski, fehlende BHR. Horizontaler Blickrichtungsnystagmus beiderseits
mit rotatorischer Komponente. Augenhintergrund: Leichte Opticusatrophie beiderseits, tapetoretinale und maculäre Degeneration. Orale Primitivreflexe (Saugen, Schmatzen) auslösbar.
Harn- und Stuhlinkontinenz. Spontane Muskelzuckungen aller Gliedmaßen, insbesondere der
Arme, aber auch des Gesichts und der Zunge. Bei wiederholter Eigenreflexauslösung Auftreten
rhythmisierter, jedoch nicht frequenzstabiler Muskelzuckungen ohne größere Bewegungseffekte.

Psychisch: Fixiert nicht, seltenes Lallen. Diagnose: Spätinfantile neuroviscerale Lipoidose (s. pathomorphologische Befunde).

Persönliche Untersuchung im November 1968: Gegenüber August 1968 unveränderter neuropsychiatrischer Befund. Im Schlaf keine Muskelzuckungen. Beim Erwachen und bei passiven Bewegungen Auslösung vorwiegend arrhythmischer, asymmetrischer, asynchroner Muskelzuckungen der Gliedmaßen und des Kopfes; zeitweise Übergang in nahezu rhythmische, vorwiegend symmetrische, synchrone Muskelzuckungen, insbesondere der Arme. Psychisch: Schwache Schmerzreaktion; apallisches Syndrom.

Laborbefunde: EEG: 29. 8. 1966: Vorherrschen einer unregelmäßigen Mischaktivität von 4—9/sec-Wellen. Fast kontinuierliche hochgespannte, langsame Delta- und Theta-Wellen in kurzen und längeren Zügen, teils mit steilen Abläufen, teils mit bilateral synchronen Spikes und Polyspikes. Fehlender On- und Off-Effekt. — 1. 3. 1967: Delta-, Theta-, Alpha-Wellendysrhythmie in allen Ableitungen. Häufige generalisierte oder wechselnd lokalisierte Gruppen von Delta-Theta-Wellen mit Spikes. Vereinzelte hochgespannte Delta-Wellen mit niedergespannten Spikes. Im Schlaf: Wenige Schlafspindeln und Humps, sonst unveränderter Befund. — 10. 10. 1967: Delta-Theta-Alpha-Dysrhythmie. Generalisierte Gruppen von Sharp Waves und Delta-Wellen mit Spikes. Dabei gelegentliche Zuckungen. Bei Berührung oder Beklopfen des rechten Armes: Gruppen von Delta-Wellen mit Spikes in allen Ableitungen, manchmal rechtsbetont, meist von Zuckungen begleitet. Photostimulation: Zunahme der Krampfströme, Rechtsbetonung. — August 1968: Mittelschwere bis schwere Allgemeinveränderungen mit Zeichen generalisierter Epilepsie. Maxima der Erregungsausgangsorte links temporo-occipital und frontal beiderseits mit leichter Rechtsbetonung. „Polyspike-Komponente zum klinischen Bild einer Grand mal-Epilepsie mit Myoklonus-Komponente" passend. Im Schlaf: Vorherrschen einer hypersynchronen Aktivität generalisierter, bilateral synchroner, pseudorhythmischer Sharp Waves bzw. Sharp und Slow Waves. Nur wenige Schlafspindeln. — November 1968: Fehlender Alpha-Rhythmus. Grundaktivität von sehr unregelmäßigen 2—6/sec-Wellen. Häufige Gruppen generalisierter, frontal betonter, hochamplitudiger 1—3/sec-Delta-Wellen, meist mit eingestreuten Spikes. Daneben einzelne Gruppen bifrontaler 11—14/sec-Wellen.

Liquor: 1966: o. B. — November 1967: 35/3 Zellen.

PEG: Januar 1966: o. B.

Seroreaktionen auf Lues und Toxoplasmose: 1966: Negativ.

Eindeutig vacuolisierte Lymphocyten: Keine.

Pathomorphologische Befunde: Biopsiematerial a) des Rectums, b) der Leber und c) des Nervus suralis: a) Sudanpositive Substanzen in den Ganglienzellen des Plexus myentericus (lichtmikroskopisch); b) Verdacht auf Lipoidspeicherung (lichtmikroskopisch, elektronenmikroskopische Untersuchung noch nicht abgeschlossen); c) zahlreiche charakteristische intracelluläre, lamelläre und bogenförmige Ablagerungen (elektronenmikroskopisch).

III, 3: Stephan H., geb. 7. 7. 1965 (persönliche Untersuchung im November 1968: 3⁴/₁₂ Jahre).

(KG der Schweizerischen Anstalt für Epileptische, Zürich.)

Anstaltsaufenthalt: Ab 25. 9. 1968.

Anamnese: Geburt durch Kaiserschnitt. Verzögerte frühkindliche Entwicklung. Mit 2 Jahren Otitis media und asthmoide Bronchitis. Mit 2⁹/₁₂ Jahren inappetent, nächtliche Unruhezustände mit Schreien und Weinen; erster absenceartiger Zustand. Mit 3¹/₁₂ Jahren mehrstündige Lähmung (?) des linken Armes. 2 Tage später erster epileptischer Anfall (am Tag) mit Gesichtscyanose, Klonismen des linken Armes und etwa 10minütiger Bewußtlosigkeit.

Krankheitsverlauf: September 1968: Anstaltsaufnahme zur diagnostischen Abklärung und Therapie. Körperlich o. B. Neurologisch: Etwas unsicherer Gang. Psychisch: Retardiert, spricht nur einzelne Worte.

Persönliche Untersuchung im November 1968: Neurologisch: Pupillen mittelweit, reagieren prompt auf Lichteinfall. Augenhintergrund: Beginnende tapetoretinale Degeneration, insbesondere der Macula, leichte Papillenblässe. Breitbeiniger, schwerfälliger, ataktischer Gang. Keine spontanen Muskelzuckungen. Bei Prüfung der passiven Beweglichkeit der Gliedmaßen Auslösung nahezu rhythmischer, asymmetrischer, asynchroner Muskelzuckungen von kurzer (10—20 Sekunden) Dauer. Psychisch: Fixiert, greift gelegentlich spontan nach Spielsachen; deutliche Antriebsminderung; dürftiger affektiver Kontakt; ernst, still, spricht nur selten ein Wort („Onkel", „Tante" usw.); Demenz wahrscheinlich.

Laborbefunde: EEG: 24. 5. 1968: (Delta-)Theta-Alpha-Wellendysrhythmie in allen Ableitungen, Linksbetonung. 12/sec-Alpha-Rhythmus über den vorderen Hirnabschnitten. Photostimulation: Keine wesentliche Veränderung. Im Schlaf: Beta-Wellen-Aktivität. 12/sec-Spindel,
Humps und einige Steilwellen in allen Ableitungen. — 21. 8. 1968: (Delta-)Theta-Alpha-
Wellen-Dysrhythmie in allen Ableitungen, links occipital betont. Einzelne linksbetonte Delta-
Wellen-Gruppen. Photostimulation: Eine Gruppe von angedeuteten Spikes und Steilwellen
occipital links. Im Schlaf: Einige Humps. Steilwellen und angedeutete Spikes occipital links. —
30. 9. 1968: Grundaktivität von 6/sec-Zwischenwellen in allen Ableitungen. Allgemeine
(Delta-)Theta-(Alpha-)Wellendysrhythmie mit Linksbetonung. Gruppen hochgespannter Delta-
Wellen mit Amplitudenwechsel, vor allem über den hinteren Hirnabschnitten. Photostimulation: Spontan und bei Photostimulation einzelne steilere Abläufe mit nachfolgenden langsamen Wellen in allen Ableitungen (Humps?). Ansonsten Delta-Theta-(Alpha-)Wellendys-
rhythmie. — November 1968: Grundaktivität von 6/sec-Zwischenwellen hoher Amplitude
(50—150, stellenweise bis 250 µV). Vereinzelte Gruppen generalisierter 1—3/sec-Delta-Wellen
mit Spikes.

Eindeutig vacuolisierte Lymphocyten: Keine.

III, 4: Angeblich bisher gesund.

II, 3: Georg H., geb. 8. 1. 1941. Arbeiter. Mit etwa 15 Jahren fraglicher epileptischer
Dämmerzustand: Angebliche Erinnerungslücke für einen Zeitraum von etwa $^1/_2$ Stunde. Sei
von zu Hause weggelaufen und plötzlich wieder zu sich gekommen. Sonst keine besonderen
Erkrankungen. Neuropsychiatrisch o. B.

EEG: 1968: Normales (10—12/sec) Alpha-EEG.

Eindeutig vacuolisierte Lymphocyten: Keine.

II, 9: Brunhilde H., geb. 13. 4. 1941. Hausfrau. Mit 7 Jahren Appendektomie. Mit 21 Jah-
ren Endocarditis. Während der zweiten Schwangerschaft (1964/65) 3 „Ohnmachtszustände".
Mit 27 Jahren Sterilisation. Seit dem 7. Lebensjahr häufige Kopfschmerzen. „Nervosität".
Neuropsychiatrisch o. B.

EEG: 1968: Etwas unregelmäßiger 10—11/sec-Alpha-Rhythmus mit Einstreuung von Beta-
und 5—7/sec-Zwischenwellen in den hinteren Ableitungen. Hyperventilation: Dysrhythmische
Gruppen von Zwischen- und Delta-Wellen mit leichter Rechtsbetonung. Keine Krampfströme.

Eindeutig vacuolisierte Lymphocyten: Keine.

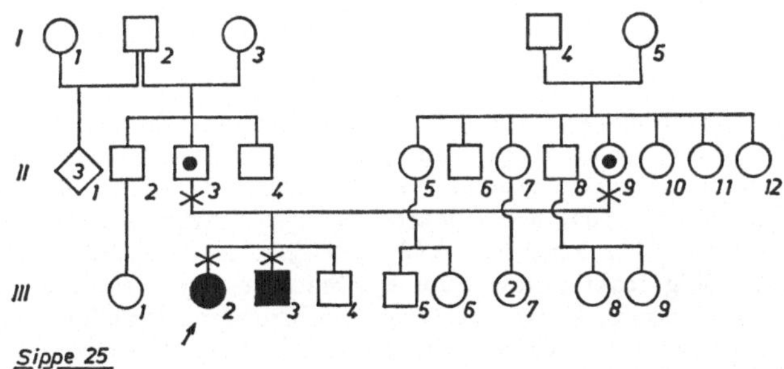

Sippe 26

IV, 2: Rolf U., Proband, geb. 23. 8. 1963, gest. 30. 10. 1969 (6²/₁₂ J.) (persönliche Untersuchung im März 1969: 5⁷/₁₂ J.).

(Bericht des Städt. Krankenhauses Rendsburg, Bericht der Univ.-Kinderklinik Kiel, KG
des Landeskrankenhauses Schleswig, Jugendpsychiatrische Abteilung.)

Klinik- bzw. Anstaltsaufenthalte: 4. 8.—21. 10. 1965; 14. 6.—15. 6. 1968; 15. 6.—31. 7.
1968; 2. 8.—21. 8. 1968; ab 21. 8. 1968.

Anamnese: Geburt normal. Stark verzögerte frühkindliche Entwicklung.

Krankheitsverlauf: August 1965: Klinikaufnahme wegen Ernährungsschwierigkeiten.
Körperlich: Dystrophie, Rachitis, Pneumonie. Neuropsychiatrisch: Entwicklungsrückstand. An-
gedeutete „athetoide Bewegungen der Arme" und Jactatio capitis. Diagnose: Frühkindlicher
Hirnschaden?

Juni 1968: Klinikeinweisung und anschließende -verlegung wegen ständiger Muskelzuckungen der Arme und Hände mit Nichtansprechbarkeit und häufigem Aufschreien. Zwischenzeitlich mit 2¹/₂ Jahren erste „Anfälle" mit plötzlichem Zusammensinken. Einige Zeit später erste Grand mal-Anfälle. Ambulante Behandlung mit Mylepsin und Mogadan. Ataktische Bewegungsstörungen. Etwa ab 4 Jahren rascher Abbau der Statomotorik und der Sprache. Gewichtsverlust. Körperlich: Schwere Dystrophie. Neurologisch: Tetraspastik mit klonischen ASR, Spitzfüßen und beiderseits positivem Babinski. Strabismus convergens. Weite Pupillen, angedeutete Lichtreaktion. Augenhintergrund: Opticusatrophie beiderseits, fadendünne Gefäße, Pigmentanomalien der Macula. Ständige Muskelzuckungen der Arme und Hände. Psychisch: Idiotie, kein Kontakt herstellbar, gelegentliches Aufschreien. Biopsie des Nervus suralis und des Hirns (s. pathomorphologische Befunde). Diagnose: Spätinfantile amaurotische Idiotie (Typ Bielschowsky).

Anfang August 1968: Klinikaufnahme wegen Ernährungsschwierigkeiten. Behandlung mit Mylepsin, Valium und Mogadan.

Mitte August 1968: Anstaltsverlegung als Pflegefall. Neuropsychiatrischer Befund gegenüber Juni 1968 unverändert.

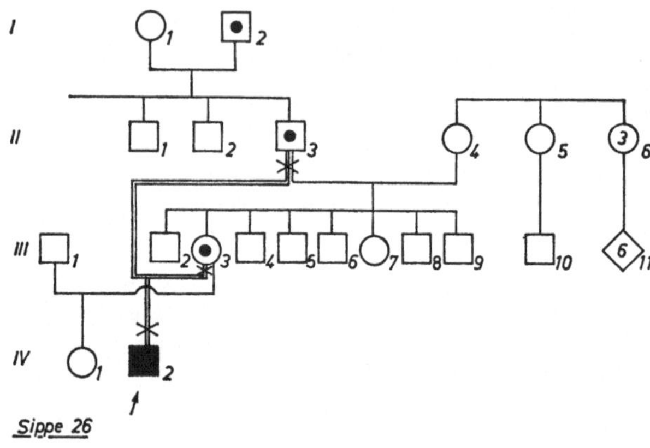

Persönliche Untersuchung im März 1969: Zwischenzeitliche Zustandsverschlechterung. Seltene Grand mal-Anfälle (beobachtet), ständige Muskelzuckungen der Arme und Hände. Körperlich: Schlechter Allgemeinzustand. Neuropsychiatrisch: Kann nicht sitzen, nicht den Kopf halten. Nur geringe spontane Willkürbewegungen. Atrophische, beugekontrakte Beinmuskulatur. PSR nicht sicher auslösbar. ASR gesteigert, unerschöpflicher Fußklonus beiderseits. Mittelweite, völlig reaktionslose Pupillen. Ständige, arrhythmische, vorwiegend symmetrische, synchrone Muskelzuckungen der Arme, insbesondere der Oberarme, und der Beine mit meist kleineren Bewegungseffekten. Seltenere und leichtere Muskelzuckungen des Gesichts und der Zunge. Gelegentliche langsame, torsionsdystonieähnliche Drehung des Kopfes nach links bei gleichzeitiger Öffnung des Mundes und Verschiebung des Unterkiefers zur linken Seite. Psychisch: Idiotie. Reagiert auf die neurologische Untersuchung mit Weinen und Ausstoßen quiekender Laute.

Plötzlicher Eintritt des Todes am 30. 10. 1969.

Laborbefunde: EEG: 1965: Kein sicherer pathologischer Befund. — 1966/1967: „Theta-Rhythmen und Spike-Wave-Komplexe." — Juni 1968: „Polymorphe Veränderungen mit irregulären Krampfpotentialen." — 3. 9. 1968: Unregelmäßige Mischaktivität von Theta- und Delta-Wellen mit Amplituden zwischen 50 und 100 µV. Sehr zahlreiche, unregelmäßige, z. T. bilateral synchrone, kleine, hochfrequente Spikes und Sharp Waves. — März 1969: Grundaktivität von unregelmäßigen 3—5/sec-Wellen (50 —100 µV). Häufige längere Gruppen und Serien generalisierter, in den mittleren Ableitungen betonter 2,5—3/sec-Delta-Wellen hoher Amplitude (um 250 µV), meist mit eingestreuten Spikes.

Liquor: 1968: o. B.

PEG: 1968: Mäßiger Hydrocephalus internus.

1968: Einzelne Lymphocyten und Monocyten mit Vacuolenbildung.

224

1969: Keine eindeutig vacuolisierten Lymphocyten.

Pathomorphologische Befunde: Biopsie: a) des Nervus suralis, b) des Hirns.

a) Lichtmikroskopisch o. B.; b) lichtmikroskopisch: Geblähte Ganglienzellen. Einlagerung körniger, PAS-positiver Substanzen im Cytoplasma der Ganglienzellen und vereinzelt auch der Gliazellen. Elektronenmikroskopisch: Substanzeinlagerung in den Gliazellen stärker ausgeprägt als lichtmikroskopisch feststellbar; Substanzeinlagerung auch in den Gefäßendothelien (Sondertyp der spätinfantilen amaurotischen Idiotie?).

III, 3: Renate U., geb. 26. 6. 1947. Hausfrau. Mit 13 Jahren Gelbsucht. Neuropsychiatrisch o. B.

EEG: 1969: 9—10/sec-Alpha-EEG. Occipito-temporale Delta- und Zwischenwellen-Gruppen.

Eindeutig vacuolisierte Lymphocyten: Keine.

II, 3: Günter W., geb. 26. 5. 1920. Arbeiter. Mit 34 Jahren Verkehrsunfall mit angeblich mehrtägiger Bewußtseinstrübung. Häufige Kopfschmerzen. Neuropsychiatrisch: Vorbestraft wegen Tochter-Inzestes.

EEG: 1969: Flaches EEG mit rechts occipitalem Delta-Wellen-Herdbefund.

Eindeutig vacuolisierte Lymphocyten: Keine.

I, 2: Reizbarer Psychopath. Mit über 70 Jahren gestorben.

Sippe 27

III, 11: Sabine N., Probandin, geb. 24. 1. 1961, gest. 3. 11. 1968 ($7^{10}/_{12}$ J.).

(KG der Univ.-Kinderklinik Homburg/Saar, KG der Städt. Krankenanstalten Bremen, Bericht der Univ.-Kinderklinik Kiel, Bericht der Städt Krankenanstalten Delmenhorst.)

Klinikaufenthalte: 17. 8.—26. 8. 1963; 3. 9.—21. 9. 1963; 2. 12.—14. 12. 1963; 6. 2.—27. 4. 1964; 18. 6.—21. 10. 1964; 21. 10. 1964—15. 2. 1965; 21. 5.—16. 7. 1965; 25. 7.—4. 10. 1965; 20. 9.—16. 10. 1966.

Anamnese: Geburt durch Vakuumextraktion (3 Wochen nach errechnetem Termin). Frühkindliche Entwicklung unauffällig. Häufige Anginen; Pertussis. Mit $2^6/_{12}$ Jahren erster psychomotorischer (?) Anfall: Läuft abwesend durch das Zimmer, schlägt mit dem Kopf gegen die Wand, fällt hin, kommt zu sich. In den folgenden Wochen weitere eindeutige psychomotorische Anfälle: Bleibt stehen, trippelt auf der Stelle hin und her, verdreht die Augen gelegentlich nach oben, macht rasche Zungenbewegungen. Anfallsdauer: Etwa 10 Minuten, dann Bewußtseinsaufhellung, gelegentlicher Nachschlaf.

Krankheitsverlauf: August 1963: Klinikaufnahme zur diagnostischen Abklärung und Therapie. Körperlich und neurologisch ó. B. Behandlung mit Mylepsin. Diagnose: Psychomotorisches Anfallsleiden.

September/Dezember 1963: Klinikaufnahmen wegen häufiger Kopfschmerzen und auffallender Weinerlichkeit. Zwischenzeitlich anfallsfrei. September 1963: Neuropsychiatrisch o. B. Dezember 1963: Muskeltonus beider Beine erhöht. Zeitweise Spontan-Babinski links. Augenhintergrund o. B. Diagnose: Anfallsleiden.

Februar 1964: Klinikaufnahme wegen erneut aufgetretener Krampfanfälle. Neurologisch: Stand- und deutliche Gangataxie. Ataktische Zielbewegungen. Psychisch: „Retardiert", kontaktarm. Behandlung mit Mylepsin, Glyboral und Petinutin („da es sich um eine Kombination von großen und kleinen Anfällen handelt"). Diagnose: Cerebrales Anfallsleiden.

Juni 1964: Klinikaufnahme wegen zeitweise starker Schläfrigkeit (Überdosierung?). Nach Absetzen von Petinutin erneute „Krampfanfälle", vorwiegend des Oberkörpers, des rechten Armes und Beines. Stärkere Ataxie. „Starke Zitterbewegungen." Steh- und Sitzunfähigkeit. Psychisch: „Rückläufige Entwicklung." Behandlung mit den verschiedensten Antiepileptica und ACTH ohne eindeutigen Effekt. Diagnose: Cerebrales Anfallsleiden mit Verdacht auf Hirnabbauprozeß.

Oktober 1964: Klinikverlegung zur weiteren Therapie. Anfallshäufigkeiten: Zwischen $2^6/_{12}$ und 3 Jahren etwa 2 „kleine" Anfälle monatlich; zwischen 3 und $3^3/_{12}$ Jahren zusätzlich etwa 1 „großer" Anfall monatlich; danach 2—6 „große" und bis zu 13 „kleine" Anfälle monatlich. Neurologisch: Fixiert, greift, sitzt frei. Muskeltonus des linken Beines erhöht. Babinski links positiv. Stand- und Gangataxie mit Schwanken. Ständige „myoklonieartige Zuckungen" der Gesichtsmuskulatur und der Extremitäten. Augenhintergrund: Papillenatrophie, links nicht so stark ausgeprägt wie rechts. Psychisch: Lächelt, spricht nur wenige Worte („Mama", „Ball", „da"). Behandlung mit Millicorten, Maliasin, Mylepsin, Tegretal und

Mogadan. Innerhalb von 4 Monaten 17 „große“, seitenbetonte und etwa ebenso viele „kleine“ Anfälle. Allmähliche Befundverschlechterung: Spricht nicht mehr, kann nicht mehr allein gehen. Diagnose: z. B. amaurotische Idiotie; z. B. spätinfantile diffuse Hirnsklerose.

Mai/Juli 1965: Klinikaufnahmen wegen eines „schweren Grand mal-Anfalles“ bzw. „Dystrophie bei Nahrungsverweigerung“. Mai 1965: Neurologisch: Ständige motorische Unruhe mit „athetotischen“, ataktischen Gliedmaßenbewegungen und Zuckungen des Kopfes. Psychisch: Nur Lallen, erkennt Pflegepersonen. Juli 1965: Exsikkierter Zustand. Somnolenz. Antiepileptische Behandlung mit Mylepsin, Comital L und Artane ohne wesentlichen Effekt. Diagnose: z. B. Zustand nach Keuchhusten-Encephalitis.

September 1966: Klinikaufnahme zur Durchführung einer diagnostischen Hirnbiopsie. Zwischenzeitlich seit Dezember 1965 nur noch Sondenernährung möglich. Etwa ein (rechtsbetonter) Grand mal-Anfall pro Woche. Ab 5 Jahren den ganzen Tag über anhaltende, erst gegen Abend etwas nachlassende Muskelzuckungen. Einmal mehrstündiges Zwangslachen. Neben Sprach- auch zunehmender Kontaktverlust (Angaben der Mutter). Körperlich: Schlechter Allgemeinzustand. Neurologisch: Kopf nach links gedreht. Beugekontrakturen und Muskelatrophien der Arme und Beine. Augenhintergrund: Opticusatrophie. Ständige Muskelzuckungen der Gliedmaßen. Psychisch: Reagiert nicht. Behandlung mit Valium und Mylepsin. Hirnbiopsie (s. pathomorphologische Befunde). Diagnose: Amaurotische Idiotie.

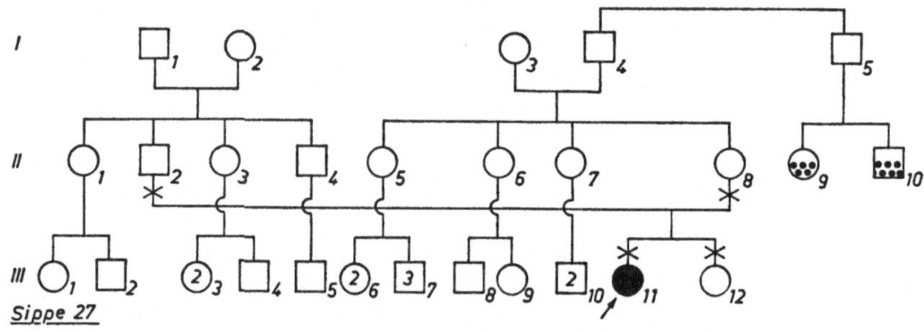

Weiterer Krankheitsverlauf nach Angaben der Mutter und des Hausarztes: Ständige, — nach der Schilderung — arrhythmische, asymmetrische, asynchrone, vorwiegend asynergische Muskelzuckungen des gesamten Körpers, insbesondere der Arme und des Gesichts. Verstärkung insbesondere bei Berührung. Häufige unklare Fieberschübe bis zu 40° C. Profuse Schweiße (auch ohne Fieber). Völlig apathisch, nur auf akustische Reize gelegentlich noch etwas reagierend. Am 3. 11. 1968 Fieber, ständiges „Kopfzucken“. Eintritt des Todes unter den Zeichen des Herz-Kreislaufversagens.

Laborbefunde: EEG: August 1963: Im Wach- und Schlafzustand ohne sicher pathologischen Befund. — September 1963: Verdacht auf cerebrale Krampfbereitschaft. — April 1964: Im Vordergrund polymorphe Theta- und Delta-Steilwellen mit mehrfacher Verlangsamung temporo-frontal rechts und häufigen generalisierten, polymorphen Spike-Wave-Paroxysmen, seltener auch mit Doppelspike-Waves (bis zu 600 µV), häufig von Muskelzuckungen begleitet. Photostimulation: Mäßige Aktivierung der Krampfströme. — Juni 1964: Schwere Allgemeinveränderungen mit fast kontinuierlicher Folge von occipital betonten Delta-Steilwellen, häufig mit Spikes untermischt. — August 1964: Vorherrschen von steilen Theta- und Delta-Wellen. Mehrere präzentral-frontale Spike-Wave-Komplexe mit initialen 15—20/sec-Spikes sehr hoher Amplitude. — Februar 1965: Ausgeprägte Allgemeinveränderungen. Zeichen vermehrter Krampfbereitschaft mit zahlreichen irregulären Spikes. Gleichzeitige EEG- und EMG-Untersuchung: Keine sichere Zuordnung der Muskelzuckungen zu den EEG-Veränderungen.

Liquor: 1963: o. B. — 1965: Elektrophorese: Alpha-Globuline vermehrt, Beta-Globuline vermindert.

PEG: 1963: Verplumpung der Seitenventrikel, rechts mehr als links. — 1965: Symmetrischer Hydrocephalus internus.

CAG: 1965: Beiderseits o. B.

Luesreaktionen: 1963: Im Blut negativ.

Pathomorphologische Befunde: Mikroskopisch: 1965: Biopsiematerial des Nervus suralis: Keine metachromatischen Substanzen nachweisbar. — 1966: Hirnbiopsiematerial: „Lipoidose

226

vom Typ der infantilen Form der amaurotischen Idiotie." Aufblähung und teilweise auch Pyknose der Ganglienzellen. Charakteristisches histochemisches Verhalten.

III, 12: Geb. 1963. Neuropsychiatrisch o. B.

II, 2: Hans N., geb. 27. 9. 1934. Berufssoldat. Mit 11 Jahren Appendektomie. Keine besonderen Erkrankungen. Neuropsychiatrisch o. B.

EEG: 1969: Normales (10—12/sec) Alpha-EEG.

Eindeutig vacuolisierte Lymphocyten: Keine.

II, 8: Karin N., geb. 3. 1. 1940. Hausfrau. Mit 18 Jahren Tonsillektomie. Gelegentliche Kopfschmerzen. Keine besonderen Erkrankungen. Neuropsychiatrisch o. B.

EEG: 1969: Normales (9—10/sec) Alpha-EEG.

Eindeutig vacuolisierte Lymphocyten: Keine.

II, 9; II, 10: Im Säuglingsalter an „Krämpfen" gestorben.

Sippe 28

IV, 9: Rolf-Peter M., Proband, geb. 24. 5. 1942, gest. 28. 12. 1947 ($6^7/_{12}$ Jahre); vgl. auch DIEZEL (1957), Fall 7.

Falldarstellung nach HADDENBROCK (1950):

„Eigene Vorgeschichte: Normale Geburt und Entwicklung im ersten Lebensjahr. Einjährig Masern. Soll während dieser Krankheit 8 Tage geschlafen haben und zu den Mahlzeiten nur mühsam erweckbar gewesen sein. Verzögerte weitere Entwicklung: Lernte erst mit 2 Jahren das Laufen. Schwer erziehbar, widerstrebend, Einzelgänger. Mit 3 Jahren Scharlach und Keuchhusten. Mit knapp 3 Jahren im Frühjahr 1945 auf der Flucht aus Bromberg Gelbsucht. Einige Wochen nach dem Abklingen derselben wieder schlafsüchtig, wechselnd mit motorischer Unruhe. Wurde unsauber. Im Laufe der folgenden Monate stellten sich generalisierte Krampfanfälle und auch isolierte Muskelzuckungen ein, erstere seit April 1946, zeitweise mehrmals täglich. Zeitweise etwa 1mal wöchentlich.

Erste klinische Beobachtung auf der Kinderabteilung des Städtischen Krankenhauses Braunschweig im Jahre 1946. Aus dem Befund: Kann kaum allein gehen, ißt nicht allein, beschäftigt sich nicht, ist völlig unsauber. Intern: Hilusdrüsen-Tbc rechts mit Infiltrat im rechten Unterlappen. Luesreaktionen im Blut negativ. Krampfanfälle wurden innerhalb von 8 Wochen nicht beobachtet. Auch von Myoklonismen ist nichts vermerkt. Ophthalmologisch: Augenhintergrund o. B. Seit 1947/48 besteht nach Angaben der Mutter eine rechtsseitige Muskelschwäche. Geistig sei das Kind erst seit der Gelbsucht zurückgegangen.

Wegen sich wieder häufender Anfälle (fast stündlich) Sommer 1948 Wiederaufnahme im Braunschweiger Krankenhaus. Aus dem Befund: Spricht auch einfache Worte nicht mehr nach. Vermag nicht mehr zu stehen und zu sitzen. Liegt meist mit angezogenen überkreuzten Beinen auf dem Rücken. Krampfanfälle generalisierter Art. Intern: Alles entsprechend entwickelt. Leicht hypertone Muskulatur. Dick weißlich belegte Zunge. Neurologisch: Bauchdeckenreflexe nicht sicher zu erhalten. Sehnenreflexe normal stark, seitengleich. ‚Patient ist immerzu mit Armen und Beinen in Bewegung.' Encephalographie: Hydrocephalus internus.

Zur weiteren Pflege im Sommer 1948 Aufnahme in den Neuerkeröder Anstalten. Hier innerhalb weniger Wochen erhebliche allgemeine körperliche Erholung, auch Anfälle werden zunächst unter täglich 0,1 Luminal seltener. Das Kind spricht nicht, reagiert aber auf Anruf. Aus dem neurologischen Befund: Träge Lichtreaktion der Pupillen. Schwäche des rechten Armes und linken Beines. PSR und ASR lebhaft, links stärker als rechts. Armeigenreflexe rechts = links, sehr lebhaft. Babinski links positiv, rechts negativ. Dauernde motorische Unruhe. Bewußtseinslage meist benommen. ‚Oft läuft nur ein Zucken durch den Körper, der Kopf wird nickend mehrmals nach vorn gebeugt.' Gelegentlich isolierte Bewegungen der Arme, die an plötzlich abgestoppte athetoide Bewegungen erinnern. Im September 1948 werden Anfälle trotz der Luminalgabe wieder häufiger (alle 30—60 Minuten).

Zur weiteren Klärung am 4. 11. 1948 Aufnahme in der Nervenklinik Göttingen. Liegt in Embryonalstellung, wimmert vor sich hin. In fast allen Muskelgebieten myoklonische Zuckungen mit Bewegungseffekt. Tonus: Spasmus mobilis. Eigenreflexe schwer zu erhalten. Babinski negativ. Reagiert kaum auf Schmerzreize. Schluckakt nicht gestört. Verlauf: Gehäufte Krampfanfälle mit Verstärkung der Myoklonismen. Nachts dauerndes Schreien und Stöhnen. EEG: Steile Schwankungen verschiedener Frequenz, Krampfpotentiale. Synchroner Ablauf bei Koordinatenschreibung.

Als Pflegefall am 16. 12. 1948 zur Heilanstalt Göttingen verlegt. Schwer dystrophisches Kind, Myoklonismen im Gesicht und Extremitäten. Wimmert dauernd. Keine Nackensteifig-

keit. Träge Lichtreaktion der Pupillen. Erhöhter Extremitätentonus. Neurologisch unverändert. Bei häufigen Anfällen rückwärts gebeugter Kopf, offener Mund, verstärkte Myoklonismen. 23. 12.: Schläft viel, schreit im Wachen laut vor sich hin. 27. 12.: Bronchopneumonie.
28. 12.: Exitus letalis.

Pathomorphologischer Hirnbefund: Makroskopisch: Allgemeine Hirn-, insbesondere Kleinhirnatrophie. Status spongiosus der Rinde. Histologisch: Schafferscher Zellprozeß, occipital betonte Rindenzellausfälle. Diffuse Sklerosierung des Großhirnmarks und des gesamten Kleinhirns. Symmetrische Degeneration der Bindearme, des Dentatum-Hilus und der roten Kerne.
Im Nucleus dentatus u. a. intra- und extracelluläre Myoklonuskörperchen. Diese enthalten
myelinoide, prälipoide Plasmagranula. Myoklonuskörperchen auch in den Ganglienzellen des
Nucleus dentatus und des Thalamus."

IV, 13: Ernst K., geb. 1. 2. 1944. Verkaufsfahrer. Magenulcusbeschwerden. Neuropsychiatrisch o. B.

EEG: 1968: Normales (12/sec) Alpha-EEG.

Eindeutig vacuolisierte Lymphocyten: Keine.

IV, 15: Dore R., geb. 20. 2. 1945. Kaufmännische Angestellte. Gelegentliche Kopfschmerzen.
Neuropsychiatrisch o. B.

EEG: 1968: Etwas unregelmäßiges 11—15/sec-Alpha-Beta-Misch-EEG.

Normaler On- und Off-Effekt. Einzelne steilere Abläufe.

Eindeutig vacuolisierte Lymphocyten: Keine.

III, 9: Doris L., geb. 8. 11. 1916. Mit 19 Jahren Verkehrsunfall, Amputation des rechten
Beines. Mit 50 Jahren Commotio cerebri. Mit 52 Jahren Totaloperation bei Uterus myomato-
sus. Neuropsychiatrisch o. B.

EEG: 1968: Normales (11—13/sec) Alpha-EEG mit Beta-Welleneinstreuung.

Eindeutig vacuolisierte Lymphocyten: Keine.

III, 10: Bruno M. Mit 60 Jahren an „Herzschlag" gestorben. Handwerksmeister, selbständiger Geschäftsmann. Paraparese der Beine, angeblich nach Poliomyelitis im Kindesalter; trug
Schienenapparat.

III, 6: Martha J., geb. 24. 3. 1909, gest. 5. 11. 1954. Hebamme, Krankenschwester. Einige
Wochen vor dem Tod nächtliche Unruhezustände. Bei Klinikaufnahme delirantes Zustandsbild.
Tod. Autoptisch gesicherte Miliartuberkulose und umschriebene Konvexitätsmeningitis.

II, 5: Soll minderbegabt gewesen sein und „Schauer" (?), jedoch keine epileptischen Anfälle
gehabt haben.

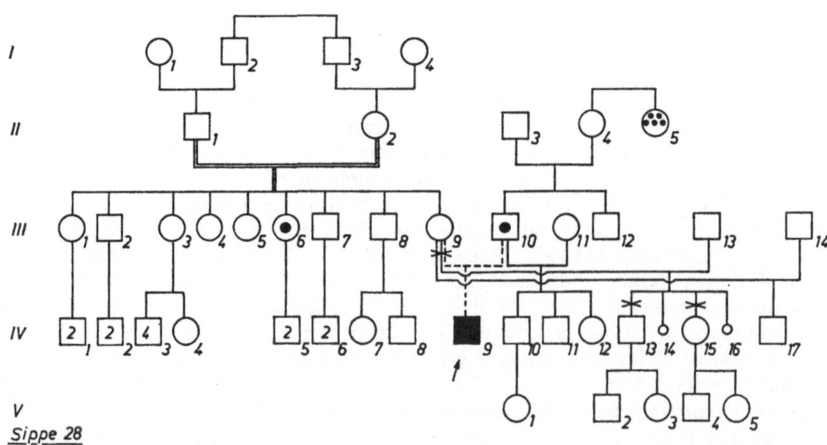

Familie 29

II, 1: Werner B., Proband, geb. 18. 7. 1947, gest. 25. 10. 1952 (5³/₁₂ J.).

(KG der Neuerkeröder Anstalten, KG der Landesheil- und Pflegeanstalt Göttingen; vgl.
DIEZEL, 1957, Fall 8.)

Anstaltsaufenthalte: 31. 7. 1951—21. 7. 1952; 21. 7.—25. 10. 1952.

Anamnese: Geburt normal. Frühkindliche Entwicklung unauffällig. Mit 3³/₁₂ Jahren erste „Gleichgewichtsstörungen" mit häufigen Stürzen (ohne Bewußtlosigkeit). Mit 3⁴/₁₂ Jahren erste „epileptische Anfälle", die in der Folgezeit wiederkehrten. Rascher Sprachabbau, Weinerlichkeit (Angaben der Mutter).

Krankheitsverlauf: Juli 1951: Körperlich altersgemäße Entwicklung. Neurologisch: Geringer Strabismus convergens. Pupillen rund, etwas eng, prompte Reaktion auf Lichteinfall und Naheinstellung. Gesteigerte PSR und ASR. Babinski, Oppenheim, Gordon beiderseits positiv. Erschöpflicher Fußklonus beiderseits. Gehen nur mit Unterstützung möglich. Unsicherer, schwankender Gang. Muskelzuckungen der Gliedmaßen, gelegentlich auch des Rumpfes, die im Schlaf verschwinden. Häufige „Absencen und Schwindelanfälle" mit plötzlichem Vornübersinken des Kopfes. Psychisch: Stumpf-antriebsarm, spielt nicht, greift nach vorgehaltenen Gegenständen, sagt nur „Mama", muß gefüttert werden. Schmutzt ein. Mit 4⁴/₁₂ Jahren Steh- und Gehunfähigkeit. Häufigere und stärkere Muskelzuckungen. Mit 4⁵/₁₂ Jahren auch Sitzunfähigkeit. Armeigenreflexe gesteigert. Knie in leichter Beugestellung. Spricht nicht mehr, reagiert bei Anruf nur mit Lächeln. Ophthalmologisch: Opticusatrophie, Pigmentdegeneration der Netzhaut, enge Gefäße. Mit 4⁶/₁₂ Jahren „Embryonalstellung", „geschüttelt von gehäuften Myoklonismen aller Muskelgruppen". Stößt unartikulierte Laute aus. Ernährungsschwierigkeiten, kaut und saugt nicht mehr. Mit 4¹¹/₁₂ Jahren Häufung von Grand mal-Anfällen bei fortdauernden Muskelzuckungen. Diagnose: „Amaurotische Idiotie (Typ Spielmeyer-Bielschowsky) mit Myoklonusepilepsie."

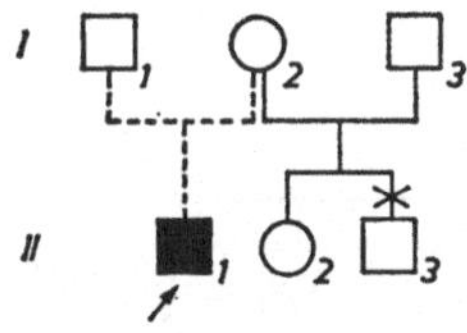

Familie 29

Juli 1952: Anstaltsverlegung. Neurologisch: Fixiert nicht. Beugekontrakturen der Arme und Finger. Beine in leichter Beugestellung. Beiderseits positiver Babinski mit Fächerphänomen. ASR schwach, PSR nicht sicher auslösbar. Fehlende Eigenreflexe der Arme. Kein Saugen, kein oraler Einstellreflex auslösbar. Schlucken sehr erschwert. Ständige, blitzartige Muskelzuckungen des gesamten Körpers — Gesicht ausgenommen — mit kleinen Bewegungseffekten; im Schulter- und Beckengürtel sowie an Händen und Füßen am stärksten ausgeprägt. Psychisch: Reagiert mit angedeutetem Lächeln auf akustische, mit flüchtigem Greinen auf Schmerzreize. Vollständiger Sprachverlust, seltenes kurzes Lallen. 20. 10. 1952: Bronchopneumonie. Zeitweise Weinen und lautes Schreien. „Vermehrte klonische Zuckungen." Häufige spontane Kau- und Schmatzbewegungen. Tod am 25. 10. 1952 unter den Zeichen des Herz-Kreislaufversagens.

Pathomorphologischer Hirnbefund: Makroskopisch: Hochgradige allgemeine, im vorderen Occipitalbereich betonte Atrophie. An der Kleinhirnbasis paramedian erhebliche symmetrische lokale Atrophie. Hirnkammern symmetrisch erweitert, 3. Ventrikel stärker als die Seitenventrikel. Nucleus niger kaum pigmentiert. Rückenmark o. B. — Mikroskopisch: „Myoklonuskörperchen und Strangdegeneration von Kleinhirnbahnen" wie beim Probanden der Sippe 28.

Laborbefunde: EEG: 26. 9. 1952: Grundaktivität von 2—4/sec-Wellen. Überlagerung mit parietal betonten 6/sec-Zwischenwellen. Sehr häufige steile, occipital betonte 3—4/sec-Wellen mit eingestreuten raschen, spitzen Abläufen, klinisch von Muskelzuckungen begleitet.

Luesreaktionen: 1951: Im Blut negativ.

II, 2: Geb. 1950, angeblich gesund.

II, 3: Geb. 1952. Neuropsychiatrisch o. B.

I, 1: Keine Angaben.

I, 2: Mit 42 Jahren gestorben. Todesursache unbekannt.

11.3.2. Ein wahrscheinlich autosomal recessiv erblicher Einzelfall der adulten MVI

Sippe 30

III, 5: Robert S., Proband, geb. 29. 3. 1914, gest. 3. 11. 1966 (52⁸/₁₂ J.).
(KG der Univ.-Nervenklinik Frankfurt, KG des Psychiatrischen Krankenhauses Marburg.)
Klinik- bzw. Anstaltsaufenthalte: 11. 3. 1963—12. 3. 1964; 12. 3. 1964—3. 11. 1966.

Anamnese: Keine Angaben über Geburt, Kindheitsentwicklung und Schulerfolg. Abgeschlossenes Hochschulstudium, Zahnarzt. Mit 29 Jahren Heirat. Ab 34 Jahren „lebenslustig", verschwenderisch. Mit 39 Jahren erste Gang-, Sprach- und Schlafstörungen: Gelegentliches Stolpern und Stürzen; gelegentliche Paraphasien und Wortfindungsstörungen; Schlafmittelgebrauch. Ab 42 Jahren Verstärkung vor allem der Gang- und Schlafstörungen: Häufige Stürze mit Schultergelenksluxationen; nächtliche Schlafstörungen, tagsüber starkes Schlafbedürfnis, Schlafmittelabusus. Mit 49 Jahren weitere Zustandsverschlechterung: Starkes Zittern im Gesicht, insbesondere im Mundbereich, Zittern der Hände, erhebliche Gedächtnisstörungen, allgemeine Kritikschwäche, sexuelle Enthemmung, vermehrte Reizbarkeit, Stimmungslabilität.

Krankheitsverlauf: März 1963: Klinikaufnahme zur diagnostischen Abklärung und Therapie. Körperlich o. B. Neurologisch: Intakte Pupillenreaktionen. Augenhintergrund o. B. Leichte Hypotonie der Gliedmaßenmuskulatur. Eigenreflexe der Arme rechts gesteigert. Babinski, Gordon, Oppenheim rechts positiv. Dysdiadochokinese links. FNV beiderseits unsicher; KHV

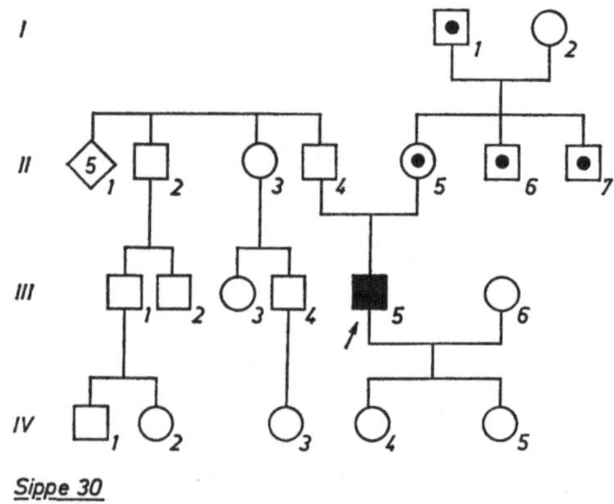

mit leichtem Intentionstremor. Breitbeiniger, unsicherer Gang. Dysarthrische, undeutliche Sprache mit Silbenauslassungen; gelegentliche literale Paraphasien. Periorale muskuläre Unruhe, Tremor der Hände. Psychisch: Bewußtseinsklar, wechselnd orientiert, euphorisch, kritikschwach, völlig krankheitsuneinsichtig; Merk- und Rechenschwäche; leichte bis mittelschwere Demenz. Nach Schlafmittelentzug Besserung der Gang- und Sprachstörungen. Diagnose: Hirnatrophischer Prozeß unklarer Genese (s. Laborbefunde).

März 1964: Anstaltsverlegung als Pflegefall. Körperlich o. B. Neurologisch: Pupillenreaktionen und Augenhintergrund o. B. Leichte Hypotonie der Gliedmaßenmuskulatur. Eigenreflexe des rechten Armes leicht gesteigert. Bei Babinski-Prüfung rechts Zehenspreizung. Gordon links angedeutet positiv. FNV beiderseits unsicher; KHV mit leichtem Intentionstremor. Etwas breitbeiniger, stampfender, ataktischer Gang. Artikulatorische Sprachstörung. Psychisch: Verlangsamt, stumpf-euphorisch, kritik- und urteilsschwach; Merk- und Rechenschwäche; leichte bis mittelschwere Demenz. Mit 51 Jahren Zunahme der Gangunsicherheit und des Tremors; gelegentliche Stürze. (Körperlich: Magendurchbruch, Operation.) Mit 52 Jahren zeitweise „heftige Muskelzuckungen" mit Bewegungsunfähigkeit. Allmählicher körperlicher Verfall. Infektanfälligkeit. „Myoklonische Zuckungen" zunehmend häufiger und stärker. Dauernde Bettlägerigkeit. Apathisch, schläfrig, dösig, jedoch ansprechbar. Nahrungsverweigerung. Eintritt des Todes am 3. 11. 1966 unter den Zeichen des Herz-Kreislaufversagens.

Laborbefunde: EEG: 11. 3. 1963: Gut ausgeprägter, unregelmäßiger 8—10/sec-Alpha-Rhythmus mit Amplituden von 30—60 µV. Eingestreute 6—7/sec-Zwischenwellen; Beta-Wellenüberlagerung. Einzelne steilere Abläufe, insbesondere präzentral-zentral beiderseits. Hyperventilation: Geringe Zunahme der Dysrhythmie und der langsamen Wellen.

Liquor: März 1963: o. B.

PEG: März 1963: Leichter bis mittelgradiger, angedeutet rechtsbetonter Hydrocephalus internus, leichter Hydrocephalus externus. — Januar 1964: Mittelgradiger, linksbetonter Hydrocephalus internus, leichter Hydrocephalus externus.

CAG: März 1963: Linksseitig o. B.

Luesreaktionen: März 1963: Im Blut und Liquor negativ.

Pathomorphologischer Hirnbefund: Makroskopisch: Allgemeine, frontal und parietal betonte Hirnatrophie. — Mikroskopisch: Typische Veränderungen einer adulten Form der amaurotischen Idiotie (keine Befundeinzelheiten).

IV, 4; IV, 5: Beide angeblich gesund.

II, 4: 87 Jahre (1968); angeblich gesund.

II, 5: Im Alter „erhebliche Geistesstörungen" (Cerebralsklerose?); Tod mit 86 Jahren.

II, 6; II, 7: Beide angeblich „verschwendungssüchtig"; Tod im jüngeren Erwachsenenalter.

I, 1: Auffallend starkes Schlafbedürfnis, auch am Tag; Tod mit 56 Jahren.

12. Zusammenfassung

Die vorliegende Untersuchung gilt der Nosologie der unter dem Titel der erblichen myoklonisch-epileptisch-dementiellen Kernsyndrome zusammengefaßten Krankheitsbilder der progressiven Myoklonusepilepsien (PME), der Dyssynergia cerebellaris myoclonica (DCM) und der myoklonischen Varianten der drei nachinfantilen Formen der amaurotischen Idiotie (MVI).

Die Fragestellung lautet: Welche Krankheitsformen oder engeren Krankheitsgruppen lassen sich innerhalb der erblichen myoklonisch-epileptisch-dementiellen Kernsyndrome abgrenzen, und welche ihrer pathomorphologischen, genetischen und klinischen Merkmale erlauben eine differentialdiagnostische Unterscheidung? Welche besonderen eugenischen Schlußfolgerungen ergeben sich aus der Annahme dieser Krankheitsformen oder engeren Krankheitsgruppen?

In Anbetracht der Seltenheit dieser Krankheitsbilder wurden alle einschlägigen Literaturfälle, insbesondere des Zeitraumes 1900—1970, erfaßt. Eigene Fälle konnten durch eine Umfrage an allen größeren psychiatrischen, neurologischen und pädiatrischen Krankenanstalten der Bundesrepublik Deutschland, einigen Krankenanstalten der Schweiz und Österreichs gewonnen werden.

Das Gesamtmaterial wurde zunächst in histologisch gesicherte und klinisch wahrscheinliche Fälle unterteilt. Die weitere Untergliederung erfolgte nach Maßgabe der verfügbaren pathomorphologischen, genetischen und klinischen Daten. Das Material wurde sodann einer systematischen Datenauswertung und einem Datenvergleich unterworfen.

Einige Hauptergebnisse der Untersuchung lassen sich wie folgt zusammenfassen:

Die progressiven Myoklonusepilepsien und die Dyssynergia cerebellaris myoclonica stellen biologisch verschiedene Krankheitsgruppen dar. Im wesentlichen sind drei Krankheitsgruppen zu unterscheiden:

1. Wahrscheinlich autosomal recessiv erbliche Formen der progressiven Myoklonusepilepsien mit intracerebraler Speicherung von Mucopolysacchariden als pathomorphologischem Hauptbefund:

a) Früh- oder Hauptform des Typs Lafora,

b) Spätform des Typs Lafora.

Wahrscheinlich handelt es sich bei den beiden Krankheitsformen um genetisch selbständige Varianten (multiple Allelie? Heterogenie?) einer generalisierten, ZNS-betonten Mucopolysaccharidose.

2. Verschieden erbliche Formen der progressiven Myoklonusepilepsien mit degenerativen Veränderungen extrapyramidaler und cerebellarer Neuronensysteme als pathomorphologischem Hauptbefund:

a) Wahrscheinlich autosomal recessiv erbliche,

b) wahrscheinlich autosomal dominant erbliche Krankheitsformen (Heterogenie). Pathomorphologisch sind diese Formen der progressiven Myoklonusepilepsien als extrapyramidal-cerebellare Systematrophien zu klassifizieren.

3. Verschieden erbliche Formen der Dyssynergia cerebellaris myoclonica und ähnlicher Krankheitsbilder:

a) Wahrscheinlich autosomal recessiv erbliche,

b) wahrscheinlich autosomal dominant erbliche Krankheitsformen (Heterogenie) mit Zahnkern-Bindearmatrophie oder degenerativen Veränderungen sonstiger cerebellarer Neuronensysteme als pathomorphologischem Hauptbefund.

Pathomorphologisch sind die ersteren den systematischen Kleinhirnkernatrophien, die letzteren den olivo-ponto-cerebellaren und Kleinhirnrinden-Atrophien zuzurechnen.

Die myoklonischen Varianten der drei nachinfantilen Formen der amaurotischen Idiotie müssen vorläufig als klinische Krankheitstypen betrachtet werden. Ob sie genetisch selbständige Krankheitsformen darstellen, bleibt bis zu ihrer biochemischen Definition offen.

Im übrigen sprechen teils histologisch gesicherte, teils klinisch wahrscheinliche Literaturbeobachtungen für die Annahme weiterer Krankheitsformen der erblichen myoklonisch-epileptisch-dementiellen Kernsyndrome.

Pathomorphologische, genetische, klinische und — teilweise auch — biochemische Besonderheiten ermöglichen eine differentialdiagnostische Unterscheidung der verschiedenen Krankheitsformen oder engeren Krankheitsgruppen.

In der genetischen Familienberatung der erblichen myoklonisch-epileptisch-dementiellen Kernsyndrome beanspruchen abortive und fragliche klinische Heterozygotenbefunde besonderes Interesse.

13. Summary

The present research deals with the nosology of the basic hereditary myoclonic-epileptic-demented syndromes, embracing the progressive myoclonus epilepsies (PME), dyssynergia cerebellaris myoclonica (DCM) and the myoclonic variants of the three postinfantile types of amaurotic idiocy (MVI).

The problems under research are as follows: 1) Which types or subgroups of diseases may be differentiated among the basic hereditary myoclonic-epileptic-demented syndromes, and which of their particular pathomorphologic, genetic and clinical features can be exploited for differential diagnosis, and 2) what special eugenic conclusions may be derived from the acceptance of these types or subgroups of diseases?

As the incidence of these diseases is low, the research includes all the relevant cases quoted in the literature, with special emphasis on those cited between 1900 and 1970. Our own cases were obtained by approaching all the reasonably large psychiatric, neurological and pediatric hospitals in the Federal German Republic and a few in Switzerland and Austria.

The whole of the patient sample was first divided into cases where the diagnosis had been confirmed by histological examination and those where it appeared probable from clinical observation. Pathomorphologic, genetic and clinical data were used to divide the sample into further subgroups. The data appropriate to the sample were then systematically analyzed and compared.

Some of the most important results of the research can be summarized as follows:

The progressive myoclonus epilepsies and dyssynergia cerebellaris myoclonica represent biologically different groups of diseases. Three basic groups of diseases should be distinguished:

1. Two types of progressive myoclonus epilepsies with autosomal recessive mode of inheritance, whose main pathomorphologic feature is intracerebral accumulation of mucopolysaccharides:

a) early or main type Lafora,

b) late type Lafora.

These are probably genetically different variants of generalized mucopolysaccharidosis mainly affecting the CNS (multiple allelism? genetic heterogeneity?).

2. Types of progressive myoclonus epilepsies in which the main pathomorphologic feature is degeneration of extrapyramidal and cerebellar neuronal systems. These are types with various modes of inheritance:

a) probably autosomal recessive types,

b) probably autosomal dominant types (genetic heterogeneity).

The pathomorphology of these types of myoclonus epilepsies classifies them as atrophies of the extrapyramidal-cerebellar system.

3. Types of dyssynergia cerebellaris myoclonica and similar diseases with various modes of inheritance:

a) probably autosomal recessive types,

b) probably autosomal dominant types (genetic heterogeneity).

In these diseases the main pathomorphologic features are atrophy of the dentate and superior cerebellar peduncles or degeneration of other cerebellar neuronal systems.

The pathomorphology of the first group aligns these types with atrophies of the central cerebellar nuclei, while the latter group is characterized by their pathomorphology as types of olivo-ponto-cerebellar atrophy or atrophy of the cerebellar cortex.

The myoclonic variants of the three postinfantile types of amaurotic idiocy must be regarded, provisionally at least, as separate clinical diseases. Biochemical determination must precede any statement on whether they are genetically different types.

The literature contains cases where the diagnosis had been confirmed by histological examination and others where it appeared probable from clinical observation; further analysis of both these groups indicates the existence of still more types of the basic hereditary myoclonic-epileptic-demented syndromes.

Pathomorphologic, genetic, clinical and to some extent biochemical characteristics make it possible to perform differential diagnosis between the different types or subgroups of diseases.

It is essential that genetic counsellors pay particularly meticulous attention to low-grade or doubtful clinical heterozygote findings of the basic hereditary myoclonic-epileptic-demented syndromes.

14. Literatur

AGOSTINI, L., ALLESSANDRI, L.: Su un caso di dissinergia cerebellare mioclonica di Hunt associata ad eredoatassia. Riv. Neurol. 24, 472—476 (1954); — FAILLA, E., NURCHI, R.: Su un caso di dissinergia cerebellare mioclonica. Rass. med. sarda 61, 919—938 (1959). — AIGNER, B. R., MULDER, D. W.: Myoclonus. Clinical significance and an approach to classification. Arch. Neurol. (Chic.) 2, 600—615 (1960). — AIZENSHTEIN, F. A.: Anatomo-pathological changes in myoclonus epilepsy. Zh. Nevropat. Psikhiat. 31, 67 (1961). Ref. Excerpta Med. VIII, 15, 641 (1962). — AJURIAGUERRA, J., DE, SIGWALD, J., PIOT, CL.: Myoclonie-épilepsie familiale du type Unverricht. Étude clinique, électroencéphalographique et anatomique. Presse méd. 86, 1813—1816 (1954). — ALAJOUANINE, TH., SCHERRER, J., CONTAMIN, F., MARTEAU, R., CALVET, J.: A propos de l'association: "Dyssynergia cerebellaris myoclonica" de R. Hunt et hérédo-dégénération spinocérébelleuse type Friedreich. Étude clinique et électromyographique d'un cas. Rev. neurol. 93, 577—581 (1955). — ALABASTRO, A.: Contributo allo studio della trasmissione ereditaria della retinite pigmentosa con mioclono-epilessia. Riv. oto-neuro-oftal. 22, 389—396 (1947). — ALLEGRANZA, A.: Studio istologico ed istochemico di un caso di idiozia amaurotica dell'adulto (tipo Kufs). Acta neurol. (Napoli) 11, 596—620 (1956); — CANEVINI, P., STRADA, G. P.: Progressive familial myoclonus epilepsy of Unverricht-Lundborg. Histochemical and ultrastructural study of the S. C. Lafora's bodies. Proc. 5th. Int. Congr. Neuropath. (1965). Intern. Congr. Series Nr. 100. Excerpta Medica Foundation (1966) 999—1003. — ALSEN, V.: Endoforme Psychosyndrome bei cerebralen Durchblutungsstörungen. Arch. Psychiat. Nervenkr. 200, 585—602 (1960). — AMMERMANN, O.: Isolierte Schädigung der unteren Oliven bei Myoklonusepilepsie. Arch. Psychiat. Nervenkr. 11, 213—232 (1940). — AMYOT, R.: La myoclonie-épilepsie du type dyssynergie cérébelleuse progressive de Ramsay Hunt. Sem. Hôp. Paris 29, 2699—2703 (1953). — D'ANGELO, C., GIORDANO, A.: Contributo istopatologico ed istochemico alla connoscenza delle neurolipidosi e specialmente dell'idiozia amaurotica familiare. Lav. neuropsichiat. 18, 119 (1956); — MARTINOTTI, G.: La mioclono-epilessia familiare (Malattia di Unverricht-Lundborg) come malattia dismetabolica. Lav. neuropsichiat. 25, 171 (1959). — ARGENTA, G., DONINI, G.: Mioclono-epilessia familiare. Studio clinico ed elettroencefalografico. Riv. Neurol. 31, 152—176 (1961). — ASSIS, J. L. DE, JULIAO, A. F., RUSSO, G.: Epilepsia mioclonica. Estudio clinico e eletroencefalografico. Arch. Neuro-psiquiat. (Sao-Paulo) 15, 215—222 (1957). — ASSIS, L. M. DE, ASSIS, J. L. DE, DIAMENT, M.: Epilepsia mioclonica e dissinergia cerebelar mioclonica. Arch. Neuro-psiquiat. (Sao-Paulo) 19, 124—142 (1961). — AVELLANAL, C., MASLENIKOV, U., CASTELLS, C.: Dissinergia cerebelosa mioclonica de Ramsay Hunt. Presentacion de un caso. Acta Neurol. lat.-amer. 11, 297—308 (1965).

BÄRTSCHI-ROCHAIX, W.: Myoklonus-Epilepsie Unverricht. (Mit Filmdemonstration.) Schweiz. Arch. Neurol. Psychiat. 61, 385—388 (1948). — BALIETTI, L., CORRADINI, E.: Un caso di mioclonoepilessia tipo Unverricht-Hunt ad esordio Parkinson-simile. Turbe schizofreniformi associate. Rilievi clinici e fisiopatologici. Riv. sper. Freniat. 75, 29—68 (1951). — BAMATTER, F., FRANCESCHETTI, A., KLEIN, D.: Aspects cliniques, ophtalmologiques et génétiques des abiotrophies neuro-rétiniennes en pédiatrie. 18ème Congr. Ass. Pédiatres Langue franç., Genève, 1961; vol. 2, p. 1—120. Basel: Karger 1961. — BAMBERGER, PH., MATTHES, A.: Anfälle im Kindesalter. Basel: Karger 1959. — BAROLIN, G. S., PATEISKY, K.: Geschwister mit Myoklonuskörperchenkrankheit (Unverricht-Lundborg). Wien. Z. Nervenheilk. 27, 1—8 (1969). — BARSY, TH. DE, MYLE, G., TROCH, C., MATTHYS, R., MARTIN, J. J.: La Dyssynergie Cérébelleuse Myoclonique (R. Hunt): Affection Autonome ou Variante du Type Dégénératif de l'Épilepsie-Myoclonie Progressive (Unverricht-Lundborg). J. neurol. Sci. 8, 111—127 (1968). — BAUER, K. VOM: Klinisch-anatomischer Beitrag zur Myoklonusepilepsie mit isolierter Schädigung der unteren Oliven. Diss. Kiel, 1960. — BECHTEREW, W. VON: Über operative Eingriffe bei Epilepsia choreica. Dtsch. Z. Nervenheilk. 21 (1902). — BECKER, P. E.: Die familiären amaurotischen Idiotien. In: Handbuch d. inn. Med., 4. Aufl., V/3. Berlin-Göttingen-

Heidelberg: Springer 1953; — Krankheiten mit hauptsächlicher Beteiligung des spinozerebellaren Systems. Erbliche Ataxien. In: Humangenetik. Ein kurzes Handbuch in fünf Bänden. Bd. V/1, S. 208—313. Ed.: P. E. BECKER. Stuttgart: Thieme 1966; — WIESER, S.: Zur Genetik der essentiellen Myoklonie. Humangenetik 1, 14—23 (1964). — BEGAUX, C., DECOCK, G.: La neuropathologie oculaire des abiotrophies en particulier l'aspect anatomo-pathologique de la retine dans les idioties amaurotiques. XVIIIème Congr. Ass. Pediat. Langue franç. Genève 2, 200—220 (1961). — BELL, J. M., CARMICHAEL, E. A.: On hereditary ataxia and spastic paraplegia. Treasury of Human Inheritance. Bd. IV/3. London: Cambridge Univ. Press 1939. — BELLAVITIS, C.: Contributo all'anatomia patologica della sindrome di Unverricht. Nota e Riv. Psichiat. 11, 459 (1923). Zbl. Neurol. Psychiat. 37, 3 (1924). — BERGAMESCO, B., BERGAMINI, L., MUTANI, R.: Spontaneous sleep abnormalities in a case of dyssynergia cerebellaris myoclonica. Epilepsia 8, 271—281 (1967). — BERGENER, M., GERHARD, L.: Myoklonuskörperkrankheit und progressive Myoklonus-Epilepsie. Nervenarzt 41, 160—173 (1970); — HUSSER, J.: Klinische und morphologische Untersuchungen über eine familiäre Altershalluzinose. Nervenarzt 43, 18—33 (1972); — JUNGKLAASS, F. K.: Beitrag zur Klinik und Genetik der amaurotischen Idiotie (spätinfantile und Spätform) unter besonderer Berücksichtigung diagnostischer und differentialdiagnostischer Probleme. Nervenarzt 39, 316—322 (1968). — BERGOUIGNAN, M., ARNÉ, L., LOISEAU, P.: Sur la dyssynergie cérébelleuse myoclonique. Rev. neurol. 98, 695—699 (1958). — BIAGO, F. DI, GHERARDINI, G.: Mioclonoepilessia familiare con diversi tipi clinici nella stessa famiglia. Riv. Neurol. 29, 598—614 (1959). — BICKEL, H., CLEVE, H.: Amaurotische Idiotien. In: Humangenetik. Ein kurzes Handbuch in fünf Bänden, Bd. V/2, S. 291—302; Ed.: P. E. BECKER. Stuttgart: Thieme 1967. — BIELSCHOWSKY, M.: Beiträge zur Histopathologie der Ganglienzelle. Jb. Psychiat. Neurol. 18, 513—521 (1912); — Über spätinfantile familiäre amaurotische Idiotie mit Kleinhirnsymptomen. Z. Nervenheilk. 50, 7 (1914); — Zur Histopathologie und Pathogenese der amaurotischen Idiotie mit besonderer Berücksichtigung der cerebellaren Veränderungen. J. Psychiat. Neurol. 26, 123 (1921). — BIONDI, L., AYALA, G. F., SPINNATO, A., BEDUSCHI, A.: Attivita elettrica indotta nel nucleo ventrale orale posteriore del talamo per attivazione cerebellare fisiologica. Ricerca stereotassica in un caso di Ramsay-Hunt. Boll. Soc. ital. Biol. sper. 39, 891—894 (1963). — BIRD, A.: The lipidoses and the central nervous system. Brain 71, 434 (1948). — BLEULER, E.: Lehrbuch der Psychiatrie. 11. Auflage. Berlin-Heidelberg-New York: Springer 1969. — BOETTIGER, A.: Zum Wesen der Myoklonie (Paramyoclonus multiplex). Berl. klin. Wschr. 142 (1896). — BOGAERT, L. VAN: Sur une variété non décrite d'affection familiale. L'épilepsie myoclonique avec choréo-athétose. Rev. neurol. II, 4, 385—414 (1929); — Sur une affection hérédo-familiale apparentée à la maladie d'Hallervorden-Spatz et aux atrophies cérébelleuses, caractérisée par un syndrome cérébello-myoclonique évoluant lentement et tardivement vers un état rigide au cours d'une neurofibromatose. Mschr. Psychiat. Neurol. 113, 183—214 (1947); — Maladies nerveuses systematisées et problèmes de l'hérédité. Acta neurol. belg. 1—64 (1948); — Sur l'epilepsie myoclonique progressive d'Unverricht-Lundborg. Etude d'un cas anatomique et de la semiologie du syndrome amyostatic terminal. Mschr. Psychiat. Neurol. 118, 170 (1949); — Sur une forme familiale très tardive de l'idiotie amaurotique. Dtsch. Z. Nervenheilk. 168, 267—280 (1952); — Chronic amaurotic idiocy without amaurosis. Wld. Neurol. 3, 512 (1962); — L'epilepsie-myoclonie progressive d'Unverricht-Lundborg. Rev. neurol. 119, 47—57 (1968); — BORREMANS, P.: Über eine adulte, sich ins Präsenium hinziehende Form der familiären amaurotischen Idiotie. Z. ges. Neurol. Psychiat. 159, 136—157 (1937); — RADERMECKER, J., TITECA, J.: Les syndromes myocloniques. Folia psychiat. neerl. 53, 650 (1950); — KLEIN, D.: Observations sur l'héredité des idioties amaurotiques et de la spléno-hepatomegalie lipidienne (11 familles). J. Génét. hum. 4, 23—78 (1955). — BOSCHI, G.: Ataxie hereditaire avec paramyoclonus multiplex; type Unverricht. J. Neurol. (Brux.) 18, 141 (1913). — BOSTROEM, A., SPATZ, H.: Bindearmatrophie bei idiopathischer Athetose. Arch. Psychiat. Nervenkr. 82, 271 (1928). — BOUTTIER, D., RAVERDY, P., SOULAS, M., SIGWALD, J.: Deux observations cliniques familiales de dyssynergie cérébelleuse myoclonique de Ramsay Hunt. Rev. neurol. 110, 527—530 (1964). — BRADSHAW, J. P. P.: A study of myoclonus. Brain 77, 138 (1954). — BRESLER, J.: Über Spinal-Epilepsie. Neurol. Cbl. 1155 (1896). — BRODMANN, K.: Ein Fall familiärer Idiotie mit neuartigem anatomischem Befund. Z. ges. Neurol. Psychiat. 10, 91 (1914). — BROWN, N. J., CORNER, B. D., DODGSON, M. C. H.: A second case in the same family of congenital familial cerebral lipidosis resembling amaurotic family idiocy. Arch. Dis. Childhood 29, 48—54 (1954). — BUDINOVA, J.: Ein Fall von Unverrichtscher Epilepsie. Neurol. psychiat. Čs. 4, 69—74 (1940). — BUDULS, H., VILDE, J.: Über einen zur Gruppe der Myoclonusepilepsie gehörenden Erkrankungsfall. Z. Neurol. 163, 383 (1938). — Bürgi, S.: Die Bindearm-Chorea im Lichte der experimentellen Forschung. Schweiz. med. Wschr. 75, 1036 (1945). — Bührer, C.: Über einen Fall von Unverrichtscher Myoclonie. Correspondenzbl. Schweiz. Ärzte 201 (1901). — Burzio, F.: Contributo clinico allo studio delle mioclonie. Ann. Freniat. 8 (1898).

Campbell, A. M. G., Garland, H.: Subacute Myoclonic Spinal Neuronitis. J. Neurol. Neurosurg. Psychiat 19, 268—274 (1956). — Carels, G.: Etude physiopathologique d'un syndrome myoclonique chez deux enfants atteints d'une forme infantile tardive de l'idiotie amaurotique. Acta neurol. belg. 60, 435—464 (1960). — Carmichael, E. A.: Myoclonus. Proc. roy. Soc. Med. 40, 553 (1947); — Zit. n. Symonds (1954). — Caro, D. de: Studio clinico e istopatologico sopra un caso di mioclono-epilessia tipo Unverricht. Osped. psichiat. 8, 383 (1940). — Castaigne, P., Cambier, J., Brunet, P., Schuller, E., Chemaly, R.: Épilepsie-myoclonie progressive familiale d'hérédité dominante: Étude clinique et biologique d'une famille. Encéphale 56, 285—307 (1967); — Cambier, J., Cathala, H. P., Escourolle, R., Brunet, P., Pierrot-Deseilligny, E.: Les myoclonies spinales. II: Contractures tetaniformes et secousses myocloniques des membres inférieurs au cours d'une encephalomyelite; étude clinique, anatomique et electroencephalographique d'une observation. Rev. neurol. 119, 177 (1968). — Catalano, A.: Mioclono-epilessia con accessi statici. II. Sindrome maniacodepressiva da disfunzione tiroidea in acromegalia. III. Sindrome schizofrenica da epilessia cerebropatica. Giorn. psichiat. clin. tech. manico. 53, 229—242 (1926); —: Per la mioclonoepilessia; Studio clinico ed istopatologico. Riv. sper. Freniat. 50, 39 (1926). — Cernacek, I., Böhm, M.: Dyssynergie cérébelleuse myoclonique de Hunt combinée à l'ataxie de Friedreich (observation familiale). Bratisl. lek. Listy 27, 69—83 (1947). — Chiaramonti, E.: Sulla sindrome cerebello-mioclono-epilettica. Riv. Pat. nerv. ment. 75, 525 (1954); — Sferlazzo, R.: Ulteriore contributo alla conoscenza della sindrome cerebello-mioclono-epilettica. Riv. Pat. nerv. ment. 76, 345—371 (1956). — Christian, W.: Klinische Elektroenzephalographie. Stuttgart: G. Thieme 1968. — Christiaens, L., Briet, B., Dehaene, Ph.: Un cas familial de convulsions pyridoxino-sensibles. Pédiatrie 17, 161—172 (1962). — Christophe, J., Gruner, J.: La dyssynergie cérébelleuse myoclonique de Ramsay-Hunt. Étude anatomique d'un cas. Rev. neurol. 95, 297—309 (1956); — Rémond, A.: Dyssynergia cerebellaris myoclonica de Ramsay-Hunt. Étude clinique et électroencéphalographique. Rev. neurol. 84, 256—262 (1951). — Clark, P., Prout: The nature and pathology of myoclonus-epilepsy. Amer. J. Insan. 59 (1902); — The etiopathology of myoclonus epilepsy. Amer. J. med. Sci. 172, 872—885 (1926). — Cobb, W., Martin, F., Pampiglione, G.: Cerebral lipidosis: An electroencephalographic study. Brain 75, 343—357 (1952). — Collomb, H., Dumas, M., Toga, M., Roger, J.: Étude clinique et électroencéphalographique d'une maladie de Lafora familiale. Contrôle anatomique d'un des cas. Considérations sur le stade preclinique de la maladie. Rev. neurol. 119, 182 (1968). — Collins, G. H., Cowden, R. R., Nevis, A. H.: Myoclonus Epilepsy with Lafora Bodies. An Ultrastructural and Cytochemical Study. Arch. Path. 86, 239—254 (1968). — Conrad, K.: Der Erbkreis der Epilepsie. In: Handbuch der Erbbiologie des Menschen, Bd. V, Teil 2, S. 932—1020. Hrsg.: G. Just. Berlin: Springer 1939. — Corberi, G.: Sindromi di regressione mentale infantogiovanile. Riv. Pat. nerv. ment. 31, 6—45 (1926). — Cordier, J., Wulf, A. de, Louis-Bar, D., Radermecker, J., Seegers, J. et G.: Études cliniques sur l'épilepsie-myoclonie. Acta neurol. belg. 49, 233 (1949). — Cossa, P., Paoli, F., Champeau, J., Melan, J.: Un cas de dyssynergia cerebellaris myoclonica de Ramsay-Hunt. Étude clinique et électroencéphalographique. Rev. neurol. 100, 139—144 (1959). — Critchley, M.: Dyssynergia cerebellaris progressiva. Trans. Amer. neurol. Ass. 87, 81—85 (1962). — Crouzon, O., Bouttier: Un cas familial d'épilepsie-myoclonie. Bull. Soc. méd. Hôp. Paris 46, 1620 (1922). — Curcio, F. I., Pedace, E. A.: Disinergia cerebelosa mioclonica. A proposito de una observacion anatomoclinica. Acta neuropsiquiát. argent. 1, 327 (1955).

Dahl, J. F.: Ein Fall von Dysarthrie und Myoklonie. Med. Rev. 46, 49—53 (1929). Ref. Zbl. ges. Neurol. Psychiat. 54, 535 (1930). — Dam, M., Moller, J. E.: Myoclonus epilepsy. Acta neurol. scand. 44, 596—611 (1968). — Dastur, D. K., Singhal, B. S., Seitelberger, F.: Atypische Myoklonusepilepsie. Wien. klin. Wschr. 77, 550 (1965); — — Gootz, M., Seitelberger, F.: Atypical inclusions bodies with myoclonic epilepsy. Acta neuropath. (Berl.) 7, 16—25 (1966). — Davidenkow, S. N., Larina, L. J., Malisheva, T. S.: Die intermittierende Form von Myoklonus-Epilepsie. Nevropat. i Psichiat. 7, 22—26 (1938) (russisch). Ref. Zbl. ges. Neurol. Psychiat. 91, 145 (1939). — Davison, Ch., Keschner, M.: Myoclonus Epilepsy. Arch. Neurol. (Chic.) 43, 534 (1940). — Dawson, G. D.: Relation between the electroencephalogram and muscle action potentials in certain convulsive states. J. Neurol. Neurosurg. Psychiat. 9, 5 (1946). — DECLERCK, A.: Diagnostic et traitement de l'épilepsie myoclonique progressive type Unverricht-Lundborg. Acta neurol. belg. 68, 471—482 (1968). — DELAUNOIS, B.: Sur l'autonomie de la dyssynergie cérébelleuse myoclonique. A propos d'une observation familiale à hérédité dominante. J. Génét. hum. 5, 106—119 (1956). — DELAY, J., FISCH-GOLD, H., PICHOT, P., VERDEAUX, G.: L'épilepsie myoclonique de type Unverricht. Étude génétique. Constatations électro-encéphalographiques. Rev. neurol. 79, 430 (1947). — DELLA ROVERE, O.: Su la mioclonia di Unverricht. Cervello 2, 243—249 (1923). — DENNY-BROWN, D.: Quelques aspects physiologiques des myoclonies. Rev. neurol. 119, 121—129 (1968). — DERCUM, F.: Two cases of retinitis pigmentosa occuring in brothers, one associated with spastic symptom group. Arch. Neurol. Psychiat. (Chic.) 13, 651 (1925). — DESAGE: Un cas de myoclonie-épilepsie progressive. Bull. Soc. med. Hôp. Paris 38, 658—661 (1922). — DETTORI, P.: Su un caso die dissinergia cerebellare mioclonica. Riv. oto-neuro-oftal. 35, 393—398 (1960). — DIEBOLD, K., HÄFNER, H., VOGEL, F.: Zur Klinik der progressiven Myoklonusepilepsien. Dtsch. Z. Nervenheilk. 190, 199—240 (1967); — — — SCHALT, E.: Die myoklonischen Varianten der familiären amaurotischen Idiotie. Humangenetik 5, 119—164 (1968); — Zur Differentialdiagnose der progressiven Myoklonusepilepsien. Fortschr. Neurol. Psychiat. 36, 545—575 (1968); — RONGE, J.: Zur Fehl- und Differentialdiagnostik der Chorea Huntington. Nervenarzt 40, 61—68 (1969); — Aspekte der Erb- und Umweltbedingtheit endogener Psychosen. Nervenarzt 43, 69—76 (1972). — DIEZEL, P. B.: Histochemische Untersuchungen an primären Lipoidosen: Amaurotische Idiotie, Gargoylismus, Niemann-Picksche Krankheit, Gauchersche Krankheit, mit besonderer Berücksichtigung des Zentralnervensystems. Virchows Arch. path. Anat. 326, 89 (1954); — Die Stoffwechselstörungen der Sphingolipoide. Monogr. Gesamtgeb. Neurol. Psychiat. 80, 1—192 (1957). — DIMITRI, V.: Beobachtungen von familiärer myoklonischer Epilepsie mit histopathologischen Studien. Prens. méd. argent. 18, 1229—1238 (1932) (spanisch). Ref. Zbl. ges. Neurol. Psychiat. 65, 377 (1933); — ARANOVICH, J.: Dissinergia cerebellar mioclonica; estudio clinico e histopatologico. Rev. neurol. (B. Aires) 12, 246—266 (1947). — DONINCK, G. VAN: Een studie der Myoklonie. Vlaams. diergeneesk. T. 7, 470—473 (1926). — DOTSENKY, S. N.: Voprosy nevrologii 150—156 (1957). Excerpta Med. VIII, 13, 1818 (1960). — DOWZENKO, A., HORY, W., KULISIEWICZ, T., ZIELINSKI, J.: Myoklonus Epilepsy of Lundborg-Unverricht with Mental Deficiency. Neurol. Neurochir. Psychiat. pol. 14, 767—773 (1964). — DSERSCHINSKY, KOSCHEWNIKOFF, A.: Eine besondere Form von familiärer Myoklonie. (Myoclonia familiaris nocturno-atactica.) Korsakow J. Neurol. Psychiat. 11, 222 (1911). — DYKEN, P., KOLAR, O.: Dancing Eyes, Dancing Feet: Infantile Polymyoclonia. Brain 91, 305—320 (1968).

EDGAR, G. W. F.: Progressive myoclonus epilepsy as an inborn error of metabolism comparable to storage disease. Epilepsia (Boston) 4, 120—137 (1963); — POST, P. J. J.: Amaurotic idiocy and epilepsy. Epilepsia (Boston) 4, 241—260 (1963); — HUIS, IN'T., VELD, L. G., LORENTZ DE HAAS, A. M., FOCKERT, J. A. DE: Les aspects endocrinologiques de l'épilepsie-myoclonie progressive. Psychiat. Neurol. Neurochir. (Amst.) 69, 417—429 (1966). — EICKE, W. J.: Die Hallervorden-Spatzsche Krankheit. In: Handbuch der speziellen pathologischen Anatomie und Histologie. Bd. XIII/1; Hrsg.: LUBARSCH, O., HENKE, F., RÖSSLE, R.: Berlin-Göttingen-Heidelberg: Springer 1957. — ELLINGSON, R. J., SCHAIN, R. J.: Clinical and Laboratory Notes. EEG-Patterns in juvenile cerebral lipidosis. Electroenceph. clin. Neurophysiol. 27, 191—194 (1969). — ELLIS, V., MURPHY, E. I.: Myoclonic Epilepsy. Brit. J. Med. Psychol. 6, 43 (1947). — ELSÄSSER, G.: Erblicher Tremor. Fortschr. Erbpath. 5, 117 (1941). — ERBSLÖH, F.: Dentatum-Bindearmatrophie: Dyssynergia cerebellaris myoclonica. In: BODECHTEL: Differentialdiagnose neurologischer Krankheitsbilder. 2. Aufl., S. 663—664. Stuttgart: Thieme 1963. — ESCOLÁ, J.: Über die Prozeßausbreitung der amaurotischen Idiotie im Zentralnervensystem in verschiedenen Lebensaltern und Besonderheiten der Spätform gegenüber der Pigmentatrophie. Arch. Psychiat. Nervenkr. 202, 95 (1961/1962); — Elektronenmikroskopische Beobachtungen bei verschiedenen Verlaufsformen der familiären amaurotischen Idiotie. Nervenarzt 35, 461—463 (1964).

FABER, K.: Om familiaer Myokloni (Unverricht). Hospitalstidende 26 u. 27 (1901). Ref. Neurol. Cbl. 23, 955—956 (1904). — FAIRWEATHER, D. S., O'SULLIVAN, H. J. L., WALTER, W. G.: Unverrichts myoclonic epilepsy in identical twins. Electroenceph. clin. Neurophysiol. 1, 115—116 (1949). — FATTOVICH, G.: Sulla forma di Kufs dell'idiozia amaurotica. Cervello 30, 89—120 (1954). — FELDMANN, H., WIESER, ST.: Klinische Studie zur essentiellen Myoklonie. Arch. Psychiat. Nervenkr. 205, 555—570 (1964). — FERRIER, D., TURNER, W. H.: Zit. n.

Bürgi (1945). — Filimonoff, I. N.: Ein eigenartiger der Unverricht-Lundborgschen Krankheit nahestehender Fall von familiärer Erkrankung. Z. Neurol. 108, 86—95 (1927). — Fine, D. J., Barron, K. D., Hirano, H.: Central nervous system lipidosis in an adult with atrophy of the cerebellar granular layer. J. Neuropath. exp. Neurol. 19, 355 (1966). — Force, L.: Étude critique de la dyssynergie cérébelleuse myoclonique. Thèse Bordeaux, 1955. — Ford: Zit. nach Grinker (1937). — Franceschetti, A., Klein, D.: Hérédo-ataxies par dégénérescence spino-ponto-cérébelleuse. Les manifestations tapéto-rétiniennes et leur importance clinique et génétique. Rev. Oto-neuro-ophthal. 20, 109—166 (1948); — — Willener, H.: Dyssynergie cérébelleuse myoclonique (Ramsay-Hunt) à transmission dominante dans une famille bernoise. Schweiz. Arch. Neurol. Psychiat. 74, 419 (1954). — Frenkel, O. M., Dubinskaya, A. A.: Über die Wirkung von Lichtreizen auf Krämpfe. (Variante der Myoklonie Unverricht-Lundborg.) Arch. biol. Nauk. 44, 185—194 (1936) (russisch). Ref. Zbl. ges. Neurol. Psychiat. 89, 408 (1938). — Frets, G. P., Overborch, J. F. A.: Ein Fall von frühjuveniler, familiärer amaurotischer Idiotie. Ref. Zbl. ges. Neurol. Psychiat. 40, 824 (1925). — Friedreich, N.: Paramyoclonus multiplex. Virchows Arch. path. Anat. 86, 421 (1881). — Friedrich, G.: Untersuchungen über den Fett- und Lipoidabbau in anämischen Nekroseherden bei einem Spätfall von amaurotischer Idiotie. Z. ges. Neurol. Psychiat. 160, 713 (1938); — Familiäre amaurotische Idiotie. In: Handbuch d. spez. pathol. Anatom. und Histol. Bd. XIII/1, S. 540 bis 588. Eds.: Lubarsch, Henke und Rössle. Berlin-Göttingen-Heidelberg: Springer 1957. — Frigerio, A.: Su l'istopatologia della mioclonoepilessia. Note e Riv. di psichiat. 10, 319 (1922). Ref. Zbl. ges. Neurol. Psychiat. 32, 196 (1923). — Franck, G., Reznik, M.: Epilepsie-myoclonie progressive d'Unverricht-Lundborg; étude anatomo-clinique d'une forme abiotrophique. Acta neurol. belg. 67, 713—730 (1967). — Fuhrmann, W.: Genetic Aspects of Lipidoses. In: Lipids and Lipidoses, p. 56—94; Ed.: Schettler, G. New York: Springer 1967; — Vogel, F.: Genetische Familienberatung. Berlin-Heidelberg-New York: Springer 1968.

Galant, S.: Eigentümlichkeiten einer Myoklonusepilepsie. Neurol. Cbl. 37, 782—784 (1918). — Gallemaerts, V., Kleyntjens, F., Cloetens, W.: Hérédo-ataxie cérébelleuse de Pierre Marie. Evolution en syndrome spastique avec contractions myocloniques. J. belge Neurol. Psychiat. 39, 667—675 (1939). — Gans, A.: Degeneratie der beide olijven als anatomisch substraat bij myoclonie. Psychiat. neurol. Bl. (Amst.) 30, 190—191 (1926). — Garcin, R., Rondot, P., Guiot, G.: Rhythmic myoclonus of the right arm as the presenting symptom of a cervical cord tumour. Brain 91, 75—84 (1968). — Garnier, Santenoise: Un cas de paramyoclonus multiplex associé à l'épilepsie. Ann. méd.-psychol. 1, 393—401 (1898). — Gastaut, H.: Combined photic and Metrazol activation of brain. Electroenceph. clin. Neurophysiol. 2, 249—261 (1950); — Remond, A.: Étude électroencéphalographique des myoclonies. Rev. neurol. 86, 596—609 (1952); — Séméiologie électro-clinique et nosographie analytique des myoclonies. Rev. neurol. 119, 1—30 (1968). — Gaudier, B., Petit, H., Poingt, D.: Maladie de Ramsay-Hunt. Pédiatrie 50, 65—69 (1964). — Giannini, W.: La malattia mioclono-epilettica. Riv. Pat. nerv. ment. 82, 511—522 (1961). — Gibbs, F. A., Gibbs, E. L.: Atlas of Electroencephalographie, Vol. II, Epilepsy. Cambridge (Mass.): Addison-Wesley Press, Inc., 1950. — Gilbert, G. J., McEntee, J., Glaser, G. H.: Familial myoclonus and ataxia. Neurology (Minneap.) 13, 365 (1963). — Girard, P. F., Garde, A.: Syndrome de Ramsay-Hunt et myoclonie oppositionelle. J. Méd. Lyon 28, 745—806 (1947). — Gonatas, N. K., Gonatas, J.: Ultrastructural and biochemical observations on a case of systemic late infantile lipidosis and its relationship to Tay-Sachs disease and gargoylism. J. Neuropath. exp. Neurol. 24, 318—340 (1965). — Gorn, W.: Über Myoklonie, Myoklonusepilepsie und verwandte Krankheiten. Z. ges. Neurol. Psychiat. 9, 377—401 (1914). — Greenfield, J. G.: The Retina in cerebrospinal lipoidosis. Proc. roy. Soc. Med. 44, 686 (1951); — The spino-cerebellar degenerations. Oxford: Blackwell 1954; — Holmes, G.: The histopathology of juvenile amaurotic idiocy. Brain 48, 183 (1925); — Nevin, S.: Amaurotic family idiocy: Study of a late infantile case. Trans. ophthal. Soc. U.K. 53, 170—200 (1933). — Gregorio, G. de, Serra, C.: Reperti elettroencefalografici ed elettromiografici in un caso di mioclono-epilessia. Folia psychiat. (Lecce) 3, 3—20 (1960). — Grinker, R. R.: Neurology. 2. Aufl. London: Baillière 1937; — Serota, H., Stein, S. J.: Myoclonic epilepsy. Arch. Neurol. Psychiat. (Chic.) 40, 968—980 (1938). — Gruhle, W.: Über die Fortschritte in der Erkenntnis der Epilepsie in den Jahren 1910—1920 und über das Wesen der Krankheit. Zbl. ges. Neurol. Psychiat. 34, 21 (1924). — Guillain, G., Alajouanine, Th., Celice, J.: Sur un cas d'atrophie cérébelleuse portant sur le système dento-rubrique (Dyssynergia cerebellaris myoclonica de Ramsay-Hunt). Rev. Oto-neuro-ophtal. 3, 589—591 (1925); — — Sur un cas d'atrophie cérébelleuse portant sur le système dento-rubrique (dyssynergie cérébelleuse myoclonique de R. Hunt). In: Études Neurol., 4. Serie, 98 (1930); — MOLLARET, P.: Deux cas de myoclonies synchrones et rythmées vélo-pharyngo-laryngo-oculo-diaphragmatiques. Le problème anatomique et physiologique. Rev. neurol. 11, 545—566 (1931).

HADDENBROCK, S.: Zur Pathogenese systematischer Bahndegenerationen bei amaurotischer Idiotie und zur Frage der Beziehungen dieses Leidens zur Myoclonus-Epilepsie. Arch. Psychiat. Nervenkr. 185, 129—164 (1950). — HÄNEL, H., BIELSCHOWSKY, M.: Olivo-cerebelläre Atrophie unter dem Bilde des familiären Paramyoklonus. J. Psychol. Neurol. (Lpz.) 21, 385—403 (1915). — HAGUENAU, J., CHRISTOPHE, J., REMOND, A., PECKER, J.: Epilepsie myoclonique progressive généralisée. Étude clinique et bioélectrique. Rev. neurol. 82, 116—122 (1950). — HALLERVORDEN, J.: Spätform der amaurotischen Idiotie unter dem Bilde der Paralysis agitans. Mschr. Psychiat. Neurol. 99, 74 (1938); — Spätfälle von amaurotischer Idiotie. Verh. dtsch. Ges. Verdau.- u. Stoffwechselkr. 14, 103 (1939). — HALLIDAY, A. M.: The electrophysiological study of myoclonus in man. Brain 90, 241—284 (1967); — The clinical incidence of Myoclonus. In: WILLIAMS: Modern Trends in Neurology. Vol. 4, Butterworths ed. 69—105 (1967). — HALTIA, M., KRISTENSSON, K., SOURANDER, P.: Neuropathological studies in three scandinavian cases of progressive Myoclonus Epilepsy. Acta Neurol. Scand. 45, 63—77 (1969). — HANHART, E.: Über 27 Sippen mit infantiler amaurotischer Idiotie (Tay-Sachs). Acta Genet. med. (Roma) 3, 331 (1954). — HARENKO, A., TOIVAKKA, E. I.: Myoclonus epilepsy (Unverricht-Lundborg) in Finland. Acta Neurol. Scand. 37, 4 (1961). — HARRIMAN, D. G. F., MILLAR, J. H. D., STEVENSON, A. C.: Progressive familial myoclonic epilepsy in three families. Its clinical features and pathological basis. Brain 78, 325—349 (1955). — HARTUNG, E.: Zwei Fälle von Paramyoclonus multiplex mit Epilepsie. Z. ges. Neurol. Psychiat. 56, 150—153 (1920). — HASHI, N., YAMADA, T., MIMURA, M., WAKE, R., NAKATA, K., IRINO, T.: Autopsy Findings of Lafora's Disease with Special Reference to the Electronmicroscopic Findings of the Lafora Body and Chemical Analysis of the Brain. Psychiat. Neurol. jap. 71, 140—152 (1969). — HASSIN, G. B.: A case of amaurotic family idiocy. Late infantile type (Bielschowsky) with clinical picture of decerebrate rigidity. Arch. Neurol. Psychiat. (Chic.) 16, 708—727 (1926). — HASSLER, R.: Extrapyramidal-motorische Syndrome und Erkrankungen. Handbuch der Inneren Medizin, Bd. V, Neurologie III, S. 676—904. Berlin-Göttingen-Heidelberg: Springer 1953; — Myoclonies extrapyramidales traitées par coagulation stéréotaxiques de la voie dentato-thalamique et leur mécanisme physiopathologique. Rev. neurol. 119, 409—418 (1968). — HEINZE: Myoclonus-Epilepsie mit Demonstrationen. Zbl. ges. Neurol. Psychiat. 85, 510—512 (1937). — HENNEAUX, J.: Une atrophie cérébelleuse sénile fruste sous l'aspect clinique d'une épilepsie-myoclonie progressive avec démence. Acta neurol. belg. 58, 270 (1958). — HEYKOP, TEN HAM VAN, M. W., JAGER, H. DE: Progressive myoclonus epilepsy with Lafora-bodies, clinical-pathological features. Epilepsia (Amst.) 4, 95 (1963). — HILL, W., SHERMAN, H.: Acute Intermittent Familial Cerebellar Ataxia. Arch. Neurol. (Chic.) 18, 350—357 (1968). — HIRAI, Y., KUYAMA, T.: Histopathologischer Befund im Gehirn der Myoklonuskörperepilepsie. Kyoto med. J. 39, 1163 (1942). — HODSKINS, B., YAKOVLEV, P. I.: Anatomic clinical observations on myoclonus in epileptics and on related symptom complexes. Amer. J. Psychiat. 9, 827—848 (1930). — HOFF, H.: Zit. nach WEINGARTEN (1957). — HOLMES, J. M., HOUGHTON, R. C., WOOLF, A. L.: A Myopathy Presenting in Adult Life with Features Suggestive of Glycogen Storage Disease. J. Neurol. Neurosurg. Psychiat. 23, 302 (1960). — HOLZER, W.: Zur Histologie der Myoklonus-Epilepsie. In: Beiträge zur Histopathologie des Gehirns. Hrsg.: RAUCH, H. J. Heidelberg: Scherer 1948. — HOOF, F. VAN, HAGEMAN-BAL, M.: Progressive familial myoclonic epilepsy with Lafora bodies. Electron microscopic and histochemical study of a cerebral biopsy. Acta neuropath. (Berl.) 7, 315—326 (1967). — HOSOTTE, A.: Encéphalite myoclonique zostérienne avec epilepsie-myoclonie. Rev. neurol. 85, 310—320 (1951). — HUNT, J. R.: Dyssynergia cerebellaris progressiva. A chronic progressive form of cerebellar Tremor. Brain 37, 247—268 (1914/1915); — Dyssynergia cerebellaris myoclonica-primary atrophy of the dentate system. A contribution to the pathology and symptomatology of the cerebellum. Brain 44, 490—538 (1921); — The strio-cerebellar tremor. A study of the nature and localisation of the combined form of organic tremor. Arch. Neurol. Psychiat. (Chic.) 8, 664—678 (1922). — HUNTER, J., INGVAR, D. H.: Pathways mediating Metrazol induced irradiation of visual impulses; experimental study in cat. Electroenceph. clin. Neurophysiol. 7, 39—60 (1959).

IMAI, Y., HAKOZUBI, S., ABE, K., OYAKE, Y.: An autopsy case of myoclonic epilepsy associated with basophilic myocardial degeneration of highest degree. Brain and Nerve 8, 610 (1956).

JACOBS, H.: Myoclonus and ataxia occuring in a family. J. Neurol. Neurosurg. Psychiat. 28, 272 (1965). — JACQUIN, G., MARCHAND, L.: Myoclonie épileptique progressive (type Unverricht-Lundborg). Encéphale 3, 205 (1913). — JAKOB, H.: Ablagerungen im Zentralnervensystem bei der protrahierten Verlaufsform (Typ Lundborg) der Myoklonuskörperkrankheit. Acta neuropath. (Berl.) 12, 260—275 (1969). — JANEWAY, R., RAVENS, R., PEARCE, L. A., ODOR, D. L., SALEM, W., SUZUKI, K.: Progressive myoclonus epilepsy, with Lafora inclusion bodies. I. Clinical, genetic, histopathologic and biochemical aspects. Arch. Neurol. (Chic.) 16, 565—582 (1967). — JANNY, P., GIBERT, G.: Epilepsie myoclonique cérébelleuse de la première enfance avec deterioration mental, à évolution rapide. Rev. neurol. 93, 858 (1955). — JANSKY, J.: Über einen noch nicht beschriebenen Fall der familiären amaurotischen Idiotie mit Hypoplasie des Kleinhirns. Z. Erforschg. jgdl. Schwachs. 3, 86 (1910). — JANSKY, J., MYSLIVECEK, Z.: Beitrag zur familiären amaurotischen Idiotie. Arch. Psychiat. Nervenkr. 59, 668 (1918). — JANSSEN, P.: Sur une épilepsie-myoclonie familiale d'Unverricht-Lundborg chez le Noir. Acta neurol. belg. 55, 77—85 (1955). — JANZ, D.: Die Petit Mal-Epilepsien. Habilitationsschrift, Heidelberg 1954; — Verlaufsgestalten idiopathischer Epilepsien. Nervenarzt 34, 333 (1963); — Die Epilepsien. Stuttgart: Thieme 1969. — JATZKEWITZ, H., PILZ, H., SANDHOFF, K.: Quantitative Bestimmungen von Gangliosiden und ihren neuraminsäurefreien Derivaten bei infantilen, juvenilen und adulten Formen der amaurotischen Idiotie und einer spätinfantilen biochemischen Sonderform. J. Neurochem. 12, 135 (1956). — JERVIS, G. A.: Familial idiocy due to neuronal lipidosis (so-called late amaurotic idiocy). Amer. J. Psychiat. 107, 409 (1950); — Juvenile amaurotic idiocy. J. Dis. Child. 97, 663 (1959). — JOSTMANN, H.: Beitrag zur Verursachung und Klinik der progressiven Myoklonusepilepsie. Dissertation, Münster 1949. — JUNG, R.: Physiologische Untersuchungen über den Parkinsontremor und andere Zitterformen beim Menschen. Z. ges. Neurol. Psychiat. 173, 263 (1941).

KEHRER, F.: Erblichkeit und Nervenleiden. Monogr. Gesamtgeb. Neurol. Psychiat., H. 50. Berlin: Springer 1928. — KIRCHHOF, J. K. J.: Das myorhythmische Syndrom und seine Beziehungen zur Athetose. Nervenarzt 19, 153—162 (1948); — KUMRAL, K., ERTEKIN, C.: Akute Myoklonie nach Inhalation von Quecksilberdampf. Nervenarzt 34, 126—129 (1963). — KLEIN, D.: Genetic aspects of the neurolipidoses. Proc. 3th Intern. Congr. Hum. Genetics. Baltimore: Hopkins Press 1967; — MUMENTHALER, M., KRAUS-RUPPERT, R., RALLO, E.: Une grande famille valaisanne atteinte d'epilepsie myoclonique progressive et de retinite pigmentaire. Humangenetik 6, 237—252 (1968). — KLINKEN-RASMUSSEN, L., DYGGVE, H. VAN: A case of late infantile amaurotic idiocy of the myoclonus type. Acta neurol. scand. 41, 172 (1965). — KNUDSON, A. G., Jr., KAPLAN, D.: Genetics of the sphingolipidoses. In: Cerebral Sphingolipidoses, p. 395; Eds.: ARONSON, S. M., VOLK, B. W. New York-London: Acad. Press 1962. — KOCH, G.: Die Erblichkeit der Epilepsien. Psychiat. Neurol. Neurochir. 66, 153—183 (1963); — Krankheiten mit vorwiegender Beteiligung des extrapyramidalen Systems. In: Kurzes Handbuch der Humangenetik in fünf Bänden. Hrsg.: BECKER, P. E., Bd. V, S. 180—307. Stuttgart: Thieme 1966. — KOSCHEWNIKOFF, J.: Eine besondere Form von corticaler Epilepsie. Neurol. Cbl. 14, 47—48 (1895); — Zur Lehre über die Myoklonusepilepsie Unverricht-Lundborgs. Psychoneurol. Festschr. f. A. JUSCENKO 1928, 306—311. Ref. Zbl. ges. Neurol. Psychiat. 54, 534 (1930). — KRAKORA, S.: Amyloidkörper im Zentralnervensystem und myoklonische Epilepsie. Rev. neurol. Praha 26, 299—307 (1929) (tschechisch). Ref. Zbl. ges. Neurol. Psychiat. 54, 535 (1930). — KRAUS-RUPPERT, R., OSTERTAG, B., HÄFNER, H.: Beitrag zur Spätform (Typ Lundborg) der Myoklonuskörperkrankheit. Acta neuropath. (im Druck). — KREBS, E.: Des mouvements involontaires de l'encéphalite épidémique et de leurs caractères intrinsèques. Rev. neurol. 1, 222—234 (1924); — Les myoclonies (Étude séméiologique). Rapport à la XVIIIe Rèunion neurologique internationale. Rev. neurol. 86, 549—566 (1952); — DEREUX, J., CHRISTOPHE, J., BOURGUIGNAN, G., MESSIMY, R.: Un cas de myoclonie-épilepsie. Rev. neurol. 85, 53—59 (1951); — PLANTEY, F.: Étude anatomopathologique d'un syndrome de clonies intentionelles et oppositionnelles avec électroencéphalogrammes répétés du type de l'épilepsie au début et dans la suite évolutive d'une atrophie cérébelleuse corticale. Rev. neurol. 93, 207—215 (1955). — KREINDLER, A., CRIGHEL, E., POILICI, I.: Clinical and electroencephalographic investigations in myoclonic cerebellar dyssynergia. J. Neurol. Neurosurg. Psychiat. 22, 232 (1959); — — — Aspects électroencéphalographiques de la dyssynergie cérébelleuse myoclonique. Rev. neurol. 113, 364—368 (1965). — KREWER: Ein Fall von Paramyoklonus multiplex. Dtsch. Z. Nervenheilk. 9 (1896). — KRUSE, R.: Das myoklonischastatische Petit Mal. Monogr. Gesamtgeb. Neurol. Psychiat., H. 124. Berlin-Heidelberg-New York: Springer 1968. — KUFS, H.: Über eine Spätform der amaurotischen Idiotie und ihre heredofamiliären Grundlagen. Z. ges. Neurol. Psychiat. **95**, 169 (1925); — Über einen Fall von Spätform der amaurotischen Idiotie mit atypischem Verlauf und mit terminalen schweren Störungen des Fettstoffwechsels im Gesamtorganismus. Z. ges. Neurol. Psychiat. **122**, 395—415 (1929); — Über einen Fall spätester Form der amaurotischen Idiotie mit dem Beginn im 42. und Tod im 59. Lebensjahre in klinischer, histopathologischer und vererbungspathologischer Beziehung. Z. ges. Neurol. Psychiat. **137**, 432—448 (1931); — Über die verschiedenen Formen der amaurotischen Idiotie und die Beziehungen zur Niemann-Pickschen Krankheit und über zwei neue Fälle dieser Krankheit. Zbl. ges. Neurol. Psychiat. **122**, 271 bis 272 (1953).

LAFORA, C. R.: Über das Vorkommen amyloider Körperchen im Inneren der Ganglienzellen. Virchows Arch. path. Anat. **205**, 295 (1911); — Les myoclonies et les corps amylacés dans les celulles nerveuses. (Priorité de leur decouverte.) Rev. neurol. **2**, 399—413 (1923); — Die Myoklonien und die Corpora amylacea in den Nervenzellen. Arch. Neurobiol. **4**, 1 (1924); — Myoclonus. Physiological and pathological considerations. Excerpta Med. **8**, 769—771 (1955); — GLÜCK, B.: Beitrag zur Histopathologie der myoklonischen Epilepsie. Z. ges. Neurol. Psychiat. **6**, 1 (1911). — LAITINEN, L.: Thalamotomy in progressive myoclonus epilepsy. Acta Neurol. Scand. **43**, Suppl. 31, 170—171 (1967). — LARSSON, T., SJÖGREN, T.: Essential tremor. A clinical and genetic population study. Kopenhagen: Munksgaard 1960. — LATHAM, A. D., MUNRO, T. A.: Familial myoclonus epilepsy associated with deaf-mutism in a family showing other psychobiological abnormalities. Ann. Eugen. (Lond.) **8**, 166—175 (1937). — LAUDE, R.: Neuropathies héréditaires à l'Ile de la Réunion. Étude d'un isolat. Thèse médecine, Lille 1964. — LEEUWEN, A. VAN, LAUWERS, H.: A partial form of familial myoclonus. Brain **70**, 479 (1947); — LARUELLE, L., LAUWERS, H., MASSION-VERNIORY, L., RADERMECKER, J.: Epilepsie-myoclonie familiale, sans démence, avec forme partielle (labioglosso-vélo-palatine) et obesité du typ glandulaire. Encéphale **39**, 449—471 (1950). — LEMIEUX, L.: Thalamic pathology of amaurotic family idiocy: Contribution of cytology of thalamus. J. Neuropath. exp. Neurol. **13**, 343 (1954). — LENNOX, W. G.: Epilepsy and Related Disorders, Vol. 2, p. 586—587. Boston-Toronto: Little Brown & Comp. 1960. — LENZ, H.: Ein Fall von Chorea Huntington mit Symptomen einer hereditären Ataxie. Erbarzt **7**, 42 (1939). — LESNIOWSKI, S.: Dyssynergie cérébelleuse myoclonique familiale. Rev. neurol. **57**, 742—743 (1932). — LHERMITTE, J.: La section totale de la moelle dorsale. Bourges: T. Pigelet 1919. — LIEBERS, M.: Zur Histopathologie der amaurotischen Idiotie und Myoclonus-Epilepsie. Z. ges. Neurol. Psychiat. **111**, 465—484 (1927). — LISI, L. DE: Dissinergia cerebellare mioclonica o forma cerebellare della mioclono-epilessia di Unverricht. Lez. clin. Rif. Med. 1311—1318 (1935). — LITTMANN, J.: Experimenteller Beitrag zur Lehre von der Athetose. Schweiz. Arch. Neurol. Psychiat. **21**, 3—42 (1927). — LITVAK, A., BLANDIN, J., AYME, J.: Contribution à l'étude de la maladie d'Unverricht. Mschr. Psychiat. Neurol. **119**, 25—35 (1950). — LOBSTEIN, J.: Over Chronische Progressive Myoclonus-Epilepsie, Type Unverricht-Lundborg. Ned. T. Geneesk. **72**, 411—413 (1928). — LO CASCIO, G., D'ANGELO, C., GIORDANO, A.: Contributo alla conoscenza delle sindromi miocloniche. La mioclonoepilessia familiale tipo Ramsay Hunt. Lav. neuropsichiat. **40**, 1—15 (1967). — LOMBROSO, C., MERLIS, J. K.: Effect of motor cortex oblations on reflex myoclonus in monkey. Proc. Soc. exp. Biol. (N. Y.) **82**, 591—593 (1953). — LOPEZ AYDILLO, N. R., GILSANZ GARCIA, V., LOPEZ ZANON, A., CANADA ZUBIA, L., BEGONA URCULLO SAUTO, M.: Estudio clinico e histopatologico de un caso de epilepsia mioclonica progressiva o enfermedad de Unverricht Lundborg. Trab. Inst. Cajal Invest. biol. **57**, 187—218 (1965). — LORENTZ DE HAAS, A. M., LOMBROSO, C., MERLIS, J. K.: Electroenceph. clin. Neurophysiol. **5**, 177 (1953). — LOUIS-BAR, D., VAN BOGAERT, L.: Sur la dyssynergie cérébelleuse myoclonique (Hunt). Mschr. Psychiat. Neurol. **113**, 215—247 (1947). — LOWENTHAL, A.: Clinical Biochemistry of Epilepsy. Epilepsia **6**, 198—204 (1965); — ZEMAN, W.: Considerations on a classification of neurolipidoses. Path. europ. **3**, 494—498 (1968). — LUBIN, A., MARBURG, O.: Juvenile amaurotic idiocy. Arch. Neurol. Psychiat. **49**, 559—573 (1943). — LUNDBORG, H.: Über die Beziehungen der Myoclonia familiaris zur Myotonia congenita. Dtsch. Z. Nervenheilk. **22**, 153—162 (1902); — Die progressive Myoklonusepilepsie. Uppsala: Almquist & Wiksell 1903; — Der Erbgang der progressiven Myoklonusepilepsie. Z. ges. Neurol. Psychiat. **9**, 353—358 (1912); — Medizinisch-biologische Familienforschung innerhalb eines 2232köpfigen Bauerngeschlechtes in Schweden. Jena: Fischer 1913. — LUXENBURGER, H.: Die Schizophrenie und ihr Erbkreis. In: Handbuch der Erbbiologie des Menschen, Bd. V, Teil 2, S. 769—872. Hrsg.: G. JUST. Berlin: Springer 1939.

Maere, M., Myle, G.: Un syndrome d'ataxie cérébelleuse progressive avec oligophrenie chez deux jeunes israelites polonais. J. neurol. belg. 38, 96 (1938). — Magaudda, P.: Sulla mioclonia di Unverricht. Contributo clinico. Boll. clin. 40, 161—167 (1923). Ref. Zbl. ges. Neurol. Psychiat. 34, 226 (1926). — Majluf, E., Chiok, N.: Idiotez amaurotica. Caso anatomoclinico. Ref. Zbl. ges. Neurol. Psychiat. 118, 278 (1952). — Malamud, N., Cohen, P.: Unusual form of cerebellar ataxia with sex linked inheritance. Neurology (Minneap.) 8, 261 (1959). — Marchand, L.: Les myoclonies épileptiques. Encéphale 29, 217 (1934); — Dégénérescence amyloide de la cellule nerveuse. Les corpuscules sphérulaires amyloides. Ann. Anat. path. 12, 1—12 (1935); — Borel, J., Laroche, J., Ganry, C.: Idiotie infantile familiale de Tay-Sachs forme myoclono-épileptique chez deux frères. Encéphale 45, 1—40 (1956). — Marinesco, G.: Contribution à l'étude anatomoclinique et la pathogenie de la forme tardive de l'idiotie amaurotique infantile. J. Psychol. Neurol. (Lpz.) 31, 210—232 (1925). Ref. Zbl. ges. Neurol. Psychiat. 43, 594 (1926). — Marques, A.: Dystonic form of amaurotic family idiocy. Arch. Neurol. Psychiat. (Chic.) 58, 46—56 (1947). — Marshall, R.: Myoclonus-epilepsy. Quart. J. Med. 31, 518—519 (1962). — Martin, F., Baumann, J., Fallet, G.: Two cases of family myoclonic epilepsy in a Swiss family. Schweiz. Arch. Neurol. Psychiat. 75, 374—377 (1955). — Matthews, W. B., Howell, D. A., Stevens, D. L.: Progressive myoclonus epilepsy without Lafora bodies. J. Neurol. Neurosurg. Psychiat. 32, 116—122 (1969). — Mathieu, P., Bertrand, J.: Étude anatomo-clinique sur les atrophies cerebelleuses. Rev. neurol. I. 721—765 (1929). — May, D. L., White, H. H.: Familial Myoclonus, Cerebellar Ataxia, and Deafness. Arch. Neurol. (Chic.) 19, 331—338 (1968). — Majdecki, Th., Sluga, E.: Zur Ultrastruktur der spätinfantilen Form der amaurotischen Idiotie. Sitzung der Österr. AG f. Neuropath. v. 6. 2. 1965. Wien. klin. Wschr. 77, 550—551 (1965). — Mazza, A.: Mioclono-epilessia atassica familiare. (Sindrome di Unverricht, con atassia.) Riv. sper. Freniat. 59, 750—777 (1935). — McKusick, V. A., Kaplan, D., Wise, D., Hanley, W. B., Suddarth, S. B., Sevick, M. E., Maumanee, A. E.: The Genetic Mucopolysaccharidoses. Medicine (Baltimore) 44, 445—483 (1965). — Meier-Ewert, K., Schenck, E., Kuhlo, W.: Klinische und neurophysiologische Untersuchung eines ungewöhnlichen myoklonischen Syndroms. Dtsch. Z. Nervenheilk. 196, 343—361 (1969). — Melaragno Filho, R.: Consideracoes sobre a dissinergia cerebelar mioclonica de Ramsay Hunt. Arch. Neuro-psiquiat. (Sao-Paulo) 4, 260—285 (1947). — Menozzi, C.: Aspetti clinico-nosografici della dissinergia cerebellare mioclonica. Riv. Pat. nerv. ment. 82, 143—173 (1961). — Meyer, A.: Über Spätformen und extrapyramidale Symptomenkomplexe bei familiärer amaurotischer Idiotie. Arch. Psychiat. Nervenkr. 94, 211 (1931); — Manning, G. C., Wayne, F.: Juvenile cerebral lipidosis in two siblings. Arch. Neurol. (Chic.) 4, 430—440 (1961). — Millar, J. H. D., Neill, D. W.: Serum mucoproteins in progressive familial myoclonic epilepsy (a preliminary note). Epilepsia (Boston) 1, 115—116 (1959). — Möbius: Zit. nach Lundborg (1903). — Montanes, M. R.: Mioclonia familiar. (Sindrome de Unverricht-Lundborg.) Rev. esp. Pediat. 7, 791—801 (1951). — Morgenthaler, F.: Histopathologische Untersuchungen über Myoklonie-Epilepsie. Schweiz. Arch. Neurol. Psychiat. 69, 379—382 (1952). — Morse II, W. J.: Hereditary myoclonus epilepsy. Two cases with pathological findings. Bull. Hopkins Hosp. 84, 116—133 (1949). Ref. Zbl. ges. Neurol. Psychiat. 110, 176 (1950). — Moschel, R.: Amaurotische Idiotie mit einer besonderen Form von Pigmentablagerung. Dtsch. Z. Nervenheilk. 172, 102—110 (1954). — Mott, F. W.: Paramyoclonus multiplex with epilepsy affecting four members of a family with microscopic examination of the nervous system in a fatal case. Arch. Neurol. (London) 3, 280 (1907). — Murakami, U.: Clinico-genetic study of hereditary disorders of the nervous system, especially on problems of phenogenesis. Folia psychiat. neurol. jap., Suppl. 1 (1957). — Muskens, L. J. J.: Epilepsie. Berlin: Springer 1926. — Myle, G., van Bogaert, L.: Sur une hérédoataxie avec démence, epilepsie, myoclonie et arachnodactylie. Sa situation vis-à-vis de la dyssynergie cérébelleuse myoclonique de Hunt. Mschr. Psychiat. Neurol. 118, 364—378 (1949). — Myslivecek: Histologischer Befund bei myoklonischer Epilepsie. Bratisl. lek. Listy 8, 10—19 (1928).

Nagao, T., Sakikiba, S., Imamura, H., Yamada, K.: A case of dyssynergia cerebellaris myoclonica with Friedreich ataxia. Brain and Nerve (Jap.) 13, 277—280 (1961). — Namba, M.: The Submicroscopic Structure of the Inclusion Body Seen in Myoclonic Epilepsy and the Histochemistry. Proc. 5th Ann. Meet. Jap. Histochem. Ass. 151—155 (1964); — Grundlage der charakteristischen Verteilung der Myoklonuskörperchen im Zentralnervensystem. Bull. Yamaguchi med. Sch. 13, 251—264 (1966); — Clinical and Histopathological Investigation of Lafora Disease. Fortschr. Nervenforsch. 11, 687—707 (1967); — Myoclonus Epilepsy Lafora

Type. Nippon Rinsho 25, 1607—1614 (1967); — Lafora Disease. Histochemical Atlas. Brain and Nerve 20, 6—13 (1968); — MATSUTANI, M., KOBAYASHI, S.: Klinische Betrachtungen über die Myoklonus-Epilepsie (Lafora-Form). Psychiat. Neurol. jap. 63, 929 (1961); — KOBAYASHI, S., YAMADA, M.: Clinical and biochemical studies of the family with progressive familial myoclonic epilepsy (Lafora-type). Psychiat. Neurol. jap. 63, 1105 (1961); — OTA, T., FUKUNAGA, S.: The Investigation of Electroencephalogram of Patients suffering from Myoclonus Epilepsy (Lafora-type) and its Family. Brain and Nerve 18, 1165 (1966). — NOAD, K. B., LANCE, J. W.: Familial myoclonic epilepsy and its association with cerebellar disturbance. Brain 83, 618 (1960). — NOETZEL, H.: Die Myoklonusepilepsie. In: Hdb. spez. path. Anat. Histol., Bd. XIII, 1. Teil, Bandteil A, S. 588. Berlin-Göttingen-Heidelberg: Springer 1957. — NOICA, D., NICOLESCO, J., BANU, E.: Contribution a l'étude de l'atrophie olivo-ponto-cérébelleuse. Rev. neurol. 66, 285—306 (1936). — NORMAN, R. M.: Observations on the neuropathology of the cerebral lipidoses. Path. europ. 3, 143—153 (1968). — NORMAN, S. J., WOOD, N.: A congenital form of amaurotic family idiocy. J. Neurol. Psychiat. 4, 175 (1941). — NOVELLETTO, A.: Problèmes actuels de la myoclonie-épilepsie progressive de Unverricht-Lundborg. Revue bibliogr. et critique. Encéphale 47, 223—252 (1958); — NANNARELLI, V.: Sindrome familiare ravvicinabile alla dissinergia cerebellare mioclonica di Ramsay Hunt. Riv. Neurol. 29, 531—538 (1959).

O'BRIEN, J. S., STERN, M. B., LANDING, B. H., O'BRIEN, J. K., DONNELL, G. N.: Generalized gangliosidosis. Amer. J. Dis. Child. 109, 338 (1965). — ODOR, D. L., JANEWAY, R., PEARCE, L. A., RAVENS, J. R.: Progressive Myoclonus Epilepsy with Lafora Inclusion Bodies. II. Studies of Ultrastructure. Arch. Neurol. (Chic.) 16, 583—594 (1967). — OSTERTAG, B.: Zur Histopathologie der Myoklonusepilepsie. (Eine weitere Studie über die intragangliocellulären Einlagerungen.) Arch. Psychiat. Nervenkr. 73, 632 (1925).

PALLIS, C. A., DUCKETT, S., PEARCE, A. G. E.: Diffuse lipofuscinosis of the central nervous system. Neurology (Minneap.) 17, 381—394 (1967). — PARHON, C. I., STEFANESCU, M.: Recherches anatomo-pathologiques sur un cas d'epilepsie myoclonique. Bull. Soc. Roum. Neurol. 3, 1—6 (1930); — MARINESCO-BALOIU: Epilepsie myoclonique d'origine encephalitique. Presence de glycogen (?) en grande quantité dans le cerveau de ce malade. Bull. Acad. Med. Roum. 2, 617—619 (1936). — PASSOUANT, P., LATOUR, H., MINIVIELLE, J., CADILHAC, J.: Effet de l'inhibition du sinus carotidien sur le Petit Mal et l'epilepsie myoclonique. Rev. neurol. 87, 218—221 (1952). — PEARCE, L. A., JANEWAY, R., RAVENS, J. R., ODOR, D. L.: An Ultrastructural and Biochemical Investigation of Lafora's Disease. Trans. Amer. neurol. Ass. 90, 102—106 (1965). — PEIFFER, J.: Kindlicher Schwachsinn. Durch Stoffwechselstörungen bedingte Encephalopathien. In: Almanach für Neurologie und Psychiatrie 1967, S. 167—196. München: J. F. Lehmann 1967. — PENFIELD, W., JASPER, H.: Epilepsy and the Functional Anatomy of the Human Brain. Boston: Little Brown & Co. 1954. — PENROSE, L. S.: Inheritance of phenylpyruvic amentia. Lancet II, 192 (1935). — PESSINA, G.: Su un caso di mioclono-epilessia. Riv. Pat. nerv. ment. 78, 745—757 (1957). — PETERSEN, I., HAMBERT, O.: Clinical and electroencephalographic studies of responses to lidocaine and chlormethiazole in progressive myoclonus epilepsy. Acta Psychiat. Scand. 42, 45—64 (1966). — PILZ, H.: Referat vom 11. 2. 1970 in der Univ.-Kinderklinik Heidelberg. — PINTUS, G.: Stato mentale e trasmissione ereditaria della mioclono-epilessia di Unverricht. Riv. sper. Freniat. 61, 335—384 (1937). — POILICI, I.: Le syndrome myoclonique de la dyssynergie cerebelleuse de Ramsay Hunt. Rev. neurol. 119, 184 (1968). — PRATT, R. T. C.: The genetics of neurological disorders. Oxford: Univ. Press 1967. — PRECECHTEL, A.: Hypoplasia of the cerebellum and of the inferior olivary system in myoclonus. Zbl. ges. Neurol. Psychiat. 54, 235 (1928). — PROCHNOW, M., PICHLER, R., MÄRK, W.: Drei Fälle von Myoklonus-Epilepsie. Z. Kinderheilk. 48, 266 (1940).

RADERMECKER, J.: Relations anatomocliniques et electro-encephalographiques dans le groupe des idioties amaurotiques. Dtsch. Z. Nervenheilk. 169, 236—254 (1952). — RALLO, E., MARTIN, F., INFANTE, F., BEAUMANOIR, A., KLEIN, D.: Epilepsie myoclonique progressive maligne (maladie de Lafora). Acta neurol. belg. 68, 356—369 (1968). — RAYNER, S.: Juvenile amaurotic idiocy, diagnosis of heterozygotes. Acta genet. (Basel) 3, 1 (1952); — Juvenile amaurotic idiocy in Sweden. Lund: Ohlson 1962. — REISCH u. SPATZ: Zit. n. AMMERMANN (1940). — RICHARDSON, E., BORNHOFEN, J. H.: Early childhood cerebral lipidosis with prominent myoclonus. Arch. Neurol. (Chic.) 18, 34—43 (1968). — RICHTER, R., PARMELEE, A. H.: Late infantile amaurotic idiocy with marked cerebral atrophy. Amer. J. Dis. Child. 50, 111 (1935). — RIEHL, J. L., LEE, D. K., ANDREWS, J. M., BROWN, W. J.: Electrophysiological and neuropharmacological studies in a patient with Unverricht-Lafora's disease. Neurology (Minneap.) 17, 502 (1967). — Risio, C. de: Su di un caso di Dissinergia Cerebellare Mioclonica di R. Hunt. Riv. sper. Freniat. 81, 941 (1957). — Rogalski, T.: Zur Kasuistik der juvenilen Form der amaurotischen Idiotie mit histopathologischem Befund. Arch. Psychiat. Nervenkr. 47, 1195 (1910). — Rogé, R., Farfor, J. A.: Sur un cas de dyssynergie cérébelleuse myoclonique progressive. Rev. neurol. 70, 49—55 (1938). — Roger, J., Gastaut, M., Toga, M., Soulayrol, R., Regis, M., Loob, M., Tassinari, A., Dubois, D., Poinso, Y., Mesdjian, E.: Epilepsie-myoclonie progressive avec corps de Lafora. Étude clinique, polygraphique et anatomique d'un cas. Rev. neurol. 112, 50—61 (1965); — — Boudouresque, J., Toga, M., Dubois, D., Lob, H.: Epilepsie-myoclonie progressive avec corps de Lafora. Rev. neurol. 116, 197—212 (1967); — Soulayrol, R., Hassoun, J.: La Dyssynergie cérébelleuse myoclonique (Syndrome de Ramsay Hunt). Rev. neurol. 119, 85—106 (1968). — Roizin, L., Ferraro, G.: Myoclonus Epilepsy. Clinico-pathologic Report of a Case. J. Neuropath. exp. Neurol. 1, 297 (1942). — Rosenblum, M. P., Herman, M.: Myoclonus epilepsy with optic atrophy. J. nerv. ment. Dis. 456—459 (1940). — Rosenhagen, H.: Die primäre Atrophie des Brückenfußes und der unteren Oliven (dargestellt nach klinischen und anatomischen Betrachtungen). Arch. Psychiat. Nervenkr. 116, 163 (1943). — Rossi, E., Gonzales, P.: Autopsie d'un cas d'epilepsie avec myoclonus. Ann. Neurol. 4 (1900). — Rothmann, M.: Die Symptome der Kleinhirnkrankheiten und ihre Bedeutung. Mschr. Psychiat. Neurol. 35, 43—70 (1914).

Santenoise, Laignel-Lavastine: Autopsie d'un cas de paramyoclonus multiplex associé à l'épilepsie. Encéphale 5, 468—471 (1910). — Santha, K. von: Myoklonusepilepsie. In: Handbuch der Inneren Medizin, 3. Aufl., Bd. V, S. 1479. Berlin: Springer 1939. — Sarlin, B., Kloepfer, H. W., Mickle, W. A., Heath, R. G.: The Detection of Carriers in Hereditary Myoclonic Epilepsy. Acta Genet. med. (Roma) 9, 466—470 (1960). — Sato: Zit. n. Murakami (1957). — Scarpitta, I.: L'elettroencefalogramma nella mioclono-epilessia di Unverricht. Lav. neuropsichiat. 27, 103—130 (1960). — Schaefer, K. P., Wieser, St.: Neurophysiologische Untersuchungen zur essentiellen Myoklonie. Arch. Psychiat. Nervenkr. 205, 571—590 (1964). — Scharfetter, Ch.: Das AMP-System. Berlin-Heidelberg-New York: Springer 1971; — Schmoigl, S.: Über das Syndrom der progressiven Myoklonusepilepsie nach Unverricht-Lundborg. (Eine Verlaufsbeobachtung durch eineinhalb Jahrzehnte.) Schweiz. Arch. Neurol. Psychiat. 102, 145—154 (1968). — Schenck, E.: Die Hirnnervenmyorhythmie, ihre Pathogenese und ihre Stellung im myoklonischen Syndrom. Monogr. Gesamtgeb. Neurol. Psychiat., H. 109. Berlin: Springer 1965; — Elektromyographische Befunde bei Myoklonien. Psychiat. Neurol. med. Psychol. (Lpz.) 1969, Beiheft 10/11, 131—139. — Schettler, G.: Lipidosen. In: Handbuch d. inn. Medizin, 4. Aufl., Bd. VII/2, S. 609—778. Berlin-Göttingen-Heidelberg: Springer 1955; — Kahlke, W.: Gangliosidoses. In: Lipids and Lipidoses, p. 213—259. Ed.: G. Schettler. New York: Springer 1967. — Schnabel, R., Seitelberger, F.: Histophysical and histochemical investigations of myoclonus bodies. Path. europ. 3, 218—226 (1968). — Schob, F.: Zur pathologischen Anatomie der juvenilen Form der amaurotischen Idiotie. Z. ges. Neurol. Psychiat. 10, 303 (1912). — Scholz, W.: Über herdförmige protoplasmatische Gliawucherung von syncytialem Charakter. Z. ges. Neurol. Psychiat. 79, 114 (1922). — Schou, H. I.: Myoklonusepilepsie mit eigentümlichen Gehirnveränderungen. Z. ges. Neurol. Psychiat. 95, 12—20 (1925). — Schultze, F.: Über den Paramyoklonus multiplex (Friedreich). Neurol. Cbl. 16, 611—612 (1886); — Über Poly-, Para- und Monoclonien und ihre Beziehungen zur Chorea. Dtsch. Z. Nervenheilk. 13, 409—421 (1898). — Schupfer, F.: Sulle mioclonie. Studio clinico. Policlinico Sez. med. 8 (1901). — Schwarz, G. A., Yanoff, M.: Lafora's disease. Arch. Neurol. (Chic.) 12, 172—188 (1965). — Schwöbel, G.: Die psychischen Störungen bei der Unverricht-Lundborgschen Myoklonusepilepsie und deren Stellung innerhalb der organischen Psychosyndrome. Nervenarzt 25, 232—234 (1954). — Seeligmüller, A.: Ein Fall von Paramyoclonus multiplex (Friedreich). Myoclonia congenita. Dtsch. med. Wschr. 12, 405 (1886); — Über Myoklonie (Paramyoklonus multiplex) und Convulsibilität (Spasmophilie). Dtsch. med. Wschr. 52 (1887). — Seitelberger, F.: Die symptomatischen Kleinhirnatrophien bei Lipoidose. Ref. Zbl. ges. Neurol. Psychiat. 127, 6 (1954); — Sonderformen zerebraler Lipoidosen. IV. Internat. Kongreß f. Neuropath. Proc. I, 3—13 (1962); — Neuer Beitrag zur Myoklonuskörperkrankheit. Proc. Vth Internat. Congr. Neuropath., Zürich 1965 (Excerpta Medica); — Nagy, K.: Zur Histopathologie und Klinik der Spätform von amaurotischer Idiotie. Dtsch. Z. Nervenheilk. 177, 577—596 (1958); — Vogel, G., Stepan, H.: Spätinfantile amaurotische Idiotie. Arch. Psychiat. Nervenkr. 196, 154—190 (1957); — Jacob, H., Peiffer, H. J., Colmant, H. J.: Die Myoklonuskörperkrankheit. Eine angeborene

Störung des Kohlenhydratstoffwechsels. Klinisch-pathologische Studie an fünf Fällen. Fortschr. Neurol. Psychiat. 32, 305—345 (1964); — JACOB, H., PEIFFER, H. J., COLMANT, H. J., SCHNABEL, R.: The myoclonic variant of cerebral lipidosis. In: Inborn disorders of Sphingolipid metabolism. Proc. III. Intern. Symp. on the cerebral Sphingolipidoses. Oxford-New York: Pergamon Press 1966. — SEITZ, D.: Über die Beziehungen der Dyssynergia cerebellaris myoclonica (Hunt) zur Myoklonusepilepsie (Unverricht-Lundborg). Dtsch. Z. Nervenheilk. 173, 111 (1955). — SEKINO, Y., IMAMURA, I., YAMAGUCHI, T.: Ein Beitrag zur Klinik der sogenannten Myoclonusepilepsie. Psychiat. Neurol. jap. 60, 617—633 (1958). — SEPPILLI, G.: Un caso di mioclonia famigliare associata all'epilessia. Riv. sper. Freniat. 1895. — SIGWALD, J., AJURIAGUERRA, J. DE, PIOT, C.: Étude clinique, électroencéphalographique et anatomo-clinique. Rev. neurol. 91, 48—50 (1954). — SIKES, Z. S.: Zit. n. MEIER-EWERT et al. (1960). — SILVER-SKIÖLD, B. P.: Extrapyramidal disorders: Mixed syndroms and Borderline groups. Acta Neurol. Scand. 39, Suppl. 4, 145—157 (1963). — SINISI, L.: Ulteriore contributo allo studio delle sindromi miocloniche. Neuropsichiatria 12, 232—241 (1956). — SJÖGREN, T.: Die juvenile amaurotische Idiotie. Hereditas (Lund) 14, 197—425 (1931); — Klinische und erbbiologische Untersuchungen über Heredoataxien. Kopenhagen: Munksgaard 1943. — SKOBNIKOVA, V. K.: On the peculiarities of the psychic modifications in myoclonus-epilepsy. Nevropat. i Psichiat. 8, 80—86 (1939) (russisch). Ref. Zbl. ges. Neurol. Psychiat. 97, 166 (1940). — SLUGA, E., STOCKINGER, L.: Zur Ultrastruktur der Myoklonuskörper. Acta neuropath. (Berl.) 7, 201 bis 217 (1966); — GOOTZ, M.: Histochemische und elektronenmikroskopische Untersuchungen an der spätinfantilen myoklonischen Variante der amaurotischen Idiotie. Proc. 5th Intern. Congr. Neuropathol. Intern. Congr. Series 100. Excerpta Media Foundation 1965, 407—416. — SOGLIANI, G.: Considerazioni su due casi di mioclono-epilessia di Unverricht. Note Riv. Psichiat. (Pesaro) 67, 283—302 (1938). — SOLE-SAGARRA, J.: Epilepsie myoclonique maligne familiale. Schweiz. Arch. Neurol. Psychiat. 69, 259 (1952). — SPADETTA, V., GIACOMO, P. DE, BORRI, P., PERNIOLA, T.: Su di un caso di tesaurismosi tipo idiozia amaurotica tardiva. Acta neurol. (Napoli) 24, 231—237 (1969). — SPILLER, W. G.: Friedreich's Ataxia. J. nerv. ment. Dis. 37, 418—430 (1910). — SPRANGER: Referat vom 24. 2. 1969 im Seminar des Institutes für Anthropologie und Humangenetik der Universität Heidelberg. — STERTZ, G.: Myoklonien. In: Hdb. der Neurol., Bd. VI, S. 894—907. Eds.: BUMKE-FOERSTER. Berlin: Springer 1936. — STROESCO, G.: Une forme particulière d'idiotie amaurotique à evolution clinique du type épilepsie myoclonique. J. Génét. hum. 16, 199—218 (1967). — SWANSON, P. D., LUTTRELL, C. N., MAGLADETY, J. W.: Myoclonus, a report of 67 cases and review of the literature. Medecine (Balt.) 41, 339—356 (1962). — SYMONDS, CH.: Myoclonus. Med. J. Aust. 41, I, 765—768 (1954). — SZTANOJEVITS: Zur Pathogenese der Myoclonus-Epilepsie. Z. ges. Neurol. Psychiat. 39, 292 (1918).

TACHIBANA, T.: Drei Fälle von Myoklonusepilepsie. Neurol. Japan 32, 145 (1930) (japanisch). — THIELE, R.: Myoclonus-Epilepsie (Demonstration). Zbl. ges. Neurol. Psychiat. 55, 350 (1930). — THOMAS, A., DURUPT, A.: Examen du névraxe dans un cas de maladie de Friedreich. Rev. neurol. 24, 317—323 (1912); — AJURIAGUERRA, J. DE, BOITELLE: Myoclonies d'opposition a l'occasion des mouvements volontaires. Rev. neurol. 76, 198—202 (1944). — TOGA, M., DUBOIS, D., HASSOUN, J.: Ultrastructure des corps de Lafora. Acta neuropath. (Berl.) 10, 132—142 (1968). — TOURTELLOTTE, W.: In Diskussion zu: YOKOI, S., AUSTIN, J., and WITMER, F.: Isolation and Characterization of Lafora Bodies in two Cases of Myoclonus Epilepsy. J. Neuropathol. exp. Neurol. 26, 125—127 (1967). — TSUJI, K.: Über die Myoklonusepilepsie. Okayama-Igakkai-Zasshi 42, 2647—2664 (1930) (japanisch). Ref. Zbl. ges. Neurol. Psychiat. 59, 61 (1931). — TUKEL, K., CALISKAN, A.: L'étude electroencephalographique d'une famille dont deux membres sont atteints d'epilepsie myoclonique d'Unverricht-Lundborg. Rev. neurol. 110, 231—246 (1964). — TUVO, F., BATTISTINI, L., RUSSO, A.: Contributo alla conoscenza de la dissinergia cerebellare mioclonica. Minerva med. Giuliana 5, 110—118 (1965).

ULE, R.: Die systematischen Atrophien des Kleinhirns. In: Handbuch der Speziellen Pathologischen Anatomie und Histologie. Nervensystem. Erster Teil, Bandteil A, S. 934—988. Berlin-Göttingen-Heidelberg: Springer 1957. — UNVERRICHT, H.: Die Myoklonie. Leipzig-Wien: Deuticke 1891; — Über familiäre Myoclonie. Dtsch. Z. Nervenheilk. 7, 32—67 (1895). — URECHIA, C. I., DRAGOMIR, L., ROSU, S.: Sur deux cas de myoclonies rhythmiques congenitales. Mschr. Psychiat. Neurol. 106, 263 (1942); — SOFLETES, A., ILIESCO, M.: Myoclonieépilepsie (Unverricht). Paris méd. 38, 526 (1948); — RETEZEANO, A., MALLER, O.: La maladie de Hallervorden-Spatz. Deux cas de rigidité progressive familiale avec un examen anatomique. Encéphale 39, 197 (1950).

VALLAT, J. N.: Etude clinique et electroencephalographique d'un cas de dyssynergie cérébelleuse myoclonique associée à une maladie de Friedreich. Rev. neurol. 96, 75—81 (1957). — VANDERHAEGEN, J. J., MANIL, J., FRANKEN, L., CAPPEL, R.: Deux observations de spasme de torsion accompagnées de choréoathétose avec nombreux corps de Lafora dans la partie externe du globus pallidus. Acta Neuropath. exp. Neurol. 9, 45—52 (1967). — VELANDER, F. G. H.: Erblichkeitsstudien an zwei Geschlechtern mit hereditärem Tremor. Nord. med. T. 3, 102 (1931). Ref. Zbl. ges. Neurol. Psychiat. 60, 506 (1931). — VERCELLI, G.: Una varietà non descritta di malattia famigliare retinite pigmentosa e mioclono-epilessia. Riv. oto-neuro-oftal. 15, 3—18 (1938). — VERGA, GONZALES: Epilessia con mioclonia. Ann. Neurol. Psichiat. 17 (1899). — VERHAART, W. J. C.: Olivo-cerebellar atrophy. Folia psychiat. neerl. 57, 162—169 (1954); — Degeneration of the brain stem reticular formation, other parts of the brain stem and the cerebellum. An example of heterogeneous systemic degeneration of the central nervous system. J. Neuropath. exp. Neurol. 17, 382 (1958). — VERSCHUER, O. VON: Die Mutationsrate beim Menschen. Forschungen zu ihrer Bestimmung. Z. menschl. Vererb.-u. Konstit.-Lehre 36, 383—412 (1962). — VOGEL, F., HÄFNER, H., DIEBOLD, K.: Zur Genetik der progressiven Myoklonusepilepsien (Unverricht-Lundborg). Humangenetik 1, 437—475 (1965). — VOLK, B. W., ARONSON, S. M., SAIFER, A.: Fructose-1-phosphate aldolase deficiency in Tay-Sachs' disease. Amer. J. Med. 36, 481 (1964). — VOLLAND: Bericht über vier Fälle mit der Kombination Epilepsie-Paramyoclonus multiplex. Z. ges. Neurol. Psychiat. 7, 180—206 (1911). — VORKASTNER: Friedreichsche hereditäre Ataxie. Dtsch. med. Wschr. 38, 2285 (1912). — VRIES, E. DE, AMIR, A. P.: An atrophic type of amaurotic idiocy. Report of two cases. Psychiat. Neurol. Neurochir. (Amst.) 67, 231—242 (1964).

WADA, T., YOSHIDA, T., SAKURADA, S., SATO, K.: Myoclonus epilepsy: Clinical and electroencephalographical study on hereditary and pathophysiological factors. Folia psychiat. neurol. jap. 14, 268—281 (1960). — WAGNER, E.: Über ein Geschwisterpaar mit Spätform der familiären amaurotischen Idiotie. Klin. Mbl. Augenheilk. 114, 57 (1949). — WAKUI, L.: Befunde im Zentralnervensystem bei Myoklonusepilepsie. Hokuetso med. J. 41, 241 (1925). — WALKER, BOTTERELL: Zit. n. BÜRGI (1945). — WALTER, F. K.: Über „familiäre Idiotie". Z. ges. Neurol. Psychiat. 40, 349 (1918). — WARCHALOWSKI, G.: Discussion of Unverricht-Lundborg myoclonus epilepsy based on ten clinical cases. Neurol. Neurochir. Psychiat. pol. 7, 17—27 (1957). — WATSON, W. G., DENNY-BROWN, D.: Myoclonus epilepsy as a symptom of diffuse neuronal disease. Arch. Neurol. Psychiat. (Chic.) 70, 151 (1953); — Studies of the mechanism of stimulus-sensitive myoclonus in man. Electroenceph. clin. Neurophysiol. 7, 341—356 (1955). — WEIMANN, W.: Über das Vorkommen „amyloider Substanzen" im Gehirn bei der Encephalitis epidemica. Mschr. Psychiat. Neurol. 51, 300 (1922). — WEINGARTEN, K.: Die myoklonischen Syndrome. Wiener Beiträge zur Neurologie und Psychiatrie, Bd. 5. Wien: Maudrich 1957. — WEISSCHEDEL, E.: Die Zentrale Haubenbahn und ihre Bedeutung für das extrapyramidal-motorische System. Arch. Psychiat. Nervenkr. 107, 443 (1937). — WEITZ, W.: Erbliche Nervenkrankheiten. In: Erbpathologie, Bd. I/2; S. 338—385. Hrsg.: BAUER-FISCHER-LENZ. München-Berlin: Lehmann 1940. — WELTE, E.: Die Atrophie des Systems des Brückenfußes und der unteren Oliven. Arch. Psychiat. Nervenkr. 109, 649 (1939). — WESTPHAL, A.: Über eigenartige Einschlüsse in den Ganglienzellen (Corpora amylacea) bei einem Fall von Myoklonusepilepsie. Arch. Psychiat. Nervenkr. 60, 769 (1919); — SIOLI, F.: Weitere Mitteilungen über den durch eigenartige Einschlüsse in den Ganglienzellen (Corpora amylacea) ausgezeichneten Fall von Myoklonusepilepsie. Arch. Psychiat. Nervenkr. 63, 1 (1921). — WIECK, H. H.: Lehrbuch der Psychiatrie. Stuttgart: F. K. Schattauer 1967. — WIEGANDT, H.: Ganglioside. Ergebn. Physiol. 57, 190 (1966). — WINKELMAN, N. W.: Progressive pallidal degeneration. Arch. Neurol. Psychiat. (Chic.) 27, 1 (1932); — The adult form of amaurotic idiocy. Trans. Amer. neurol. Ass. 72, 123—125 (1947). — WOHLFART, G., HÖÖK, O.: A clinical analysis of myoclonus epilepsy (Unverricht-Lundborg), myoclonic cerebellar dyssynergie (Hunt) and hepatolenticular degeneration (Wilson). Acta psychiat. scand. 26, 219—245 (1951). — WOLFER, P.: Über einen Fall von Myoklonusepilepsie. Z. ges. Neurol. Psychiat. 13, 580 (1913). — WOLFSOHN, J. M., OLIVER, J. R.: Amaurotic idiocy. General and historical considerations with report of a case. Arch. intern. Med. 16, 257 (1915).

YAKOVLEV, P. I.: A case of myoclonus epilepsy with atrophy of brain stem and Hallervorden-Spatz type of pathologic change in the pallidum, substantia nigra and dentate nucleus. Trans. Amer. neurol. Ass. 68, 95—100 (1942). — YDE, A.: Myoclonia hereditaria musculi mentalis. Acta Psychiat. Neurol. 25, 111—113 (1923). — Yokoi, S., Austin, J., Witmer, F.: Isolation and characterization of Lafora bodies in two cases of myoclonus epilepsy. J. Neuropath. exp. Neurol. 26, 125—127 (1967). — Yokoi, S., Kobori, H., Yoshihara, H.: Clinical and neuropathological studies of myoclonic epilepsy. Acta Neuropath. exp. Neurol. 4, 370—379 (1965); — Austin, J., Witmer, F., Sakai, M.: Studies in Myoclonus Epilepsy (Lafora Body Form). I. Isolation and Preliminary Characterization of Lafora Bodies in two Cases. Arch. Neurol. (Chic.) 19, 15—33 (1968).

Zeman, W., Hoffmann, J.: Juvenile and late forms of amaurotic idiocy in one family. J. Neurol. Neurosurg. Psychiat. 25, 352—362 (1962); — Donahue, S.: Studies on the substantia nigra in Batten's disease. Path. europ. 3, 332—340 (1968). — Ziskind, E.: Myoclonic epilepsy of Unverricht. Report of two familial cases. Bull. Los Angeles neurol. Soc. 1, 59—61 (1936).

15. Sachverzeichnis

Schriftenreihe Neurologie — Neurology Series

Herausgeber: H. J. Bauer, H. Gänshirt, P. Vogel.

1. Kahle, W.: Die Entwicklung der menschlichen Großhirnhemisphäre.
   55 Abb. VII, 116 Seiten. 1969. DM 58,—; US $ 20.50.
2. Prill, A.: Die neurologische Symptomatologie der akuten und chronischen Niereninsuffizienz.
   Befunde zur pathogenetischen Wertigkeit von Stoffwechsel-, Elektrolyt- und Wasserhaushaltsstörungen sowie zur Pathologie der Blut-Hirn-Schrankenfunktion.
   49 Abb. VIII, 177 Seiten. 1969. DM 64,—; US $ 22.60.
3. Kunze, K.: Das Sauerstoffdruckfeld im normalen und pathologisch veränderten Muskel.
   Untersuchungen mit einer neuen Methode zur quantitativen Erfassung der Hypoxie in situ.
   67 Abb. VIII, 118 Seiten. 1969. DM 58,—; US $ 20.50.
4. Pilz, H.: Die Lipide des normalen und pathologischen Liquor cerebrospinalis.
   4 Abb., 23 Tabellen. VIII, 123 Seiten. 1970. DM 48,—; US $ 17.00.
5. Rabe, F.: Die Kombination hysterischer und epileptischer Anfälle.
   Das Problem der „Hysteroepilepsie" in neuer Sicht.
   VII, 112 Seiten. 1970. Geb. DM 38,—; US $ 13.40.
6. Ulrich, J.: Die cerebralen Entmarkungskrankheiten im Kindesalter —,
   Diffuse Hirnsklerosen.
   35 Abb. 1 Farbtafel. XV, 202 Seiten. 1971. Geb. DM 74,—; US $ 26.10.
7. Puff, K.-H.: Die klinische Elektromyographie in der Differentialdiagnose von Neuro- und Myopathien. Eine Bilanz.
   12 Abb. VIII, 84 Seiten. 1971. Geb. DM 48,—; US $ 17.00.
8. Piscol, K.: Die Blutversorgung des Rückenmarkes und ihre klinische Relevanz.
   37 Abb. 3 Tabellen. VI, 91 Seiten. 1972. Geb. DM 48,—; US $ 17.00.
9. Wiesendanger, M.: Pathophysiology of Muscle Tone.
   4 figures. VI, 46 pages. 1972. Cloth DM 28,—; US $ 9.90.
10. Spiess, H.: Schädigungen am peripheren Nervensystem durch ionisierende Strahlen.
    35 Abb. VIII, 71 Seiten. 1972. Geb. DM 38,—; US $ 13.40.
11. Neundörfer, B.: Differentialtypologie der Polyneuritiden und Polyneuropathien.
    18 Abb., X, 205 Seiten. 1973. Geb. DM 98,—; US $ 34.60.

Monographien aus dem Gesamtgebiete der Psychiatrie — Psychiatry Series

Herausgeber: H. Hippius, W. Janzarik, M. Müller.

1. Hartmann, K.: Theoretische und empirische Beiträge zur Verwahrlosungsforschung.
   12 Abb., 33 Tabellen. X, 149 Seiten. 1970. Geb. DM 38,—; US $ 13.40.
2. Matussek, P.: Die Konzentrationslagerhaft und ihre Folgen.
   Mit R. Grigat, H. Haiböck, G. Halbach, R. Kemmler, D. Mantell, A. Triebel, M. Vardy, G. Wedel.
   19 Abb., 73 Tabellen. X, 272 Seiten. 1971. Geb. DM 38,—; US $ 13.40.
3. Adams, A. E.: Informationstheorie und Psychopathologie des Gedächtnisses.
   Methodische Beiträge zur experimentellen und klinischen Beurteilung mnestischer Leistungen.
   12 Abb. IX, 124 Seiten. 1971. Geb. DM 48,—; US $ 17.00.
4. Nissen, G.: Depressive Syndrome im Kindes- und Jugendalter.
   Beitrag zur Symptomatologie, Genese und Prognose.
   11 Abb., 51 Tabellen. IX, 174 Seiten. 1971. Geb. DM 58,—; US $ 20.50.
5. Moser, A.: Die langfristige Entwicklung Oligophrener.
   4 Abb., 30 Tabellen. X, 102 Seiten. 1971. Geb. DM 48,—; US $ 17.00.
6. Feldmann, H.: Hypochondrie.
   Leibbezogenheit — Risikoverhalten — Entwicklungsdynamik.
   36 Abb., 5 Tabellen. VI, 118 Seiten. 1972. Geb. DM 48,—; US $ 17.00.
7. Meyer-Osterkamp, S., Cohen, R.: Zur Größenkonstanz bei Schizophrenen.
   Eine experimentalpsychologische Untersuchung.
   5 Abb., 16 Tabellen. VII, 91 Seiten. 1973. Geb. DM 48,—; US $ 17.00.

Handbuch der forensischen Psychiatrie

| Herausgeber: | H. Göppinger, H. Witter |

In zwei Bänden, die nur zusammen abgegeben werden:
Mit 23 Abbildungen
XXXIV, XVI, 1693 Seiten. 1972
Gebunden DM 390,—
US $137.60
ISBN 3-540-05810-9

Bitte Prospekt anfordern

I

Teil A: Die rechtlichen Grundlagen
Teil B: Die psychiatrischen Grundlagen

Bearbeitet von J. Baumann, W. Bräutigam, P. Bresser, G. Huber, W. Janzarik, T. Lenckner, E. Schubert, H. Schumann, S. Wieser, H. Witter

II

Teil C: Die forensischen Aufgaben der Psychiatrie
Teil D: Der Sachverständige: Gutachten und Verfahren

Bearbeitet von P. Bresser, H. Göppinger, S. Haddenbrock, G. Huber, H. Leferenz, R. F. Luthe, H. Matiar-Vahar, K. Vetter, H. Witter, G. Wolf

Neben der Vermittlung wissenschaftlicher Information ist das Hauptziel dieses Handbuches eine Hilfe in forensischer Praxis. Die 17 Fachwissenschaftler behandeln daher jene Probleme mit besonderer Ausführlichkeit, die im Gerichtssaal am häufigsten auftauchen. Die gegenwärtige Rechtslage wird ebenso berücksichtigt, wie in den Strafrechtsreformgesetzen geplante Änderungen.

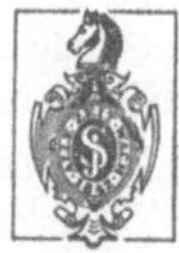

Springer-Verlag
Berlin
Heidelberg
New York